口腔医学精粹丛书　"十一五"国家重点图书出版规划项目

颅面部介入诊疗学

Interventional Extracranial Radiology

主编　范新东　毛青

中国出版集团公司　世界图书出版公司

图书在版编目(CIP)数据

颅面部介入诊疗学/范新东,毛青主编.—上海:
上海世界图书出版公司,2011.6
(口腔医学精粹丛书)
ISBN 978 - 7 - 5100 - 3232 - 5

Ⅰ.①颅… Ⅱ.①范…②毛… Ⅲ.①口腔颌面部疾
病—介入疗法 Ⅳ.①R780.5

中国版本图书馆 CIP 数据核字(2011)第 012103 号

颅面部介入诊疗学

范新东 毛 青 主编

上海世界图书出版公司出版发行
上海市广中路 88 号
邮政编码 200083
上海市印刷七厂有限公司印刷
如发现印刷质量问题,请与印刷厂联系
(质检科电话:021 - 59110729)
各地新华书店经销

开本:889×1194 1/16 印张:17 字数:410 000
2011 年 6 月第 1 版 2011 年 6 月第 1 次印刷
ISBN 978 - 7 - 5100 - 3232 - 5/R · 253
定价:200.00 元
http://www.wpcsh.com
http://www.wpcsh.com.cn

《颅面部介入诊疗学》编写人员

主　编　范新东　毛　青

编　委　（按姓氏笔画为序）

　　　　王永利　王　巍　毛　青　方　淳

　　　　苏立新　李吉辰　陈　辉　范新东

　　　　林晓曦　郑连洲　俞巨明　谭华桥

口腔医学精粹丛书

《口腔生物材料学》

《保存牙科学》

《口腔内科学》

《临床牙周病治疗学》

《口腔药理学与药物治疗学》

《口腔颌面种植修复学》

《口腔疾病的生物学诊断与治疗》

《唇腭裂修复术与语音治疗》

《颌面颈部肿瘤影像诊断学》

《口腔颌面肿瘤病理学》

《口腔临床流行病学》

《头颈部血管瘤与脉管畸形》

《颅面部介入诊疗学》

《口腔工程技术学》

《可摘局部义齿修复学》

"口腔医学精粹丛书"编写人员

主　　编　邱蔚六

副 主 编　刘　正　薛　淼　张志愿　周曾同　张富强

主编助理　吴正一

编　　委　（按姓氏笔画为序）

王平仲　王国民　王晓仪　王慧明

毛　青　毛尔加　石慧敏　田　臻

冯希平　台保军　刘　正　孙　皎

李　江　束　蓉　杨育生　肖忠革

吴士尧　吴正一　邱蔚六　余　强

张志勇　张志愿　张建中　张修银

张富强　陈万涛　林晓曦　范新东

周来生　周曾同　郑家伟　赵怡芳

赵信义　胡德渝　秦中平　徐君逸

郭　伟　赖红昌　薛　淼

序

　　自 20 世纪 90 年代以来,有关口腔医学的专著、参考书籍犹如雨后春笋,数量剧增。书籍编撰的风格各有不同。有的堪称上乘之作,但重复雷同,涉嫌因袭者亦可见到。为此,上海世界图书出版公司要组织出版一些口腔医学参考书时,我们不由得有点心中犯难,就怕写出来的东西又成了重复的陈货。经过一番思考和讨论终于确定了本丛书编写的指导原则,即以专题为主;以临床口腔医学为主;以国内外医学的新成就、新经验为主;并力图打破原来的学科界限和体系来组织编写一批高级口腔医学参考书。

　　口腔医学是医学中的一级学科。按照多年来的习惯,在临床口腔医学中又可分为若干个亚科,诸如口腔颌面外科学、口腔内科学、口腔正畸学、口腔修复学等等。其中有的与国外相同,如口腔颌面外科学;有的则不尽相同,例如口腔内科学。当代最具创新或创造性的成果都是产生于各学科或多门学科的相互交叉点或切点上,生命科学出现了学科间交叉、整合、重组的趋势。科学研究如此,临床医学亦莫不如此。学科的整合在基础医学方面当为在分子水平上的整合,例如"分子医学"的崛起;在其他方面则表现为学科与学科之间,科学与技术之间,以及自然科学与人文科学之间,生命科学与非生命科学之间的整合重组,近年来出现的所谓"Bio-X"中心,即生命科学与非生命科学结合的体现。为此,口腔医学的各个学科之间也面临着这一命题,而且在国外业已有一定的经验可资借鉴。在这一原则的思想指导下,我们也试图适应潮流,学习国外的先进经验,打破传统的学科系统来出版一些重新整合的专著,如《保存牙科学》、《颌面颈部肿瘤影像诊断学》和与旧的"口腔内科学"概念完全不同的《口腔内科学》等,以适应新形势的需要。

　　本丛书的主要阅读对象定位为从事临床口腔医学的中高级医务人员及口腔医学研究生。参加本丛书编写的人员绝大多数为从事临床口腔医、教、研工作多年,且具有高级职称的医师、教师。在书中将融合进他们多年的临床经验以及科研成果,相信对临床口腔医学的发展和医疗质量的进一步提高将有所裨益。

本丛书定名为《口腔医学精粹》，是为了鞭策和督促编写者们能尽最大努力做到精心选材、精心构思、精心组织和精心撰写。但也应当看到，"精粹"的东西毕竟是少数，不可能字字精、段段新，为了书籍的完整性，也不可能只介绍新的理论和技术，而丝毫不涉及传统的、经典的理论和技术。读者阅读后如果能感觉到有一些（或不少）新鲜的东西，目的就应该达到了。

由于这是一种尝试，肯定还有不足甚至错误之处，还望读者不吝赐教，以便再版时更正。

任何书籍往往在出版之后感到尚遗留有不少遗憾，我想本书同样如此，只望遗憾愈少愈好。

在构思出版本丛书时，恰逢上海市口腔临床医学中心在上海第二医科大学附属第九人民医院成立（2001）。愿以本丛书的出版作为这一中心建设的考绩，也希望它能有益于临床口腔医务人员业务水平的提高，以造福于广大口腔颌面疾病患者。

于上海交通大学医学院附属
第九人民医院口腔医学院

前　　言

颅面部介入介于神经介入和周围介入之间，主要是研究和从事颈外动脉系统进行的介入活动，这主要包括颅面部脉管畸形的介入治疗，颅面部高血循病变的辅助性栓塞以及恶性肿瘤的动脉化疗。在我国，由于学科设置的不同，发生在颅面部的疾病主要就诊于口腔颌面外科、整形外科和五官科。上述科室在我国多数以专科医院的形式存在，这些医院往往不具备血管造影的条件，在一定程度上影响了颅面部介入工作的开展。由于颅面部介入发展的滞后，使大量不适合手术治疗的颅面部病变，特别是颅面部脉管畸形的患者长期得不到良好的医治，甚至是错误的医治，在临床工作中深感棘手。上海交通大学附属上海第九人民医院是以口腔颌面外科和整形外科为特色的三级甲等医院，由于众多颅面部脉管病变患者的汇集，使我院在该领域发展的愿望尤为迫切。1998 年随着数字减影血管造影机的购入，我们将口腔颌面外科学与介入放射学结合起来，专门从事颅面部介入。经过 10 余年的辛勤耕耘，在颅面部动静脉畸形、静脉畸形、假性动脉瘤，特别是颌骨内动静脉畸形（又称颌骨中心性血管瘤）的介入治疗方面取得了长足进展，目前在我院已替代手术作为该类病变的首选治疗方法。这些工作同时也推动了我国颅面部介入的发展，提高了我院、乃至我国颅面部脉管性病变的诊治水平，这本书便是这些工作的回顾和总结。

我院的颅面部介入最早始于张志愿教授的明胶海绵辅助性介入栓塞治疗颅面部动静脉畸形，后来逐渐开展了 PVA 的介入栓塞、组织胶的栓塞以及目前的无水乙醇栓塞。特别是在美国 Yakes WF 帮助下开展的脉管畸形无水乙醇栓塞治疗，极大地提高了脉管畸形的诊治水平，降低了治疗后的复发；在治疗疾病的同时，还有效地改善了患者的外观。上述这些工作的开展以及成绩的取得得益于学科的交叉、融合，得益于前人的工作基础，得益于师长的指导和教诲，得益于国际间的交流、合作，更得益于众多患者的信任和托付。

目前，颅面部介入还远落后于其他介入分支的发展，还需从其他介入分支的发展中汲取营养来丰富自己。在实践中求发展、在发展中求完善是我们编写此书的态度。颅面部介入本身还不成熟，书中很多内容是我们一家的经验总结，难免有遗漏和不妥之处，恳请广大读者和同仁不吝赐教、指正，以便在再版时不断完善。

范新东
2009 年 3 月于上海

目 录

第一章 概 述

介入放射学作为新兴的边缘学科，即依赖于传统的临床诊疗学和影像诊断学的理论基础，又创造性地拓展了诊疗学和影像学学科领域，成为一门崭新的介于传统的内科学和外科学之间的临床学科。

介入放射学的基本概念由两大部分组成：一是以影像诊断学和临床诊断学为基础，在医学影像设备的引导下，利用简单器材获得病理学、细胞学、生理生化学、细菌学和影像学资料的一系列诊断方法。二是在医学影像设备的引导下，结合临床治疗学原理，通过导管等器材对各种病变进行治疗的一系列治疗技术。

颅面部血供主要来自颈外动脉系统，颈内动脉也参与其部分区域的供血，故颅面部介入主要是颈外动脉系统进行的介入活动，治疗对象主要为颅面部的血管性病变，包括动静脉畸形、静脉畸形、动静脉瘘、假性动脉瘤、颅面部高血循肿瘤以及颅面部恶性肿瘤。治疗技术分为血管内治疗学以及非血管内治疗学两种，其中血管内治疗学包括血管栓塞术、血管内药物灌注术和血管成形术，而非血管内治疗学主要指影像监视下的直接穿刺进行诊断和治疗。

颅面部介入从属于神经介入的范畴。在我国，由于学科设置的不同，发生在颅面部的疾病主要就诊于口腔颌面外科、整形外科、五官科和头颈外科。上述科室在我国多数以专科医院的形式存在，这些医院往往不具备血管造影的条件，在一定程度上影响了颅面部介入工作的开展。

介入技术的特点：① 具有微创性：往往仅经过皮肤穿刺、插管，生理或手术孔道插管即可完成深在部位病变的诊断和治疗；② 可重复性强：在一次性治疗不彻底或病变复发时可经同样的途径重复多次进行治疗；③ 定位准确：所有操作均在医学影像设备引导下进行，使穿刺和插管准确到位，诊断和治疗具有较少的盲目性；④ 疗效高、见效快：对于出血性病变、血管狭窄和其他管腔狭窄等病变，一旦介入技术成功，疗效立即可见，比如，出血立即停止、管腔即刻开通、伴随症状马上消失。对内外科治疗棘手的病变，如动静脉畸形、肝癌等中晚期癌肿，介入治疗的疗效优于传统治疗；⑤ 并发症发生率低；⑥ 多种技术的联系应用简便易行：对于某些病变需多种方法同时或序贯进行才能取得良好疗效。多种介入技术方便而互相干扰少，协同作用强。例如介入化疗与放疗联合应用，辅助性介入栓塞与手术联合应用等。

第一节 发 展 史

血管内栓塞技术最早可追溯到 1904 年，Dawbon 将石蜡和凡士林混合制剂制成的栓子注入到颈外动脉，对颅面部恶性肿瘤进行手术前栓塞。自 1930 年 Brook 应用肌肉组织填塞颈内动脉治疗颈内动脉海绵窦瘘以来,利用各种栓塞材料及导管技术,经血管内治疗各种神经系统的血管性疾患得到了飞速发展。Seldinger 在 20 世纪 50 年代创造了一种切实可靠的穿刺动脉后插入导丝导管技术,称为 Seldinger 技术,为以后血管内治疗技术的发展奠定了基础。20 世纪 70 年代初,法国 Djindjan 的颈外动脉和脊髓动脉的超选择性插管技术的应用,扩大了经血管治疗的范围。值得一提的是 1976 年 Kerber 发明的可漏性球囊导管,20 世纪 80 年代美国的 Tracker 微导管,法国的 Magic 微导管等,都丰富完善了神经介入领域的超选择性插管技术。栓塞材料的发展也盛行于 20 世纪60～70 年代,特别是 1972 年 Zanetti 报道的异丁基-2-氰基丙烯酸酯(IBCA)以及后来合成的正丁基-2-氰基丙烯酸酯(NBCA),至今还是动静脉畸形和动静脉瘘的较为理想的栓塞材料。1971 年 Serbinenko 发明、1975 年 Debrun 发展的可脱性球囊,相当长一段时间内,在神经系统的动静脉瘘和动脉瘤的经血管治疗中扮演了重要角色。1986 年,Yakes 等报道利用乙醇作为栓塞剂,成功治愈一例肢体动静脉畸形的患者。乙醇作为栓塞剂用于动静脉畸形的治疗为彻底治愈动静脉畸形提供了一条新的途径。无水乙醇由于其脱水和剥蚀作用,使接触的血红蛋白变性并直接破坏作为动静脉畸形复发根源的异常血管团血管内皮细胞,从而达到动静脉畸形的治愈效果。通过此项技术,即使是弥漫复杂的病变,亦可以达到完全治愈的目的,或

者说至少可以实现减小病变体积,改善患者的临床症状,避免出现截肢、心衰等严重后果。Yakes 等对 400 余例周围血管动静脉畸形患者乙醇栓塞治疗的随访显示,乙醇栓塞治疗动静脉畸形的治愈率高达 80%;对 Spetzler-Martin 分级中Ⅲ-Ⅴ级脑动静脉畸形的治愈率超过 60%,而其他栓塞物质的治愈率仅为 5%,且这些治愈病例多是Ⅰ、Ⅱ级的患者。另据 Young Soo Do 等报道,乙醇栓塞治疗动静脉畸形的有效率为 68%,其中治愈率为 40%,72% 的患者症状消失或缓解。乙醇具有易获得、易储存且相对廉价的特点,同时作为液体栓塞剂其可在异常血管团内充分弥散,加之乙醇血管内注射后可产生长效的栓塞作用且其在体内的代谢清除已有较为深入的研究,这为乙醇作为栓塞剂广泛应用于动静脉畸形的治疗提供了保证。Onyx 是新近研究发明的液体栓塞剂,是次乙烯醇异分子聚合物(EVOH)、二甲基亚砜溶剂(DMSO)与微粒化钽粉的混合物。1999 年 7 月,Onyx 获得治疗 AVM 的 CE 欧洲证书,2005 年 6 月获得 FDA 的批准治疗 AVM。它是一种可控制的栓塞材料,有望完全填充 AVM 病灶,与栓塞导管不粘连且具有内聚性,注入栓塞的同时还可做造影。近十几年来,X 线机器设备(数字减影血管造影,DSA),电子计算机技术,非离子型造影剂,导管及其插管技术的不断发展,加之对神经血管解剖、血管性病变的病理生理的进一步认识,各种神经介入影像技术日趋成熟,其治疗范围正在拓宽,治疗规模不断扩大,治疗效果日渐提高。

第二节　一　般　原　则

颈外动脉栓塞意指通过颈外动脉分支进行的病变或血管内的阻塞,该过程通常与造影同时完成。颈外动脉系统栓塞常用的栓塞材料为 PVA、明胶海绵、弹簧圈以及液体的组织胶和无水乙醇

等。栓塞材料的选择主要依据栓塞的目的(即术前辅助性栓塞还是治疗性栓塞),栓塞野内是否含有正常组织以及栓塞治疗的必要程度来决定。液体和小颗粒栓塞剂(直径<200 μm)可以栓塞微小血

管,引起局部缺血并导致颅神经麻痹和局部软组织坏死。通过超选择血管造影的仔细评估以及预防性激惹试验,可以有效地减少上述并发症的发生。颈外动脉系统的治疗性栓塞主要用于动静脉畸形、假性动脉瘤以及顽固性鼻出血的治疗。预防性栓塞的主要目的在于减少头颈部高血循肿瘤的术中出血,这些肿瘤主要包括青少年鼻咽纤维血管瘤、副神经节瘤、脑膜瘤、神经源性肿瘤、转移性骨肿瘤以及血管瘤。栓塞治疗的评估包括两个方面,一个是栓塞技术是否成功,即靶血管和血管团是否得以堵塞;另一个是临床症状是否改善。颈外动脉系统栓塞技术的成功率通常＞90％,临床症状改善和术中出血明显减少的几率＞80％。在施行颅面部疾病的介入治疗前,应明确病变与周围结构的关系,尤其是局部血管解剖学,从而制定客观的治疗目标,本着这一目标,选择相应的介入治疗用材料。根据不同病种、不同病情,具体制订一个恰当的治疗计划(包括栓塞物类型、栓塞部位、分次分期栓塞、同一病灶不同栓塞剂栓塞等),既能最大限度达到解剖治愈,又尽可能不影响正常组织的供血,以期获得临床愈复,这是施行颅面部介入治疗的基本

原则,也是保证神经介入治疗成功的关键。

为了广泛、规范地开展颅面部介入,熟练施行介入治疗技术,尽可能完善地完成介入治疗过程,以达到最佳效果,建立一支由多学科参与、训练有素的有关专业人员队伍显得特别重要。这支队伍应包括放射介入影像学医生、有关的口腔颌面外科医生、整形科医生、神经外科医生、神经内科医生、五官科医生、神经麻醉师、放射科技师、护士等。这些人员参与介入治疗前后的整个治疗过程,包括术前诊治计划的制定,术中治疗过程的实施及其监护,术后并发症的预防和处理。放射介入影像学医生应受过正规培训,熟知有关的所有技术和材料,有关的血管解剖,正常变异及其危险吻合支。

颅面部介入手术无小手术,在施行各种类型的介入手术时,力求认真规划,仔细、规范操作,以减少或杜绝因操作技术不当造成的并发症和后遗症。在实施介入治疗前应告知家属其疾病的性质,治疗过程的细节和预后,治疗的益处和可能出现的并发症、后遗症,以取得患者及其家属的理解和支持。

第三节　麻醉、监护及监视设备

凡是合作的非急诊患者,一般采用神经安定麻醉和穿刺局部浸润麻醉。在整个手术过程中保持清醒状态,以便于手术中观察患者意识状态、语言功能、肢体运动等,常用药物为氟哌啶-杜冷丁组合。对于不合作以及采用无水乙醇栓塞的患者,应采用气管插管全麻。为了减少在术中患者的情绪波动,使操作者从容地进行手术,尤其是充分利用示踪图(road mapping)功能。在富血供肿瘤术前栓塞术、肿瘤患者区域性灌注术等,尽可能不采用任何形式的麻醉。对于施行全麻患者,麻醉医师应

在术中严密观察患者,充分估计术中可能出现的意外,做好一切急救准备,包括急救药品准备、急救设施准备。生命体征检测,神经系统体征的观察,应贯穿于经血管治疗术的全过程,术后24小时内跟踪观察患者的反应,体征的变化,以随时采取相应措施予以处理。术后3个月,6个月,1年,2年进行血管造影随访,以完整评价治疗效果。颅面部疾病的血管内治疗手术应在DSA机上进行,为了便于任意角度观察、定位、高精确度监视,球管应配C形臂,电视屏清晰度要高,并应具有示踪图功能,如

配有双球管,则能缩短手术时间和减少造影剂用量。由于中枢神经系统疾病的经血管治疗技术操作动作精细,治愈期望值高,如没有上述监视条件和设备,原则上不主张施行该手术。

第四节 肝 素 化

颅面部介入属于神经介入,手术用各种材料在血管内较长时间与血液接触,其表面很容易使血小板沉积,纤维蛋白包裹而形成血栓,并且这种现象随着时间延长而增加。如果应用同轴导管,则同轴导管内的血液更容易产生血凝。因此,所有施行经血管内治疗术的患者只要应用同轴导管,都应给予全身肝素化,以防止导管内凝血和血管内血栓形成。常用的全身肝素化有以下3种方法:① 手术开始时静脉团注肝素 50 u/kg 体重,24 小时总剂量为 500 u/kg 体重;② 手术开始时静脉团注肝素 3 000～5 000 u,使用上述方法时,无需在连接同轴导管和导管鞘的灌注线内额外使用肝素;③ 配置一定浓度的肝素液(儿童为 1 000 ml 生理盐水加 2 000 u肝素,成人为 1 000 ml 生理盐水加 4 000 u 肝素),在每一灌注线内(同轴导管,导管鞘内)持续慢速滴注。在有条件的情况下,在应用肝素同时每隔 1 小时测量凝血情况,以随时调整肝素的摄入量。测量凝血情况采用活性凝血时间测量仪(ACT 机),在未用肝素前测量基础 ACT,原则上在手术操作时,其 ACT 应大于基础 ACT 两倍以上。新生儿,未用同轴导管系统者,外科术后患者不需全身肝素化。操作完成后,如体内肝素积聚过多,可用硫酸鱼精蛋白予以纠正。如果术后测量 ACT 大于基础 ACT 两倍以上,应用硫酸鱼精蛋白量为20～35 mg;如大于基础 ACT 两倍以下,应用硫酸鱼精蛋白量为 10～20 mg。在应用硫酸鱼精蛋白时,用生理盐水 10 ml 稀释,注速要慢,一般 10 分钟以上,以防止快速注射导致低血压。

第五节 插 管 技 术

一、动脉穿刺和血管造影

经血管途径的颅面部介入手术,经皮穿刺部位主要在腹股沟股动脉,极少采用在颈部颈动脉、腋窝动脉和肘上肱动脉穿刺。股动脉穿刺方法采用改良型 Seldinger 技术,采用的导管鞘一般为 5 F 或 6 F,如用球囊导管则例外。导管鞘灌注端连接灌注线,高压持续滴注生理盐水。然后根据需要置入诊断用 5 F 导管或导引导管。对诊断性血管造影,主张用单人操作法,动作轻柔,不宜过多,以减少不必要的动脉内膜刺激和减少辐射量。一般来说,一位患者的脑血管造影,包括选择性插管入左、右颈动脉,左、右椎动脉(选择插管四支动脉),时间掌握在一小时以内。对于年轻患者,所选择的导管形状为 MPA 或 Vertebra,对老年患者或左颈总动脉难以插入者,应选用 Simmon 系列或 Mini 系列。完整的脑血管造影应包括双侧颈内动脉、双侧颈外动脉、双侧椎动脉,正侧位投照,必要时进行斜位投照。有条件者,可行 90 度旋转血管造影。

二、微导管技术

各种类型的微导管在进入导引导管以及在导引导管内行进时,均应借助微导丝或支撑导丝。出导引导管后,微导管行进方式有两种:一是微导丝导入,例如,Tracker 微导管利用微导管和微导丝进退的协调动作,使微导管前进到位。如导入病变深部,宜用头端带弹簧结构的微导丝,并且伸出微导管不宜过长。如进入侧壁动脉瘤腔或进入弯曲角度小的小血管,宜在微导管头端适当蒸汽塑形,顶住动脉瘤壁;二是依靠血流漂入,此类导管极柔软,容易漂流入高血流病灶内,在血供不丰富、血流不快的病灶,较难漂入,此时亦可借助微导丝导入。由于微导管细而柔软,加之颅底部动脉弯曲度大,管腔大,在行进过程中容易打折或缠结,因此在操作时应经常观察,及时拉直。另外,导引导管头端顶住动脉壁时,也可造成微导管行进困难,应及时调整导引导管头的位置。

(范新东 毛 青)

参 考 文 献

1 单鸿,罗鹏飞,李彦豪,主编. 临床介入诊疗学. 广州:广东科技出版社,1997

2 凌峰,李铁林,主编. 介入神经放射影像学. 北京:人民卫生出版社,1999

3 李明华,主编. 神经介入影像学. 上海:上海科学技术文献出版社,1999

4 李麟苏,贺能树,邹英华,主编. 介入放射学-基础与方法. 北京:人民卫生出版社,2005

5 Arat A,Cil BE,Vargel I,et al. Embolization of high-flow craniofacial vascular malformations with onyx. AJNR Am J Neuroradiol. 2007;28:1409 - 1414

6 Young Soo Do,Wayne F. Yakes,Sung Wook Shin,et al. Ethanol Embolization of Arteriovenous Malformations:Interim Results[J]. Radiology,2005,235:674 - 682

7 Wayne F. Yakes,Plinio Rossi,Henk Odink. How I Do It Arteriovenous malformation Management[J]. Cardiovasc Intervent Radiol,1996,19:65 - 71

8 Wayne F. Yakes,James M. Luetbke,Steve H. Parker. Ethanol Embolization of Vascular Malformations[J]. RadioGraphics,1990,10:787 - 796

9 范新东. 颅面部高流速病变的诊断和介入治疗. 口腔颌面外科杂志 2006;16:97 - 99

10 范新东. 颅面部介入的诊治现状. 介入放射学杂志 2006;15:321 - 333

11 范新东,郑家伟,张志愿. 忌行颈外动脉结扎治疗颌面部动静脉畸形. 上海口腔医学 2008;17:113 - 117

12 Han-Sin Jeong,Chung-Hwan Baek,Young-Ik Son,et,al. Treatment for extracranial arteriovenous malformations of the head and neck[J]. Acta Oto-Laryngologica,2006,126:295 - 300

第二章 颅面部血管内治疗的应用解剖

人类头颈部的血供主要来自于4根血管,即左、右颈总动脉(common carotid artery,CCA)和椎动脉(vertebral artery,VA),颅面部则主要来自左、右颈外动脉,面上1/3和鼻背主要来自眼动脉。颈外动脉结扎的患者,甲状颈干参与颅面部病变的供血,椎动脉通过枕椎吻合也参与颅面部供血。双侧颈总动脉分别直接由主动脉弓发出(左),或起自于头臂干(右),在甲状软骨上缘处即相当于颈4、颈5水平分为颈内动脉(internal carotid artery,ICA)和颈外动脉(external carotid artery,ECA),前者主要供应除枕叶之外的大脑组织,后者主要供应颅面部与颈部的器官和组织,颈内动脉的主要分支构成了Willis环的前2/3,通常也被称作前循环系统。颈椎两侧各有一根椎动脉,它们是从两侧锁骨下动脉发出,经两侧颈6横突孔开始,向上走行于两侧颈6~2横突孔内,至寰椎椎动脉沟,也就是在寰枕关节处进入颅腔,进入颅腔后合成脑基底动脉,椎动脉与大脑的基底动脉统称为椎基底动脉系统,也通常被称作后循环系统。

第一节 颈 总 动 脉

头颈部的血供主要来自双侧的颈总动脉,它们沿颈部上行最后分出颈内动脉和颈外动脉,前者供应颅面部和颈部的大部分组织,后者则主要供应大部分颅腔和眶内容物。两侧的颈总动脉在长度和起源方式上都不相同,右侧颈总动脉在胸锁关节后方起自于无名动脉后即走行于颈部,而左颈总动脉则在主动脉弓的最高位置向左发出。左颈总动脉的起始部位在冠状面上,位置较无名动脉偏后,发出后又可分为胸段和颈段。其中胸段自主动脉弓上方发出后行于上纵隔内,在左胸锁关节水平移行为颈段。左颈总动脉胸段的毗邻关系:前方与胸骨柄之间隔着胸骨舌骨肌、胸骨甲状肌、左胸膜和肺的前部以及左无名静脉和胸腺的残余部分;后方有气管、食道、左侧喉返神经和胸导管;在其右侧,上有气管、甲状腺下静脉和胸腺的残余部分,下有无名动脉。左颈总动脉胸段的左侧则有左迷走神经和膈神经、左胸膜和肺,左锁骨下动脉则行于其后方并稍偏外侧。

颈总动脉的颈段双侧区别不大,颈总动脉从胸锁关节后方开始斜向上行,到达甲状软骨上缘水平后发出颈内动脉和颈外动脉。颈总动脉周围的动脉鞘是颈深筋膜形成的,其内包含颈内静脉和迷走神经,静脉行于动脉外侧,神经则位于动、静脉中间,冠状面上则在动、静脉的后面,这三个结构又都有各自的纤维包膜。

一、颈段颈总动脉的毗邻关系

在下颈段,颈总动脉位置较深,其表面覆有浅筋膜、颈阔肌以及颈深筋膜，浅部则有胸锁乳突肌，胸骨舌骨肌，胸骨甲状肌和肩胛舌骨肌等肌群；至上颈段后颈总动脉渐行于浅表，表面仅覆有浅筋膜、颈阔肌、颈深筋膜和胸锁乳突肌的内缘。喉返神经在颈总动脉后面斜行越过，右侧颈内静脉渐行离开颈总动脉，左侧颈内静脉则渐行靠近颈总动脉并常与之交错。胸锁乳突肌、茎突舌骨肌和二腹肌的后腹，以及肩胛舌骨肌的上腹在此围成的三角形区域，被称之为颈动脉三角。这一段颈总动脉由内向外斜行向上，汇入颈内静脉的甲状腺上、中静脉与之交错，甲状腺上静脉在接近颈总动脉分叉处跨过颈动脉，甲状腺中静脉越过颈总动脉的位置略低于环状软骨的水平。舌下神经则在颈动脉鞘的前方下行，途中还有来自颈神经的纤维加入，有时舌下神经的降支也会在颈动脉鞘内下行。颈前静脉在锁骨上方与颈总动脉交错，其间隔有胸骨舌骨肌和胸骨甲状肌。在后方，颈总动脉与颈椎横突之间隔以颈长肌和头长肌，交感干行于其间，在颈总动脉的后方有甲状腺下动脉越过；内侧，颈总动脉与食道、气管和甲状腺毗邻，其间有甲状腺下动脉和喉返神经，内上方是咽和喉，颈总动脉的外侧则是颈内静脉和迷走神经。在颈总动脉分叉形成夹角的后面有一个棕红色卵圆形结构，即颈动脉体，其结构与位于骶中动脉的尾骨血管球相似。

二、颈总动脉的解剖变异

颈总动脉的解剖变异主要见于起始部和分叉部。起始部变异12%的右颈总动脉在胸锁关节上缘水平发出，有时直接从主动脉弓发出并形成单独的一支，甚至与左颈总动脉合并成一支，左颈总动脉起始部的变异比右侧多，最为多见的变异是起自无名动脉，假如无名动脉缺如，双侧的颈总动脉常

起自一个单独的血管。分叉部异常最多见的是分叉在正对舌骨甚至高于舌骨的水平，在喉中部或环状软骨下缘分叉的则比较少见。有一种非常罕见的情况，颈总动脉在颈部上升过程中未发出任何分支，既没有颈内动脉也没有颈外动脉，还有一些变异表现是没有颈总动脉，颈内动脉和颈外动脉直接起自于主动脉弓，一侧或双侧均可出现这样的变异。通常情况下颈总动脉在分叉之前是没有分支的，但有时甲状腺上动脉或其喉支、咽升动脉、甲状腺下动脉，甚至椎动脉都可自颈总动脉分叉部以下的水平发出。

三、颈总动脉的侧支循环

结扎一侧颈总动脉时，双侧的颈动脉无论颈内动脉或颈外动脉都存在良好的侧支供应，结扎侧锁骨下动脉的分支扩张，颅外的交通主要发生在甲状腺上和甲状腺下动脉、颈深动脉、枕动脉降支之间，颅内则由椎动脉代替颈内动脉供血。

四、颈总动脉的分支

颈总动脉在甲状软骨上缘处分为颈内动脉和颈外动脉两个终末支。颈外动脉发出后先是行于颈内动脉的前内侧，后经其前方转至外侧上升，穿腮腺至下颌颈处分为颞浅动脉和颌内动脉两个终末支。颈外动脉分支主要供应上颈段、颅面部、耳鼻咽部、颅骨和硬脑膜等处。颈外动脉系统分支较多，不仅各分支之间存在广泛的侧支吻合，而且还通过一些吻合支与颅内交通。颈外动脉不仅是颅面部血管性疾病和高血运肿瘤的供血动脉，还常常通过其与颅内的吻合支参与颅内的肿瘤和血管性疾病的供血。

第二节 颈 内 动 脉

颈内动脉在甲状软骨上缘处起自颈总动脉,到分叉为大脑中动脉和大脑前动脉为止,进行颈内动脉的解剖学研究时,传统上将其分为 4 段,即颈段、岩段、海绵窦段及脑段。海绵窦段和脑段可再分为 C1~C5 段。各段分支如图 2-1 所示。

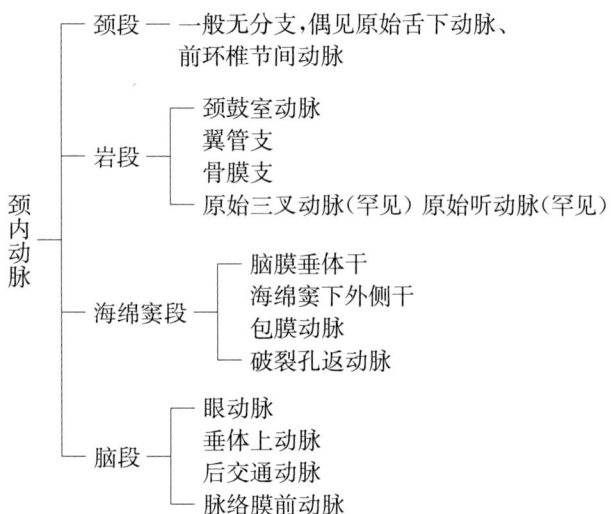

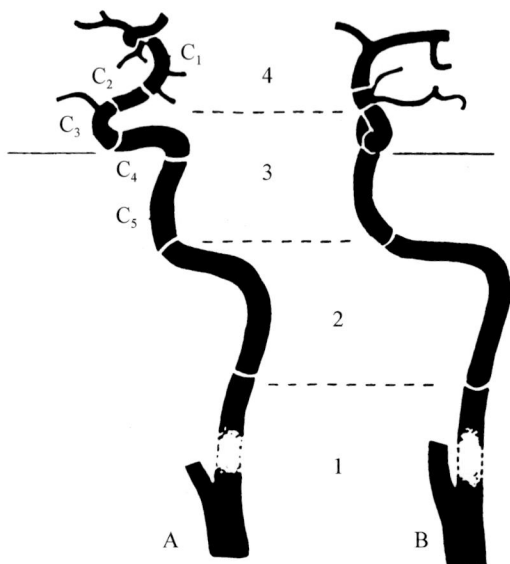

一、颈内动脉颈段

颈内动脉在 C3~C4 或 C4~C5 水平起自颈总动脉,几乎垂直上升至岩骨的颈内动脉管外口,开始走行在颈外动脉后外侧,逐渐移至其前内侧。通常颈内静脉位于颈内动脉外侧。65%~70%的颈内动脉直行上升,22%走行弯曲,甚至成线圈状。其原因除先天因素外,多与动脉硬化有关。本段一般无分支,在罕见变异中可发出原始舌下动脉和前环椎节间动脉。

二、岩骨段颈内动脉

位于岩骨颈内动脉管内,全长 25~35 mm。其主要分支与颈外动脉分支间有广泛的吻合,是介入治疗中需要特别注意的部分(图 2-2)。

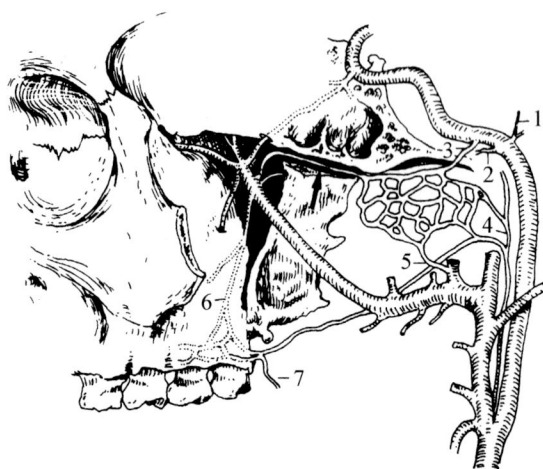

颈内动脉分支:
- 颈段 —— 一般无分支,偶见原始舌下动脉、前环椎节间动脉
- 岩段
  - 颈鼓室动脉
  - 翼管支
  - 骨膜支
  - 原始三叉动脉(罕见) 原始听动脉(罕见)
- 海绵窦段
  - 脑膜垂体干
  - 海绵窦下外侧干
  - 包膜动脉
  - 破裂孔返动脉
- 脑段
  - 眼动脉
  - 垂体上动脉
  - 后交通动脉
  - 脉络膜前动脉

图 2-1 颈内动脉分段
A. 侧位 B. 正位
1. 颈段 2. 岩段 3. 海绵窦段 4. 脑段

图 2-2 颈内动脉岩段及其分支(引自 Osborn)
1. 颈鼓室支 2. 小骨膜支 3. 翼管支 4. 咽升动脉的耳咽支(上咽支)与脑膜副动脉(5)相吻合 5. 脑膜副动脉 6. 腭降动脉与腭升动脉(7)的吻合

（一）颈鼓室动脉

起自岩骨颈动脉管内垂直段末端，进入鼓室。与鼓室上动脉（脑膜中动脉分支）、前鼓室动脉（颌内动脉分支）、鼓室下动脉（咽升动脉分支）及茎乳突动脉（枕动脉分支）存在广泛吻合。

（二）翼管支

起于岩段，进入翼管，并于翼管动脉（颌内动脉分支）吻合。

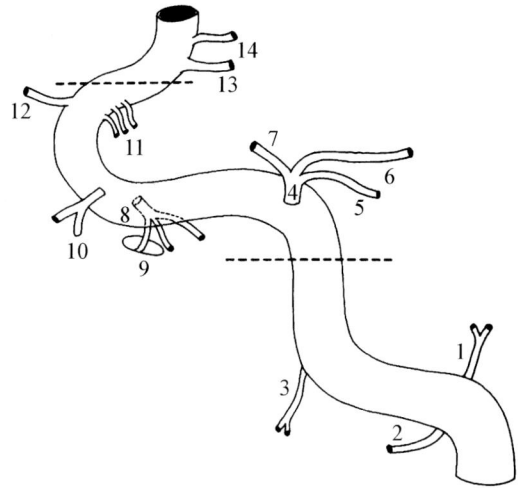

三、颈内动脉海绵窦段

该段颈内动脉从岩尖的颈动脉管穿出，在前床突旁进入颅内蛛网膜下腔。海绵窦段的颈内动脉可再分成 5 部分（C5～C1）。C5 从颈动脉管颅内端开口处至颈内动脉后膝部。C4 即颈内动脉膝部，连接颈内动脉上升段和水平段。C3 为颈内动脉水平段。C2 在颈内动脉前膝部。C1 为剩余的海绵窦段颈内动脉（图 2-3）。在海绵窦内颈内动脉内侧面间隔海绵窦内侧壁与垂体毗邻。外侧为第Ⅲ、Ⅳ、Ⅵ颅神经及三叉神经眼支。此段的主要分支有：

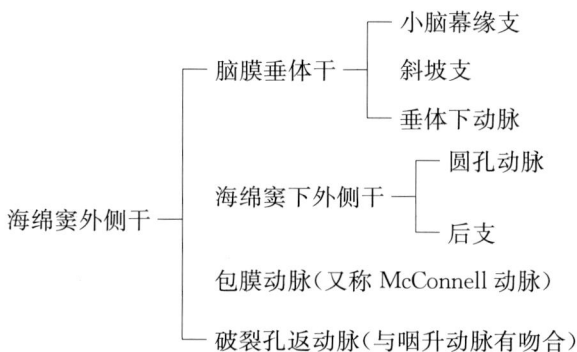

```
                    ┌── 小脑幕缘支
        脑膜垂体干 ──┼── 斜坡支
                    └── 垂体下动脉
                           ┌── 圆孔动脉
海绵窦外侧干 ──  海绵窦下外侧干 ──┤
                           └── 后支
        包膜动脉（又称 McConnell 动脉）
        破裂孔返动脉（与咽升动脉有吻合）
```

（一）脑膜垂体干

起源于海绵窦前段的后壁，有 3 个主要分支：

图 2-3　颈内动脉岩段及海绵窦段
分支模式图（内面观）

1. 颈鼓室动脉　2. 翼管支　3. 破裂孔返动脉　4. 脑膜垂体干　5. 斜坡支　6. 小脑幕缘支　7. 垂体下动脉　8. 海绵窦下外侧干　9. 圆孔动脉　10. 包膜动脉　11. 垂体上动脉　12. 眼动脉　13. 后交通动脉　14. 脉络膜前动脉

① 小脑幕缘支：沿小脑幕游离缘向后外侧走行至切迹顶；② 斜坡支：向内、后方走行，供应斜坡和鞍背；③ 垂体下动脉：向前内侧走行至垂体沟，供应垂体后叶、蝶鞍和海绵窦的硬膜。两侧的脑膜垂体干均有丰富的吻合。

（二）海绵窦下外侧干

起源于颈内动脉鞍旁段下外侧面，主要供应海绵窦内颅神经和硬膜的血运，主要分支为圆孔支，供应三叉神经的血运，并与眼动脉、颌内动脉、脑膜副动脉和脑膜中动脉有广泛的吻合。

（三）包膜动脉

由颈内动脉内侧壁发出，血管造影很难发现，主要供应蝶鞍前壁的硬脑膜。

颈内动脉海绵窦段有一些较小但又很重要的分支，脑膜垂体动脉（后干）起自 C4 与 C5 交界处，这个分支虽然在解剖上 100% 存在，但造影时只有在高质量的数字减影(DSA)中才能见到。脑膜垂体动脉供应垂体后部、天幕、海绵窦和斜坡硬膜,有时还供应第3、4对颅神经,当这一区域出现血管畸形或新生物时,脑膜垂体动脉就会增粗。下外侧干起自C4段的下外侧,在DSA侧位片上可以显示,供应第3、4、6对颅神经和半月神经节,以及海绵窦的硬膜。下外侧干与颌内动脉的分支形成吻合,提供颈外动脉与颈内动脉之间的侧支循环。还有一些小分支起自C3和C2段,供应垂体前部,这些小分支通常无法在造影中看到。

四、颈内动脉脑段

这一段颈内动脉从前床突旁穿过硬膜入颅,在分出大脑前动脉和大脑中动脉两个终末支之前还发出垂体上动脉、眼动脉、后交通动脉和脉络膜前

动脉。其中眼动脉与颈外动脉的分支形成大量的吻合,接受一些来自颈外动脉分支的逆向血供。

眼动脉:是颈内动脉出海绵窦的第一大分支,向前走行入视神经管供应眶内。颌内动脉的脑膜中动脉和眶下动脉也参与眶内供血,眼动脉一般自颈内动脉的内侧面发出,变异时可从脑膜中动脉发出。眼动脉有许多分支,参与面上1/3的血供(图2-4)。

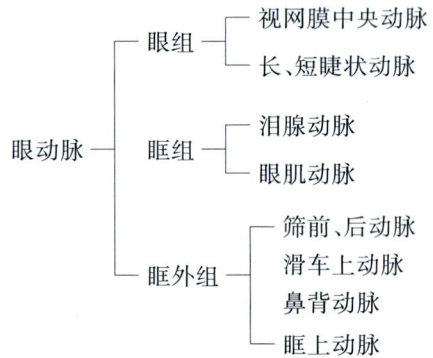

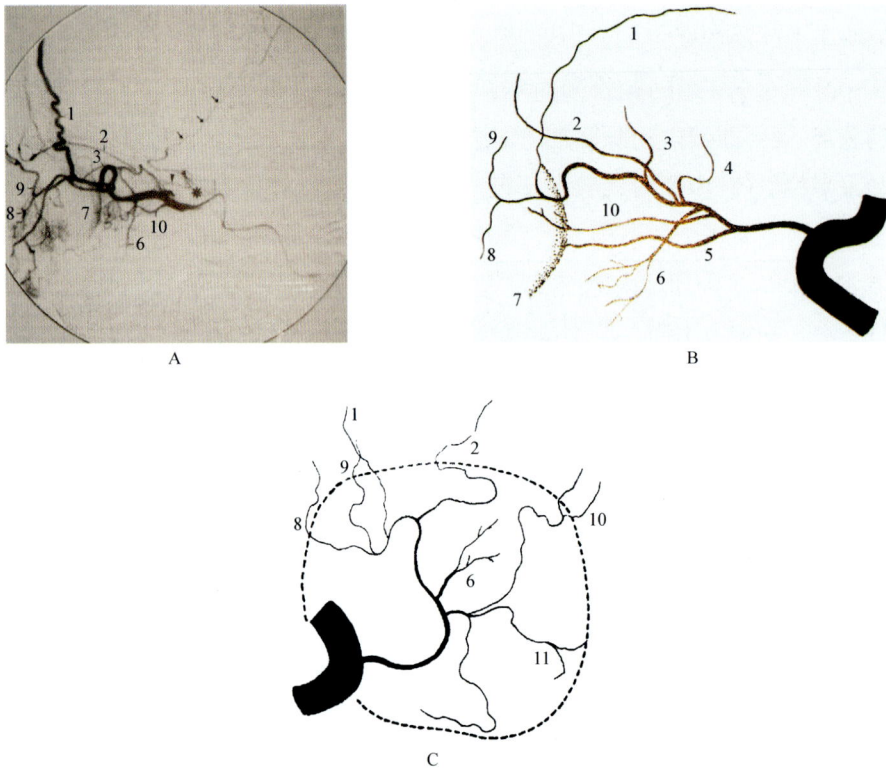

眼动脉
- 眼组
  - 视网膜中央动脉
  - 长、短睫状动脉
- 眶组
  - 泪腺动脉
  - 眼肌动脉
- 眶外组
  - 筛前、后动脉
  - 滑车上动脉
  - 鼻背动脉
  - 眶上动脉

A

B

C

图2-4 眼动脉及其分支

A. 超选择眼动脉造影侧位像显示眼动脉的分支。可见脑膜回返支(箭头)与脑膜中动脉(小箭)吻合(星点),并充盈后者 B. 侧位模式图 C. 正位模式图

1. 镰前动脉 2. 眶上动脉 3. 筛前动脉 4. 筛后动脉 5. 视网膜中央动脉 6. 肌支 7. 眼脉络膜 8. 鼻背动脉 9. 上滑车动脉 10. 泪腺动脉 11. 睫状动脉

第三节　颈外动脉

颈外动脉供应头面部、耳鼻咽部、硬脑膜和上颈段的血运,同时,颈外动脉、颈内动脉和椎基动脉各系统之间又存在着较广泛的吻合,故颈外动脉造影及超选择造影是研究颅面部甚至颅内疾病的重要手段。虽然颈外动脉系统的许多分支,尤其是颅、内外的吻合支非常细小,但在某些病理状态下(如硬脑膜动静脉瘘、脑膜瘤等),这些血管可异常增粗,在介入神经放射学中有重要意义。以下几点是研究颈外动脉造影的主要方面:① 所有的动脉均有其特定的供血区,无供血区的动脉是不存在的。② 所有的穿颅血管均经骨孔入颅,而且血管的粗细决定骨孔的大小。导静脉孔中均有动脉穿过。③ 可根据动脉的行程、位置及供血区来命名和辨识。某些区域不同动脉间可有吻合,但动脉的粗细可能变化较大。如面动脉、面横动脉及眶下动脉,三者在面部有吻合,若后两者的供血占优势,面动脉就可能很细,即所谓"互补关系"。④ 在发育中,胚胎期的血管不可能完全消失,而以各种吻合形式残存下来。例如原始眶动脉逐渐退化后,以脑膜中动脉和眼动脉之间的吻合而残存。

对颈外动脉胚胎学起源的了解,有助于理解颈外动脉与颈内动脉的关系以及两者之间的吻合。

颈外动脉由胚胎颈内动脉的镫骨动脉及第一鳃弓动脉的腹侧残根——腹侧咽动脉演化而成。镫骨动脉演化为颌内动脉,腹侧咽动脉演化为颈外动脉其他分支。

由于这些动脉在其演化过程中,动脉间的互相取代和退化可能不同步或不完全,这样就可能存在一些变异吻合。例如,眶动脉的穿眶上裂段退化不完全,则眼动脉与脑膜中动脉就存在吻合;如果上、下颌动脉过早与腹侧咽动脉吻合,而镫骨动脉的鼓

室段又未退化,上、下颌动脉的起始段退化消失,结果脑膜中动脉就从颈内动脉岩段发出。所有变异均能从胚胎学的演化中找到根据。

颈外动脉一般在颈4水平从颈总动脉发出,但起点的高低可有变异。其从颈总动脉发出后,共分出8个分支(图2-5)。

```
                  ┌ 1. 甲状腺上动脉
                  │ 2. 舌动脉
                  │ 3. 面动脉
                  │ 4. 咽升动脉
        颈外动脉 ─┤ 5. 枕动脉
                  │ 6. 耳后动脉
                  │ 7. 颌内动脉
                  └ 8. 颞浅动脉
```

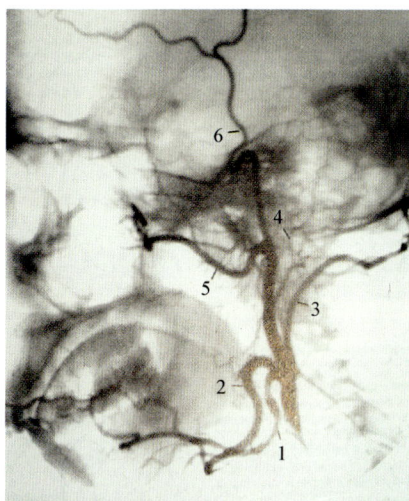

图2-5　正常颈外动脉造影侧位像

1. 舌动脉　2. 面动脉　3. 枕动脉　4. 耳后动脉　5. 颌内动脉　6. 颞浅动脉

一、甲状腺上动脉

甲状腺上动脉发出一些末梢支到毗邻的肌肉,以及许多分支到甲状腺,并与对侧的相应分支以及

甲状腺下动脉互相吻合。供应甲状腺的分支一般有两支,一支比较大,主要供应甲状腺的前面,在甲状腺的峡部与对侧的相应动脉吻合。另一支则在甲状腺后面下行,与甲状腺下动脉吻合。除了分布到肌肉和甲状腺,在甲状腺的上方还有以下分支:即舌骨支、胸锁乳突肌支、喉上支和环甲支(图2-6)。① 舌骨支:较小,沿舌骨下缘在甲状舌骨肌下行走并与对侧相应血管吻合。② 胸锁乳突肌支:向下向外行走跨过颈动脉鞘,供应胸锁乳突肌和表面的皮肤,有时也可成为单独的分支由 ECA 发出。③ 喉上动脉:比前两个分支都大,与喉上神经的喉内支伴行于甲状舌骨肌下面,穿过舌骨膜,供应喉的肌肉、黏膜和腺体,与来自对侧的相应分支吻合。④ 环甲支:较小,横向行走跨过环甲膜,与对侧的相应动脉吻合。

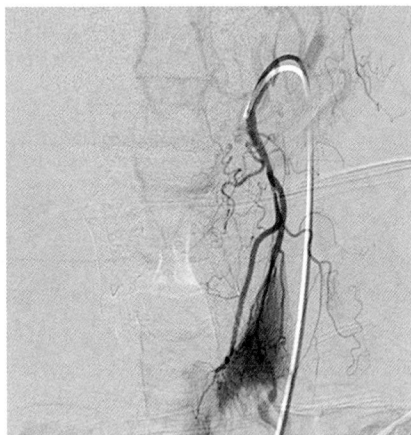

A

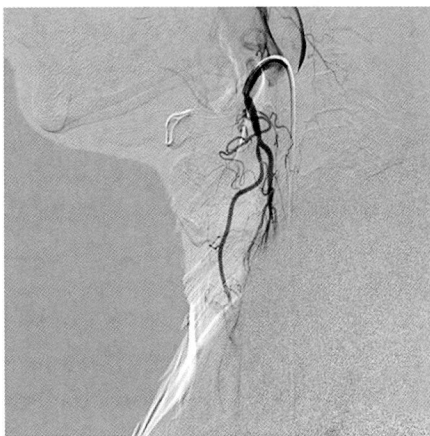

B

图 2-6　甲状腺上动脉

A. 正位像　B. 侧位像

二、舌 动 脉

舌动脉系颈外动脉第二个向前的分支,主要供应同侧的舌和舌下腺,起源于颈外动脉的前内侧面,位于甲状腺上动脉的稍上方,面动脉的下方,侧位投影大多平颈 3 椎体,下颌角的下方。舌动脉分咽段和舌段(图2-7)。

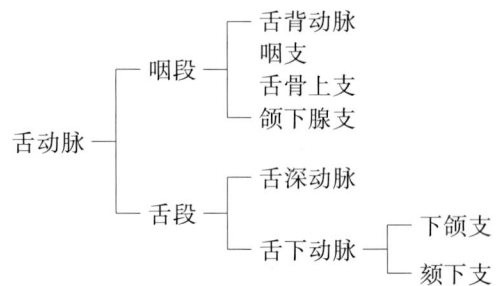

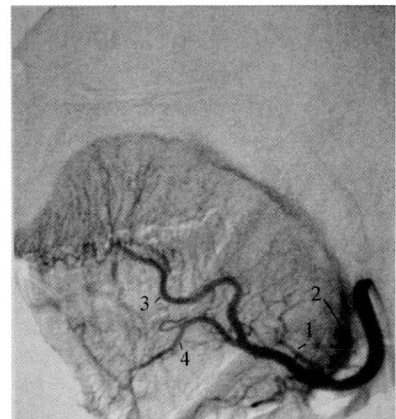

A

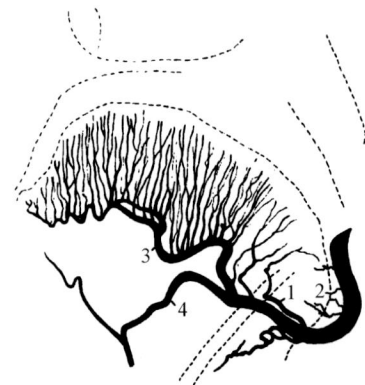

B

图 2-7　正常舌动脉选择性造影侧位像

A. 超选择性舌动脉造影侧位像　B. 侧位模式图

1. 舌背动脉　2. 咽支　3. 舌深动脉　4. 舌下动脉

（一）咽段

指舌动脉的起点到进入舌肌前，位于咽侧壁的舌动脉主干。为了适应头颈部活动，此段动脉呈凸面向下的弧形。其内侧为舌骨大角和咽肌，外侧为舌下神经和颌下腺。发出以下分支。

1. 舌背动脉

是咽段较重要的分支，由舌动脉主干进入舌肌处发出，走向后上内方供应舌底和舌咽部。

2. 咽支

为细小的分支供应部分咽肌和扁桃体。

3. 舌骨上支

向前下方供应部分舌骨上肌群，并与甲状腺上动脉吻合。

4. 颌下腺支

为细小分支供应颌下腺。

（二）舌段

指舌动脉进入舌肌及舌下区的动脉及分支。舌动脉进入舌肌后立刻分两支。

1. 舌深动脉

为舌动脉主干的延续，呈凸面向上的弧形迂曲（当舌向前伸时，此动脉可被拉直）向前直达舌尖，与对侧同名动脉吻合。此动脉向上下发出许多分支供应舌肌及舌黏膜。

2. 舌下动脉

是舌动脉最大的分支。此动脉向前外侧走行

于舌下区，位于舌下腺的下方。发出分支供应舌下腺及周围组织。此动脉的终末分两支：① 下颌支：于下颌骨体的内面向前上方行走，在前方与舌深动脉吻合。其进入下颌骨体的分支与下齿槽动脉吻合；② 颏下支：沿下颌骨下缘前行，与面动脉的颏下动脉有明显吻合。如果颏下动脉发育不良，舌下动脉的颏下支可取代颏下动脉；如果舌下动脉发育不良，则颏下动脉可以通过吻合代替其供血。

造影时，侧位是最好的投照角度，可清楚辨认舌动脉的每个分支。当与面动脉难以区分时需行正位造影。这时舌动脉向内，而面动脉向外。正位头轻度过伸时，可将舌与舌下循环分开。颅底位，并压迫对侧颈动脉，可清楚显示双侧舌动脉的吻合（图 2-8）。

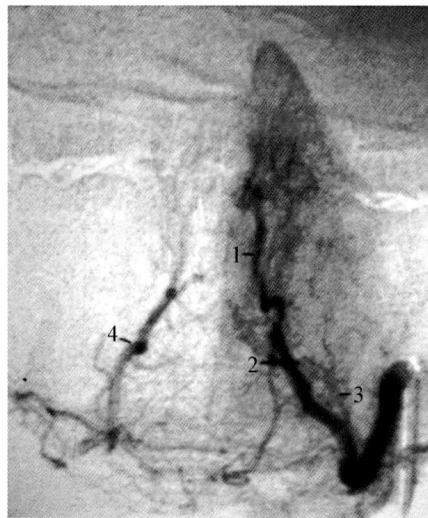

**图 2-8　压迫右侧颈总动脉，左侧
舌动脉选择性造影正位像**

清楚显示两侧舌动脉间的吻合，并逆向充盈右侧舌动脉
1. 舌深动脉　2. 舌下动脉　3. 舌背动脉　4. 右侧舌动脉

舌的静脉回流主要通过舌外侧静脉丛，舌深静脉引流至舌静脉。

由于舌中隔的阻隔，两侧舌动脉间吻合不足。完全闭塞一侧舌动脉，可造成一侧舌体组织的坏死。

三、面 动 脉

系颈外动脉的第三个分支。主要供应面部皮肤、咬肌、唾液腺及大部分口腔黏膜。根据其解剖特点,可分为颏下水平段及表面上升段(图2-9)。

(一)颏下水平段

指从颈外动脉起点到下颌骨面动脉沟处。此段动脉先呈凸面向下的弧形行走于咬肌的外侧,后呈水平行走于颌下区,位于颌下腺上极的深面。此段动脉在侧位片上可清楚显示。此段有3个主要分支:

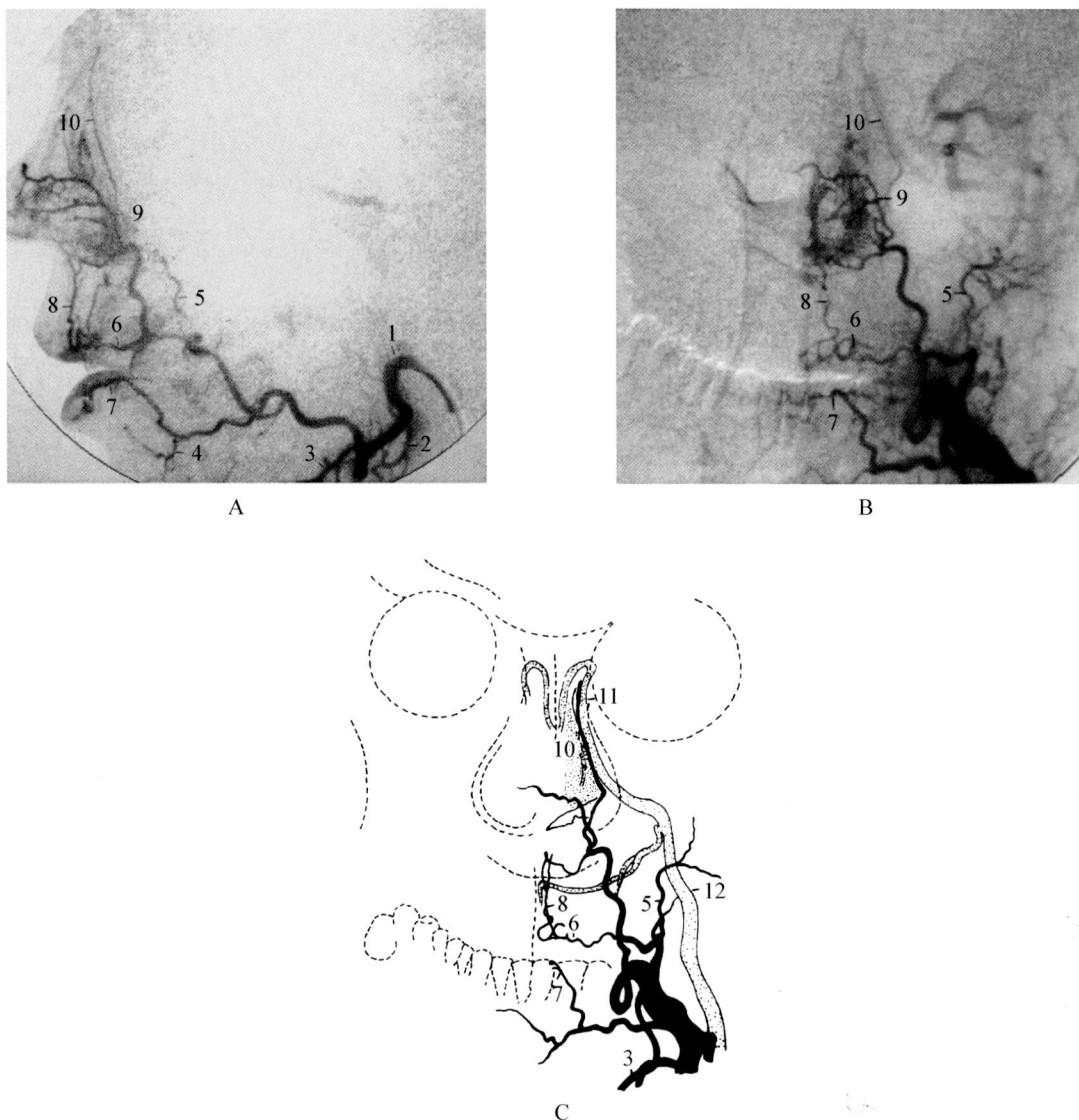

A   B

C

图 2-9 正常面动脉选择性造影

A. 侧位 B. 正位 C. 正位示意图

1. 面动脉 2. 颌下腺动脉 3. 颏下动脉 4. 颏动脉 5. 颊动脉 6. 上唇动脉 7. 下唇动脉
8. 鼻下动脉 9. 鼻翼动脉 10. 角动脉 11. 角静脉 12. 面静脉

1. 腭升动脉

为面动脉第一个大分支,起自面动脉起始部的最高点。有时可独立起于颈外动脉或与咽升动脉共干。此动脉沿咽侧壁垂直上升,穿扁桃体外侧面达软腭水平后,成直角走向前方。并分为前支和后支。侧位片可清楚显示这个特制性的动脉襻。前支水平走向硬腭后缘,与颌内动脉的腭降动脉、脑膜副动脉的腭降支及咽升动脉有广泛吻合。后支行向后下方,供应扁桃体和悬雍垂,并与对侧同名动脉吻合。

2. 颌下腺动脉

自水平段发出走向前下方,直径约 2 mm,到达腺体后上极深面后,分数支进入腺体小叶。与舌动脉的颌下腺支及甲状腺上动脉有吻合。在选择性造影时可清楚显示腺体的染色。

3. 颏下动脉

沿下颌骨的下缘前行,供应口腔底部的肌肉和皮肤。而舌下动脉则供应该区的黏膜及黏膜下组织。两者之间有吻合,并共同参与下颌骨的血供,与颌内动脉的下齿槽动脉亦有吻合。如果面动脉表面上升段的供血区被其他动脉占领,则面动脉仅由颏下水平段及其分支构成,此时应与舌动脉鉴别。

(二)表面上升段

该段血管主要供应面部皮肤、肌肉、颏颊部、口唇和鼻部。主要分支有 6 支。

1. 下咬肌动脉

为面动脉越过下颌骨后的第一个分支,侧位片可见该动脉向上行走,供应咬肌及皮肤,与颌内动脉及面横动脉有广泛吻合。

2. 颏动脉

从面动脉主干近下颌骨中部发出,侧位可见该动脉水平走向前方,供应该区皮肤及下颌骨,与下齿槽动脉、颏下动脉及下唇动脉有广泛吻合。

3. 颊动脉

指供应由咬肌前缘、鼻翼后方、眶下缘和颊区上部围成区域的血管。通常分 3 支,称前、中、后颊动脉。侧位片此 3 支动脉均向前上方走行。有时,后颊动脉异常增粗,行程增长,有的学者称其为面长动脉。此时,前、中颊动脉可以阙如。

4. 唇动脉

分上、下唇动脉。从面动脉主干发出后,分别沿上唇和下唇水平走向前方,与对侧同名动脉吻合,供应口唇及附近黏膜。下唇动脉较上唇动脉管径粗,约 1~2 mm。

5. 鼻翼动脉

由面动脉主干近鼻翼处发出,呈凸面向上的弧形走向前方,供应鼻翼、鼻孔及附近黏膜。

6. 角动脉

系面动脉的终末支。沿鼻外侧上行至内眦部,与眼动脉的鼻背动脉吻合。另在眶下孔处与眶下动脉亦有吻合。角动脉是颅内外重要的吻合动脉之一。

四、咽升动脉

是咽部肌肉的主要血管,同时还供应脑膜、神经和鼓室。该动脉的选择性造影对研究耳、鼻、咽及神经系统病变有重要意义。侧位是插管和观察其分支的最理想投照角度。该动脉起源于颈外动脉的后面或内侧面,常在枕动脉开口之下,紧靠舌动脉,但也有许多变异:① 从颈内、外动脉分叉的中间发出;② 与枕动脉一起从颈内动脉起点处发出;③ 从颈总动脉发出;④ 从枕动脉开口上方发出;⑤ 与枕动脉同干发出(较常见);⑥ 与腭升动脉同干发出;⑦ 与舌动脉或面动脉同干发出。

咽升动脉较细,在颈内、外动脉之间成直线或轻度前弯上行,分前、后两组。

(一)前组

指咽升动脉干向前发出的所有供应咽部的分支,这些分支均有上下行小支,侧位片上可清楚显示。习惯上将其分为3支(图2-10)。

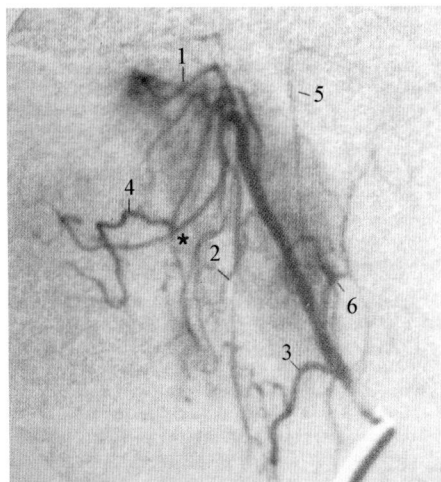

图2-10　正常咽升动脉选择性造影侧位像

1. 上咽支　2. 中咽支　3. 下咽支　4. 腭升动脉前支　5. 神经脑膜支　6. 椎肌支

1. 上咽支

为咽升动脉的终末支,止于紧靠颈动脉管外口的岩骨底部,向前内方供应咽鼓管口、咽隐窝及周围组织,并与脑膜副动脉的腭降支及颌内动脉的翼管动脉在此处吻合。上咽支还发出一支很重要的分支——颈内动脉支,该分支向上穿破裂孔,伴随

颈内动脉进入海绵窦与颈内动脉的海绵窦下外侧干吻合;同时该分支还与发自颈内动脉C5段的破裂孔返动脉吻合。

2. 中咽支

供应咽后壁及侧壁,并发出分支供应软腭,与面动脉的腭升动脉、颌内动脉的腭降动脉及脑膜副动脉的腭降支在此处吻合。

3. 下咽支

在中咽支的下方,供应咽后侧壁。

(二)后组

指咽升动脉向后方发出的供应神经、脑膜、椎体和椎旁肌的分支。由于此组血管和颅内有广泛的吻合,在介入神经放射学中有重要地位(图2-11)。

1. 下鼓室动脉

此动脉可发自前组,亦可发自后组。该动脉在颈静脉孔附近发出后,穿过Jacobson管到达咽鼓管口,在此分为3支:① 上升支:与岩大神经伴行,与脑膜中动脉的岩支吻合。② 前支:走向前方与颈内动脉的颈鼓室动脉吻合。③ 后支:走向后方进入面神经管与茎乳突动脉吻合。

2. 神经脑膜支

向后上方行至颈静脉孔处分两支从舌下神经管及颈静脉孔入颅。

(1)舌下神经管支

此支在舌下神经管处发出小支供应舌下神经。入颅后分为前干及后干。后干沿枕大孔侧缘走向后颅窝,发出分支供应周围硬脑膜,并与后颅窝其他供血动脉吻合。前干分为上升支和下降支。上

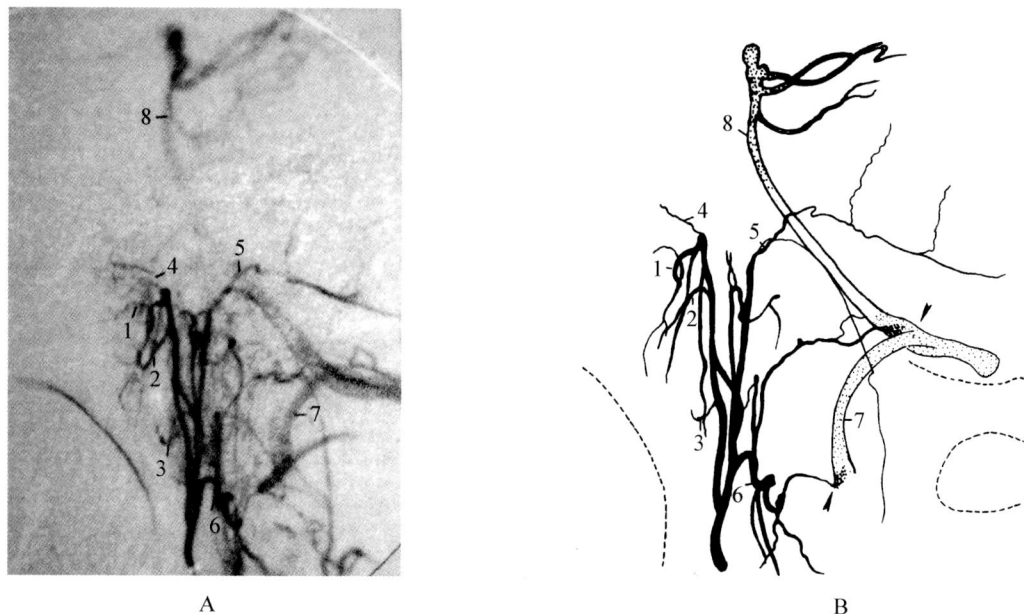

图 2‑11 正常咽升动脉选择性造影侧位像

可见上咽支与翼管动脉的吻合(单箭),椎肌支与枕动脉(箭头)及椎动脉的吻合(空箭)

A. 超选择性咽升动脉造影侧位像 B. 侧位模式图

1. 上咽支 2. 神经脑膜支 3. 椎肌支 4. 椎动脉 5. 枕动脉 6. 翼管动脉 7. 颌内动脉末端 8. 大脑后动脉

升支走向前上方供应斜坡及鞍背,与脑膜垂体干的斜坡支吻合;下降支沿枕大孔前缘下降,在颈 3 椎体后缘与椎动脉分支吻合,沿途发出小支供应颈神经根及椎体。

(2)颈静脉孔支

此支在颈静脉孔处发出小支供应Ⅸ、Ⅹ 和Ⅺ颅神经。入颅后分为内侧支和外侧支。内侧支沿岩下窦前行,供应Ⅵ颅神经及周围硬膜,并与脑膜垂体干的斜坡支吻合;外侧支直向乙状窦供应此处硬脑膜。故桥小脑角下部的硬膜由颈静脉孔支供应。

3. 肌支

为后组向后发出的分支,供应椎旁肌及椎体,与椎动脉、枕动脉及肋颈干的颈深动脉吻合。

五、枕 动 脉

供应枕部肌肉、皮肤和硬膜,并通过茎乳突动

脉向岩骨内供血。枕动脉通常发自颈外动脉的后壁,在少数情况下亦可发自椎动脉。在侧位像上,可将枕动脉分为 3 段:上升段、水平段和再上升段(图 2‑12)。

(一)上升段

自颈外动脉发出后,斜向后上方走行,跨过颈内动脉前外侧,走行于茎突后间隙。此段发出以下两支重要血管。

1. 胸锁乳突肌上动脉

此动脉在距枕动脉起始部约 1 cm 处发出,斜向下后方供应胸锁乳突肌上部,与甲状腺上动脉的胸锁乳突肌中动脉相吻合。

2. 茎乳突动脉

从上升段发出,垂直上升进入茎乳孔,供应岩骨及鼓室。在面神经管内与脑膜中动脉颅底组后支的

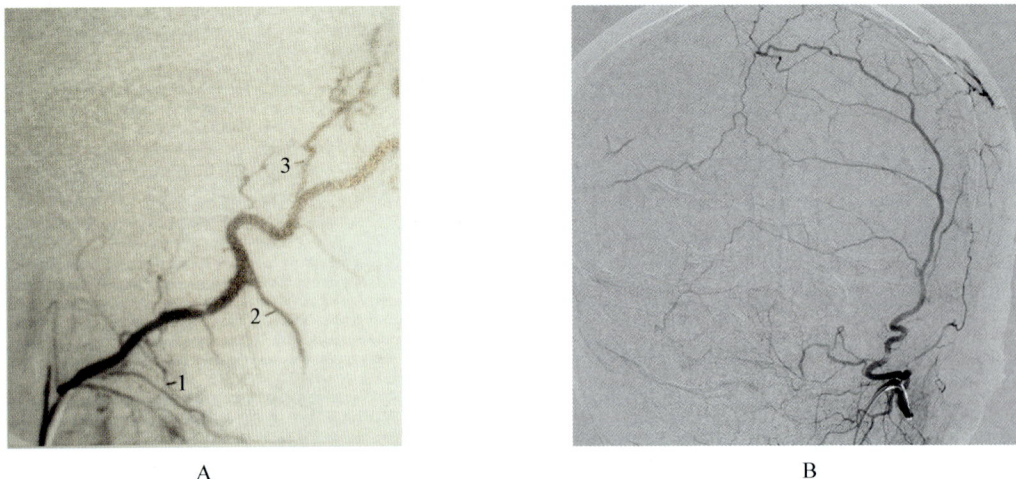

图 2－12　正常枕动脉选择性造影
A. 超选择性枕动脉造影侧位像　B. 侧位模式图
1. 胸锁乳突肌上动脉　2. 颈后动脉或夹肌动脉　3. 脑膜支

鼓室上动脉吻合,形成面神经动脉弓,此动脉弓在侧位片上有时可以显示,呈弓形绕外耳道后缘。

(二) 水平段

与乳突关系密切。该段有以下几个重要分支。

1. 颈后动脉和夹肌动脉

发出后行走于夹肌的深面,供应夹肌和诸多短小肌肉,常在第一颈椎间隙与椎动脉吻合。与咽升动脉肌支及肋颈干的颈深动脉亦有吻合。

2. 耳动脉

通常很细小,供应乳突区组织。如耳后动脉发育不良,此动脉可代偿其供血。

3. 脑膜支

从水平段发出,上升后穿乳突孔入颅,到乙状窦后缘,分为上升支、下降支和后内侧支。脑膜支在穿乳突孔时,侧位片可见走行明显弯曲。

(1) 上升支

上升供应桥小脑角后上部分,并与小脑前下动脉的内听动脉吻合。

(2) 降支

向下走向颈静脉孔,供应此区硬脑膜,并与其他脑膜动脉存在吻合。

(3) 后内侧支

供应后颅窝硬脑膜。

(三) 再上升段

是枕动脉的终末支,主要供应头皮,并与耳后动脉、颞浅动脉及对侧枕动脉相吻合。

六、颌内动脉

颌内动脉是颈外动脉的深终末支,起自下颌骨颈,止于翼腭窝顶,侧位像显示最清楚(图 2－13)。颌内动脉共有 14 个分支和 1 支终末支。根据其走行和供应范围可分为 6 组,下面详细分述各组的动脉分支及其走行。

(一) 颅内上升支

1. 前鼓室动脉

颌内动脉的第一个分支,通常从颌内动脉和颞

```
              ┌ 颅内上升动脉 ─┬ 前鼓室动脉
              │               ├ 脑膜中动脉
              │               └ 脑膜副动脉
              │
              ├ 颅外上升动脉 ─┬ 颞中深动脉
              │               └ 颞前深动脉
              │
              ├ 返回动脉 ─────┬ 翼管动脉
              │               ├ 翼腭动脉
              │               └ 圆孔动脉
   颌内动脉 ──┤
              ├ 下降动脉 ─────┬ 下齿槽动脉
              │               ├ 咬肌动脉
              │               └ 颊动脉
              │
              ├ 前动脉 ───────┬ 上齿槽动脉
              │               ├ 眶下动脉
              │               └ 腭降动脉
              │
              └ 终末动脉 ── 蝶腭动脉
```

浅动脉的夹角处发出。该动脉伴随鼓索向后上行走，穿颞颌关节深面的骨孔进入面神经管，与枕动脉的茎乳突动脉吻合。此动脉是中耳区重要供血动脉。侧位片显示该动脉在外耳道前方呈凸面向前的弓形。

2. 脑膜中动脉

颌内动脉的第二个上升支。从颌内动脉发出后，其主干向前内上方行走，穿过棘孔入颅。在中颅窝底的两层硬膜间沿蝶骨大翼向前外上方行走达翼点。在翼点附近通常形成一骨管，脑膜中动脉穿行其中，此段行程常较迂曲，侧位片可清楚显示。出骨孔后，动脉主干在冠状缝后方上行止于前囟。脑膜中动脉有许多重要分支，按其解剖部位，分4组进行叙述。

（1）颅外组

指从脑膜中动脉起始部到棘孔的这一段，其中发出供应附近肌肉和黏膜的分支。脑膜副动脉有时亦可起于此段。

（2）颅底组

指从棘孔到翼点骨管之前行程中发出的分支，这些分支有广泛的吻合。现将重要分支叙述如下：
① 后支：即岩支，系脑膜中动脉在颅内的第一个分

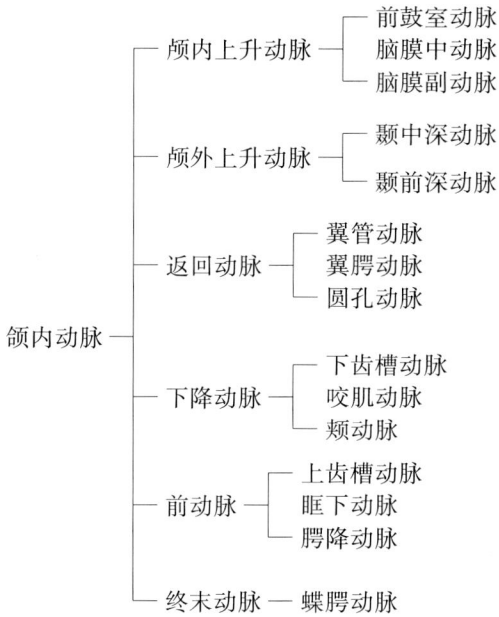

A

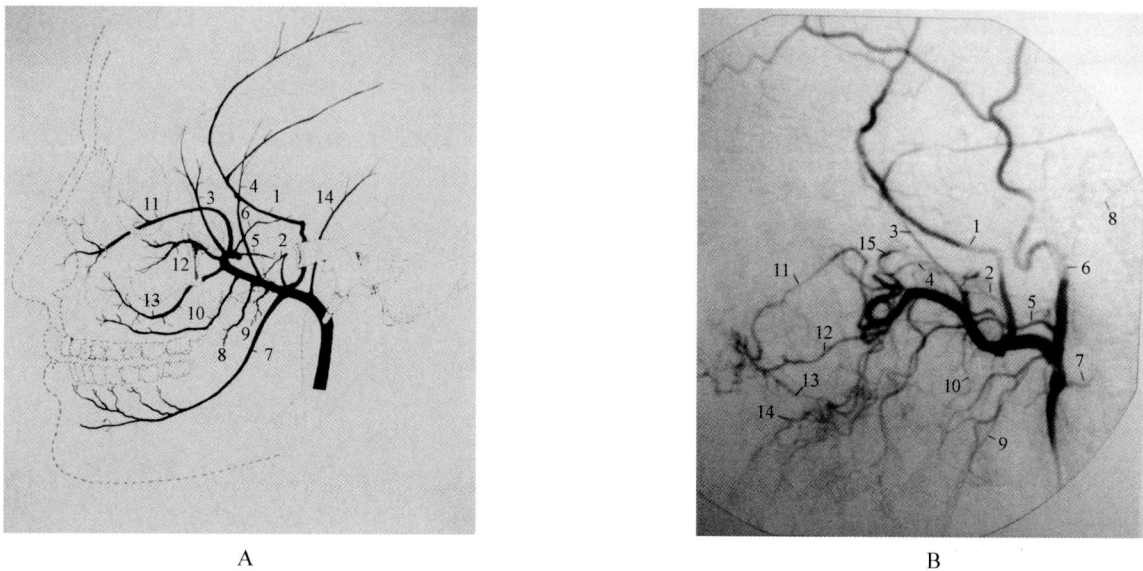

B

图 2 - 13

A. 正常颌内动脉造影侧位模式图

1. 脑膜中动脉 2. 脑膜副动脉 3. 颞前深动脉 4. 颞中深动脉 5. 翼管动脉 6. 圆孔动脉 7. 下齿槽动脉 8. 颊动脉 9. 咬肌支 10. 腭降动脉 11. 眶下动脉 12. 蝶腭动脉 13. 上齿槽动脉 14. 颞后深动脉

B. 正常颌内动脉选择性造影侧位像

1. 脑膜中动脉 2. 脑膜副动脉 3. 颞中深动脉 4. 翼管动脉 5. 面横动脉 6. 颞浅动脉 7. 耳后动脉 8. 颞后深动脉 9. 下齿槽动脉 10. 颊动脉 11. 眶下动脉 12 蝶腭动脉 13. 上齿槽动脉 14. 腭降动脉 15. 圆孔动脉

支,发于棘孔附近。向后供应岩上窦区硬脑膜及桥小脑角上部,与咽升动脉的颈静脉孔支在此区吻合。并发出一支鼓室上动脉与岩浅大神经伴行入鼓室,与枕动脉的茎乳突动脉吻合于面神经管,形成面神经动脉襻,在侧位片上有时可显示。② 下支:供应中颅窝底的分支。与咽升动脉的颈内动脉支及翼管动脉吻合于破裂孔,与脑膜副动脉吻合于卵圆孔。③ 内侧支:向内供应三叉神经节和海绵窦,与颈内动脉 C4 段的海绵窦下外侧干及包膜动脉吻合。④ 前支:即脑膜泪腺支。向前通过眶上裂,供应附近硬脑膜与部分泪腺区。有时与眼动脉的泪腺动脉吻合于眶上裂;与颌内动脉的圆孔动脉吻合于圆孔。有时,前支可发出一支沿蝶骨小翼向后供应前床突、海绵窦及小脑幕游离缘,并与脑膜垂体干的小脑幕缘支吻合。

(3)前组

分布于眶区、前颅窝底及额叶凸面的硬脑膜。有时可分出一支经眶上裂与泪腺动脉或眼动脉吻合。如果此吻合足够大,眼动脉或泪腺动脉可由脑膜中动脉供血,或相反脑膜中动脉由眼动脉供血。

(4)后组

发自脑膜中动脉主干,分数支向后上方走行,供应颞顶枕区硬脑膜,亦参与天幕及后颅窝供血。

供应大脑凸面硬脑膜的脑膜中动脉末梢支,有些可经矢状窦顶越过中线与对侧脑膜中动脉吻合,有些可沿矢状窦侧壁至大脑镰,与脑膜前动脉及脑膜后动脉吻合。由于脑膜中动脉与颅内、外动脉有广泛吻合,对介入神经放射学有重要意义,现将吻合归纳如下:① 双侧脑膜中动脉在中线及大脑镰区吻合;② 大脑前动脉及大脑后动脉均有向大脑镰下缘供血,大脑后动脉常发出分支供应大脑镰与小脑幕游离缘,在其连接处可与脑膜中动脉吻合;③ 与眼动脉、筛动脉或泪腺动脉吻合;④ 在海绵窦区吻合;⑤ 脑膜中动脉末梢支与头皮动脉通过导血管孔吻合。

3. 脑膜副动脉

可直接发自颌内动脉,亦可发自脑膜中动脉的颅外段。此动脉发出后立即向前上方走行,发出分支供应 4 个不同区域。

(1)上支

穿卵圆孔供应海绵窦区,与供应该区的其他动脉吻合。

(2)后支

向后走行与咽升动脉前组的上咽支吻合。

(3)下内支

供应咽鼓管咽口区,与供应该区的其他动脉吻合。

(4)腭降支

向前下方走行至软腭,与咽升及腭升动脉吻合。

在侧位片上,斜行向前上的脑膜副动脉主干在近颅底部发出腭降支走向前下,呈倒置的"V"形,极具特征性,容易辨认。

(二)颅外肌肉上升支

指颌内动脉发出供应颞肌的动脉,包括颞中深动脉和颞前深动脉。其中颞前深动脉参与眶内供血。

(三)回返支

系颌内动脉终末段向后走行的 3 支动脉,包括圆孔动脉、翼管动脉和翼腭动脉。3 支动脉均参与咽鼓管和咽隐窝区的供血,并在此区彼此有吻合。侧位片上,圆孔动脉位于最上方,翼管动脉居中,翼腭动脉在下。

1. 圆孔动脉

从颌内动脉终末端发出后迂曲斜向后上方,穿圆孔入颅与颈内动脉 C4 段的海绵窦下外侧干吻合。

2. 翼管动脉

起于翼腭窝,紧靠翼孔,绕过翼腭神经节呈一弧形,以小波浪状向后穿翼管达破裂孔。在破裂孔区与颈内动脉的翼管支、咽升动脉的颈内动脉支、脑膜中动脉及脑膜副动脉均有吻合。在咽鼓管咽口附近与咽升动脉的上咽支及脑膜副动脉的下腭支有吻合。

3. 翼腭动脉

可从颌内动脉终末段直接发出,亦可与翼管动脉共干。走向后下方穿咽管,发分支供应咽顶、鼻后孔及咽鼓管。与此区其他供血动脉有吻合。

(四)下降支

包括咬肌动脉、下齿槽动脉和颊动脉。

1. 咬肌动脉

分深咬肌动脉和中咬肌动脉。

2. 下齿槽动脉

从颌内动脉下面发出,向前下方行走于翼外肌外侧到达下颌孔进入下颌管,从颏孔浅出,与面动脉的颏下动脉及舌下动脉的颏下支在此区吻合。侧位片此动脉走向平滑,沿下颌骨自然弯曲前行,易辨认(图 2 - 14)。

3. 颊动脉

从颌内动脉弯曲段发出,供应颊部皮肤和颊肌,并与面动脉形成吻合。侧位片此动脉向下走行,位于咬肌前缘的前方。

(五)前支

包括上齿槽动脉、腭降动脉和眶下动脉,主要供应上颌及鼻腔的血运(图 2 - 15)。

1. 上齿槽动脉

主要供应上齿。从颌内动脉的末端发出,形成一个具特征性的"V"形动脉弓。其末梢与眶下动脉、面横动脉及面动脉有吻合。

2. 腭降动脉

主要供应硬腭。从颌内动脉末端发出。侧位片此动脉呈反"L"形。

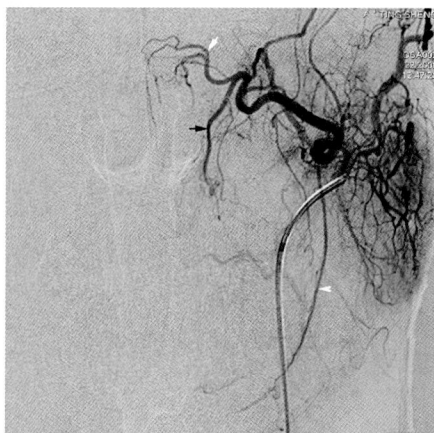
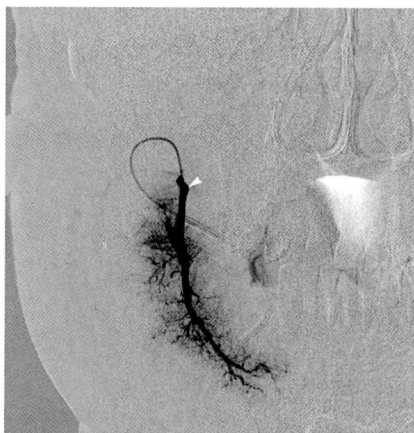

图 2 - 14 下牙槽动脉的选择性造影

A. 颌内动脉远端的选择性造影 B. 下牙槽动脉的选择性造影
黑色箭头:腭降动脉;白色箭头:蝶腭动脉;白色短箭头:下牙槽动脉

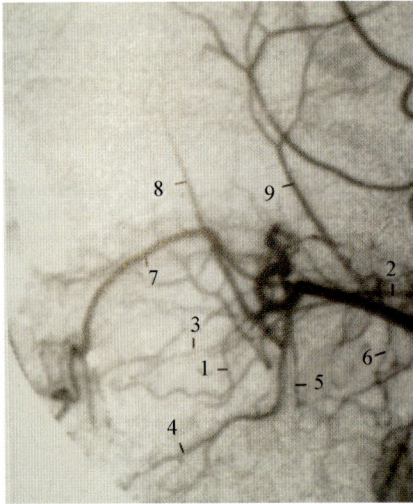

图 2 - 15　正常颌内动脉前支的选择性造影侧位像

1. 上齿槽动脉　2. 面横动脉　3. 蝶腭动脉　4. 腭降动脉前支　5. 腭降动脉后支　6. 颊动脉　7. 眶下动脉　8. 颞前深动脉　9. 颞中深动脉

3. 眶下动脉

此动脉从颌内动脉最前端发出,在侧位片正好走行于上颌窦的顶壁,其入眶分支的特征性的弓,有助于辨认。

(六) 蝶腭动脉

为颌内动脉的终末支,在进入蝶腭孔之前分为两组:外侧组进入蝶腭孔,分支供应鼻腔外侧壁及上颌窦;内侧组走向前内供应鼻中隔、筛窦和蝶窦。侧位片上,此动脉位于眶下动脉与腭降动脉之间,在鼻中隔的前下方可与面动脉及腭降动脉吻合。

七、颞浅动脉

头皮的血供主要由颞浅动脉、耳后动脉和枕动脉三者提供。颞浅动脉通常供应头皮前 2/3 和脸外侧的上部,但三者可互相补充。

颞浅动脉是颈外动脉的浅部终末支,大多数起

自腮腺内。主干在耳前垂直上升,越过颧弓后根,穿过颞肌筋膜浅层到达头皮下。在其穿过颞肌筋膜时,动脉常于此处有一小的迂曲,侧位片可清楚显示。再向上分为终末的额支和顶支,分叉的高低可有变异。沿途数个分支供应不同的区域及组织(图 2 - 16)。

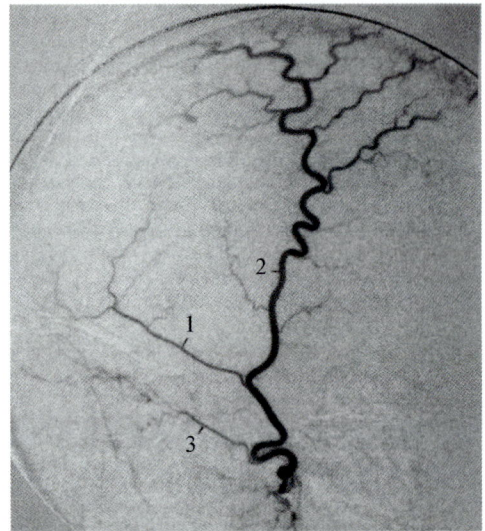

图 2 - 16　正常颞浅动脉选择性造影侧位像
1. 额支　2. 顶支　3. 颞颊动脉

(一) 腮腺动脉

在颈外动脉造影中不易显示。有时通过面横动脉选择性造影可显示,甚至可见腺体染色。

(二) 面横动脉

常发自颞浅动脉起始部,有时亦可发自颈外动脉主干。该动脉在颧弓下方,咬肌的表面沿腮腺管前行,供应面颊及眶下区的血运,与面动脉及眶下动脉等吻合。沿途发出分支供应腮腺及咬肌上部。该动脉的供血区与面部其他血管互补,此动脉如粗大,则其他动脉相对细小,反之亦然。该动脉在侧位片上呈水平走行,与颌内动脉的颊动脉成 90 度角(图 2 - 17)。

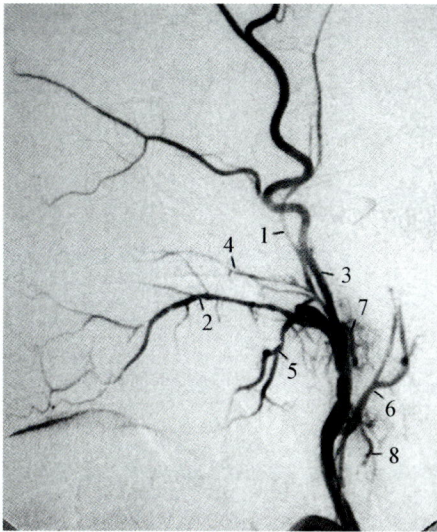

图 2-17　颌内动脉栓塞后的颈外动脉选择性造影侧位像显示面横动脉

1. 颞后深动脉　2. 面横动脉　3. 颞浅动脉
4. 颧颊动脉　5. 上咬肌动脉　6. 耳后动脉　7. 面横动脉腮腺支　8. 耳后动脉腮腺支

（三）颧颊动脉

在面横动脉上方,可单独从颞浅动脉主干发出,或与颞后深动脉共干。沿颧弓上方水平前行,供应颞前颊部和眼轮匝肌,在眶部与眼动脉的睑动脉相吻合。

（四）耳前动脉

自颞浅动脉向后发出供应耳廓、耳轮及外耳道软骨,与耳后动脉有吻合。

（五）颞后深动脉

通常从颞浅动脉近颧弓处发出,有时亦可从颌内动脉发出。向后上方沿颞肌后缘行走供应颞肌后部。

八、耳后动脉

耳后动脉是颈外动脉较细的分支,通常单独起源于颈外动脉后面的腮腺区,主要供应耳廓的内侧面、耳后头皮及腮腺(图 2-18)。耳后动脉与颞浅动脉的耳前动脉常有吻合。

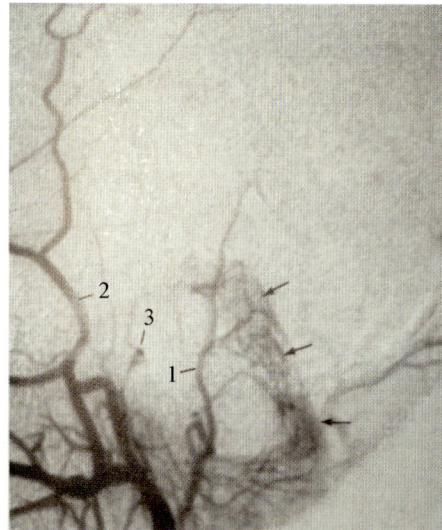

图 2-18　正常颈外动脉造影侧位像
显示耳廓染色(小箭)
1. 耳后动脉　2. 颞浅动脉　3. 耳前动脉

九、脑膜的血供

硬脑膜主要由颈外动脉供血。在某些区域,颈内动脉及椎基动脉系统亦参与供血。这些区域中,三者间彼此存在着较广泛的吻合,有些甚至是"危险吻合"。而且,某些累及硬脑膜的疾病,如脑膜动静脉瘘和脑膜瘤等,与硬脑膜的血供关系极其密切。硬脑膜的供血也是互补的。如后颅窝底硬膜由枕动脉的脑膜支,椎动脉的脑膜后动脉及咽升动脉的舌下神经管支供血,三者成互补关系,如果一支较粗大,供血范围广,另两支则相对细小。因此,同样的硬膜供血动脉,其供血范围及粗细在不同的人身上都不尽相同。

第四节 椎 动 脉

椎动脉从锁骨下动脉发出后在颈 6 至颈 2 横突孔组成的椎动脉管内向头端行进,在大约 60% 的情况下以左侧椎动脉为优势供血动脉。椎动脉上升到颈 2 水平后先转向外侧,继而向上通过环椎的椎孔,沿着环椎的椎弓向后形成一个袢,然后向内上通过枕大孔。入颅后,双侧的椎动脉在延髓腹侧汇合而成基底动脉。

一、椎动脉的颅外分支

椎动脉在入颅前发出很多供应到各节段脊髓、硬膜和肌肉的小分支,在椎动脉与颈外动脉肌支,甲状颈干,有时甚至是肋颈干之间都存在大量的侧支循环。脑膜后动脉通常起自椎动脉行于环椎后弓处,有时脑膜后动脉也可起自颈外动脉(通常发自枕动脉或咽升动脉),甚至从小脑后下动脉发出,供应小脑镰。

二、椎动脉的颅内分支

椎动脉入颅后首先发出脊髓前动脉行于颈髓的前内侧沟内,供应颈段脊髓(图 2 - 19)。椎动脉远端发出了小脑后下动脉,供应四脑室的脉络丛,延髓后外侧,小脑扁桃体,下蚓部以及小脑的后下面。

三、椎动脉的变异

除了前面讨论过的胚胎期的颈内动脉-椎动脉交通支的残留,另外有 5% 的椎动脉直接从主动脉弓发出,一侧椎动脉萎缩也很常见,可见于 40% 的正常造影中,还有 1% 的椎动脉止于小脑后下动脉。

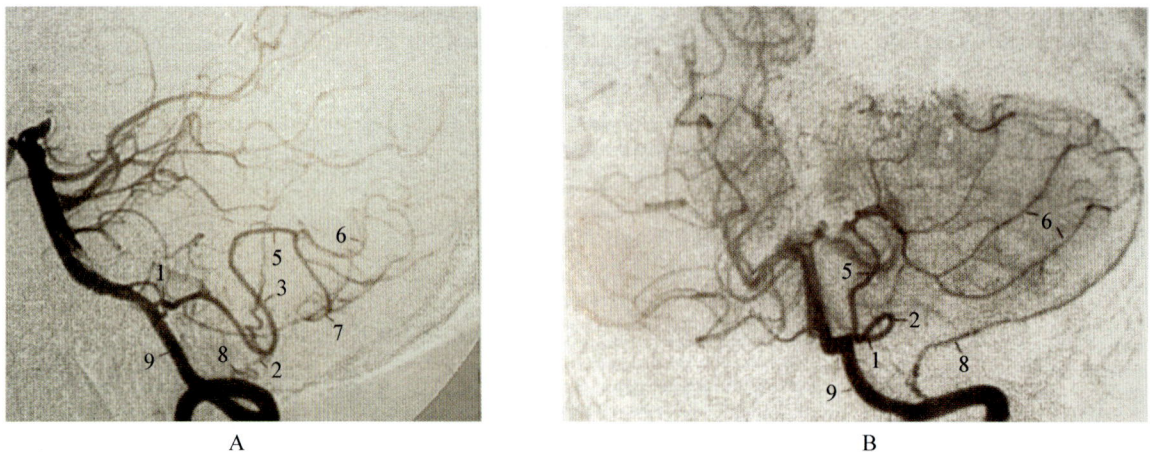

A   B

图 2 - 19 正常椎动脉造影

A. 侧位像 B. 正位像

1. PICA 髓前段 2. PICA 外侧髓段 3. PICA 髓后段 5. PICA 的扁桃体上段 6. PICA 半球支和蚓支
7. PICA 扁桃体支 8. 脑膜后动脉 9. 椎动脉

第五节　甲状颈干的应用解剖

甲状颈干短而粗,在前斜角肌内倒缘处,由锁骨下动脉前壁分出(图2-20),立即分为数支。

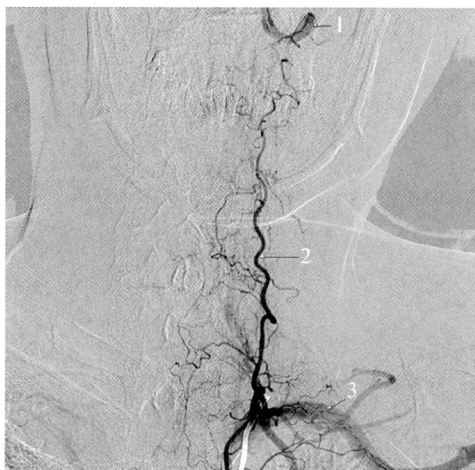

图2-20　正常甲状颈干造影的正位像
1. 与椎动脉交通　2. 颈升动脉　3. 锁骨下动脉

1. 甲状腺下动脉

分出后于前斜角肌前面上升,于颈动脉鞘后面转向内侧,到甲状腺侧叶下端,分数支布于甲状腺、咽、喉、食管、气管等。

2. 肩胛上动脉

于前斜角肌前面向下前至锁骨后面,到肩胛切迹,经肩胛横韧带上方,进入冈上窝,再经肩胛颈后方进入冈下窝。

3. 颈升动脉

沿颈内静脉后方向上。

4. 颈浅动脉

经肩胛舌骨肌和前斜角肌间向后外至邻近的颈部和项部肌肉。

5. 颈横动脉

于前斜角肌外侧,由锁骨下动脉上面分出,向外走行经前斜角肌和膈神经前面,颈内静脉与胸锁乳突肌深面,分支布于颈肌和背部浅层肌。还发出升支与枕动脉分支吻合。其中,甲状腺下动脉和颈横动脉为主要分支。

甲状颈干通常不参与颅面部的供血,在颈外动脉堵塞时,甲状颈干开放并供应颅面部的病变。甲状颈干在上方与椎动脉相通,甲状颈干的栓塞有可能导致椎动脉系统的功能障碍。另外,甲状颈干与肋颈干位置毗邻,甲状颈干分出的颈升动脉与肋颈干分出的颈深和第一肋间动脉都可参与颈段脊髓的血液供应,如果对两者的解剖形态及特征识别不清,化疗药物误灌注再加上导管暂时性阻断肿瘤供血靶动脉或注药血管狭窄使丝列霉素等抗癌药物在低氧的情况下动脉灌注时细胞毒性增高因素导致脊髓损伤严重并发症的可能性明显增加。

第六节　"危险"血管和"危险"吻合

供应头颈部的三大动脉系统之间存在着广泛

的侧枝吻合,使得在急性缺血的情况下,组织能迅速通过侧枝循环来获得最基本的血供。同时由于这些吻合血管的存在,在开展颅面部介入治疗的过程中必须注意以下两点:① 进行颅面部血管病变的栓塞治疗或肿瘤化疗时应防止栓塞材料或化疗药物返流入脑;② 对颅面部血管病变尤其是动静脉畸形进行栓塞治疗时应追求对病灶本身的湮灭,仅治栓塞供血动脉不仅不能治愈病变,而且有可能导致隐匿的侧支动脉的开放,造成脑组织因颅外病灶的盗血而缺血,同时也大大增加了进一步治疗的难度。

在颈外系统进行栓塞治疗的主要危险是一些"危险血管"和"危险吻合"的存在。所谓危险血管,是指对颅神经有供血的血管及一些起源异常的血管,危险吻合系颈外动脉与颈内动脉及椎动脉之间的吻合。这些血管及吻合多系颅底穿骨支,通常很细小,常规造影不易显示,往往需超选择放大造影才能见到。以下将常见的危险血管及吻合列出来供参考。

1. 正常危险血管

指颅神经正常供血血管。

(1) 脑膜中动脉颅底组后支

发于棘孔附近,以单支或多支向后方走行,与枕动脉的茎乳突动脉吻合于面神经管,形成面神经动脉襻,供应面神经。

(2) 脑膜中动脉颅底组内侧支

发于棘孔附近,向内侧走行,供应三叉神经半月节。

(3) 脑膜中动脉颅底组前支

发于棘孔附近,向前入眶上裂,并发出分支供应三叉神经第一支。

(4) 脑膜副动脉上支

穿卵圆孔供应三叉神经二、三支。

(5) 前鼓室动脉

发自颌内动脉和颞浅动脉的夹角处,向后上走行入面神经管,供应面神经。

(6) 圆孔动脉

发自颌内动脉末端,向后上方入圆孔供应三叉神经第二支。

(7) 翼管动脉

发自颌内动脉末端,水平向后入翼管供应翼管神经。

(8) 茎乳突动脉

发自枕动脉或耳后动脉,垂直上升入茎乳孔供应面神经。

(9) 咽升动脉后组

发出舌下神经管支和颈静脉孔支分别入舌下神经管和颈静脉孔供应舌下神经、舌咽神经、迷走神经、副神经及外展神经,并发出下鼓室动脉供应面神经。

2. 起源异常的血管

这些变异虽少见,但值得高度重视。如:① 眼动脉从脑膜中动脉发出;② 眼动脉从脑膜副动脉发出;③ 大脑前动脉和眼动脉从脑膜副动脉发出;④ 小脑后下动脉从咽升动脉发出;⑤ 咽升动脉后组从枕动脉发出;⑥ 椎动脉从枕动脉发出。

3. 危险吻合

指颈外动脉与颈内动脉及椎动脉的吻合。

(1) 眶上裂区吻合

即脑膜中动脉颅底组前支或前组与眼动脉的脑膜回返动脉的吻合。

(2) 眶外侧区吻合

颞前深动脉与眼动脉的泪腺动脉在眶外侧壁的吻合。

(3) 眶内侧区吻合

蝶腭动脉内侧组和腭降动脉在鼻中隔和筛窦与眼动脉的筛前、后动脉吻合。

(4) 眶前区吻合

面动脉的角动脉和眶下动脉在鼻背及眶下孔区与眼动脉的鼻背动脉有吻合。

（5）海绵窦区吻合

颈内动脉的海绵窦下外侧干与颈外动脉的圆孔动脉、脑膜中动脉及脑膜副动脉在海绵窦区存在广泛吻合。

（6）破裂孔区吻合

颈内动脉的破裂孔返动脉和翼管支与颈外动脉的翼管动脉、脑膜副动脉后支、咽升动脉上咽支存在广泛吻合。

（7）鼓室区吻合

颈内动脉的颈鼓室动脉在鼓室内与脑膜中动脉颅底组后支的上鼓室动脉、前鼓室动脉、咽升动脉的下鼓室动脉、枕动脉或耳后动脉的茎乳突动脉，以及小脑前下动脉的内听动脉存在广泛吻合。

（8）斜坡区吻合

颈内动脉脑膜垂体干在斜坡与咽升动脉后组的神经脑膜支吻合。

（9）桥小脑角区吻合

小脑前下动脉的内听动脉在桥小脑角区的硬膜与咽升动脉的颈静脉孔支、枕动脉的脑膜支、脑膜中动脉颅底组后支有吻合。

（10）颈枕联合区吻合

枕动脉、咽升动脉、颈深动脉、颈升动脉的肌支与椎动脉的肌支在颈枕联合区及上颈段存在广泛吻合。

ECA、ICA 以及 VA 之间的重要交通及其侧支吻合的具体部位详见表 2-1。

表 2-1 颅内外重要交通

颅 外 至 颅 内	吻 合 部 位
ECA 与 ICA	1. 茎乳动脉和脑膜中动脉至颈鼓动脉 2. 腭大动脉至翼管动脉
颌内动脉与 ICA	1. 脑膜中动脉至眼动脉的筛板支和泪腺动脉的脑膜返支 2. 圆孔动脉至 ICA 的下外侧干 3. 副脑膜动脉至下外侧干 4. 翼管动脉至 ICA 岩骨段 5. 前、中颞深动脉至眼动脉的泪腺支，眼睑支或肌支 6. 蝶腭动脉至眼动脉的筛前分支
颞浅动脉与 ICA	颞浅动脉分支至眼动脉的眶上动脉
面动脉与 ICA	1. 面动脉的角支至眼动脉的眶支 2. 面动脉的内眦动脉至眼动脉的鼻背动脉
咽升动脉与 ICA	经 ICA 的岩骨支和海绵窦支
咽升动脉与 VA	在颈 3 水平经肌脊支
枕动脉与 VA	经 VA 的肌支和第 1、2 颈神经的根支
耳后动脉与 ICA	经茎乳动脉

（毛　青　郑连州　范新东）

参 考 文 献

1 凌峰，李铁林，主编. 介入神经放射影像学. 北京：人民卫生出版社，1999

2 皮昕，主编. 口腔解剖生理学. 北京：人民卫生出版社，2007

3 J. J. Connors，Joan C. Wojak. Interventional Neuroradiology. 1999

4 Henry Gray. Henry Gray's Anatomy of the Human Body. 2008 The 40th Edition. Bartleby Com

第三章　颅面部介入材料学

颅面部介入无论诊断还是治疗,都需要用到各种各样的介入材料,近年来介入材料的不断改进带动了介入技术的迅速发展,使得诊治水平大幅度提高,治疗领域不断拓宽。目前所谓的介入大多是指在各种血管内开展的诊断和治疗程序,其特点是以人体内的动、静脉为通道,通过很小的创口到达各种靶点,远程观察和治疗那些位置深在的各类病灶。介入材料可分为输送材料和栓塞材料两大类,前者包括从穿刺针到各种导管,其作用是输送造影剂、药物或栓塞材料到达诊断和治疗的目的地,而栓塞材料则主要用于各种血管性病变的湮灭治疗。本章对常用的颅面部介入材料做一简单介绍。

第一节　输　送　材　料

输送材料包括穿刺针、导管鞘、各种导管、导丝及其他辅助材料,本章主要介绍与颅面部介入相关的导引导管、微导管和微导丝系列。

一、穿　刺　针

穿刺针是所有血管内介入程序的基本材料,是开放血管的必备工具,常用的穿刺针包括单壁穿刺针和套管穿刺针。经典的 Seldinger 针为双套管针,外套管前端为平头,内套管前端则为一尖斜面,较外套管针稍长。理想的穿刺针针尖锋利,切缘光滑且粗细适中,可减少对血管的损伤。

二、导　管　鞘

介入操作中经常需要更换导管,使用导管鞘可减少这些操作对穿刺部位及动脉穿刺点的损伤,也便于介入程序连贯有序地进行。导管鞘由外鞘管、内鞘管和短导丝组成。外鞘管前端为平头,后端管鞘内装有单向防漏乳胶阀,其近段附着一根 25 cm 长、带有三通开关的连接管,用以介入过程中持续灌注肝素盐水或注射造影剂。外鞘管为介入程序提供了一个安全方便的近端导管控制空间。内鞘管较外鞘管长,并稍细,远端成锥形,便于循穿刺针在动脉壁上形成的孔进入血管,内鞘管由远及近逐渐增粗,便于将外鞘管引入动脉,且可减轻对动脉壁的损伤,因此也有作者将其称为扩张器。导引导丝一般为不锈钢螺旋形短导丝或有弹性超滑泥鳅导丝,长 40 cm,直径为 0.45～0.96 mm。导管鞘的规格为 3～10 F(French, F;1 F=0.333 mm),根据所需要用到的导管大小来选择相配的导管鞘,导管鞘大小的选择主要取决于介入的目的,颅面部血管造影最常用的是 5 F 的导管鞘。

三、造　影　导　管

导管是介入手术中使用最多、最主要的输送工具,根据其用途可分为造影导管、导引导管和微导管。

造影导管要求具有适宜的硬度、弹性、柔软性和扭力,管壁光滑、抗凝。导管材料应无活性、无毒、无抗原性,并且不透 X 线。管壁表面摩擦系数小,与导丝有良好的相容性。导管外径一般采用法制单位标准。选用造影导管时一要考虑导管直径,二要考虑导管头端的形状,常用的造影导管规格为 5 F 或以下,头端则选用椎动脉型或多功能型,如遇到老年患者或动脉扭曲明显者,可选用 MANI 型导管(图 3-1),以有助于选择左侧颈总动脉开口。

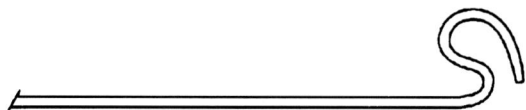

图 3-1 选择左侧颈总动脉的 MANI 造影导管形状

还有一种特殊的带球囊的造影导管,距其头端约 0.5 cm 处附有一不可脱球囊,其尾端为双腔,其一用于注射造影剂,另一用于充盈球囊,主要用于球囊阻断试验。

四、导 丝

导丝是血管造影常用的工具,其作用包括:① 引导和支持导管通过皮下组织、动脉壁等软组织,经穿刺孔进入血管;② 引导导管通过硬化迂曲的血管,帮助选择所要检查的血管开口;③ 加强导管硬度使其容易操纵;④ 超长的导丝可用来交换导管;⑤ 利用其柔软的头端减少导管在血管内行进时对管壁的损伤。目前造影常用的是超滑泥鳅导丝,直径一般在 0.813~0.965 mm。

五、导引导管(Guiding catheter)

导引导管的特点是管壁薄、内径大、不透 X 线。在进行介入治疗操作时一般应选用 6 F 导引导管,目前主流的导管生产厂家都提供各自的导引导管,各种产品都有各自的特点,比如 Tracker 超滑导引导管,头端非常柔软,适用于进入比较扭曲的血管,但在一些老年患者,进入头臂动脉开口时比较困难,常需要用交换导丝帮助导入。Cordis 生产的导引导管特点是壁薄,同样外径下其内径比别的导管大,且其头端可根据需要塑形,选择头臂动脉开口比较容易。应用导引导管是为治疗用微导管和治疗用材料进入靶区提供一安全便利通道。导引导管借助导引导丝,必要时借助交换导丝,进入头臂动脉。导引导管头端一般置放于颅底部颈内动脉或椎动脉内,其头部柔软,不至于损伤动脉内膜,导管壁较薄,其内/外径比值较一般导管大。根据不同的治疗材料和治疗用微导管,可选用不同型号的导引导管。

(一)导引导管类型和规格

颅面部介入治疗常用导引导管有 Johnson & Johnson Cordis 公司和 Boston 公司的产品。Boston 公司的导引导管常用的有 6 F FasGUIDE,90~100 cm 长,导管各部位硬度不同,近端半硬性,远端柔韧性很高,柔韧部分长度规格有 3 cm、5 cm、7 cm 和 10 cm。导管远端有两种类型,一种为预塑型远端,另一种为直形(可塑形)远端。导管内外均涂有 hydrolene 亲水涂层(图 3-2)。

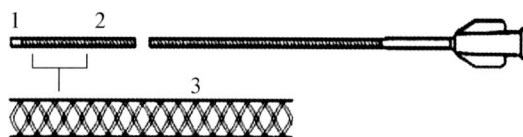

图 3-2 导引导管结构图

1. 远段 3~7 cm 超柔软段,防止血管壁损伤 2. 柔软部分 3. 管壁内双股钢丝编织网

Cordis 神经介入导引导管外径 5~8 F(5 F,内径 0.56″;6 F,内径 0.070″;7 F,内径 0.078″;8 F,内径 0.088″),长度为 90 cm,PTFE 亲水内涂层,使

其他器材能顺利进出。导引导管头端有 6 种形状：即冰球杆型、Ⅰ型多用途、直型、J型、椎动脉型和改良布氏型(图 3-3)。

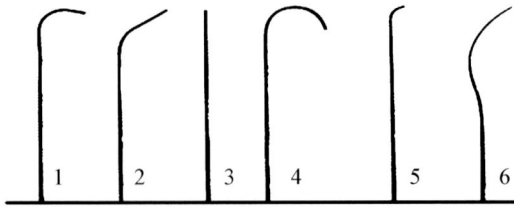

图 3-3 Cordis 导引导管类型
1. 冰球杆型 2. Ⅰ型多用途 3. 直型 4. J 型
5. 椎动脉型 6. 改良布氏型

(二)导引导管的选择

除球囊栓塞时选用外径 8 F 导引导管外，其他各类神经介入技术可选用 5～7 F 规格导管。单纯铂金圈栓塞，可用 Cordis 5 F 导引导管，内径较大，可供球囊导管以外的各类微导管进出，其头端有弹性，根据需要予以塑形后，不用交换导丝也能容易进入头臂动脉；7 F 导引导管可用于两组微导丝操作或颅内动脉支架成形术，如颅内宽颈或巨大动脉瘤支架结合弹簧圈填塞术、大脑中动脉或基底动脉狭窄支架置入术。需要暂时阻断颅内动脉血流，保证栓塞材料正确置位，或需要评价脑底动脉环的功能时，选用 Zeppelin 球囊导引导管(其远端安置一球囊，膨胀后可阻断血流)。

六、微 导 管

分导行微导管和漂浮微导管两大类。前者需要微导丝导行进入目标血管，后者则随血流漂入相应的血管。导行微导管管腔支撑好，不容易变形，颈外动脉的分支常走行扭曲，但血管周围通常有较多软组织保护，因此使用导行微导管便于选择目标血管，同时在血管内使用微导丝的安全性也远比颅内血管要高，常用的导行微导管系列与漂浮微导管相似。目前常用的有 Tracker 系列、Excel 系列、Spinnaker 系列、Magic 系列、Prowler 系列和 Rebar 系列等。厂家或公司在微导管的产品规格上，常在微导管系列的名称后面，加上阿拉伯数字来命名，表明微导管的最佳适配微导丝直径，如 Excel-14 微导管，可用微导丝的最佳直径为 0.014″；Excelsior-10，表示微导管的最佳直径为 0.010″。据此也可以了解微导管头端的相对柔软度，数字越小柔软度越高。微导管基本结构如图 3-4。

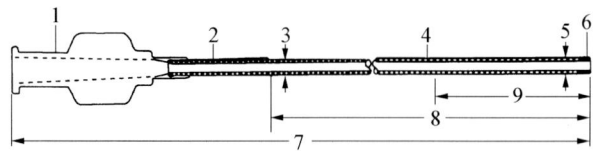

图 3-4 微导管结构示意图
1. 透明翼座 2. 保护套 3. 近段 2.3～3 F 4. 带编织网部分 5. 远段 1.5～2.5 F 6. 不透射线金属标记(多数为两个)
7. 总长度 8. 有效长度 9. 柔软部分长度

(一)Tracker 系列微导管

由美国 Boston Scientific Corporation 所属 Target Therapeutic 公司生产(表 3-1)，头端为 Teflon 导管，末端外嵌金属 marker，用于输送铂金微弹簧圈(GDC)的微导管在距末端 3 cm 处嵌有第二个标记物(图 3-5)。常用型号有 Traker 18 和 Traker 10 两种。每种又有带亲水膜的 Fas Tracker 和不带亲水膜 Tracker，前者具有超滑性能，可进入扭曲血管远端 Tracker 18 微导管近端为 3.0 F，远端缩细至 2.2～2.5 F；Tracker 10 微导管近端为 2.6 F，远端 2.0 F。微导管长度介于 60～175 cm 之间。相匹配的微导丝直径为 0.254～0.406 mm(0.10～0.016 英寸)。此系列微导管不易变形，管壁支撑力较好，主要用于各类弹簧圈的输送。另外，Tracker18 微导管可通过 700 μm 直径、Tracker 10 微导管可通过 250 μm 直径的颗粒栓塞剂。

表 3-1　**Tracker 系列微导管类型及规格**

种　　类	总长度/远端长度(cm)	近端外径/远端外径(F)	近端内径/远端内径(inch)
Fas Tracker-10	155～175/15～20	2.6/2.0	0.014/0.014
Fas Tracker-10(2-tip marker)	150/3	2.6/2.0	0.014/0.014
Traker-10 Unibody	155/15	2.6/2.0	0.014/0.014
Traker-10 Unibody(2-tip marker)	150/3	2.6/2.0	0.014/0.014
Fas Tracker-18MX	150,175/20,25	3.0/2.5	0.022/0.021
FasTracker-18MX(2-tip marker)	150/18	3.0/2.5	0.022/0.021
Fas Tracker-18	150,175/20,25		
Fas Tracker-18 (2-tip marker)	150/18	3.0/2.5	0.022/0.021
Tracker-18	80,100,135,150,160/6,12,12,18,25	3.0/2.7	0.022/0.021
Tracker-18(5 mm Extended Tip)	70,150/12,18	3.0/2.2	0.022/0.021
Tracker-18(20 mm Extended Tip)	150/18	3.0/2.2	0.022/0.021
Traker-18 Unibody	150/20	3.0/2.5	0.022/0.021
Traker-18 Unibody(2-tip marker)	150/18	3.0/2.5	0.022/0.021

不透X线的双标记(3 cm)

图 3-5　**Tracker 微导管头端金属标记**

（二）Excel 系列

Excel 系列是 Boston 公司近几年推出的颅内治疗用微导管。主要有 Tracker Excel-14 和 Excelsior-SL10。两者尾端外径均为 2.4 F,总长度 150 cm,前段表面涂有亲水膜,头端嵌有两个金属标记。前者的前段柔软部分长 15 cm,头端外径 1.9 F;后者的柔软部分长 6 cm,头端外径 1.7 F。两者均可匹配该公司的 Transend EX Platinum 微导丝（直径 0.36 mm/0.014″）,或 Transend EX softtip 微导丝（直径 0.36 mm/0.014″）。导管的超选性能较 Tracker10/18 系列更好。

（三）Spinnaker 系列

该产品是美国 Boston 公司生产的漂浮导管,表面带 Hydrolene 亲水涂层,使得导管在血管内具有超滑性能。微导导管前段（10～30 cm）高度柔软,末端外径分别为 1.5 F 和 1.8 F,近段为半刚性外径为 3 F,全长 166 cm。有 Spinnaker elite 1.5 F 和 Spinnaker elite 1.8 F 两种规格,可通过 0.010″ 微导丝。可输送 Boston Target therapeutic 公司的 Berenstein 液体弹簧圈-10,用于治疗颅内动脉瘤。

（四）Magic 系列

Magic 系列微导管系法国 BLT 公司生产,导管逐渐缩细,头端可任意塑形,微导管后附带"+"表示带亲水膜。有多种型号微导管,神经介入常用微导管:

1. 1.8 F 的 Magic-STD、MP、PI；1.8 F / 1.5 F 的 Magic olive、olive-MP、olive-PI（橄榄状头）；1.5 F 的 Magic-FMP、FPI 等

各个型号前端柔软部分分别为 1.8 F，长分别有 10 cm、20 cm、30 cm 或前端柔软部分为 1.5 F，长 15 cm、20 cm、30 cm。常用于治疗脑动静脉畸形。此外，Magic 1.2 F 前端长 15 cm 和 Magic-BG（即 Magic-STD 末端带 BALT1 开孔球囊）均可用于 AVM 治疗（图 3-6）。

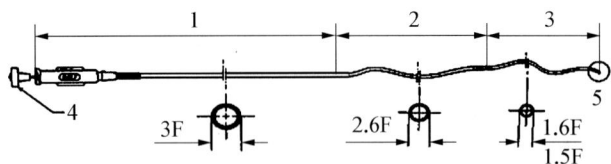

图 3-6　Magic 1.8 F/1.5 F 系列漂浮微导管结构图
1. 近段坚硬部分　2. 粉红色柔软部分　3. 白色超柔软部分　4. 支撑钢丝　5. 金属标记

2. Magic-BDPE（TE）、Magic-BD-2LPE（TE）

用于可脱性球囊的释放。前者，前段 1.8 F，长 10 cm，末端带有聚乙烯或聚四氟乙烯（长 3 mm，直径 0.3 mm），用于安装球囊阀和球囊；后者为双腔可脱性球囊导管，又称 Moret 导管（由法国学者 Moret 设计）。尾段坚硬，长 120 cm，继而为 25 cm 的 3 F 柔软段，双腔组成，主腔容量 0.42 ml，侧腔容量 0.38 ml；前段 10 cm 柔软段 1.8 F，单腔结构；末端长 3 mm，直径 0.3 mm 的球囊阀，为聚乙烯（TE）或聚四氟乙烯（TE）（图 3-7）。

3. Magic 3 F/2 F

用于颅内动脉瘤的栓塞。头端 3 cm 以内含两个金属 marker。前段 2 F，长 5 cm，微导管长 165 cm。

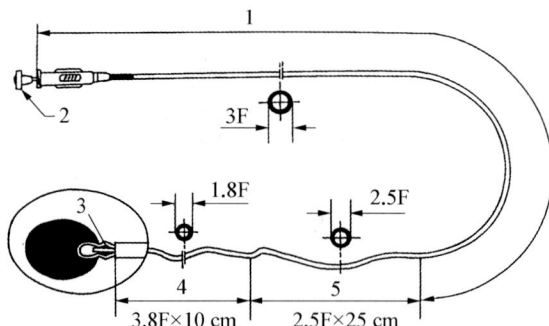

图 3-7　Magic - BDTE(PE)可脱性球囊微导管结构
1. 导管较硬部 3 F　2. 支撑钢丝　3. 球囊阀　4. 白色柔软部分　5. 粉色超柔软部分

（五）Prowler 系列

Prowler 系列微导管为 Cordis 公司的产品，有 Prowler10、Prowler14、Prowler Plus、Prowler Plus Select 和 Prowler Select 14（图 3-8）。微导管头端有直形和预成形（45 度多用途型、90 度和 J 型）类型和规格见表 3-2。

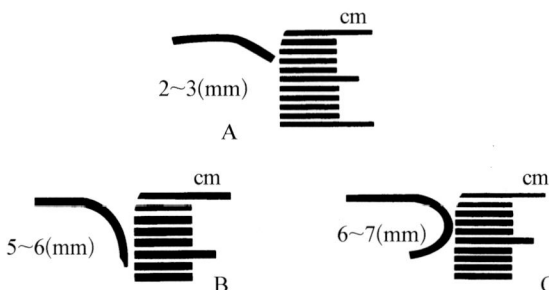

图 3-8　Prowler 系列微导管头端形状
A. 多用途型　B. J 型　C. 90 度

（六）Rebar 加强型微导管系列

该系列微导管为美国 ev3 公司 MTI 神经介入产品。有 Rebar - 10、Rebar - 14、Rebar - 18、Rebar - 027 四种类型。导管外表面为不完全亲水涂层覆盖，Rebar - 10、Rebar - 14 头端有双金属标记；Rebar - 18、Rebar - 027 头端多为单金属标记。除用于弹簧圈栓塞外，与其公司的 AVM 或动脉瘤液态栓塞产品 Onxy 兼容。微导管类型和参数见表 3-3。

表 3 - 2　**Prowler 导管类型和规格**

导　管　类　型	总长度(cm)	柔软段(cm)	微导管外径(近/远)	微导管内径(inch)
Prowler10	155/175	50	2.3 F/1.7 F	0.015
Prowler14	155/175	50	2.3 F/1.9 F	0.016 5
Prowler Plus	115/155/175	20/45	2.8 F/2.3 F	0.021
Prowler Select 14	155/175	5/15	2.3 F/1.9 F	0.016 5
Prowler Select Plus	155/175	5/15	2.8 F/2.3 F	0.021

表 3 - 3　**Rebar 加强型微导管类型和规格**

类　　　型	有效长度(cm)	亲水涂层长(cm)	近端外径(F)	远端外径(F)	内径(inch)
Rebar - 10	153/170	100	2.3	1.7	0.015
Rebar - 14	153/170	100	2.4	1.9	0.017
Rebar - 18	110/130/153	70/85/100	2.8	2.3	0.021
Rebar - 027	110/130/145	70/85/95	2.8	2.8	0.027

七、微 导 丝

导丝是血管造影常用的工具,其作用包括:① 引导和支持导管通过皮下组织、动脉壁等软组织,经穿刺孔进入血管;② 引导导管通过硬化迂曲的血管,帮助选择所要检查的血管开口;③ 加强导管硬度使其容易操纵;④ 超长的导丝可用来交换导管;⑤ 利用其柔软的头端减少导管在血管内行进时对管壁的损伤。目前造影常用的是超滑泥鳅导丝,直径一般在 0.813～0.965 mm。微导丝一般都与相应的微导管同时使用,一般微导丝的头端都有一个长度不等的柔软弹簧,术中可根据所要选择的血管解剖特点对其进行塑形,由于其不透 X 光性极强,非常有助于进入细小的血管。而其近端则比较坚硬,有利于旋转等操作,可控性好。

进入颅外动脉的微导管尤其在施行动静脉畸形和假性动脉瘤栓塞时,应采用微导丝导引,否则导管难以到位,或者造成血管的损伤,甚或管壁或病变处穿通出血。常用的微导丝有 Boston 的系列微导丝、Cordis 系列微导丝和 ev3/MTI 亲水性导丝系列。微导丝的关键结构在其头端和表面,多数

微导丝头端焊接柔软的弹簧,弹簧可任意塑形,在透视下有极强的不透光性,不损伤血管壁。远段微导丝柔软,表面常覆有亲水涂层,使微导丝具有超滑性能,一方面,增强微导丝的超选性能,减少血管的损伤,另一方面,减少微导丝和微导管间的摩擦力。Boston 的 Transend soft tip 微导丝头端结构稍有例外,头端为主干移行缩细的微导丝,表面涂层亲水膜,头端硬度略高于弹簧结构的微导丝,当微导管通过较扭曲或角度较锐的转向动脉时,微导丝对微导管的支撑、导引作用较强。微导丝近端硬度较高,配合扭控器,可对塑形后的微导丝头端进行有效的方向控制。Seeker 系列其远端柔软部分较长,常用于颅内动脉较远端的微导管置入;Dasher 系列和 Taper 系列容易进入扭曲、小角度转向的血管;MACH 系列带亲水膜,摩擦力小,抗缠绕力好,适用于迂曲的血管。颅内血管介入治疗用微导丝直径为 0.010～0.016 英寸(0.254～0.41 mm)。公司在产品规格上,常在微导丝的品名后加上阿拉伯数字,表示微导丝的直径,如 Transend platinum - 10,表示该微导丝直径为 0.010″;X-pedion14,表示微导丝直径为 0.014″。微导丝基本结构(图 3 - 9)。

图 3-9 微导丝结构示意图

（一）Boston 公司微导丝

Seeker 系列、Dasher 系列、MACH 系列、Taper 系列和 Transend 系列。与其微导管系列匹配的微导丝系列见表 3-4。

（二）Cordis 微导丝

与 Cordis 的微导管 Prowler 系列匹配的微导丝，均为自身产品，有 3 种：Instinct 系列、Agility 系列和 Essence 系列。基本结构与其他公司产品相似，类型和规格见表 3-5。

（三）ev3/MTI 微导丝系列

ev3/MTI 微导丝也为亲水性的，有 X-pedion 系列、Mirage 系列和 SilverSpeed 系列，微导丝远段较近段细，只有远段带亲水涂层，头端有弹簧圈，与其公司的 Rebar 加强型微导管相匹配。规格及种类见表 3-6。

表 3-4 与 Tracker 微导管系列匹配的系列微导丝

微导管种类	匹配微导丝种类	总长度（cm）	超滑段长（cm）	螺旋段长（cm）	近段/远段外径(mm)
Fas Tracker - 18/Tracker - 18	MACH - 16	175/195	50	20	0.41/0.30
	Dasher - 14	175/195	50	3	0.36/0.36
	Seeker Standard - 14	175/195	45	3	0.36/0.36
	Seeker Flexible - 16	100/175/195	45	2	0.41/0.33
	Taper - 14 Flex-Tip	100/125/175/300	30	12	0.36/0.36
	Taper - 16	100/125/160/175	35	12	0.41/0.36
	Taper - 16 Flex-Tip	175	45	12	0.41/0.36
	Stubbie - 16	175/195	7.5	3	0.41/0.36
Fas Tracker - 10/Tracker - 10	Seeker Lite - 10	125/175	45	38	0.25/0.28
	Dasher - 10	125/195	45	4	0.25/0.25
Excelsior - 10	Transend - 10	182/205	60	2	0.25/0.25
	Transend EX Platinum	182/205	35	2/3	0.25/0.25
Tracker Excel - 14	Transend EX - 14 系列	190/205	39	2/3	0.36/0.36

表 3-5 Cordis 微导丝系列及规格

微导丝种类	长度(cm)	软头长度(cm)	直径(mm)	头端特点
Instinct	180	10/28/45	0.41/0.36	预塑形
Agility	145/175/195/205	33/36/38/42/44/45	0.25/0.36/0.41	柔软/标准
Essence	175	26/29/30/32	0.30/0.36/0.46	柔软/超软

表 3-6　MTI 微导丝系列类型和规格

种　类	总长(cm)	柔软段长(cm)	近端直径(mm)	远端直径(mm)	弹簧长度(cm)
X-pedion-10/14	145/165/175/200	20/25	0.25/0.30/0.36	0.25/0.36	10/20
Mirage	200	30	0.30	0.02	10
SilverSpeed-10/14/16/18	145/165/175/200	15/20/25	0.25/0.36/0.41/0.46	与近段一致	10/20

八、其他辅助用品

1. 接头

不同导管之间靠各种接头相连接,各种接头均有其特殊用途。无阀接头(又称开关)有二通和三通接头(开关)。无阀接头接在导管尾端,在插管和导管停留体内时关闭开关,防止漏血;也可接在球囊导管的远端,在解脱前防止球囊充盈后泄漏。带阀接头有单纯带阀接头和 Y 型带阀接头。单纯带阀接头有一个橡皮圈在其尾端,固定在同轴导管内导管远端,作注射器接头。Y 型带阀接头为 Y 型,有一个橡皮圈在其尾端,螺旋拧紧使橡皮圈压紧,使其中孔缩小,而将导管或导丝固定,防止血液返流。

2. 连接管

连接管有软硬两种,软连接管长 30 cm,前端有螺旋接头,尾端有三通开关,连接 Y 型阀侧臂与加压输液袋输液管道用。硬连接管长 18 cm,前端有螺旋接头,后端有针基底接头,为颈动脉穿刺化疗、溶栓时,连接穿刺针与加压输液管道用。

第二节　栓塞材料

一、栓塞材料分类

目前各种栓塞材料不下几十种,并在不断改进中,但理想的神经介入栓塞材料至今尚未出现,也没有一种栓塞材料可用于所有神经介入治疗的各种病变,绝大多数都有自己相应的使用范围。至于使用什么材料栓塞什么部位病变,是短期栓塞还是长期栓塞,则视情况而定。一般来说,大颗粒或单个栓塞物栓塞血管近端病变,留有一定余地,供侧支循环形成;小的颗粒和液体栓塞剂主要用于血管远端或末梢病变,因为它们在栓塞病变组织的同时,亦有栓塞正常组织的可能。栓塞材料根据不同作用可以分成不同类型,有永久性和暂时性、固体和液体、可悬浮的颗粒和单个个体。

二、颗粒(微粒)

(一) 聚乙烯醇 (Polyvinyl alcohol,PVA)

PVA 是颗粒栓塞材料中最常用的材料,它是乙烯醇的均聚物,通过聚乙酸乙烯酯的醇解得到。PVA 一般是块状物质,通过本身物理特性可以切成各种大小形状备用,但相当费时。现在市售都已做成一定大小规格,以便随时使用。PVA 在使用前常需配置，首先把 PVA 和造影剂进行混合，然后把混悬液抽进注射器内立即进行栓塞治疗用。注射时应在电视监视下进行，缓慢、不得反流，并与肝素盐水交互注射。一般 Tracker18 微导管可以输送经过稀释的 700 μm 直径的 PVA，偶尔经过稀释的 700～1 000 μm 直径的 PVA 也可通过 Tracker18 微导管，但容易引起导管阻塞。无论如何，注射前充分混悬和认真选择 PVA 颗粒大小非常重要，若大小不合适，它们可以通过畸形血管流向肺部血管，产生肺栓塞，严重者可导致死亡。PVA 栓塞后的病理改变有血管壁原发性炎性反应。PVA 属于中期栓塞材料，但经病理证实，它的颗粒周围可发生再通。此类栓塞材料主要用于栓塞硬膜动静脉瘘和脊髓动静脉瘘。

（二）明胶海绵（Gelfoam，GF）

明胶海绵为较早开发的栓塞剂，是由多种氨基酸组成的动物蛋白，可以切成 1 mm 直径的颗粒，通过导管注射栓塞小血管、中等血管。它具有很大吸水性和可塑性，栓塞后可以诱导血凝块产生，其本身被血块包裹，故栓塞效果好。它可剪成不同大小，而栓塞不同直径的血管；可为机体吸收、使血管再通、为再次治疗留下通路等优点。对人体无毒，来源和使用方便。栓塞后 7～12 天开始被吸收，多用于暂时性治疗或术前辅助性栓塞。目前，市场上已有预制的明胶海绵颗粒出售，颗粒直径有 150～2 000 μm 不等，根据栓塞动脉的直径选择明胶海绵颗粒大小，应用更加方便。使用时将明胶海绵颗粒装入干净的注射器中，再加入稀释的造影剂，即可注入靶动脉，这更加方便。较大直径动脉主干的栓塞以制备 GF 条为方便。将市售 GF 剪成长 1.5 mm，宽 1 mm 的条，再用手指将其揉紧，装在已吸入造影剂的 5 ml 注射器的乳头，即可接上导管端部注射。GF 为短期栓塞剂，目前主要用于颅面部高血循病变的辅助性介入栓塞。虽然它是暂

时性栓塞剂，但因它容易到达正常血管远端，造成正常组织和非靶组织栓塞，引起严重缺血。鉴于它潜在的危险性，临床应用时尚需慎重。

（三）自体血凝块

自体血凝块是一种较好的暂时性栓塞剂，适用于术前肿瘤血管栓塞。虽然血块栓塞可以持续 20 天左右，但新鲜血块在 15 分钟内可能被溶解和分解。为了解决以上问题，通常采用两种方法：一是自体血凝块用亮氨酸处理变成纤维蛋白，纤维蛋白可以阻止纤维溶解；二是血块可以与氧化纤维和血液形成的氧化纤维素混合物，使它们不至于很快被溶解或分解。

（四）手术丝线

手术丝线切成 3～10 mm 长线段时，便成为颗粒栓塞剂。丝线一般可以通过 Tracker 微导管注射，栓塞后的病理性改变为局部炎性反应。丝线制作容易、价格便宜，但在栓塞后易复发。适用于硬脑膜动静脉瘘、动静脉畸形的栓塞治疗。手术丝线透 X 线，在透视下不能显示，难于把握注射的量和部位。因此，一种极柔软的铂弹簧丝，称液状弹簧圈（Liquid coil），可替代手术丝线。它与手术丝线相比，其最大优点是在透视下极易观察。

（五）冻干硬脑膜（Lyophilized dura mater）

冻干硬脑膜是人或猪的硬脑膜经冷冻真空干燥而成。临时用时剪成微粒（直径 200～500 μm），主要用于栓塞硬脑膜动静脉瘘、脊髓血管畸形等。

三、弹簧圈(coil)

(一)种类与规格

弹簧圈属机械性栓子,最早为 Gianturco、Anderson 和 Wallce 设计,故称为 GAW 螺圈。目前使用的弹簧圈分为 Gianturco 弹簧圈、铂弹簧圈和可脱弹簧圈。

1. Gianturco 弹簧圈

由不锈钢丝全长夹带羊毛或涤纶线制成(图 3-10)。根据弹簧圈伸直时不锈钢丝的粗细分为 4 种类型,分别为.025 inch、.035 inch、.038 inch 和.052 inch。.025 inch 的弹簧圈(直径规格为 2 mm 和 5 mm)可通过 3 F 微导管推送。.035 inch 的弹簧圈(直径规格为 3 mm、5 mm 和 8 mm)可通过 4 F 和 5 F 血管造影导管推送。.038 inch 的弹簧圈(直径规格为 15 mm 和 20 mm)可通过 5 F 和 6 F 的血管造影导管推送导管推送。.052 inch 的弹簧圈可通过 7 F 和 8 F 的导管推送。Gianturco 弹簧圈释放后的形状也有不规则球状、海螺状等不同形态。Gianturco 不锈钢弹簧圈长期以来一直用于周围血管或末梢血管病变的栓塞治疗,也可用于盖仑静脉瘤的栓塞,可以经窦汇直接送入弹簧圈。由于

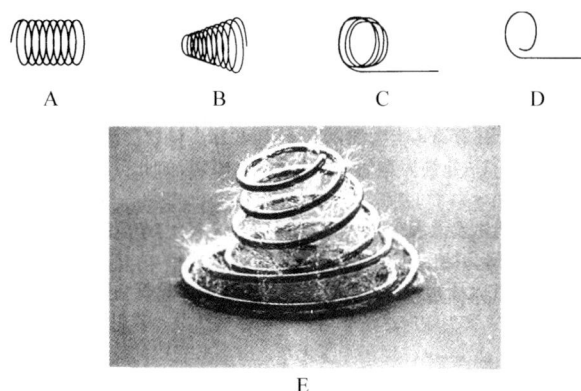

图 3-10 Gianturco 弹簧圈

A. 螺簧式 B. 海螺式 C. J 型头多螺式 D. J 型单螺旋式
E. 体外带毛弹簧圈

不锈钢弹簧圈具有铁磁性,所以,采用这种治疗的患者不宜采用磁共振(MRI)检查。弹簧圈安放的关键技术是将导管准确地插到病变处,通过导管用导丝将弹簧圈推出,故导管、导丝与弹簧圈型号要匹配,弹簧圈直径要与所栓塞血管的直径大小相一致。微小型弹簧圈用于颅内动脉瘤或血管畸形栓塞。

2. 铂金微弹簧圈

铂金微弹簧圈和不锈钢弹簧圈一样,有各种长度、直径和形状,可带纤毛。铂金弹簧圈有较高不透 X 线性,不会发生铁磁效应,所以,使用这种弹簧圈治疗的患者可以用 MRI 进行复查。铂金微弹簧圈主要用于脑、脊髓、脊柱等部位的肿瘤供血动脉、动静脉畸形、动脉瘤和其他血管病变的栓塞。

3. 电解脱弹簧圈(Guglielmi detachable coils,GDC)

GDC 是意大利学者 G. Guglielmi 等研制成功,由美国 Boston 公司生产。这种可解脱的弹簧圈可分为柔软型 GDC10 和 GDC10,柔软型 GDC18 和 GDC18,其弹簧丝粗细分别为 0.241 mm(0.009 英寸)、0.254 mm(0.010 英寸)、0.343 mm(0.013 英寸)和 0.381 mm(0.015 英寸)。相匹配的微导管为 Tracker10 和 Tracker18,通过 Tracker 微导管送入颅内动脉瘤内形成螺旋圈后,通过导丝在体外通弱的直流电,阳性电荷的铂金圈吸附血液中阴性电荷的红细胞、血小板等,在铂金周围凝结成血栓的同时,铂金弹簧圈解脱在动脉瘤内。

4. 机械解脱弹簧(Machenical detachable spiral,MDS)

机械解脱弹簧装置有两种系列:一种为 MDS-N,用于神经系统;另一种为 MDS-P,用于周围血管。它由法国神经介入治疗学家 J. Moret 设计,Balt 公司生产,1993 年用于临床。MDS 有 5 部分组成:① Magic 3 F/2 F 微导管:在微导管远

端和离远端 3 cm 处各嵌一金属环,分别称远端金属标记和近端金属标记,很容易在透视下观察到。②弹簧输送导丝:80 cm 长的远端部细而柔软,易弯曲,远端有一扣,为连接微弹簧的连接点;距远端 3 cm 处,有一不透 X 线的含金标记;近端部分为较粗硬的钢丝部分,易于操作。③弹簧输送管。④ Y 接管。⑤微弹簧:微弹簧由钨丝制成,在导管内呈直线形状,一经脱离导管即成盘曲状。微弹簧一端有一金属球,为连接输送导丝的连接点,弹簧丝的直径为 0.36~0.38 mm(0.014~0.015 英寸)。根据弹簧丝盘曲后的直径×弹簧丝长度,组成不同规格的微弹簧,依据动脉瘤的大小选用合适的弹簧圈。

(二)游离弹簧圈的释放方法

游离弹簧圈的释放分为经穿刺针直接释放和经导管内释放两种方法。经导管注入弹簧圈时,先把带有弹簧圈的导引管插入导管尾端,接着用导丝硬端通过导引管把弹簧圈推入导管内,当推进大约 20~30 cm 时,退出导丝和导引管,改用导丝软端推送弹簧圈(图 3-11)。用于输送弹簧圈的导管必须是端孔导管而不能带有侧孔,因为用侧孔导管栓塞时弹簧圈有可能淤滞于侧孔内,或通过侧孔进到非靶血管内。当输送导管头端带有弯曲时,用于推送弹簧圈的导丝,其头端也必须带有弯曲或头端是柔软的导丝,这样可避免在推送过程中把导管撑直。在把弹簧圈送入导管前先用导丝送入导管,以证实在输送过程中导管在动脉内的位置是稳定的。弹簧圈的大小必须是根据栓塞靶血管直径的大小而定,不能太大也不能太小,太大时弹簧圈在靶血管内不能完全盘曲,失去栓塞作用;太小则落入分支内(图 3-12)。有时,过大的弹簧圈会使其近端突入主动脉内,其远端在血管分支内,两端均可能刺破靶血管。推送导丝的大小必须与输送导管的大小相适应,若导丝太细,则弹簧圈可能嵌顿于导管壁和导丝之间,或可使弹簧圈折曲(图 3-13),

当出现这种情况时可把导管连同导丝、弹簧圈一同撤出。栓塞结束造影复查时,此时若注入较大量造影剂可能会把弹簧圈冲出靶血管进到主动脉内,因此复查时,只需注入 2~3 ml 造影剂即可。经穿刺针直接释放弹簧圈主要应用在颌骨内动静脉畸形的栓塞治疗。在明确穿刺针到达异常血管团后,将弹簧圈的导引子对准穿刺针的内芯,然后用短导丝直接推送。018 S 的铂金微弹簧圈可将弹簧圈保持

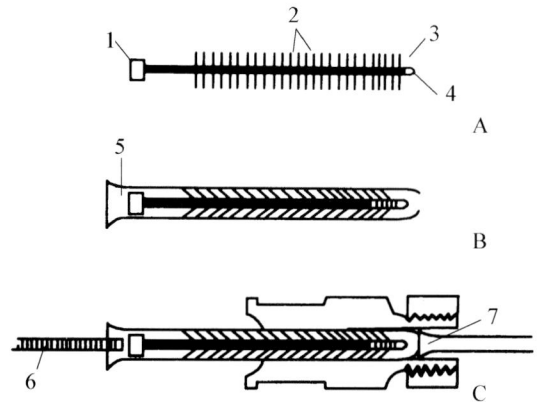

图 3-11 弹簧圈释放方法

A. 弹簧圈在管外伸直状态 B. 弹簧圈在导引子内
C. 导引子在导管座内,用导丝将它推入导管内
1. 近侧端 2. Dacron 短毛 3. 钢圈 4. 头端 5. 导引子 6. 导丝 7. 导管的喇叭口

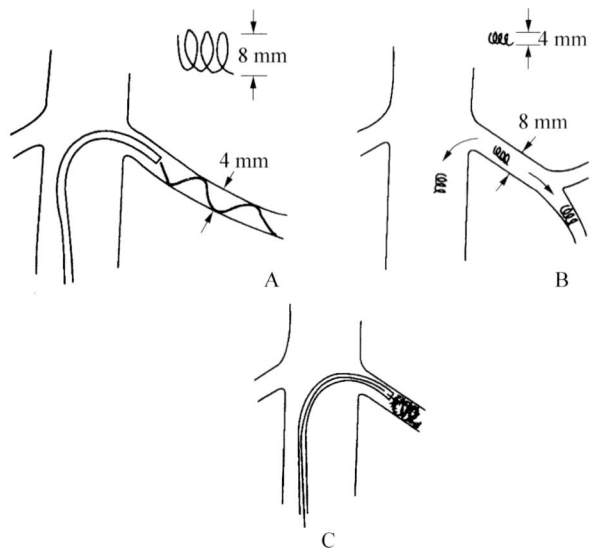

图 3-12 弹簧圈大小不合适

A. 弹簧圈太大在靶血管内不能完全盘曲失去栓塞作用
B. 弹簧圈太小则落入分支内 C. 大小合适时的栓塞情况

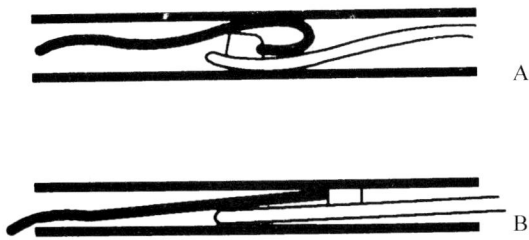

图 3-13 推送导丝太细造成意外

A. 弹簧圈被折曲 B. 导丝嵌顿于弹簧圈和导管壁之间

器经穿刺针送到异常血管团内,然后利用其携带的推送针进行释放。经穿刺针直接释放弹簧圈时,首先注意穿刺针的内芯需大于弹簧圈的直径,释放前需在体外尝试后方可输入,其中,18 G 和 16 G 的穿刺针可送入 0.038 和 0.035 的 Gianturco 弹簧圈以及 0.018 S 微弹簧圈的保持器。

四、可脱性球囊

可脱性球囊(Balloon)由前苏联学者 Serbinenko 等首创,其材料制作分为乳胶和硅胶球囊,两种球囊都有自我封闭阀,微导管撤退时,球囊可以继续保持膨胀状态。球囊在非膨胀状态下具有一定的直径,所以,推送这些球囊需要 7~10 F 无移行段、薄壁导引导管。Boston 公司生产的可脱性硅胶球囊(DSB)配有一可实验瓣塞,在置入体内前,可应用瓣塞实验器进行球囊膨胀解脱后瓣塞功能实验,保证了球囊进入体内后膨胀、解脱的安全性和可靠性。球囊解脱有拉力解脱法和同轴导管解脱法两种。球囊膨胀可用等渗造影剂,也可用低黏、亲水聚合体物质,如甲基丙烯酸-2-羟基乙酯(HEMA)、硅胶液等,一定时间后聚合形成一个软的 HEMA 或硅胶球,但后者只能用于硅胶球囊,不可用于乳胶球囊。

五、液体栓塞剂

液体栓塞剂主要是以氰基丙烯酸(Cyanoacrylates)

为主要成分的组织胶、Onyx 和无水乙醇。

(一)组织胶

1. 制备

栓塞组织胶是指氰基丙烯酸(Cyanoacrylates)为主要成分的液体化学黏合剂,它包括两种:异丁基-2-氰基丙烯酸酯(Isobutyl-2-cyanoacrylate,IBCA)和正丁基-2-氰基丙烯酸酯(N-butyl-2-cyanoacrylate,NBCA)。IBCA 或 NBCA 最先作为一种组织黏合剂,其特点是它同离子型物质如血液中的电解质解除后迅速聚合成硬块,在血管中长期不溶解,在盐水中聚合需 15~40 s,而在 5% 的葡萄糖中却不发生聚合。它们中加入 3.7%~7.1% 容积的醋酸,可使凝固开始时间延长至 2.3~7.8 s;加入碘油、碘苯脂后可延长聚合开始时间,调节造影剂的比例,可以适当改变聚合时间。经过大量研究,为了避免 NBCA 过早聚合,可在 IBCA 或 NBCA 中加入碘苯酯或冰醋酸,使之聚合时间延长。碘苯酯不但有稀释 IBCA 和 NBCA 使之聚合时间延长的作用,还有不透 X 线性,便于注射时观察和今后的随访复查。IBCA 和 NBCA 的浓度依畸形血管内血液流速来配制,颅面部动静脉畸形最常选用的浓度为 20%~33%。

表 3-7 为不同比例的 NBCA 加碘苯脂的聚合时间。

表 3-7 碘苯脂在 NBCA 聚合中的作用

NBCA/碘苯脂	聚合时间(平均,s)
10/90	167.0±13.0
25/75	31.0±2.6
33/66	8.4±0.5
40/60	4.4±0.5
50/50	3.2±0.5
60/40	2.1±0.3
60/33	1.2±0.3
75/25	<1.0
100/0	<1.0

2. 适用范围

颅面部动静脉畸形和假性动脉瘤的治疗性栓塞，以及青少年鼻咽纤维血管瘤的辅助性栓塞。组织胶 IBCA 和 NBCA 的栓塞效果较 PVA 长久，曾被认为是动静脉畸形的永久栓塞剂，但是长期的临床随访显示，IBCA 和 NBCA 栓塞后，还会发生新生血管的形成和血管再通，表现为栓塞治疗后病变复发。研究证实，若治疗后病变血管的内皮细胞仍较完整，局部的低氧状态将导致其释放一系列促血管生成因子，而导致新生血管的生成。与此同时，残存的内皮细胞还介导了局部血管的细胞浸润而清除管腔内的栓塞物质。这些变化常是患者治疗后复发或症状加重的最重要原因，根据经验显示，NBCA 栓塞后可以再通；而且，NBCA 的栓塞不能解决病变所致的占位效应，不能改善病变所致外观畸变。

3. 注入方法

NBCA 通常用同轴微导管或同轴带孔球囊导管注射较为安全。栓塞时必须微导管的头端充分靠近畸形血管团或进入血管团内，而且需小剂量缓慢连续注射。在栓塞前导管内需一直保持 5% 葡萄糖液在流动，以防 NBCA 在导管内聚合，注射过程中也须经导引导管灌注 5% 葡萄糖。微导管注射 NBCA 后，需更换微导管方可再次注射。注射过程中要特别注意 NBCA 的聚合时间，聚合过快时，NBCA 尚未进入病灶即聚合，或将微导管头黏合在血管内；如果聚合时间太慢，可能随血流飘离病灶。IBCA 或 NBCA 注射时，受很多因素影响，使用时一定要小心。使用不妥，可产生严重后果：一种是栓塞了非靶血管导致中风和颅神经瘫痪，或 AVM 的静脉出口被堵塞导致脑出血；二是返流黏住导管头，使导管无法退出。初学者或新手使用时，宜十分谨慎。可以在动物实验中多操作几次，严格按照操作程序进行，方可避免上

述后果。医用胶类栓塞剂具有快速止血的功能，可用于局部穿刺瘤腔注射以行高血循肿瘤的辅助性介入栓塞。

（二）Onyx

是一种新型非黏附性液体栓塞剂，它是由次乙烯醇异分子聚合物、二甲基亚砜及钽粉微粒按照一定比例组成的混悬液，主要用于颅内 AVM 的栓塞治疗。1999 年 7 月获得治疗 AVM 的 CE 欧洲证书，2005 年 6 月获得 FDA 的批准治疗 AVM。传统栓塞动静脉畸形的 NBCA 属于黏附性液体栓塞剂，而 ONYX 属非黏附性液体栓塞剂。Onyx 的组成成分和物理性质决定了它不会像稀释的 NBCA 一样流动，只有受推力时才向前进。它是一种可控制的栓塞材料，有望完全填充 AVM 病灶，与栓塞导管不粘连且具有内聚性，注入栓塞的同时还可做造影。1999 年美国首次用 Onyx 栓塞治疗 15 例脑动静脉畸形，取得较满意的效果和初步的临床经验。2001 年美国加州大学洛杉矶分校（UCLA）的 Jahan 等使用 Onyx 对 23 例脑动静脉畸形病例共 129 支供血动脉行栓塞治疗。栓塞后动静脉畸形体积较术前平均减少 63%，74% 动静脉畸形体积减少 50% 以上。栓塞后 4～14 天内，11 例患者经开颅手术完全切除了病灶，另外 12 例患者栓塞后采用了伽玛刀放射外科治疗，栓塞术后 100 天脑血管造影未发现再通现象，无死亡病例。在第 6 届世界神经介入放射和治疗联盟会上土耳其 Celrige 等介绍了他采用尽量延长注射时间的方法，使 27 例动静脉畸形中的 13 例达到完全栓塞，随访 3～6 个月，证实 11 例仍完全闭塞。2003 年密西西比大学医学中心神经外科 Akin 应用脑动静脉畸形动物模型，分别经血管内途径将 NBCA 和 Onyx 超选择性注入畸形团栓塞中。结果发现 NBCA 栓塞组的手术切除难度远比 Onyx 栓塞组大。Onyx 组的优点表现在术中止血相对容易，栓塞区血管易凝血；栓

塞后血管组织软,柔顺性好,手术切除时容易,术中出血量明显减少,平均为 105 ml,而 NBCA 组达 205 ml,减少了将近 50％;病理检查显示 Onyx 几乎完全充填了小血管的管腔,而 NBCA 与血管壁之间仍有一定距离,仅能部分栓塞血管腔。到目前为止,尚未有 Onyx 栓塞治疗颅面部动静脉畸形的研究报道。

(三)无水乙醇

96％的乙醇可直接用于栓塞,也可和造影剂混合后使用。无水乙醇由于其脱水和剥蚀作用,使接触的血红蛋白变性并直接破坏作为动静脉畸形复发根源的血管内皮细胞,从而达到动静脉畸形的治愈效果。通过此项技术,即使是弥漫复杂的病变,亦可以达到完全治愈的目的,或者说至少可以实现减小病变体积,改善患者的临床症状,避免出现截肢、心衰等严重后果。无水乙醇是液体栓塞剂,可以浸润到毛细血管水平,是目前惟一能达到动静脉畸形根治效果的栓塞剂。乙醇栓塞治疗动静脉畸形的关键是将乙醇通过导管或直接穿刺的方法注入到病变异常血管团内,而非其供血动脉或引流静脉。治疗的目标是通过一次或分次治疗,全部或部分消除病灶,直至取得令人满意的临床效果。无水乙醇注射时常引起患者剧烈疼痛和肺动脉压升高等一系列病理生理变化,故手术常需在全麻的状态

下进行,有学者建议对于特定患者 Swan-Ganz 导管的应用是必要的。注射无水乙醇时,需同步监测患者的肺动脉压、血压、心电图、氧分压、潮气末二氧化碳水平、中心体温等生命体征的改变。无水乙醇的注射量以病变血管的体积及其血流动力学特征而定,无水乙醇注射前应注射造影剂直至造影剂充满整个异常血管团,以明确无水乙醇的注射量及注射的压力和速率。需要指出的是,无水乙醇与普通的液体造影剂混合易产生沉淀,但其与泛影葡胺混合则没有这种效应。无水乙醇注射后迅速通过静脉回流,被稀释而失去其致栓塞作用。虽然乙醇用于动静脉畸形的栓塞治疗已初步取得了令人满意的临床效果,但作为最具挑战性的栓塞材料,其带来的并发症必须引起足够的重视。局部并发症的发生,常因乙醇的非靶部位注射,而使受累部位的毛细血管床遭到彻底破坏,导致邻近组织坏死。对于全身并发症的发生,目前认为系栓塞治疗时乙醇自病变血管团溢出,导致血浆乙醇浓度升高所致。安全应用乙醇的技术要点有:① 通过导管超选择或直接经皮穿刺将乙醇注射入病变血管团内;② 避免乙醇误栓正常血管;③ 全麻和良好的术中检测;④ 包括恰当用药在内及时的术后护理,以降低手术并发症;⑤ 密切随访,必要时重复治疗,以期达到最好的治疗效果。

(范新东　毛　青　王永利)

参 考 文 献

1 凌峰,李铁林,主编. 介入神经放射影像学. 北京:人民卫生出版社,1999

2 李明华,主编. 神经介入影像学. 上海:上海科学技术文献出版社,1999

3 李麟荪,贺能树,邹英华,主编. 介入放射学-基础与方法. 北京:人民卫生出版社,2005

4 单鸿,罗鹏飞,李彦豪,主编. 临床介入诊疗学. 广州:广东科技出版社,1997

5 范新东,邱蔚六,张志愿,等."双介入法"栓塞治疗颌骨动静脉畸形的初步报告. 中华口腔医学杂志 2002;37:336

6 范新东,张陈平,张志愿,等. 颌骨动静脉畸形的栓塞治疗. 上海口腔医学 2001;10:64

7 范新东,邱蔚六,毛青,等. 颌面部先天性动静脉畸形的 PVA 栓塞治疗. 上海口腔医学 2000;9:200

8 范新东,张志愿,毛青,等. 上颌部动静脉畸形 PVA 栓塞治疗. 介入放射学杂志 1999;8:19

9 Wayne F. Yakes, Plinio Rossi, Henk Odink. How I Do It Arteriovenous malformation Management [J]. Cardiovasc Intervent Radiol, 1996, 19: 65 - 71

10　Keira P. Mason，Edward Michna，David Zurakowski，et al. Serum Ethanol Levels in Children and Adults after Ethanol Embolization or Sclerotherapy for Vascular Anomalies[J]. Radiology，2000，217：127－132

11　Wayne F. Yakes，James M. Luetbke，Steve H. Parker. Ethanol Embolization of Vascular Malformations[J]. RadioGraphics，1990，10：787－796

12　Huang M，Lin Q，Jiang Z，et al. Comparison of long-term effects between intra-arterially delivered ethanol and Gelfoam for the theatment of severe arterioportal shunt in patients with hepatocelluler carcinoma[J]. World J Gastroenterol，2004，10(6)：825－829

第四章　颅面部介入常用的诊疗技术

目前的颅面部介入诊疗技术，主要分为血管内技术和非血管内技术两大类。与颅面部外科手术相比，介入技术最大的优势为创伤小，可重复性强，操作技术相对简便。但大多数情况下介入技术并不能取代外科技术，二者应为互补、协作关系。介入技术的应用极大地丰富了临床诊疗学的内容，已成为颅面部高流速血管性病变的首选治疗模式，同时也为其他疾病的治疗提供了更多的选择。以下主要介绍颅面部介入各种常用治疗技术的适应证、禁忌证、介入技术要点、应用注意事项和相关的器材。

第一节　颈动脉血管造影术

【适应证】

1. 颅面部高流速血管畸形。
2. 颅面部副神经节瘤。
3. 血管损伤后形成假性动脉瘤或动静脉瘘。
4. 了解颈动脉的受侵情况并评价患者颈动脉切除后的耐受程度。
5. 颅面部出血性疾病的循源。
6. 判定口腔颌面部深在间隙肿瘤的血供状况。

【禁忌证】

1. 心、肾功能严重不全者。
2. 严重高血压患者。
3. 全身衰竭不能耐受造影检查者。

【器材】

动脉鞘、导管和导丝。在导管准备方面，需备用单弯、MPA（多功能），猎人头、MINI 和猪尾巴型导管等，可用于多数颈外动脉的插管。

【技术和方法】

1. 穿刺部位

在腹股沟韧带中点下 2 cm 股动脉搏动最明显处。在穿刺点皮肤作 2 mm 左右的小切口，采用 Seldinger 技术将动脉鞘引入股动脉，插入导管。

2. 导管选择

颈内或颈外动脉造影时，成人用 5 F（1 F＝0.33 mm）导管，少年或高龄者可选用 4 F。

3. 导管插入

根据主动脉弓 3 条血管开口的解剖关系，正确把握体外操作方法。通常左锁骨下动脉、左颈总动脉及无名动脉均从主动脉弓发出。无名动脉开口部在主动脉弓的右前方；左锁骨下动脉开口部在主动脉弓的左后方，左颈总动脉开口居中；右颈总动脉从无名动脉发出。当行右颈外动脉插管时，先将导管插到主动脉至升主动脉远端。然后再将导管后退,并逆时针方向旋转至无名动脉口向前推进,可顺利进入右颈总动脉(相当于第四颈椎平面)。再将导管尖端转向前内方后,上升至第三颈椎水平,即可进入右颈外动脉及其分支。左颈总动脉插管时,由于它自主动脉弓发出与远侧端成锐角,其插入的难度较右侧大。当导管插入升主动脉后,逆时针方向旋转,使其尖端指向内上方,并慢慢退出经无名动脉开口部,左移 1 cm 左右至左颈总动脉开口部,导管尖端即能随血流转入左颈总动脉,再上升至颈外动脉(图 4-1)。当导管插入左颈总动脉困难时,可在主动脉弓处利用猪尾巴型导管造影做路径(road mapping)进行帮助,或选用 Mini 导管,选择性进入左颈总动脉。

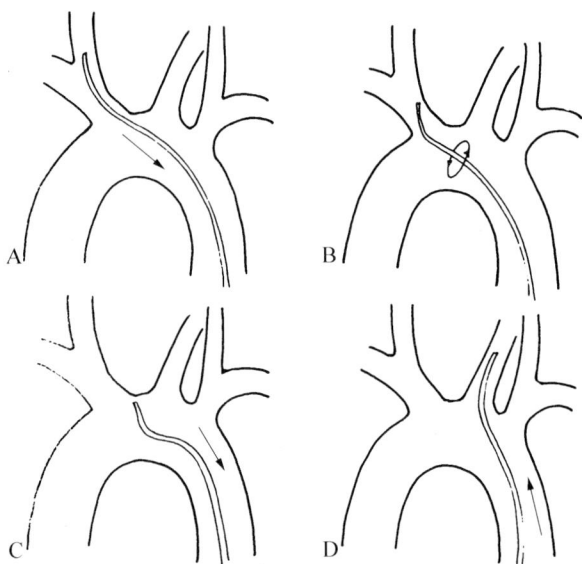

图 4-1 左颈总动脉插管示意图

A. 当导管已在右颈总动脉时,轻轻向回拉　B. 保持导管的弯度向上　C. 继续向回拉　D. 即可进入左颈总动脉开口

4. 造影剂注射的速度和量

口腔颌面部血管造影一般采用 4～6 帧/s。颈总动脉注射造影剂的速度为 8 ml/s,总量 12 ml(12/8);颈内动脉 10/7;颈外动脉 5/3;椎动脉 5/3。

5. 注意事项

(1)为了解侧支循环,对口腔颌面部动静脉畸形患者应尽量行全脑血管造影,包括双侧颈动脉、椎动脉,而且颈内、外动脉需分开造影。

(2)对颈外动脉结扎术后复发的动静脉畸形的血管造影,除必须行全脑血管造影外,还应包括甲状颈干的造影。这是因为颈外动脉结扎术后,甲状颈干常常开放,供应动静脉畸形。

(3)颈静脉球瘤患者的血管造影需包括双侧颈动脉、椎动脉,特别注意咽升动脉的显示。

6. 常见并发症及防治

(1)造影剂引起的并发症

并发症有:① 过敏反应;② 中毒反应:由造影剂过量引起,主要表现为心动过缓、血压下降和神经毒性反应;③ 血栓形成:其原因为造影剂浓度过高,穿刺损伤血管内膜,以及碘剂促使血中红细胞皱缩和凝集等所致。

防治方法:① 造影前常规做碘过敏试验;② 操作过程中动作要轻柔;③ 避免对每条血管反复多次穿刺、注药,严格掌握造影剂浓度和剂量。

(2)局部并发症

① 局部血肿:多因造影后局部止血不当,少数由于使用抗凝剂所致,后者可发生于造影后 2、3 天。② 足背动脉或桡动脉搏动减弱或消失:多由于穿刺或插管动作粗暴引起动脉痉挛。常为暂时性,在造影 2～3 天后自行恢复。因与早期动脉血栓形成难以区分,因此术后应常规给予抗凝药物,并密切观察肢体血循状况。一旦发生供血不全,即应对症处理。③ 局部假性动脉瘤:发生率为 1‰,系局部血肿机化、形成纤维素包膜所致,需行手术切除。④ 引导钢丝或导管打结或断入血管内:术前仔细检查造影用具,可避免此种并发症。如发生打结,可从另一侧股动脉送入钢丝,在透视下解结。⑤ 损伤股神经、正中神经等:多因操作粗暴或造影

剂渗漏刺激所致,可给予营养神经药物促其恢复。

（3）神经系统并发症

① 癫痫：发生率为 2‰,与造影剂浓度、注射压力和微栓子有关。常为癫痫大发作,发生后应立即停止造影,给予抗癫痫药物。② 动脉瘤破裂：发生率 2‰,与注射压力过大有关,应立即组织抢救。③ 暂时性运动、感觉障碍：发生率 11‰,如一过性

黑朦、肢体无力、麻木以及中脑综合征等。发生原因为凝血块脱落导致脑栓塞,造影剂毒性反应等。处理方法为立即拔出导管,吸氧,给予脱水剂和抗凝药物。

（4）其他并发症

包括心血管功能障碍、抽搐、喉痉挛等,可视情况对症处理。

第二节　微导管（Direct microcatheter）插管技术

【适应证】

微导管技术常用于颅面部动静脉畸形和假性动脉瘤的栓塞治疗,通过微导管的导行和定向作用,将弹簧圈或液体栓塞物质定向导入靶区。

【器材】

动脉鞘,导管,导丝,导引导管,微导管和微导丝。

【技术和方法】

一、导引导管置位及灌注与灌注系统的建立

（一）直头导引导管塑形

如果导引导管远端需要一定形状,可采用直头导引导管塑形。取出导引导管,肝素生理盐水冲洗导管腔和导管外部,将塑形金属杆插入导管远端内部,然后轻轻将塑形杆轴柄弯曲至所需形状,再将塑形杆/导管组合件在距离蒸汽源 2 cm 左右（不宜 <1 cm）处,放置 1～5 秒后,浸入室温生理盐水内冷处理,退出塑形杆备用。

（二）建立导引导管持续灌注线

将 500 ml 塑料包装生理盐水包裹在动脉加压输液袋内,将灌注线的一端插入生理盐水袋内,缓慢排除灌注线内的微小气泡后,另一端接三通开关后,再连接到 Y 阀的侧臂上,然后将导引导管尾端连接带灌注线的 Y 阀,将压力袋加压至300 mmHg（39.9 kPa）,打开灌注线控制开关,排出 Y 阀尾端和导引导管内的气体。

（三）导引导管的插入

将 Y 阀尾端旋钮拧松,送入 0.038″超滑导丝,经同型号导管鞘（如 7 F 鞘配 7 F 导引导管）将导引导管送入循环系统内,超选择颈动脉或椎动脉。如无名动脉或左颈总动脉扭曲明显,可采用左锁骨下动脉成襻技术,使导引导管成襻,然后边扭转边推送导引导管,或用导丝尾端顶送导引导管襻顶,直至升主动脉,再回撤导管至靶动脉,或者采用 Simons 导管插管交换技术,将导引导管引导到位,撤出超滑导丝。透视下将导引导管头端置位于颈内动脉或椎动脉内的 1～2 颈椎平面。

（四）建立微导管持续灌注线

以前述方法建立另一路灌注线,通过 Y 阀与微导管连接,再将微导管以同轴方式送入导引导管内。经上述步骤后即可建立一个完整的灌注体系(图 4 - 2)。

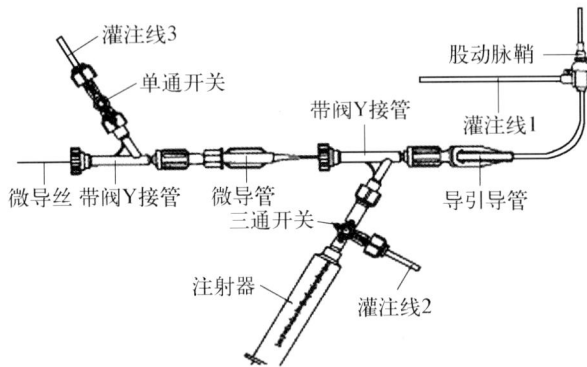

图 4 - 2　导引导管和微导管建立的灌注系统

二、导引微导管(Direct microcatheter)插管技术

（一）微导管和微导丝的选择

常用的微导管种类和规格如前所述,根据病变性质、部位和母体动脉的走行状态选择微导管的种类和规格。比如强生公司生产的 MASSTRANSIT 微导管近端外径为 2.8 F,远端外径为 2.7 F,近、远端内径 0.7 mm,相匹配的导丝直径在 0.254～0.406 mm 之间,可兼容的最大的 PVA 直径为 2 000 μm,适合进行颗粒栓塞物和组织胶的注入。如果需要进一步超选择进入到病变血管团内部进行无水乙醇栓塞,则需选择更细的 Powler 10 或 Powler 14 微导管。Powler 10 微导管近端外径为 2.3 F,远端外径为 1.7 F,近、远端内径 0.4 mm;Powler 14 微导管近端外径为 2.3 F,远端外径为 1.9 F,近、远端内径 0.4 mm。两者可兼容的最大 PVA 直径为 500 μm,需配 Angility 微导丝。

（二）微导管插管操作

1. 首先建立导引导管灌注体系,然后将微导管从包装内取出,用肝素生理盐水冲洗微导管和匹配的微导丝。

2. 动脉瘤开口在血管的侧壁,因颈外动脉走行迂曲,为便于定向超选择插管,对微导管头端常需塑形。必要时对微导管头端进行"双塑形",以使微导管头容易位于动脉瘤腔,并予以恒位。将塑形杆插入微导管头端腔内,依据动脉瘤纵径垂直于载瘤动脉的角度为第一弧度,动脉瘤开口的近端载瘤动脉的弯曲为第二弧度,将微导管头端和塑形杆手柄弯曲成所需弧形,以标尺确定第二弧度距微导管头端第一弧度的距离,将微导管二次塑形,以前述方法,蒸汽熏蒸和生理盐水冷处理定形后,除去塑形杆备用(图 4 - 3)。

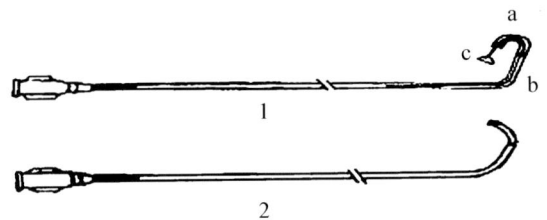

图 4 - 3　微导管双塑形示意图

上图　塑型后微导管在体内形态
下图　体外微导管塑形
1. 第一弧　2. 第二弧

3. 塑形后的微导管尾端连接 Y 阀和加压灌注线后,拧松 Y 阀尾端,将微导丝轻缓插入 Y 阀,直至露出微导管头端约 2～3 cm,再用针头样塑行器,将微导丝头端弹簧塑成弧形,然后将其回撤进微导管内,排除微导管及 Y 阀内的空气。

4. 经导引导管 Y 阀侧臂上的三通开关,注射造影剂,制作路径图,完成此操作后,将三通开关旋回灌注状态。通过导引导管 Y 阀将微导管送入导引导管内,略微推送微导丝,使其出自微导管头端,在路径图引导下,右手轻捻微导丝尾端的扭控器,调整微导丝的方向,超选靶血管,微导丝进入靶血管后,左手轻轻向前推送导引导管 Y 阀处的微导管,右手微撤导丝,使微导管滑向靶血管。这一过程可能出现:微导丝不能进入靶血管;进一步送入微导丝,导丝反复弹跳出靶血管;跟进微导管时,微导丝和微导管发生弹跳现象。解决的方法有:左手轻捻微导管或使其微微进出,从而改变微导管头端的方向、微导管与微导丝的相对位置,使微导丝从微导管处获得支撑力或导向;靶血管小角度转向时,撤出微导丝,对其头端重新塑形,或更换头端稍硬的微导丝;松解或增加微导丝和微导管的张力;必要时更换微导管,重新开始上述操作过程。

导行微导管插入操作注意事项:血管扭曲明显的患者以及较远部位的动静脉畸形和假性动脉瘤,选择富有弹性的微导丝,有助微导管进入载瘤动脉,但切忌进入异常血管团内和动脉瘤腔,以防顶破病变。如需导入病变深部,则应换为头端呈弹簧结构的微导丝。微导管在导引导管和血管内行进必须有微导丝支撑和导引,以免微导管打折,给微导管行进和随后的弹簧圈输送带来困难。在微导管进入病变深部的过程中,应尽可能避免微导管头端强行进入。微导丝也不宜在病变内伸出过长,微导管一经到位,即撤出微导丝,示踪图有助于判断微导管头位置。另外,在同轴导管内持续高压滴注生理盐水,以减少微导管与导引导管间、微导丝和微导管间的摩擦;经常观察微导管出自导引导管处的走行情况,防止弯曲、打折。AVM 的治疗,应将微导管头端置位于供养动脉末端的异常血管团内。高血循病变的辅助性栓塞,应将微导管头端置放在供养动脉的末端。经血管造影明确导管头位置后,方可进入下一步操作。

三、漂浮微导管(Flow directed microcatheter)插管技术

(一)微导管选择

采用头端外径为 1.5 F 或 1.8 F Magic 或其他

类型的漂浮微导管如 Spinnaker 系列漂浮微导管。

(二)漂浮微导管操作技术

检查包装有无破损及有效消毒期,打开包装取出微导管,在助手的配合下,撤出微导管内支撑钢丝,肝素生理盐水冲洗微导管腔内、腔外,检查有无溢漏,必要时将塑形杆插入漂浮微导管的头端腔内,对微导管头端进行蒸汽塑形(方法和步骤同导行微导管头端塑形)。再将支撑钢丝小心送入微导管。此过程中,助手应手持微导管软硬结合部的硬段,使微导管的硬段舒展,柔软部分自然下垂。当支撑钢丝头端通过软硬移行处时,以手掌轻轻托起导管,打开导管和支撑钢丝头端之间的弧度,避免穿通微导管的柔软部分。在支撑钢丝帮助下,经拧松的 Y 阀尾端,轻缓地将其引入导引导管内,在微导管头露出导引导管头端前,撤出支撑钢丝,绝对避免支撑钢丝进入血管内,以免刺破血管壁。应用 1~3 ml 注射器,在注射造影剂的同时,插入微导管,有助于微导管顺血流飘入脑内血管和 AVM 供养动脉。适当升高血压有利于微导管前行。如果供血动脉太细、血流不快,或供养动脉行经弯曲角度太小或分支太多,微导管难以到达供养动脉远端,可用 0.254 mm(0.010 英寸)亲水膜微导丝导向,可增加微导管近端硬度和远端推力。

(三)注意事项

微导丝不宜伸出微导管头端,以免微导丝顶破小动脉分支。另外,微导丝在微导管内进出应轻柔,尤其在越过小角度弯曲血管时。如微导丝在微导管内进出时摩擦力增大,则易损伤微导管内壁,给随后的 NBCA 注射带来严重不良后果。微导管头端正确位置应在近 AVM 瘤巢的供养动脉端或动静脉瘘口动脉端,避免插入过深、越过 AVM 病巢内动静脉瘘口进入引流静脉端。

第三节　经导管动脉栓塞术

经导管动脉栓塞术（Transcatheter arterial embolization，TAE）是指将导管插入靶区的供血动脉或通过供血动脉将导管引入靶区，然后注入栓塞剂或释放栓塞材料以达到根治性治疗或减少肿瘤术中出血的介入技术。根据栓塞目的的不同，可将动脉栓塞术分为治疗性栓塞和辅助性栓塞二种；根据到达目标的相异，也可将动脉栓塞术分为靶区的动脉栓塞术和非靶区的动脉栓塞术。靶区的介入栓塞术指选择性将导管引入靶区的供血动脉或靶区内部，然后对靶区注入栓塞剂，其中颅面部高血循占位的术前辅助性栓塞仅需栓塞邻近靶区的供血动脉，而动静脉畸形的靶区栓塞则需要经供血动脉到达异常血管团内部进行栓塞；而非靶区的介入栓塞术是指颈外动脉损伤所致假性动脉瘤时，将导管分别在血管损伤的近、远端进行栓塞，而不直接栓塞假性动脉瘤（靶区）本身。

【适应证】

1. 高流速血管畸形。
2. 外伤性动脉瘤或外伤性动脉瘤合并动静脉瘘。
3. 各种高血循肿瘤术前的辅助性栓塞和姑息性治疗。
4. 颅面部占位的术前辅助性栓塞。

【禁忌证】

1. 不能超选择性插入靶动脉者。
2. 靶动脉栓塞前造影显示病变与颈内动脉明显沟通者。
3. 栓塞后可能造成某些器官功能衰竭者。
4. 体质弱预计难以承受术后反应者。

【器材】

1. 导管、导丝、微导管和微导丝

TAE 的导管可根据不同靶动脉的形态和术者的个人喜好选择。常用的有多功能导管和椎动脉导管，可用于多数颈外动脉的插管。如果欲进一步进入颈外动脉分支，需选用较柔软的超滑导管，如日本 TERUMO 公司的超滑椎动脉导管以及 COOK 公司的超滑导管。MINI 导管可在左侧颈动脉选择困难时选用。经导管行颈外动脉栓塞术时，多数情况下需利用同轴导管技术引入微导管。颈外动脉分支纤细、迂曲，需要同轴技术引入微导管方可达到预定位置。美国强生公司的神经灌注微导管系列是硬度可变的单腔导管，适于进入颈外动脉微小、迂曲的分支。这些导管有多种外径和内径。每种规格都有吸水涂层，可以使导管顺滑，便于进入血管。内层衬有顺滑的聚四氟乙烯，有利于导丝和其他器材的移动。导管体部的远端部分阻射 X 线，使之 X 线透视下可视，远端头部有一个不透 X 线的标记，清晰可见。该系列微导管柔软度好，大多数情况下可进入颈外动脉系统的靶血管。MASSTRANSIT 微导管近端外径为 2.8 F，远端外径为 2.7 F，近、远端内径 0.7 mm，可兼容的最大 PVA 直径为 2 000 μm，适合进行颗粒栓塞物和组织胶的注入。如果需要进一步超选择进入到病变血管团内部进行无水乙醇栓塞，则需选择更细的 Powler 10 或 Powler 14 微导管。Powler 10 微导管近端外径为 2.3 F，远端外径为 1.7 F，近、远端内径 0.4 mm；Powler 14 微导管近端外径为 2.3 F，远端外径为 1.9 F，近、远端内径 0.4 mm。二者可

兼容的最大 PVA 直径为 500 μm,需配 Angility 微导丝。

普通导丝首选日本 TERUMO 公司生产的超滑导丝。因其柔顺性、光滑性和支撑力均较其他类型的金属导丝好,更适合颈外动脉系统的超选择插管。

2. 栓塞材料

目前临床上用于 TAE 的栓塞剂种类繁多,临床上主要根据栓塞的目的(即术前辅助性栓塞还是治疗性栓塞)、栓塞野内是否含有正常组织、病变的血流动力学变化、导管到位情况以及栓塞治疗的必要程度来决定。颈外动脉系统常用的栓塞剂主要包括颗粒类栓塞剂中的 PVA 和明胶海绵(Gelfoam,GF)条,液体栓塞剂中的无水乙醇和医用胶类(二氰基丙烯酸正丁脂,N-butyl - 2 - cyanoaylate,NBCA)以及固体栓塞剂弹簧圈。颗粒类栓塞剂主要用于颅面部高血循病变的血管内辅助性介入栓塞;医用胶类栓塞剂具有快速止血的功能,可用于动静脉畸形的治疗性栓塞,高血循肿瘤的辅助性介入栓塞以及栓塞后期的补充性栓塞;弹簧圈主要用于颌骨内动静脉畸形,假性动脉瘤以及呈瘤样扩张的动静脉畸形的栓塞。无水乙醇是最强烈的液体栓塞剂,是目前惟一可能根治动静脉畸形的栓塞剂,是治疗动静脉畸形的最佳选择。注射无水乙醇对输送器的置位要求极高,必须进入异常血管团内部方可注入。

【栓塞原则】

目前注入的栓塞剂均不可能再取出,一旦误栓,可能导致严重后果,因此栓塞时必须遵循以下原则。① 术者必须对栓塞剂有充分的了解,知道栓塞剂作用时间的长短、最大用量、使用方法及可能出现的意外情况;② 对栓塞部位须做到超选择置位,需达到异常血管团的内部,不能影响到正常血供;③ 注入栓塞剂前需反复造影,观察是否与颈内动脉系统存在异常交通;一旦发现,停止注入;

④ 充分了解被栓塞病灶的性质和情况,如病灶属动静脉畸形的那一类型,应了解供血动脉是否已被结扎或栓塞,病变的流速如何等情况;⑤ 栓塞时注意防止返流。

【技术和方法】

TAE 技术的要点为将导管选择性地引入靶动脉或通过供血动脉将导管引入靶区内部并以适当的速度注入适量栓塞剂,从而使靶目标或靶动脉达到不同程度的闭塞(图 4 - 4)。根据不同的栓塞剂,栓塞目的、部位、程度和器官动力学改变,其方法亦不同,有以下两种。

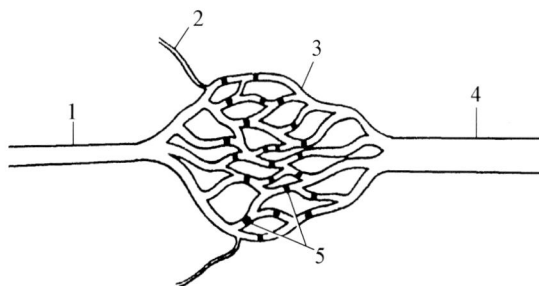

图 4 - 4　AVM 栓塞示意图
1. 供血动脉　2. 侧支血管　3. 异常血管巢　4. 引流静脉　5. 栓塞剂

1. 微导管插管技术

2. 栓塞剂释放的方法

(1)低压流控法
将导管插入到靶动脉内并尽量靠近病灶,缓慢注入栓塞剂,利用血流和脉压差使栓塞剂充满病灶造成栓塞。本法适于颅面部高流速血管畸形以及高血循病变的栓塞。注射过程需在透视监视下进行,注射压力不可过高,特别是在血管栓塞即将完成时,过高的压力可造成栓塞剂返流而导致误栓。

(2)压颈注射法
在压迫颈部回流静脉的情况下,靶动脉内缓慢注射液体栓塞剂,从而使病灶得以充分栓塞。本法适于颅面部回流极快的动静脉畸形的栓塞,颈部回流颈外静脉的压迫可以有效地避免液体栓塞剂回流至肺。

(3)定位法

指将导管通过靶动脉引至病变内,然后释放液体栓塞剂或螺圈,从而达到病变的永久栓塞。该法主要用于颅面部末梢型假性动脉瘤或动静脉畸形的栓塞。

(4)血管损伤的近、远端栓塞

指将导管通过损伤动脉的破口,到达破口的远心端进行栓塞,然后再退至其近心端进行栓塞的方法(图4-5),所用栓塞材料主要为金属螺圈。主要应用于颈外动脉及其分支损伤后所致的假性动脉瘤合并动静脉瘘的病例。

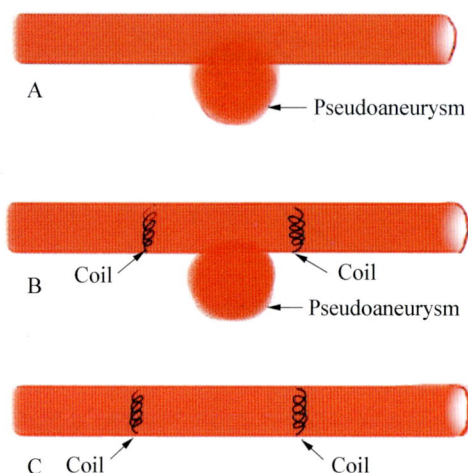

图4-5 血管损伤的近、远端栓塞

A. 动脉血管不完全损伤形成假性动脉瘤(箭头) B. 通过导管分别达到损伤动脉破口、假性动脉瘤的远心端和近心端释放弹簧圈进行栓塞 C. 栓塞后假性动脉瘤失去血供,逐渐吸收、消失

【并发症与栓塞后综合征】

TAE的并发症与栓塞后综合征的发生率与术者的操作技术和经验以及病变性质、部位有关。

1. 误栓

主要发生于插管不到位、栓塞剂的选择和释放不适当、操作者的经验不足等情况。其严重程度视误栓的程度和具体部位而定。颅面部介入的误栓最常导致颈内动脉系统的栓塞,可造成非常严重的并发症,如死亡、偏瘫、失明等。有时,由于对颅面部颈外动脉复杂血管解剖的认识不够,特别是在侧位DSA头颅像上,不能很好区分舌动脉和面动脉以及上颌动脉和面横动脉,从而导致颅面部非靶部位的误栓。一旦发生误栓,则需采用适当的保护措施,如给予激素、吸氧、疏通和扩张血管药物等,以减少组织梗死的程度及范围。

2. 栓塞后综合征

与栓塞局部组织的炎症反应以及肿瘤和组织坏死有关,可发生在大多数TAE术后的病例。主要表现为发热、局部疼痛和肿胀、张口受限及伴随恶心、呕吐和食欲下降等。处理措施包括吸氧、给予适当的镇痛剂和对症处理。对于术后的发热只要患者可耐受,可不给予降温处理,以利于坏死物的吸收。

第四节　NBCA栓塞技术

此技术主要用于AVM的治疗或高血循病变的辅助性栓塞。常规神经安定麻醉或全身麻醉,经股动脉入路置入6F导引导管,连接Y接管和灌注线。常规肝素化,对于存在多支供血动脉、高流量瘘道的AVM,可仅在灌注液内加上4 000 u/L肝素钠,省却全身肝素化,然后按以下步骤操作。

一、微导管置位

详见前微导管技术。

二、超选择性血管造影

一经微导管正确置放，即用 1 ml 注射器徒手做供养动脉造影，每秒不少于 6 帧。目的在于评价该供养动脉的血流相、AVM 结构、引流静脉状况，以及 AVM 病巢的循环时间和循环量，依此决定 NBCA 注射浓度、注射速度和注射量。

具体操作：先用肝素生理盐水冲洗微导管，然后在适时 DSA 状态下，用 1 ml 注射器徒手匀速注入造影剂，待引流静脉显影即停，最后计算 AVM 病巢循环时间。在 DSA 像上供养动脉开始显影到引流静脉显影的时段，即为 AVM 病巢循环时间；在此时段注射造影剂的总量减去微导管死腔，即为 AVM 病巢循环量。

三、注射 NBCA 技术

用 10% 葡萄糖水清洗工作区和冲洗微导管。依据 AVM 病巢循环时间配制相应的 NBCA 浓度，如 AVM 病巢内不存在高流量瘘道，一般将 NBCA 和碘苯酯以 1∶1 或 2∶1 比例配制混合，用 1 ml 注射器抽取 NBCA 混合液，总量控制在略多于 AVM 病巢循环量和微导管死腔的总和。在适当控制性降压和实时 DSA 状态下，缓慢匀速注入，完全充盈病巢，直至引流静脉显影或 NBCA 返流入供养动脉，在停止注射的同时，嘱助手一并拔除微导管和导引导管。如果引流静脉显影，病巢未完全充盈，则停止注射 2~3 秒后继续注射，直至显示

NMBCA 混合液向微导管近端返流，则停止注射后拔除微导管和导引导管。一般来说，一直供养动脉内 NBCA 量为 0.4~0.8 ml，但是，注射 NBCA 量除与病巢的流速有关外，还与操作者经验密切相关（图 4-6）。

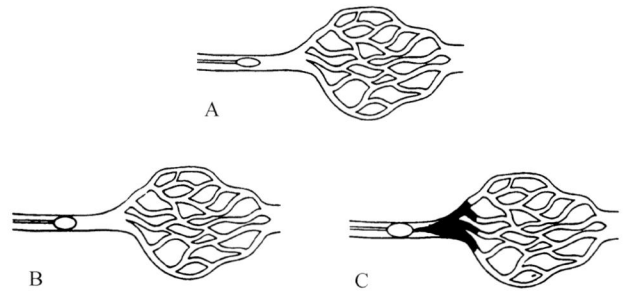

图 4-6　NBCA 注射技术
A. 微导管尽可能靠近或进入病灶　B. 充盈球囊，阻断血流　C. 缓慢注入 NBCA 直至完全充盈血管巢

存在高流量瘘道的 AVM，供血动脉与引流静脉直接交通，其流速极快，可先用弹簧圈栓塞以减慢流速后再注射 NBCA，或采用"三明治"技术注射 NBCA。

具体操作：在微导管头端置于动静脉瘘口动脉供养端后，用葡萄糖液冲洗微导管，以 1 ml 注射器先抽吸 5% 葡萄糖液 0.2~0.3 ml，保持注射器竖直，再慢慢抽吸 0.2 ml 纯 NBCA，NBCA 沉在注射器出口部，连接微导管，在实时 DSA 状态下 1~2 秒内快速注射总量为 0.4~0.5 ml 后，拔除微导管和导引导管。最后置入诊断用导管行栓塞后血管造影，以完整评价栓塞效果和侧支循环情况。如有其他供血动脉，则重复上述步骤再次栓塞，但以对多支动脉供血、大的 AVM，一次栓塞两支供血动脉、栓塞范围不超过 30% 为宜。如分次栓塞，两次栓塞间隔不超过 10 周。于栓塞术后 6 个月、1 年、2 年常规进行 DSA 或 MRA 随访检查。

第五节　无水乙醇介入栓塞技术

利用无水乙醇作为栓塞介质进行动静脉畸形或静脉畸形介入栓塞的方法。无水乙醇由于其脱水和剥蚀作用，使接触的血红蛋白变性并直接破坏作为血管畸形异常血管团的血管内皮细胞，从而达到血管畸形的治愈效果。无水乙醇具有易获得、易储存且相对廉价的特点，同时作为液体栓塞剂其可在异常血管团内充分弥散，加之无水乙醇血管内注射后可产生长效的栓塞作用，且其在体内的代谢清除不会产生异物排斥反应，这为无水乙醇作为栓塞剂广泛应用于血管畸形的治疗提供了保证。

【适应证】

颅面部动静脉畸形或静脉畸形。

【禁忌证】

输送器不能到达病变内部；乙醇过敏。

【器材】

常规血管造影器材，微导管，各种规格穿刺针（常用 21 或 18 穿刺针），无水乙醇。

【技术和方法】

1. 通过导管超选择或直接经皮穿刺将无水乙醇注射入病变血管团内，治疗的目标是通过一次或分次治疗，全部或部分消除病灶，直至取得令人满意的临床效果，避免无水乙醇误栓正常血管。

2. 无水乙醇注射时常引起患者剧烈疼痛和肺动脉压升高等一系列病理生理变化，故手术常需在全麻、Swan-Ganze 插管监视肺动脉压力下进行。注射无水乙醇的同时，需同步监测患者的肺动脉压、血压、心电图、氧分压、潮气末二氧化碳水平、中心体温等生命体征的改变，包括恰当用药和术后护理，以降低手术并发症。

3. 无水乙醇的注射量以病变异常血管团的体积及其血流动力学特征而定，无水乙醇注射前应注射造影剂直至其充满整个异常血管团，以明确无水乙醇的注射量及注射时的压力和速率。为降低无水乙醇血管内注射引起的潜在并发症，注射速率建议控制在 0.2 ml/s。

4. 单次手术无水乙醇的累计注射量不应超过 1.0 ml/kg 体重，一旦发生血压升高应停止注射，直到恢复正常水平。注射无水乙醇时，如果出现血尿，应停止本次栓塞治疗。

5. 无水乙醇注射后 5～10 min 造影检查栓塞情况，若造影证实异常血管团内已形成血栓，则停止栓塞治疗。

6. 对于较小的病变，一次栓塞治疗常可完全清除病灶；而对于较大且复杂的病变，常需分阶段多次序列治疗，重复治疗的时间间隔为 2～4 个月。序列治疗的优势在于可避免一次大量应用无水乙醇所引起的潜在并发症，降低一次过分栓塞的风险，减少组织坏死，AVM 破裂或栓塞后组织水肿等并发症。

7. 密切随访，必要时重复治疗，以期达到最好的治疗效果。

【术后并发症】

1. 血尿　无水乙醇直接破坏血红蛋白，当注射到一定量时，常可造成栓塞过程中血尿发生。根据患者对无水乙醇耐受量的不同，导致出现血尿的无水乙醇的注射剂量也相异。一旦发生血尿时，应停止无水乙醇的再注射,并予以大剂量林格氏液静脉滴注,一般5、6小时后便可消失。

2. 局部症状有疼痛、血管痉挛、组织水肿、皮肤溃疡、皮肤或黏膜水泡、神经损害、肌肉或软骨坏死、邻近器官损伤等。局部并发症的发生,常因无水乙醇的非靶部位注射,而使受累部位的毛细血管床遭到彻底破坏,导致邻近组织坏死。

3. 全身症状有恶心、呕吐、昏迷、支气管痉挛、肺动脉高压、肺动脉栓塞、胸膜渗液、血细胞比容降低、暂时性血红蛋白尿、急性肾衰竭、呼吸抑制、低血糖、横纹肌溶解、心率失常、中风、深静脉血栓形成、行为改变等。对于全身并发症的发生,目前认为系栓塞治疗时无水乙醇自病变异常血管团溢出,导致血浆无水乙醇浓度升高所致。

第六节　颞浅动脉逆行插管栓塞术

指经过颞浅动脉逆行将导管引入至颈外动脉分支进行栓塞的方法。该技术的基本原理为颞浅动脉为颈外动脉的终末支,当颈外动脉结扎和堵塞后,可通过该途径到达颈外动脉结扎远端分支进行栓塞(图4-7)。

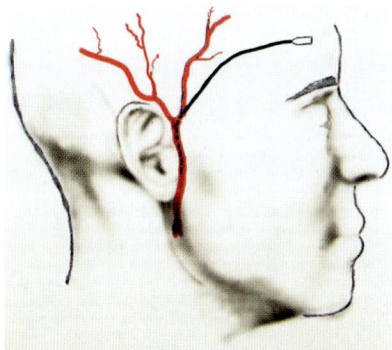

图4-7　颞浅动脉逆行插管栓塞
颈外动脉结扎和堵塞后,通过颞浅动脉逆行到达颈外动脉结扎远端分支进行栓塞

【适应证】

颈外动脉主干近端结扎或堵塞后的症状性颅面部动静脉畸形或高血循病变;椎动脉造影证明结扎颈外动脉远端仍然开放并供应病变。

【禁忌证】

颈外动脉主干远端同时结扎或堵塞。

【器材】

常规血管造影器材、4F鞘和导管。

【技术和方法】

1. 先行颈外动脉的血管造影了解血管结扎或堵塞的部位,在明确颈外动脉仅为近端堵塞及堵塞远端仍供应病变时,方可考虑该技术的应用。

2. 患侧耳颞部备皮,在触及颞浅动脉搏动后,逐层切开、暴露之。解剖颞浅动脉约3cm,然后用两条丝线穿过。

3. 将14G穿刺针弯制成135°角,在两条丝线间向下穿刺,见回血后,与短导丝交换并将4F鞘引入颞浅动脉内。为便于引入4F动脉鞘,可将常规4F鞘中的扩张器部分剪除,使其与鞘齐平。

4. 自动脉鞘引入4F导管,通过导丝将其引入靶分支。如果拟进一步引至更细分支,可再引入微导管。

5. 造影明确后,注入栓塞剂。

6. 术后处理

将颞浅动脉穿刺点的近远心端结扎,逐层缝合颞部创口,加压包扎。

【术后并发症】

颞部切口处血肿形成：可能由于术后压迫力不足或全身凝血功能障碍，颞部头皮切开处发现有局部血肿形成，可行局部切开引流，然后再重新压迫。

其余同经导管动脉栓塞术。

第七节　暴露结扎颈外动脉后穿刺插管栓塞术

指暴露结扎的颈外动脉后，再行结扎点远端穿刺，将导管引入至颈外动脉结扎远心端分支进行栓塞的方法。该技术的基本原理为颈外动脉结扎后，其远心端仍然开放，可通过局部穿刺再引入导管进行栓塞（图4-8）。

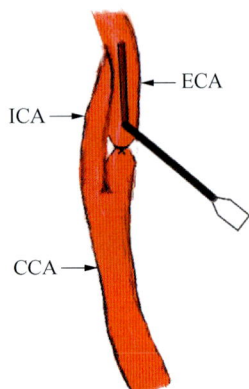

图4-8　颈外动脉结扎远端的穿刺栓塞
指暴露结扎的颈外动脉后，再行结扎点远端穿刺将导管引入至颈外动脉结扎远心端分支进行栓塞的方法

【适应证】

颈外动脉主干近端结扎或堵塞后的症状性颅面部动静脉畸形或高血循病变，主要是面中1/3区域发生的病变，该区域由上颌动脉供血，经颞浅动脉很难将导管逆行引入到上颌动脉。

【禁忌证】

结扎的颈外动脉难以暴露、显示；面下1/3发生的病变，距离结扎点过近。

【器材】

常规血管造影器材，4 F鞘和导管。

【技术和方法】

1. 先行颈外动脉的血管造影了解血管结扎或堵塞的部位，在明确颈外动脉仅为近端堵塞及堵塞远端仍供应病变且为面中1/3区域发生的病变时，方可考虑该技术的应用。

2. 全麻下在颈动脉三角处逐层切开、暴露颈动脉，仔细分离颈外动脉及其分支，然后用两条丝线分别在结扎点的上、下穿过，进行标志、固定。结扎后颈外动脉的周围纤维瘢痕组织增生，手术暴露困难，术前需高度重视。

3. 将14 G穿刺针弯制成135°角，在颈外动脉结扎点的上方穿刺，见回血后，与短导丝交换并将4 F鞘引入颈外动脉内。拉紧丝线固定颈外动脉内的动脉鞘。

4. 自动脉鞘引入4 F导管，也可通过4 F导管再引入微导管，可达到颈外动脉的面动脉以上的各分支。

5. 造影明确后，经造影导管引入微导管，经微导管注入栓塞剂。

6. 术后将颈外动脉穿刺点的近、远心端严密结扎，逐层缝合颈部创口并置放橡皮片引流条。

【术后并发症】

颈动脉损伤：颈外动脉结扎后该区域瘢痕形成，暴露颈动脉甚是困难。该过程应在全麻下完

成，另外手术暴露的操作对颈动脉壁损伤较大，可能造成夹层动脉瘤或假性动脉瘤，引起致命的出血，需引起高度注意。

其余同经导管动脉栓塞术。

第八节　颏孔径路静脉栓塞技术

指经过下颌骨的颏孔穿刺，将动脉鞘引入下颌骨骨髓腔内扩张的"静脉池"进行静脉栓塞的方法(图4-9)。该技术的基本原理为下颌骨内的动静脉畸形可引起下颌骨神经管和颏孔的异常扩张，颏孔为下颌骨内动静脉畸形回流静脉的下颌出孔，经该孔逆行可直接到达下颌骨内的"静脉池"；其次，颏孔也是下颌骨颊侧惟一通向骨髓腔的自然管口，容易进行穿刺。

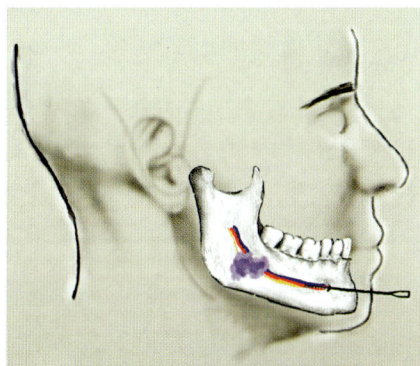

图 4-9　颏孔途径穿刺栓塞

指经过下颌骨的颏孔穿刺，将动脉鞘引入下颌骨骨髓腔内扩张的"静脉池"进行静脉栓塞的方法

【适应证】

下颌骨内动静脉畸形，颏孔扩大，下颌骨髓腔在 CT 上内呈单囊性病变，在血管造影上呈异常血管团显示。

【禁忌证】

下颌骨呈多囊性改变的高流速血管畸形，颏孔

未见明显扩大。

【器材】

常规血管造影器材，5 F 鞘。

【技术和方法】

1. 先行颈外动脉的血管造影，明确下颌骨内存在异常血管团及了解异常血管团的供血方式。

2. 可选择全麻或局麻进行。如果选择局麻下完成，在相当于下颌第一、二前磨牙间的下颌颊侧皮肤，距下颌骨下缘 1.5 cm 处，局部注射麻药进行麻醉。

3. 颏孔的体表标志为口角的外下方。用 18 G 穿刺针直接寻找颏孔穿刺，见回血后，与短导丝交换并将短导丝尽量向后导入。自短导丝将 5 F 鞘引入下颌骨内病灶远端。

4. 自动脉鞘直接造影，证明动脉鞘位于病灶内并见回流静脉直接显示。

5. 通过动脉鞘的扩张器直接将栓塞螺圈送至病灶；也可直接注入液体栓塞剂加以补充。

6. 术后将动脉鞘自颏孔撤出，局部压迫 10 分钟。

【术中、术后并发症】

导丝自口腔内穿出、造成出血，自颏孔引入导丝时需注意调节导丝的方向，使其向下颌孔

方向前进,且引入导丝时忌用暴力。一旦发生出血,局部压迫直到出血停止,并重新调整导丝引入方向。

其余同经导管动脉栓塞术。

第九节 股静脉径路下牙槽静脉栓塞技术

指经过股静脉穿刺引入导管,然后经过右心房、颈内静脉和颈外静脉到达下颌骨骨髓腔内扩张的下牙槽"静脉池"进行静脉栓塞的方法(图4-10)。该技术的基本原理为下颌骨内的动静脉畸形可引起下颌骨内下牙槽静脉的扩张并形成"静脉池",经股静脉、颈静脉径路顺行可直接到达下颌骨内的"静脉池"。

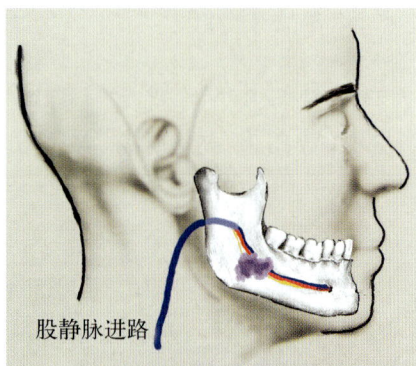

图4-10 股静脉途径栓塞治疗下颌骨内动静脉畸形

指经过股静脉穿刺引入导管,然后经过右心房、颈内静脉和颈外静脉到达下颌骨骨髓腔内扩张的下牙槽"静脉池"进行静脉栓塞的方法

【适应证】

下颌骨内动静脉畸形伴明显的异常血管团形成及下牙槽静脉明显扩张。

【禁忌证】

下颌骨内无明显异常血管团形成;股静脉和颈静脉途径不能将导管引入到下颌骨内。

【器材】

常规血管造影器材,5 F鞘,单弯导管,导丝,Y阀,微导管。

【技术和方法】

1. 先行颈外动脉的血管造影,明确下颌骨内存在异常血管团及下牙槽静脉明显扩张。

2. 对侧股静脉穿刺引入导管,穿过右心房将导管引至颈外静脉。在相当于下颌小舌处导丝超选择进入下颌骨内的下牙槽静脉,随之将造影导管引入下牙槽静脉入口。同轴再引入微导管到达下牙槽静脉远端的异常血管团内。

3. 经微导管注入液体栓塞剂或微弹簧圈使之充以异常血管团全部。

【术后并发症】

同经导管动脉栓塞术。

第十节 经皮直接穿刺栓塞技术

指经过皮肤或黏膜穿刺到达病变中央,然后直接注入栓塞剂进行栓塞的方法(图4-11)。颜面部动静脉畸形或高血循病变,往往可以通过局部直接穿刺的方法到达病变中央,这适于经过动脉途径不能到达病变中央或经过动脉不能进行充分栓塞及不能经过动脉进行栓塞的病例。

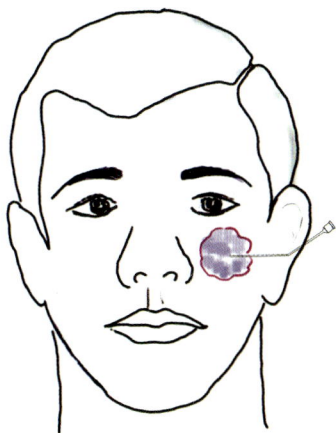

图 4‑11　经皮直接穿刺栓塞技术
指经过皮肤或黏膜穿刺到达病变中央,
然后直接注入栓塞剂进行栓塞的方法

【适应证】

颌骨内动静脉畸形;软组织动静脉畸形;静脉畸形;颈外动脉分支的假性动脉瘤;青少年鼻咽纤维血管瘤等颅面部高血循病变的术前辅助性介入栓塞;颈外动脉结扎后颅面部动静脉畸形的治疗。

【禁忌证】

未有明显异常血管团形成的病例;直接穿刺造影可见颈内动脉系统显影。

【器材】

常规血管造影器材,穿刺针,连接管,三通。

【技术和方法】

1. 先行颈外动脉的血管造影,明确病变是否存在异常血管团及静脉期异常血管团的形状。

2. 根据病变的位置和大小,选择适当口径和长度的穿刺针;经过皮肤或黏膜用接有连接管和三通的穿刺针透视下穿刺病变,刺入病变后经穿刺针直接推注造影剂进行造影,比较所显示病变的形态与动脉造影静脉期的形态是否一致,以明确穿刺针是否位于病变内。

3. 需正、侧位反复造影,证实穿刺针位于病变内且与颅内血管不交通时注射利多卡因,观察无神经受损体征发生时,方可释放液体栓塞剂或螺圈进行栓塞。注射利多卡因的目的是一方面进行局部麻醉,以免注入液体栓塞剂时发生疼痛;另一方面则是注入液体栓塞剂前,用利多卡因进行神经系统的激惹试验,以避免液体栓塞剂误入到颅内神经系统。

4. 静脉回流较快时,需压迫颈部注入液体栓塞剂,以免栓塞回流入肺。

【术后并发症】

1. 栓塞剂回流入肺,造成肺栓塞。
2. 栓塞剂误入颈内动脉及其分支,造成神经功能障碍。

第十一节　可脱球囊栓塞技术

【适应证】

瘘口较大的高流速血管性病变,如颈内动脉‑海绵窦瘘(CCF),先天性颈外动脉‑颈静脉瘘以及颈内动脉的永久性闭塞。

【器材】

一、穿刺插管基本工具

与一般血管造影相同,除通用的穿刺针、手术刀片、导管鞘、带阀或不带阀接头、连接管以及手术包之外,还需准备 8 F 导引管 1 根、同轴导管 1 根、Magic‑BD 导管 1 根或 Magic‑BD‑2L 导管 1 根。

二、栓塞材料

球囊规格和特点:常用可脱性球囊有 DSB(Boston scientific)、BALT1～3(B alt)和 GVB(Nycomed ingenor)。美国 Boston scientific 公司生产的可脱性球囊(DSB)牵拉脱落的力度有 3 种:低拉力,蓝色球囊瓣,拉力在 0.245 N(25 g),多用于动脉瘤腔栓塞,缺点是应用不当有过早脱落的危险;中拉力,红色球囊瓣,拉力 0.343 N(35 g),用于低中流量的动静脉瘘和血管栓塞;高拉力,白色球囊瓣,拉力 0.539 N(55 g),用于高流量的动静脉瘘。法国 Balt 公司的 BALT 系列球囊有 3 种型号:1 号球囊,等渗造影剂球囊最大充盈量为 0.25 ml,允许最大充盈直径 6 mm×9 mm;2 号球囊,球囊最大充盈量为 0.75 ml,允许最大充盈直径 8 mm×18 mm;3 号球囊,球囊最大充盈量为 0.5 ml,允许最大充盈直径 9 mm×12 mm。根据瘘口大小选用不同型号的球囊。

【技术和方法】

可脱性球囊操作有两种技术:即球囊同轴导管脱卸法和球囊拉力脱卸法。

1. 同轴导管脱卸法

导引导管置放到靶血管后。

(1) 准备同轴导管

将头端为 Teflon 的 2 F 球囊微导管(连接球囊用)套入 3 F 的黑导管(脱卸球囊用)内。2 F 球囊微导管长度超出 3 F 导管 30 cm。

(2) 连接球囊和 Teflon 微导管

有两种方法,一是在 Teflon 微导管穿入球囊颈部后,以乳胶线结扎球囊颈于微导管 Teflon 端,缠绕至少 5、6 圈,松紧适度,避免球囊难以脱卸或提前脱落;二是球囊颈部配有瓣塞和囊袖,系于微导管后不再用乳胶线结扎。

(3) 球囊递送和置位

球囊内试验性注入生理盐水,证实球囊膨胀、萎缩良好后,微导管内保留导丝,通过 Y 阀将球囊送入导引导管,加大导引导管内生理盐水输注压,以帮助球囊在导引导管内行进。球囊出导引导管后,顺着血流慢慢导入所需位置。球囊在此过程中切忌用力插入或后撤,以免折损球囊或微导管造成行进困难或球囊过早脱落。球囊进入颅底部颈动脉后,可去除微导丝,注入少量等渗造影剂使球囊稍许充盈,球囊在血流冲击下,有利于前行。应用 Zeppelin 导引导管,其顶端配有不可脱球囊,随球囊的膨胀和萎缩决定血流冲击力,有助于调整球囊微导管至正确位置。

(4) 球囊充盈和脱卸

经血管造影确认球囊以正确到位后,充盈球囊。充盈球囊有 3 种材料:① 等渗非离子型水溶性造影剂,配成含碘 170～180 mg/ml 的血液等渗溶液。该溶液充盈的球囊至少可保持 1～2 个月,适用于除动脉瘤腔以外的血管病变的闭塞;② 硅胶液:高黏度的硅胶液与稀释液配成不同比例的混合液,加少量催化剂使其在数分钟内聚合硬化;③ HEMA(甲基丙烯酸‑2‑羟基乙酯),有 A、B 两瓶包装,A 瓶为 HEMA,B 瓶为催化剂,使用方法为瓶催化剂、30% 双氧水 0.1 ml、非离子型等渗造影剂 1.5 ml,均加入 A 瓶内,缓慢混匀,20 分钟后酌量注入球囊,在体温条件下 2 小时后胶样凝集,24 小时内完全固化。因 HEMA 混合液内含有乙醚,会使乳胶球囊破裂,故只能用于充盈硅胶球囊。

脱卸球囊的方法：用黑色的 3 F 套管抵注球囊颈部，避免推动，持续缓慢回抽 2 F 球囊微导管，使之保持一定张力，待有松弛感，提示球囊脱落，逐一撤出微导管和同轴套管、导引导管。

2. 球囊拉力脱卸法

以 Balt 公司的球囊为例，脱卸球囊借用拉力，不需要同轴导管。具体方法：

（1）安置乳胶塞

球囊包装袋内备有制作好的乳胶塞，把装有乳胶塞的一截聚乙烯管套入 2 F 微导管的 Teflon 端，然后固定乳胶塞和 2 F 球囊微导管 Teflon 端，拉回聚乙烯管，乳胶塞即置于微导管的 Teflon 端，恰当的位置应在 Teflon 端（5 mm）的中 1/3 处（图 4 - 12）。

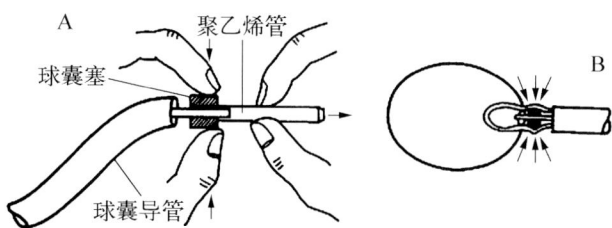

图 4 - 12　球囊塞使用示意图
A. 球囊塞安装　B. 球囊充盈后球囊塞（箭示）

球囊包装袋内还备有 1 cm 乳胶棒，根据需要可自制乳胶塞，其方法是从乳胶棒上剪下一截 0.6 cm 长的乳胶塞，用一外径 0.8 mm，内径 0.5 mm 的注射针头从乳胶棒的截面上穿过，用纸片将乳胶棒推过针头斜面后，再以微导管的 Teflon 端或 1 F 的微导管穿入针头腔内，将乳胶塞套其导管上，去除针头，乳胶塞即自制完毕。

（2）安置球囊

取一适当大小的球囊，套在显微外科镊上撑开颈部，将备有乳胶塞的微导管 Teflon 端伸入球囊颈内，乳胶塞在球囊颈的正确位置应在颈的中央，避免太靠近球囊口，以免造成球囊膨胀后暴露乳胶塞失去阀塞的作用。

（3）球囊位置和脱卸

试验性膨胀、萎陷球囊，证明球囊完好、乳胶塞位置正确后，通过相应大小导引导管，在微导丝的助推和导引导管内加压滴注生理盐水的驱动下，缓慢将球囊送入所需位置。在行进过程中碰到阻力时切忌用力推进或回拉，以免微导管和球囊折弯及球囊过早脱落。球囊到位满意后，如前所述，充盈球囊。充盈的球囊与血管腔有一定的张力固定，如轻轻持续牵拉微导管，球囊即可自行脱落。

第十二节　颈动脉血管内支架术

颈动脉包括颈总动脉、颈内动脉、颈外动脉和椎动脉。右侧颈总动脉发自无名动脉，左侧直接起自主动脉弓。颈总动脉的起源有许多变异，左侧颈总动脉也可起源于无名动脉或左锁骨下动脉。颈总动脉末端及颈内动脉起始部略扩张，称为颈动脉窦，其壁内有压力感受器。通常，颈内动脉约平第 4 颈椎水平发自颈总动脉。颈内动脉管径约 5～6 mm。颈外动脉在第 4 颈椎水平从颈总动脉发出，供应头面部、硬脑膜和上颈段的血运。双侧椎动脉均由锁骨下动脉近段发出，经椎间孔上行后汇合成基底动脉。

颈动脉血管内支架置入术是指在 X 线透视导引下，将支架置于病变管道的一系列技术，主要起狭窄或闭塞管道的重建、新建通道和隔离异常通道的作用。基本原理为利用支架的支撑力将狭窄的管道撑开，使其内径扩大，恢复其通道功能。起隔离作用时，支架的覆膜将扩大的血管腔或有异常通道的瘘口分隔开，形成人工通道。术后支架常由原管腔内膜爬行生长于支架表面并将其覆盖。

【适应证】

颈动脉狭窄、颈动脉假性动脉瘤和颈动脉动脉瘤等疾病的治疗。

【器材】

1. 脑保护装置

脑保护装置应常规使用。国内市场现有的脑保护装置主要有 Cordis 公司的 Angioguard 滤伞、Boston Scientific 公司的 Filter Wire 滤伞和 EV3 公司的 Spider 保护伞等。

2. 导丝

常备直径 0.014 inch（190 cm）、0.018 inch（300 cm）和 0.035 inch（150、260 cm）J 型导丝。

3. 导引导管

外径 7～9 F，长 80～90 cm 的多功能单弯导引导管。导引导管的长度应较相应的造影导管短 10 cm 以上，以便需要时将造影导管与导引导管同轴送入。

4. 长鞘

内径为 6 F、7 F，长 80～90 cm。可以代替导引导管使用。

5. 球囊导管

要求使用顺应性小、表面摩擦力小的低剖面球囊。常用球囊导管直径 3～5 F，长度 120～150 cm，球囊直径 3～8 mm，球囊长度 20～40 mm，通常，颈内动脉成形术使用直径 4～5 mm 的球囊，颈总动脉、无名动脉常用 6～8 mm 球囊。严重狭窄致使脑保护装置通过困难而必须行预扩张时，多

使用 3 mm 左右的小球囊。

6. 血管内支架

早期常用 Wallstent（Boston scientific co. 直径 6～10 mm）颈动脉支架和 SMART（Cordis，直径 6～8 mm）等。

【操作技术】

1. 病人平卧导管床上，连接心电和血压监护，开放静脉通路，腹股沟区消毒铺巾，手术开始即静脉给予肝素化。

2. 局麻下穿刺股动脉，放置 8 F 动脉鞘。沿 0.035 inch 超滑导丝分别送入猪尾型和选择性造影导管，行主动脉弓和左右颈总动脉以及全脑血管造影。经多角度或旋转血管造影明确颈总动脉或颈内动脉狭窄或假性动脉瘤的血管构筑情况。同时对狭窄段长度、狭窄段或假性动脉瘤两侧正常动脉管径准确测量，以帮助选择合适的球囊与支架。

3. 以 0.035 inch 超滑导丝、125 cm 5 F 脑血管造影导管和 8 F 导引导管三者同轴技术，使导引导管头端进入颈总动脉、位于狭窄部下方 2～3 cm。

4. 经导引导管注入尼莫地平 0.2 mg。除非狭窄非常严重，一般直接送入脑保护装置至颈内动脉，并使其缓慢越过狭窄，在狭窄上方 3～5 cm 处释放脑保护装置。

5. 使用自膨式支架，除严重狭窄外，一般不需行预扩张而直接送入支架释放系统。严重狭窄若需要扩张，原则上尽量使用小球囊。

6. 将自膨式支架（常用直径 8～10 mm，长度 30～40 mm）送至狭窄段，再经造影证实位置无误后释放。

7. 支架置入后常规造影判断疗效，若残余狭窄超过 20%，再做后扩张（自膨式支架）。后扩张多使用 5～6 mm 球囊。

【术前准备】

术前准备包括患者及器械准备。除全面了解、检查患者的临床资料外,还应向患者及家属解释操作过程,可能出现的并发症、预期疗效及术中配合等问题。器械准备除上述血管内器材外,根据病变的部位、性质、大小、数目选择适当的支架非常重要。

术前一天晚及术日晨口服水溶性阿司匹林300 mg,拟采用抗血小板方案的患者,在术前3天同时开始服用抵克力得250 mg,2次/d,因为抵克力得起效,需要2～3天。

导引导管或长导管鞘使用的目的是支持和确保支架输送系统顺利到达和穿过病变血管。同时可通过导引导管或长导管鞘的侧管持续加压注入肝素盐水。使用球囊扩张式支架时,无论什么部位都应该用导引导管或长导管鞘;自扩式支架在颈动脉时需用,导引导管或长导管鞘放置在动脉开口处或病变近侧端。

【术后处理】

因全身肝素化,患者凝血时间延长,可保留导管鞘,等凝血时间基本正常后拔出导管鞘,无菌纱布加压包扎。穿刺部位压迫4～6小时。对患者的局部及全身情况进行临床监护。术后肝素抗凝治疗2～3天,用量不一,多采用低分子肝素皮下注射,以后改为阿司匹林、抵克力得或波利维抗凝治疗6个月以上。术后于1、3、6、12个月对患者复查,包括临床症状、体征及支架部位的检查。

【并发症及处理】

1. 支架内血栓形成

支架植入过程中的肝素化可减少支架内血栓形成的机会。一旦发生,可经导管行局部支架内血栓溶栓治疗,药物多选用尿激酶,也可选用t-PA。

2. 远端栓塞

多见于新鲜病变(如不超过1个月的血栓形成)或因操作动作过大致斑块脱落导致。较小的栓塞不引起临床症状,一般不需处理。如栓塞较大血管,可行导管取栓术或局部溶栓治疗。

3. 血管破裂

非常罕见。可因操作失误、支架选择不当等导致。一旦发生,迅速用球囊阻塞破裂的血管,以求尽快止血,再根据情况选择血管内栓塞或外科手术治疗。

4. 支架内再狭窄

支架的植入引起血管局部血流动力学及血管本身的一系列反应,支架内新生内膜形成,导致再狭窄。支架扭转、瘤腔内血栓机化收缩、内漏导致瘤腔内高压向内挤压支架、移植物冗长、支架直径选择太大、移植物耐用性差而塌陷均是其可能原因。

5. 支架脱落

支架脱落是一个既危险又浪费时间和患者经费的事件。每一个术者都应有所准备,都应该知道如何预防支架脱落,也应知道万一支架脱落应如何处理。

支架脱落最常见的原因如下:导引导管或长导管鞘与血管开口不同轴,支架进入开口受阻;导引导管或导丝的支持力不够,当支架前进受阻时导引导管或导丝退出;支架前进受阻的原因是血管弯曲或狭窄病变位充分扩张或支架的直径较大和柔软度差等;携带支架的球囊在未膨胀起来之前破裂,支架既无法释放又无法回收,勉强回收常导致支架脱落;操作者经验不足或对支架输送系统不熟悉。

因此,在置入支架前应注意以下事项:术前X线血管造影(或 DSA),明确病变血管位置、长度、狭窄程度及邻近血管管径;根据血管造影结果选择合适类型和规格的支架;选择合适的导引导丝和导引导管,以确保其支持力和血管开口的同轴性;认真检查支架输送系统,熟练掌握支架输送和释放的每一步操作;支架或支架输送系统通过困难时,应进行适当的球囊预扩张。

6. 支架释放失败、异位和位置不正确

近年随着支架置入技术经验的积累和新型支架的开发,这种由于技术原因造成的并发症发生明显减少。对于支架扩张不完全时,可用高压球囊再次扩张或用耐高压的球囊扩张式支架。滑移即支架移植物置入后不稳固而离开初始位置。它是产生内漏的主要原因之一。造成支架滑移的主要原因有:术后颈部扩大(血管壁继续退化所致);近端颈部过短、颈部呈上小下大的锥形;支架缺少强有力的支撑,导致支架短缩;支架直径太小。所以,必须严格术前病例选择,尤其要明确近端颈部的状态,选用合适的导管系统。除部分病例导管滑移严重,需转外科处理外,一般情况可再置入 1 个支架加以解决。支架放置过程中,由于血流的冲击也会向下滑移,为防止术中支架移植物滑移,释放一体式支架是必须降低血压,使收缩压在 70～80 mmHg(9.3～10.6 kPa),分体式支架则不需降低血压。

7. 残余夹层和急性血栓

支架置入过程均可造成远端血管内膜损伤、夹层和斑块移位,严重者可造成急性血栓。如术中确已出现上述问题,应迅速给予积极处理。首先用球囊扩张支架置入远端病变,如病变消失和血管保持通畅,暂停操作,加大抗凝和抗血小板治疗,再次血管造影证实支架和其远端血流正常,可让病人回病房。如果此方法失败,则必须考虑穿过第一个支架向远端放置第二个支架。如支架内已有血栓形成,应先进行经导管动脉溶栓,第一个小时给 50～100 万 u 尿激酶,以后 10～20 万 u/h。开通后再进行 PTA 或支架置入治疗。

8. 穿刺部位局部血肿

通常不用特殊处理即可自行吸收,如有压迫或疼痛不适等情况出现,可行外科手术切除。

9. 支架的局部反应

可能与支架的材料有关,可引起发热和支架放置部位的局部疼痛,但通常不很剧烈。支架的长度越长,置入支架的个数越多,发生这种情况的可能性就越大,但找不到任何感染的证据,症状最长可持续 2～3 周,其后自行消失。

置入后综合征指支架置入后,患者出现发热、白细胞增高、血清 C 反应蛋白增高等一系列反应,即所谓置入后综合征。一般无需特殊处理,可自行消退。至今其机制不明,可能为支架置入后损伤内皮细胞,使其释放炎症原物质(如多种细胞因子)所致。

10. 内漏

即支架置入后未能有效隔离动脉瘤,血流仍能经不同途径进入瘤腔内。存在内漏的动脉瘤仍有破裂的可能,主要原因包括支架与动脉壁黏附不紧、与瘤腔相连的动脉分支返流、支架滑移、移植物破裂等。支架黏附欠佳引起的内漏往往与动脉瘤颈部不平滑、支架滑移有关,多数学者主张置入另一支架(cuff)将其封闭。分支血管返流引起的内漏除支架置入前应将有关分支动脉用弹簧圈栓塞加以预防外,术后可经导管栓塞加以修补。有学者认为可短期随访观察,因为有些瘤腔内可逐渐形成血栓而自行封闭。

第十三节　弹簧圈脱卸技术

动脉瘤或部分 AVM 和硬脑膜动静脉瘘（DAVF）的神经介入治疗，目前多采用铂金制作的弹簧圈作为栓塞材料，其脱卸方式有 3 种：电解脱卸、注水脱卸和机械脱卸。

（一）电解脱卸（GDC 脱卸）技术

1. 结构和规格

电脱卸弹簧圈（Guglielim dectachable coil，GDC）由意大利神经介入学家 G. Guglielmi 设计、美国 Boston Scientific 公司制造。它由 4 个部分组成：近端是较坚硬的不锈钢丝，长 175 cm，为助推装置；中间是较柔软部分，长 3 cm，也是不锈钢材料，其表面涂有 Teflon 绝缘层，在与近端连接处有一 2 mm 嵌铂金属标记，在透视下该标记越过微导管的近端标记，与其形成"T"形，指示弹簧圈已露出微导管顶端；中间部分远端与铂金弹簧圈连接处留有一小段非绝缘区，暴露于血液中，此为通电后熔断点；远端部分为真正的弹簧圈，铂制成，极为柔软，有盘曲记忆，弹簧丝长度为 2～30 cm 不等，弹簧圈盘曲后的直径有 2～20 mm 不同规格。由于该弹簧圈柔软，具有盘状记忆，因此，一旦进入动脉瘤腔，即恢复环形盘曲，不致损伤和刺破动脉瘤壁。依据弹簧圈粗细，分为 GDC10 和 GDC18，前者环形直径 0.244～0.256 mm，后者直径为 0.346～0.385 mm；依据弹簧丝柔软度，GDC 又分为标准型和柔软型；为了使弹簧圈易于盘曲，较大型号的弹簧圈设计成双直径，即首先盘曲的两圈弹簧圈，其直径小于规格的弹簧圈直径。近年来，临床常用 3D（3 - Dimension）GDC，作为动脉瘤的第一个填塞弹簧圈，在动脉瘤腔内呈三维相盘曲，形成球形骨架，约束后续的两维 GDC，避免动脉瘤腔的破损和弹簧圈溢出动脉瘤突入载瘤动脉。此外，改进的 GDC（Matrix 系列）上附载高分子涂层，可减少弹簧圈用量，加速动脉瘤腔内血栓形成和瘤颈部血栓内皮化，后期由于高分子的降解和血栓机化收缩，已闭塞的动脉瘤体积部分缩小，有助于减少巨大瘤体普通 GDC 栓塞后的占位效应。与 GDC 匹配的微导管为 Tracker 和 Fas Tracker，其远端有两个金属标记，相距 3 cm；用于 GDC 的 Tracker 微导管分两种规格，Tracker18 和 Tracker10。Tracker18 外径：近端 3.0 F，远端 2.5 F；Tracker10 外径：近端 2.6 F，远端 2.0 F，分别配以 0.356 mm（0.014 英寸）和 0.254 mm（0.010 英寸）微导丝。Fas Tracker 微导管表面带有亲水膜，容易在血管内走行。

2. GDC 操作技术

全身肝素化状态下，置入 6 F 导引导管，导引导管头端置位于颈内动脉或椎动脉内的 1～2 颈椎平面，导引导管内持续高压滴注生理盐水。

（1）微导管和微导丝的选择和置位

详见"导行微导管插管技术"一节。

（2）GDC 的操作

打开包装后的 GDC，应先松解、送出约束装置，将其浸入生理盐水中，排除表面气泡，再回撤到原装置内；或将其直接送入连接微导管的 Y 阀尾部，停留片刻，利用高压灌注液逆行冲洗，直至约束装置尾端流出生理盐水，再将其完全送入微导管。GDC 在高压灌注生理盐水的微导管内成伸展状态向前行进，没有摩擦力。一旦弹簧圈出自微导管，即在动脉瘤腔内向心性环状盘曲。弹簧圈进入动脉瘤腔时,速度要慢,让其完全自然盘曲。置入弹簧圈的盘曲直径应小于动脉瘤腔直径,如其进入困难或逸出动脉瘤腔,提示弹簧圈直径过大或盘曲不自然,应缓慢撤入导管内重新置位,或根据动脉瘤大小调换合适弹簧圈。GDC 近端标记越过微导管近端标记,表明弹簧圈完全位于动脉瘤腔内,盘曲满意时,即可电解脱卸。使用脱卸专用装置,1 mA、3 V 直流电,阳极(红色电极)挂接 GDC 输送钢丝,阴极(黑色电极)连接刺入腹股沟部的注射针头金属部分。数分钟后,弹簧圈在无外力作用下熔脱在动脉瘤腔内。脱卸不成功应重新调整、置放,有助脱卸。

(3)弹簧圈的选择

GDC 闭塞动脉瘤腔有两种原理:一是直接闭塞瘤腔;二是瘤腔内铂弹簧圈通电后诱发血栓。低电流致血栓效用甚微,因此,动脉瘤腔的闭塞主要靠弹簧圈填塞。一般来说,一个动脉瘤需数只弹簧圈填塞。在放第一只弹簧圈时,应注意以下两点:一是选择弹簧圈的直径应为等于或小于动脉瘤腔最小径 1 mm;二是直径大于 5 mm 的动脉瘤,应选择标准型且较长的弹簧圈。目的是使第一只弹簧圈在动脉瘤腔内呈网篮状盘曲,其后的弹簧圈容易放置。在放置每只弹簧圈后,应进行血管造影,以观察闭塞的程度并决定是否还需放置弹簧圈以及放置何种弹簧圈。原则上其后的弹簧圈应选择短、小、软的,以使动脉瘤腔尽可能致密填塞。在直径小于 5 mm 的动脉瘤及前交通动脉瘤和急性期破裂的动脉瘤,应选择柔软型 GDC10。

(二)注水脱卸技术(Detachable coil system,DCS)

1. DCS 的结构和规格

DCS 由 Johnson & Johnson Cordis 公司生产和销售,仍为铂金材料制成的弹簧圈,但在输送系

统和释放装置上与电解脱卸 GDC 有明显不同。整个系统由弹簧圈输送导管和脱卸压力泵两个部分组成。输送导管由尾端至头端逐渐缩细,其头端稍后有两个不透射线标记,弹簧圈尾端嵌合在输送导管内的头端(最顶端标记以外的导管内),输送导管尾端与脱卸压力泵连接,高压状态下,输送导管远端膨胀,从对铂金圈的抓握状态转为释放态,从而脱卸弹簧圈(图 4 - 13)。

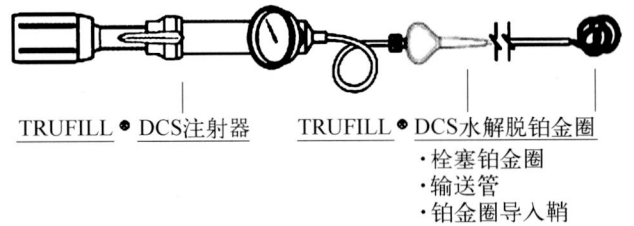

图 4 - 13 DCS 输送系统示意图

输送导管的横截面外径 0.41 mm(0.016 inch),DCS 铂金圈横断面直径 0.20 mm(0.008 inch,GDC 直径 0.08 mm,0.003 inch),有 3 种规格 DCS:Complex basket、Complex fill 和 Helical fill,分别为三维网篮、三维填塞和二维填塞铂金圈,柔软性相当于 GDC - 10。压力脱卸泵内抽吸适量等渗盐水,压力表显示 3 种压力状态,橙黄色(刻度 0、2 为同一色区)零压力,为静止态;蓝色(刻度 1)低压力,为排气压力,将输送导管及其尾端内的气体排出;绿色(刻度 3)高压态,此时压力可致铂金圈释放。

2. DCS 的操作技术

DCS 铂金圈系统的输送、置放类似于 GDC 装置的置位,前期操作过程均在微导管灌注系统内进行。从准备至铂金圈释放分 3 个步骤:装置的准备:压力泵抽吸适量生理盐水,锁定锁翼,连接输送导管尾端,轻轻加压使指针由刻度 0(橙色区)至指针指向刻度 1(蓝色区)排出气体,再释放手柄使指针回至刻度 2(橙色区);铂金圈的导入:经微导管将铂金圈在动脉瘤腔内(类似 GDC,可反复进

出)调整,使 DCS 输送导管的两个标记骑跨在微导管近端标记两旁,即表明铂金圈已出自微导管末端,处于动脉瘤腔内,此时方可以释放铂金圈(图4-14);铂金圈释放:加压至指针指向调整刻度 3(绿色区),当压力指针迅速回到刻度 2(橙色区),表明铂金圈已释放。小心撤出装置(图4-15)。

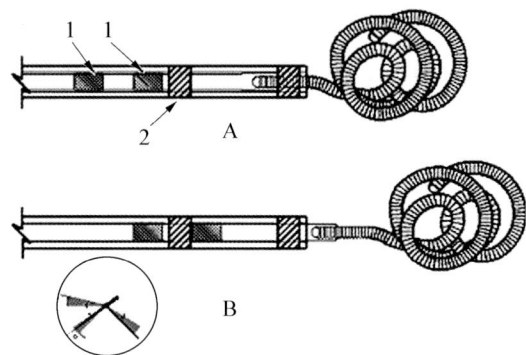

图 4-14　DCS 释放前的准备状态

A. 输送器头端及铂金圈尾端仍在微导管内　B. 输送器标记骑跨微导管近端标记,铂金圈尾端出自微导管头端
1. 输送导管的头段标记　2. 微导管头端第二标记

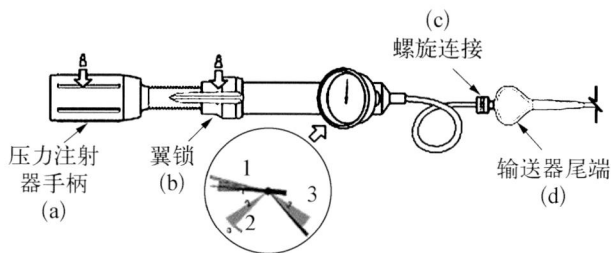

图 4-15　DCS 释放过程中压力表指针改变

1. 为蓝色刻度区(排气)　2. 为橙色刻度区(零或释放后回零)　3. 为绿色刻度区
(DCS 加压释放态)a. 压力注射器手柄　b. 翼锁
c. 螺旋连接　d. 输送器尾端

第十四节　经导管动脉内药物灌注术

直接药物灌注化疗(direct infusion chemotherapy)是指经导管在肿瘤供养动脉内注入化疗药,使肿瘤局部化疗药物浓度较静脉给药时增高,外周血浆最大药物浓度降低,从而达到提高疗效、降低全身不良反应的目的。

【适应证】

1. 手术或放疗前后的辅助性治疗。
2. 无手术指征的晚期癌瘤。
3. 经手术或放射治疗未获控制者。

【禁忌证】

1. 严重的出血倾向。
2. 通过适当的治疗仍难以逆转的肝、肾功能障碍。
3. 严重的恶液质。

4. 白细胞下降至 $3 \times 10^9/L$ 或血小板下降至 $80 \times 10^9/L$ 以下时。

目前,口腔颌面部恶性肿瘤常用的经导管动脉内药物灌注术主要采用双路化疗。双路化疗意指在动脉灌注化疗药物的同时,静脉使用解毒药物,这样既可保证动脉化疗时肿瘤局部区域血药浓度增高,又能减轻化疗药物的全身不良反应。目前常用顺铂动脉化疗加硫代硫酸钠静脉注射解毒治疗口腔颌面部鳞状细胞癌。

【器材】

常规血管造影器材,直头灌注导管,微导管。

【技术和方法】

1. 股动脉穿刺,插入弯头导管至颈总动脉。造影观察病变的血供情况和确定主要的供血动脉。

交换导丝自弯头导管选择性进入颈外动脉,随后引入直头导管。如要进入颈外动脉更上一级分支,需通过直头导管引入微导管。

2. 测定供血动脉内的血流速度。颈外动脉内的血流速度一般为 3 ml/s,分别加减 0.5 ml/s 行造影,直至侧支出现轻度反流,从而决定每一个体的血流速度。

3. 验证导管位置的稳定性。透视下嘱患者咳嗽、吞咽,观察导管位置是否移动。若有移动,需进一步插入导管或改用微导管。

4. 注入化疗和解毒药物。将顺铂 150 mg/m² 溶于 150 ml 盐水中,后装入高压注射泵中。按顺铂:硫代硫酸钠＝1:100 mg 计算出所需硫代硫酸钠量,将其溶于 300 ml 生理盐水中。首先于肘前静脉加压注射硫代硫酸钠,30 秒后以测定的速度注射顺铂。注射过程中需不时在透视下观察导管的位置。

5. 化疗前、后须常规行水化治疗。

【注意事项】

1. 防止血管痉挛。禁止带弯头的导管进入颈动脉分叉以上;若进入颈外动脉分支,须导入微导管。

2. 测定供应动脉内的血流速度非常重要,其基本原则是宁高勿低,这是保证顺铂在达到瘤床前不被硫代硫酸钠中和的最重要因素。

3. 双路化疗。每周 1 次,可连续进行 3～4 次,期间还应(可)结合放疗。如果肿瘤越过中线,则需双侧插管行化疗。

第十五节　颞浅动脉逆行插管化疗

颞浅动脉逆行插管、皮下埋植动脉内导管药盒系统(图 4-16),主要适于颈外动脉结扎后不能进行动脉内直接灌注化疗或者各种实体瘤的长期、规律性动脉内化疗。

【适应证】

1. 颈外动脉结扎后需再行动脉化疗。
2. 手术或放疗前后的辅助性治疗。
3. 无手术指征的晚期癌瘤。
4. 经手术或放射治疗未获控制者。

【禁忌证】

1. 严重的出血倾向。
2. 通过适当的治疗仍难以逆转的肝、肾功能障碍。
3. 严重的恶液质。
4. 白细胞下降至 3×10^9/L 或血小板下降至 80×10^9/L 以下时。

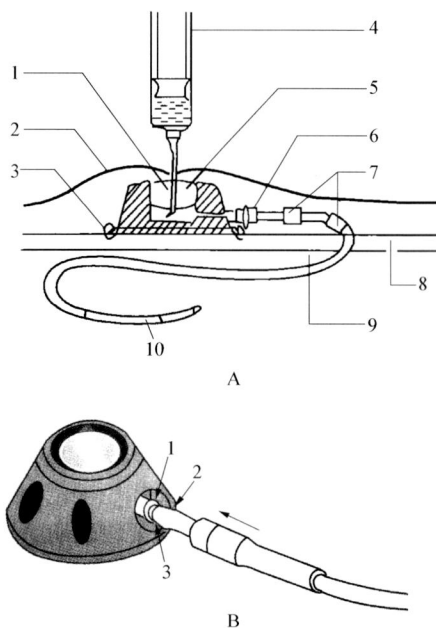

图 4-16　动脉泵示意图

　　A. 1. 药盒底缝线　2. 皮肤　3. 针　4. 注射器　5. 硅胶膜　6. 接头　7. 套管　8. 腹膜　9. 肌肉　10. 导管
　　B. 导管连接到药盒　1. 药盒接头台谐　2. 导管套在环形隆起上　3. 导管端

【技术和方法】

1. 切口。于局麻下在耳屏上前扪及搏动的颞浅动脉,与之平行作纵性切口,切开皮肤、皮下组织约 2 cm。

2. 分离动脉。用钝分离方法解剖出颞浅动脉,长约 1.5 cm。

3. 靶动脉超选择性插管。用带套管的穿刺针穿刺颞浅动脉,见喷血后送入导丝,透视下观察导丝的位置。若靶动脉为颈外动脉,则顺颞浅动脉直接向下导入即可;若靶动脉为上颌动脉,则需透视下将导丝导入上颌动脉远端。

4. 留置管的引入。将留置管沿导丝引入,到位后抽出导丝。

5. 药盒的埋入。直接在术区分离皮下组织,使药盒置入合适。剪去多余的留置管,将药盒与接头旋紧。试注射肝素盐水,证实导管通畅和接口无漏水;再次透视下观察留置管的位置满意后,缝合皮肤切口。

6. 注意事项

(1) 埋植动脉内导管药盒系统应在颈动脉造影明确病变的血供情况后进行。

(2) 防止导管药盒系统为血栓堵塞。将 12 500 u 肝素溶于 500 ml 生理盐水中,每天注入导管药盒系统 10 ml 一次。

(3) 防止留置管移位。

（范新东　毛　青）

参 考 文 献

1 凌峰,李铁林,主编. 介入神经放射影像学. 北京:人民卫生出版社,1999

2 李明华,主编. 神经介入影像学. 上海:上海科学技术文献出版社,1999

3 李麟荪,贺能树,邹英华,主编. 介入放射学-基础与方法. 北京:人民卫生出版社,2005

4 单鸿,罗鹏飞,李彦豪,主编. 临床介入诊疗学. 广州:广东科技出版社,1997

5 Xindong Fan, Qing Mao. Life-threatening oral haemorrhage of pseudoaneurysm after elevation of a fractured zygoma. British J of Oral & Maxillofac Surg. 2002;12:508 - 509

6 Xindong Fan, Ling zhu, Chenping Zhang et al. Treatment of mandibular AVM by transvenous embolization through the mental foreman. Oral & Maxillofac Surg. 2008;66:139 - 143

7 范新东,张陈平,王佩华,等. 局部穿刺栓塞治疗头颈部高血流病变. 中华放射学杂志 2003;38:207 - 209

8 范新东,石润杰,王德辉,等. 青少年鼻咽纤维血管瘤的辅助性介入栓塞. 中华放射学杂志 2006;39:1158 - 1160

9 范新东,邱蔚六,张志愿,等. "双介入法"栓塞治疗颌骨动静脉畸形的初步报告. 中华口腔医学杂志 2002;37:336 - 338

10 范新东,邱蔚六,张志愿,等. 颌骨高流速血管畸形的诊断和治疗. 中华口腔医学杂志 2005;40:191 - 194

11 范新东. 颅面部介入的诊治现状. 介入放射学杂志 2006;15:321 - 323

12 范新东. 颅面部高流速病变的诊断和介入治疗. 口腔颌面外科杂志 2006;16:97 - 99

13 范新东,张志愿,毛青,等. 上颌部动静脉畸形 PVA 栓塞治疗. 介入放射学杂志 1999;8:195 - 198

14 范新东,郑家伟,张志愿. 忌行颈外动脉结扎治疗颌面部动静脉畸形. 上海口腔医学 2008;17:113 - 117

15 范新东,朱凌,苏立新. 颞浅动脉逆行栓塞治疗颈外动脉结扎后的口腔颌面部动静脉畸形. 中华口腔医学,2008:43:336 - 338

16 Guilherme S. Mourao,Jonathan E. Hodes,Y,Pierre Gobin, et al. Curative treatment of scalp arteriovenous fistulas by direct puncture and embolization with absolute alcohol[J]. J Neurosurg,1991,75:634 - 637

17 Wayne F. Yakes, James M. Luetbke, Steve H. Parker. Ethanol Embolization of Vascular Malformations[J]. RadioGraphics, 1990, 10:787 - 796

18 John L. Doppman, Paul Pevsner. Embolization of Arteriovenous Malformations by Direct Percutaneous Puncture[J]. AJR, 1983, 140:773 - 778

第五章　颅面部软组织动静脉畸形

第一节　概　　述

动静脉畸形（arteriovenous malformations, AVMs）是由于胚胎期脉管系统发育异常而导致动脉和静脉直接吻合所形成的血管团块,内衬细胞间质。由于动、静脉之间缺乏毛细血管网,以致血流阻力降低,流量明显增大,故在国际脉管疾病研究协会（International society for the study of vascular anomalies, ISSVA）的分类系统中（表5-1）,将动静脉畸形归于高流量血管畸形,同属此类的还有动脉畸形（AV）和动静脉瘘（AVF）。

表5-1　ISSVA 关于血管性疾病的分类

脉　管　肿　瘤	脉　管　畸　形
● 婴幼儿血管瘤	低流量脉管畸形
● 先天性血管瘤（RICH 和 NICH）	● 毛细血管畸形
● 丛状血管瘤（伴或不伴 Kasabach-Merritt 综合征）	葡萄酒色斑
● 卡波西形血管内皮瘤（伴或不伴 Kasabach-Merritt 综合征）	毛细血管扩张血管角质瘤
● 梭状细胞血管内皮瘤	● 静脉畸形
● 少见血管内皮瘤（上皮样血管内皮瘤,多形性血管内皮瘤,血管内乳头状血管内皮瘤,淋巴管内皮瘤病）	普通单发静脉畸形 蓝色橡皮奶头样痣 家族性皮肤黏膜静脉畸形
	血管球瘤 Maffucci 综合征
● 皮肤获得性血管肿瘤（化脓性肉芽肿,靶样含铁血黄素沉积性血管瘤,肾小球样血管瘤,微静脉型血管瘤等）	● 淋巴管畸形 高流量脉管畸形 ● 动脉畸形 ● 动静脉瘘 ● 动静脉畸形 复杂混合性脉管畸形 ● CVM, CLM, LVM, CLVM, AVM-LM, CM-AVM

注：C：毛细血管　A：动脉　V：静脉　L：淋巴　M：畸形　RICH：迅速消退型先天性血管瘤　NICH：不消退型先天性血管瘤

— 68 —

一、发病情况

动静脉畸形通常为单发，可见于全身各个部位，如脑、脊髓、内脏、骨、皮肤及皮下软组织等。其中，头颈部是最好发的部位，占所有动静脉畸形的50%。而皮肤及皮下软组织的动静脉畸形最常见于头颈部，其次是四肢和躯干。颅面部动静脉畸形则以位于面中部的居多，接近70%，可累及颊部，鼻，耳及上唇等部位，头皮的动静脉畸形亦不鲜见。在血管瘤与血管畸形中，动静脉畸形相对少见，仅占1.5%左右。外周动静脉畸形的男女发病比例目前尚无确切资料，从多篇病例报道来看，女性发病率略高于男性，个别报道可达1.5：1。除以上常见部位之外，动静脉畸形也可累及一些少见部位，如虹膜，舌及下颌骨等。还可与其他体表肿瘤同时发生，但极为罕见。如在I型神经纤维瘤病的瘤体上可伴发较为典型的动静脉畸形，其形成可能与神经纤维瘤蛋白的功能变化有关。

目前尚未发现动静脉畸形具有遗传性，也没有发现食物、药物或放射线可以致畸的证据，但是在某些遗传性疾病中却有动静脉畸形的存在。如遗传性出血性毛细血管扩张（hereditary hemorrhagic telangiectasia，HHT），也称Rendu-Osler-Weber综合征，为常染色体显性遗传病，通常表现为皮肤和黏膜的毛细血管扩张，鼻、胃肠道出血及肺、脑、肝动静脉畸形。又如毛细血管畸形-动静脉畸形（capillary malformation-arteriovenous malformation，CM-AVM），这是一种新近发现的血管病变，由Eerola等首先描述并命名。表现为家族性的卵圆形毛细血管红斑，10%的家族成员中出现动静脉畸形或动静脉瘘。此外，动静脉畸形也是其他多种综合征的表现之一，如Parkes-Weber综合征，Cobb综合征，Bonnet-Dechaume-Blanc综合征，Wyburn-Mason综合征等。在这些综合征中，动静脉畸形可位于脑、脊髓、胃肠道、头颈部及四肢等部位。

二、临床表现

颅面部约占全身体表面积的14%，但50%的软组织动静脉畸形发生在该区。尽管动静脉畸形是先天性疾病，但仅有约60%是在出生时即被发现，其余在儿童期或成年后才逐渐显现。病灶通常随身体发育而成比例增长，可长期保持稳定，也可在短期内迅速增大，这种情况通常出现在外伤、青春期或孕期体内激素变化及不恰当的治疗，如病灶的次全切除，供血动脉结扎或栓塞之后。典型动静脉畸形的临床特征是病灶及周围区域内可见念珠状或条索状迂曲的粗大而带搏动的血管，表面温度明显高于正常皮肤，可扪及持续性震颤，局部可闻及连续性吹风样杂音，这些体征提示其具有动静脉瘘和高血流量的特点。此外，局部病灶组织可明显扩张增大，少数患者的耳、鼻、嘴或四肢累及后体积逐渐增大，甚至扩大为原来的数倍，外观遭到完全性的破坏。同时还可能伴发组织坏死、感染、出血，甚至可能因回心血量大增而导致心衰并危及生命。除先天性动静脉畸形以外，临床上还有一些少见的非先天性动静脉畸形，如获得性指动静脉畸形（acquired digital arteriovenous malformation），一般表现为局部手指皮肤暗红色突起，压之褪色，镜下可见明显的微小动静脉瘘，因其表现不典型，故需仔细加以鉴别。

颅面部软组织动静脉畸形是一团状发育异常的血管，内含不成熟的动脉和静脉，动静脉之间存在不同程度的直接交通，没有毛细血管。畸形血管团内有动静脉瘘形成，尤其瘘口大者，病灶内血流阻力降低，血流量增大，造成供血动脉增粗、增多、扭曲，并窃取大量邻近正常组织供血（即为"盗血"现象），以满足病灶的高流量血供。回流静脉主要为颈外静脉和颈内静脉，其内压力增高、流速加快，随之逐渐扩张，形成静脉动脉化。

颅面部软组织动静脉畸形主要表现为界限不清的软组织膨隆，表面皮肤颜色正常，或伴毛细血管扩张，或暗红色（图5-1）。邻近下方有扩张的淡蓝色静脉。触诊可及搏动，听诊可闻及吹风样杂音。病变后期，特别是在颈外动脉结扎术后，表面可由于明显的盗血而出现溃疡或坏死、颈静脉怒张（图5-2）、上腔静脉压力增大并致心界增宽，出现心衰。

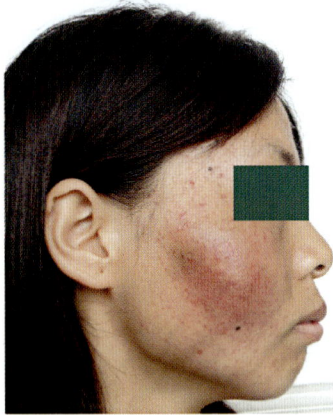

图5-1 左面颊部动静脉畸形

左面颊部皮肤呈暗红色，邻近下方有扩张的淡蓝色静脉，触诊可及搏动并伴皮温增高

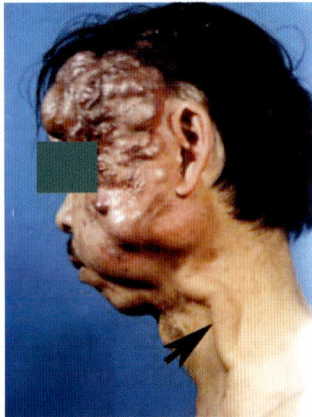

图5-2 左颞部巨型动静脉畸形颈外动脉结扎术后

左颞部动静脉畸形颈外动脉结扎术后增长加速，颈外静脉怒张（箭头）

依据1990年ISSVA推荐的Schobinger临床分期，动静脉畸形的病程可分为4期。Ⅰ期为静止期，无明显症状，通常从出生到青春期，病灶不明显

或仅仅表现为葡萄酒色斑或消退期血管瘤的外观。有些患者病灶始终维持在静止期，一生未见病情加重。皮温增高、杂音和震颤提示病灶的高流量性质；Ⅱ期为进展期，大多数在青春期开始，病灶增大、颜色变暗，病灶向表面皮肤和深部组织结构侵犯。组织学上表现为动、静脉扩张、纤维化。检查可发现局部皮温增高，可触及搏动和震颤，听诊可闻及杂音。皮肤外观改变类似卡波西肉瘤，易误诊。另外，一些不正确的治疗方式如供血动脉结扎、部分切除、动脉近端栓塞和激光等均可能导致病情由Ⅰ期向Ⅱ期进展；Ⅲ期为破坏期，有逐渐扩张增大的趋势并出现了自发的皮肤或黏膜破溃不愈、反复出血或进行性的功能障碍；Ⅳ期为失代偿期，巨大动静脉畸形的高流量可能导致心功能衰竭。该分期方法仍无法体现动静脉畸形这一复杂疾病临床特点的全貌，如扩张期的动静脉畸形即使是同一部位，在不同病例之间也存在很大的差异，而这些差异与动静脉畸形病理解剖之间有何联系等问题仍不清楚。因此建立更为深入的分类系统仍是值得研究的重要内容之一。

动静脉畸形和动静脉瘘的临床表现类似，但二者的病理生理特征和临床进程完全不同，需加以区别（表5-2）。动静脉瘘多为后天获得性病变，多源于外伤和慢性侵蚀，它是动静脉间单一瘘道，动脉血通过瘘孔直接流入静脉，造成回流静脉压力增高。动静脉畸形不同于动静脉瘘，它是先天性病变，动静脉之间多个微小瘘道连接，由细胞间质组成的病灶镶嵌在血管间。二者间均伴扩张、扭曲的供血动脉和回流静脉。

DSA能清晰显示动静脉畸形的结构，是制定治疗措施必须要进行的检查。检查包括两侧的颈外动脉、两侧颈内动脉和两侧椎动脉。颈外动脉结扎术后动静脉畸形复发的患者，还需进行甲状颈干的造影。颅面部软组织动静脉畸形的特征性DSA表现包括团状、结节状畸形血管巢；增粗、增多的供应动脉；早现、扩张的引流静脉。由于畸形血管巢

表 5-2　动静脉畸形与动静脉瘘的鉴别

	动静脉畸形	动静脉瘘
病因	先天性	刺伤、钝挫伤、慢性侵蚀
生长刺激因素	月经期、怀孕或外伤	低阻的瘘道
组织病理	动静脉间多个微瘘、镶嵌血管间的异常血管团	动静脉间的单一瘘孔
自然病程	随身体而生长,伴供血动脉的增多以及动脉和静脉增粗	随身体而生长,伴动脉和静脉增粗
治疗	栓塞消灭异常血管团	封堵瘘孔

内血液流速增加、流量增大,供应畸形血管巢的供应动脉增粗,可为单支或多支,供养动脉的来源与畸形血管巢的部位有关。位于颅面上 1/3 和鼻背部软组织的动静脉畸形,供血来自颈内动脉,其余一般都来自颈外动脉。畸形血管巢的引流静脉明显增粗、迂曲,在动脉相与畸形血管巢同时显影。伴高流量动静脉瘘、范围大的动静脉畸形,大量的血液进入动静脉畸形病巢内,造成病变远端血管显示不清,即为"盗血"现象。

三、组织病理学特征

两个世纪前就有关于动静脉畸形的报道,但至今仍未对其病理生理过程达成共识。目前可以认为动静脉畸形的病理基础是由大动静脉瘘和泛发的大量微小动静脉瘘共同构成的畸形血管结构。这些大、小动静脉瘘共同形成特殊的异常血流动力学状态,导致原有的畸形血管逐渐扩张,从而使其局部的血流阻抗更低,血流量加大,导致疾病的发展。镜下可见动脉管壁增厚,弹力膜大部分破坏消失,平滑肌厚薄不均,且排列紊乱,内皮下、中膜及外膜胶原纤维增生,部分区域纤维粗大呈均质状。静脉管腔明显增粗,管壁厚薄不均,管腔形成明显

皱褶。管壁增厚处大量胶原纤维增生,分布在管壁全层,纤维粗大并见大面积的均质样或玻璃样变,平滑肌细胞增生呈退变状态;管壁菲薄处只有几层退变的平滑肌和胶原纤维。瘘口处管壁呈"瓶颈样"增生,增生的细胞主要为平滑肌细胞。由于动静脉畸形具有连续性的病程进展,其组织病理特点也存在一个相应的动态变化过程。幼年患者的病灶中以小口径血管为主,还可见较为丰富的毛细血管,这一点与成人动静脉畸形的特点正好相反。目前有关动静脉畸形的免疫组织化学研究主要集中于血管畸形和婴幼儿血管的鉴别。国外学者通过 S100 蛋白染色发现,神经纤维束只存在于动静脉畸形中,而未见于婴幼儿血管瘤中,而葡萄糖转运蛋白 1(GLUT-1)则正好相反,均可作为两者的鉴别指标之一。

四、发病机制

在胚胎发育过程中,血管分级、动静脉交通的建立以及在此过程中血管发育缺陷,形成动静脉畸形的确切机制目前仍不清楚。人们从胚胎发育的分子机制,血管内皮细胞的特性以及动静脉畸形病灶的解剖部位等方面进行了大量研究,试图来阐明这一精巧而复杂的组织结构形成过程。从第三周开始,卵黄囊内的中胚层细胞开始发育形成血管和淋巴系统,这一过程包括血管发生和血管生成两种方式。血管发生只存在于胚胎期,形成初级毛细血管丛。血管新生是在原有血管基础上,内皮细胞通过出芽,分裂和融合方式形成新的毛细血管。然后进行血管重构,并分化成为动脉和静脉。随着其后毛细血管网的加入和连接,最终形成胎儿的血管系统。动静脉畸形可能是由于胚胎发育过程中原始血管丛中的动静脉交通未退化所致。这种胚胎学的理论解释了动静脉畸形在头颈部好发的现象,因为早期胚胎主要由头侧结构组成。另外,面部最易发动静脉畸形的颊部和耳

部,在早期胚胎结构中比面部其他区域占有更多的表面积和体积。

目前研究发现多种基因的异常与动静脉畸形的发病有关。如编码 endoglin (ENG) 和激活素受体样激酶-1 (Activin receptor-like kinase-1, ACVRL1)蛋白的基因突变可导致遗传性出血性毛细血管扩张的发生。ENG 和 ACVRL1 是内皮细胞表面转化生长因子-β (Transforming growth factor β, TGF-β) 超家族的Ⅰ型受体,它们的突变将导致 TGF-β 信号途径受阻,而 TGF-β 在血管结构重塑和维持血管壁的完整性中具有重要作用。因此可以观察到,在鼠胚的形成早期,如果缺乏 ACVRL1 的表达,会导致严重的动静脉分流。此外,毛细血管畸形-动静脉畸形的发生也被证实与 RASA1 基因突变有关。近年来 Notch 信号途径成为研究热点,动静脉畸形的发生可能与这一信号途径具有极为密切的关系。Notch 信号途径广泛存在于多种动物体内,在进化过程中高度保守,主要介导细胞的分化抑制信号,能够调节胚胎期动静脉的分化。在成体的动脉中,该途径的受体和配体均有持续的表达,而在静脉中则无表达。如果该途径功能丧失将导致血管口径变小,而重获功能后,血管可重新扩张增粗。在鼠的动静脉畸形中,Notch 受体家族成员之一的 Int3 (Notch4) 被认为是动静脉畸形的标记物,其过度表达可导致明显的血管扩张和动静脉分流,数周后即可致死,而抑制其表达后,病症有逆转的趋势。Notch 配体 D114 如果发生突变,可导致鼠胚胎在血管重构的过程中发生缺陷而致死。可见该途径的功能异常将很可能导致原始的动静脉分流的形成,在异常血流动力的作用下,逐渐发展成为动静脉畸形并促进其发展。

以往人们认为动静脉畸形的血管内皮细胞不具有异常的增殖能力,但是国外学者研究发现从动静脉畸形组织块中分离培养的内皮细胞虽然具有正常内皮细胞的表型和抗原特征,但它们的增殖速率是人脐静脉、动脉、微血管内皮细胞的 1.8~6.4 倍。而且细胞对多种细胞生长抑制因子不敏感,如白细胞介素-1β,肿瘤坏死因子-α,转化生长因子-β,干扰素-γ 等,甚至检测到原癌基因 c-ets-1 的表达。表明血管发育过程中的缺陷导致细胞的生物学性状也发生了改变。这种相对较高的增殖能力,与动静脉畸形病程进展中管腔逐渐充盈膨大的特征是吻合的。另有研究发现,动静脉畸形中,微血管的内皮细胞和平滑肌细胞均有异常增生,且在女性病人中更为明显。不过这也有可能是由于出生之后,慢性增高的静脉管腔内压、组织灌流减少引起的组织缺氧以及静脉超负荷造成血细胞渗出性出血导致局部血管生长因子增多,从而刺激血管生成。

在头颈部,动静脉畸形病灶的分布与一些特征性解剖部位有关。头颈存在着所谓的血管区域,是指由单一动脉供血,含有皮肤,皮下软组织和骨的三维结构。相邻的血管区域之间由密集的口径较小的血管相连,此连接区域被称为休克区,可调节血管区域之间的血流,而动静脉畸形则正好多发于休克区。这种非随机的,与面部特定解剖部位相关的分布特点,在节段性婴幼儿血管瘤中也可以发现。这种现象极有可能与动静脉畸形的发病机制直接相关,但究竟是何关系,目前尚不明确。

可以看出,目前的研究还不足以阐明动静脉畸形究竟是如何发生的,但是可以肯定的是这一复杂的发病过程中有多种因素的参与。可以认为,在胚胎期血管系统发育过程中,某些与遗传有关或无关的基因发生变异导致血管发育出现缺陷,形成动静脉沟通的异常结构,并出现血管内皮细胞、平滑肌细胞等生物学性状的改变。而后在机械压力、血流剪切力、神经调节、局部微环境变化等因素的共同作用下,畸形的血管团逐渐扩张,从而形成临床可见的病灶。

五、动静脉畸形的治疗

历史上动静脉畸形的治疗方法众多,但发展至今,动静脉畸形的治疗策略主要以介入栓塞为主,辅以手术治疗。手术治疗仅限于介入栓塞后仍需改善外观的病例,病变的不彻底切除会促进其恶化。介入栓塞的关键是直接消灭异常血管团,禁忌行供血动脉的结扎或堵塞,这样不仅不能治疗病变,相反还会进一步促进病变的发展。颅面部软组织动静脉畸形的介入栓塞治疗目的包括:① 完全治愈动静脉畸形;② 栓塞缩小病灶,控制并发症的发生;③ 栓塞缩小病灶,以利于手术切除。根据介入栓塞的目的,临床上需选择不同的栓塞材料。颅面部软组织动静脉畸形常用的栓塞材料有 PVA(polyvinyl alcohol)颗粒、二氰基丙烯酸正丁脂(N-butyl - 2 - cyanoacrylate,NBCA)和无水乙醇等。宜根据病变的性质、栓塞目的、回流静脉出现的早晚以及侧支循环情况选择相应的栓塞剂。PVA 颗粒是一种中期栓塞材料,栓塞再通率高,颅面部栓塞常用的 PVA 颗粒直径一般在 150～250 μm。NBCA 是一种液体栓塞剂,进入体内与血液接触后聚合,聚合时间与NBCA 的浓度有关。NBCA 栓塞再通率较 PVA低,是目前世界范围内在动静脉畸形栓塞中使用最广泛的栓塞材料。NBCA 操作要求高,难度大,加之黏管的危险,必须具有一定的介入治疗经验,熟知 NBCA 的属性和微导管操作技术的专业医师方可实施。最近,美国学者推出的 Onyx,可克服 NBCA 黏管的缺点,有望成为新型的栓塞剂。由于 NBCA、PVA 和 Onyx 不能破坏异常血管团内的内皮细胞,即使充分栓塞后还有可能再生异常腔道而导致病变的再通。无水乙醇是目前惟一可达到治愈动静脉畸形治疗目的的液体栓塞剂。它不仅可以治愈动静脉畸形,还可以在治愈动静脉畸形的基础上消除病变的占位效应,达到改善外观的目的。无水乙醇通过细胞脱水和脱髓鞘改变直接破坏血管内皮,血液蛋白质迅速变性,血管畸形组织快速坏死和血栓形成,从而达到对动静脉畸形的治疗目的。应用时切记勿将乙醇注入到正常血管内,那样会导致它所供应的神经、肌肉和结缔组织的坏死。PVA、液体组织胶和弹簧圈也可应用于颅面部软组织动静脉畸形的栓塞治疗,其作用仅限于物理性堵塞,可降低病变的流速,控制并发症的发生以及手术前的辅助性栓塞。

在血管构筑上,软组织动静脉畸形可分成浸润型(infiltrative)、病灶型(nidus)和动静脉瘘型(fistulous)3 型。其中,病灶型动静脉畸形在造影时可出现异常网状血管团,此时可考虑行 PVA、NBCA 和无水乙醇的栓塞;对于浸润型动静脉畸形,病变弥散,动静脉间微瘘、脉压差不足,PVA和 NBCA 难以在病变内充分弥散,从而达不到有效的治疗目的,对该类动静脉畸形应使用无水乙醇和造影剂 1：1 配伍的混合液进行栓塞。动静脉瘘型动静脉畸形,只能行近瘘口动脉端的无水乙醇栓塞。

颅面部软组织血供丰富,仅供应动脉内栓塞或单纯采用结扎颈外动脉的方法,不但不能治疗动静脉畸形,相反会促进动静脉畸形的发展。这是因为原本不供应病变的同侧颈外动脉的其他分支、颈内动脉、椎动脉和甲状颈干以及对侧的颈外动脉会全部或部分开放,供应病变。颌面部表浅皮肤的血供来自面动脉和面横动脉的终末支,NBCA 栓塞容易引起局部软组织坏死,栓塞前应予注意。

面上 1/3 以及鼻背部动静脉畸形的血供来自颈内动脉的眼动脉支,血管内栓塞有导致失明的危险。该部位动静脉畸形的治疗应以局部穿刺无水乙醇栓塞为主。

第二节　头皮动静脉畸形

一、临 床 表 现

1764 年 William Hunter 首先准确报道了头皮动静脉畸形的临床表现和危害。该病多数为先天性病变，也可源自外伤。早期主要表现为头皮部较小的软组织结节，以后随着身体的生长而渐长大，表现为搏动性软组织膨隆，并出现震颤、杂音、头痛以及程度不等的局部疼痛。由于毛发的遮挡，常不易为早期发现。病变邻近的回流静脉扩张，当扩张到一定程度，便可引起颞部（图 5-3）和颈项部畸形（图 5-4）。头皮动静脉畸形的病灶也可在幼儿或少年时期出现破溃并呈结节样增生，同时伴急性出血发生（图 5-5）。青春期、怀孕、局部不彻底切除以及供血动脉的结扎或栓塞可以加速病变的发展（图 5-6），并导致病灶表面破溃和出血，晚期还可造成充血性心衰。

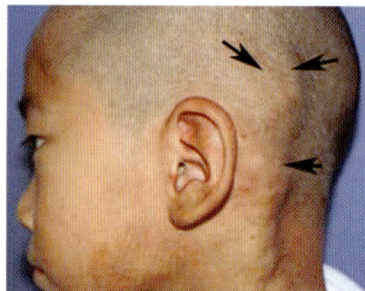

图 5-4　左头皮动静脉畸形

头皮动静脉畸形伴耳后静脉和颈外静脉扩张，导致颈部和耳后部膨隆（箭头）

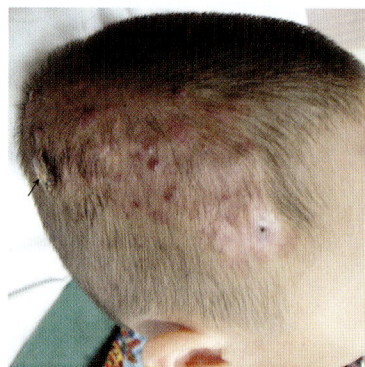

图 5-5　右侧头皮动静脉畸形

潮红色、弥散性右侧头皮动静脉畸形呈结节样增生，表面破溃、结痂（箭头）

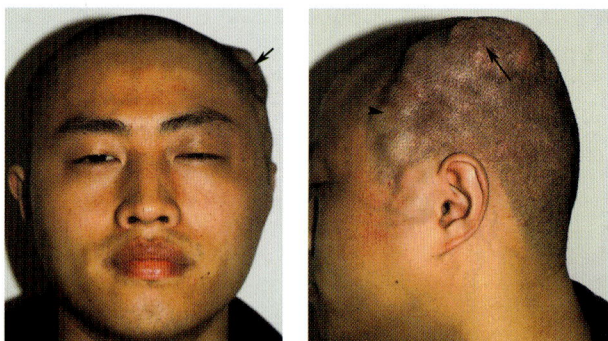

A　　　　　　　　B

图 5-3　左头皮部动静脉畸形

A. 正位像显示左头皮动静脉畸形所致的软组织膨隆（箭头）　B. 侧位像显示左头皮头静脉畸形（箭头）所致的颞部回流静脉扩张（短箭头）

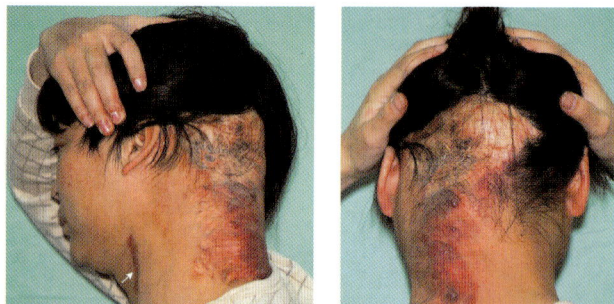

A　　　　　　　　B

图 5-6　头皮枕部动静脉畸形

A. 侧面像显示颈外动脉结扎后（箭头），病变的加速发展　B. 背面像显示枕部动静脉畸形膨隆、脱发并向项部发展

二、影像学表现

平扫 CT 上头皮部动静脉畸形呈等密度的异常软组织膨隆。注射增强剂后，该异常软组织膨隆明显强化，近于邻近血管密度，回流静脉提前显示。CT 骨窗有时可以显示软组织膨隆下方的颅骨受压、凹陷。

头皮动静脉畸形在 MRI 上显示为异常软组织信号影，T1WI 上为等信号影，T2WI 上信号强度增高，内有明显的流空信号。注射增强剂后，该异常软组织信号影明显强化。

血管造影上，头皮部动静脉畸形呈颅板外的异常血管团显示，颞浅动脉和枕动脉为其主要供血动脉。枕静脉、颞浅静脉、耳后静脉以及颈外静脉为其回流静脉并提前显示（图 5－7），也有头皮动静脉畸形向颅内横窦和矢状窦引流的报道。如果曾行颈外动脉结扎或供血动脉结扎或堵塞的病例，颈内动脉、椎动脉以及脑膜中动脉穿过颅骨供应病变。

三、治疗方式选择

1829 年 Benjamin Brodie 利用环状结扎的方法成功治疗了头皮动静脉畸形，开创了该病治疗的先河。以后随着医学科学的发展，更多的治疗方式涌现出来，这主要包括手术切除皮瓣修复、供血动脉结扎、供血动脉栓塞后切除、预先埋置皮肤扩张器修复缺损、局部电凝治疗以及局部穿刺栓塞治疗等。临床实践表明，供血动脉结扎不仅不能治疗该病，还会进一步促进病变的发展，加剧临床症状的恶化。电凝治疗也不再适合该病的治疗。尽管手术切除是该病较普遍的治疗方式，但介入栓塞可以达到控制病变发展、制止溃疡出血及扩张回流静脉复原的治疗效果，应成为头皮动静脉畸形的首选治疗方式。辅助性介入栓塞可选用组织胶作为栓塞材料；治疗性介入栓塞则虚选用无水乙醇栓塞。根据异常血管团的到位情况，可选动脉途径或直接穿刺。

四、介入栓塞技术

头皮动静脉畸形的介入栓塞包括动脉径路介入栓塞和局部穿刺栓塞两种。头皮动静脉畸形的供血动脉主要源自颞浅动脉，通过该动脉引入微导管到达动静脉瘘处，然后自微导管注入无水乙醇（图 5－8）。由于该动脉起始部明显迂曲，通过动

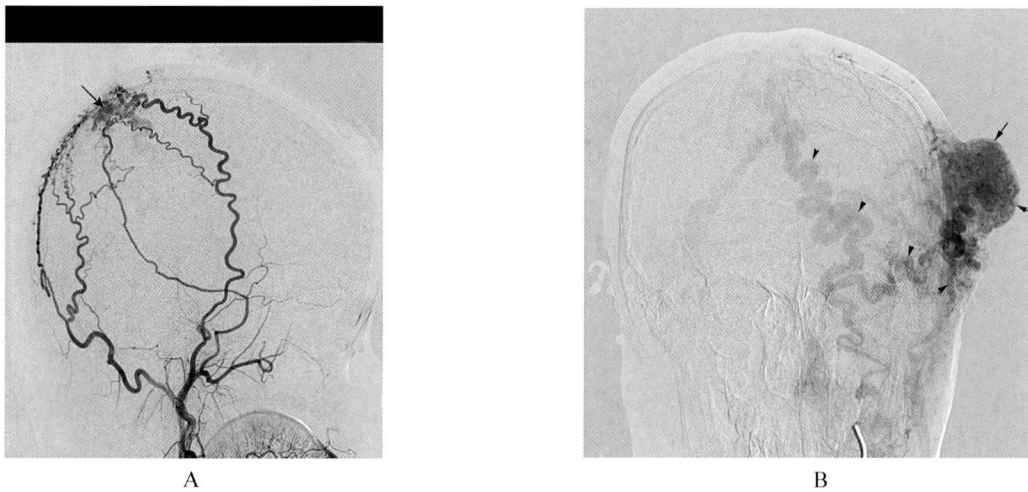

A　　　　　　　　B

图 5－7　头皮动静脉畸形

A. DSA 造影动脉期的侧位像上显示头皮部动静脉畸形呈颅板外的异常血管团（箭头），颞浅动脉和枕动脉为其主要供血动脉　B. DSA 造影静脉期的侧位像上显示头皮部动静脉畸形的异常血管团（箭头）以及回流静脉（短箭头）

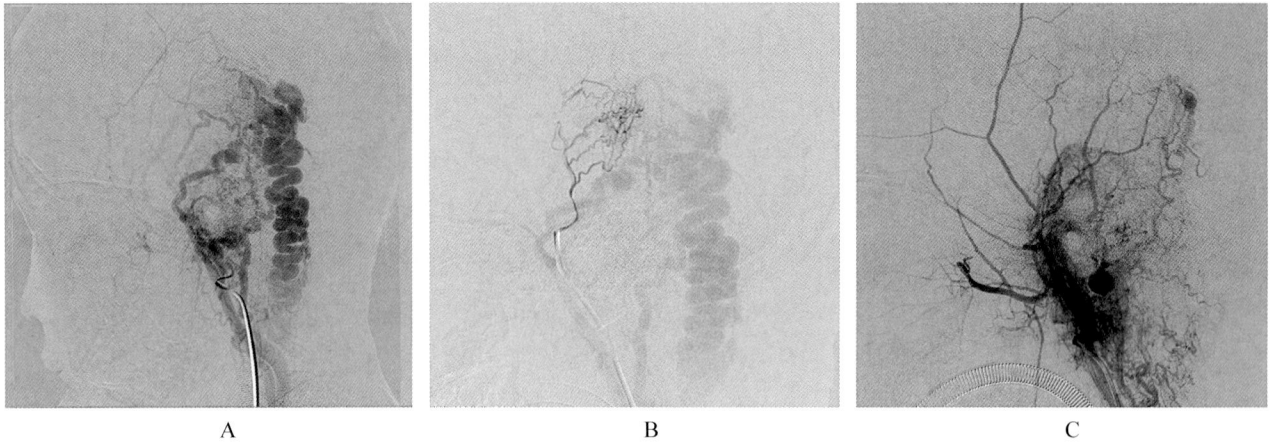

图 5-8　头皮动静脉畸形

A. DSA 造影动脉期的侧位像上显示左侧头皮部动静脉畸形的回流静脉明显扩张,颞浅动脉为主要供血动脉　B. 微导管超选择到达动静脉间纤细、多发的瘘孔　C. 无水乙醇栓塞后,扩张的回流静脉在动脉造影的晚期仍然未见显示

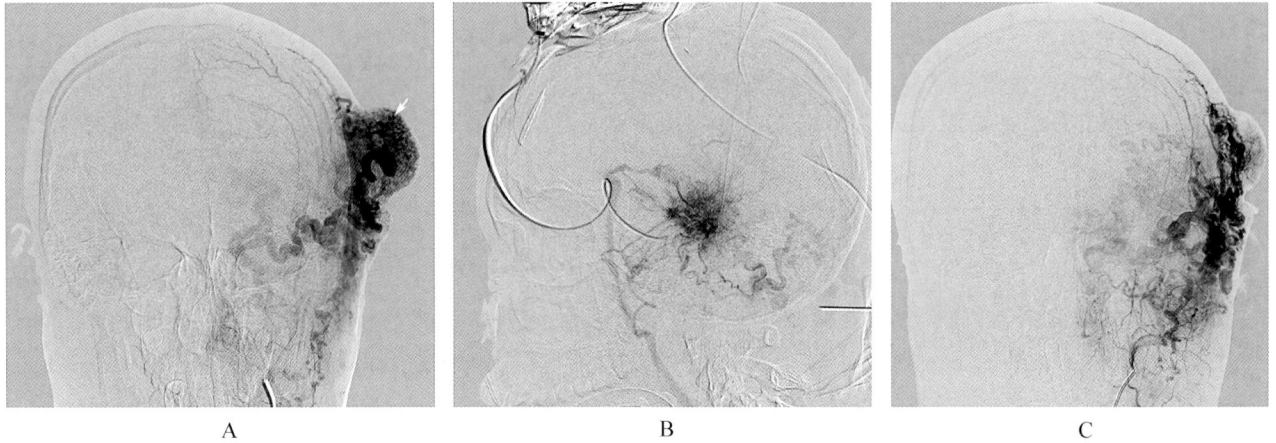

图 5-9　局部穿刺注射无水乙醇治疗头皮动静脉畸形

A. 颈外动脉造影见颅骨外、头皮部异常血管团,颞浅动脉呈纤细网状供血　B. 局部穿刺造影见回流静脉显示,证明穿刺针位于异常血管团内　C. 注射无水乙醇后造影,见异常血管团基本消失

脉径路有时难以将导管引入到病灶血管团内,这时可采取局部穿刺栓塞的方法。

技术要点:全麻、监护下采用 Sedlinger 技术进行患侧颈内动脉和颈外动脉造影。在显示头皮部病变后,再行供血动脉的正、侧位放大造影,以更清楚显示病变并记录之。用 21 G 双翼套管穿刺针直接穿刺病变,见有回血后,注射造影剂行直接造影,看是否出现回流静脉以及回流静脉的流向,从而明确穿刺针是否位于病变内以及是否回流至颅内。根据病变大小和流速快慢,决定栓塞材料。如果病变局限、回流静脉细小并无颅内引流,可以注

射无水乙醇;病变较大、流速较快时,可首先在病变内释放弹簧圈,然后辅以乙醇。局部穿刺栓塞后,再行动脉造影,明确是否还有残余病变。如果发现残余病变,再重复上述操作(图 5-9)。尽管有局部病灶内注入组织胶和弹簧圈成功治疗的报道,但是组织胶和弹簧圈属于异物,有可能产生异物反应并致感染。

五、疗效评估和注意事项

头皮动静脉畸形成功栓塞的即刻表现为头

皮部的异常血管团在静脉期不再显示；局部病灶变韧、搏动感消失，患者不再闻及搏动性杂音；颈部扩张的回流静脉缓解或复原（图 5 - 10）；破溃出血的创面结痂，3～4 周后溃疡创面愈合。

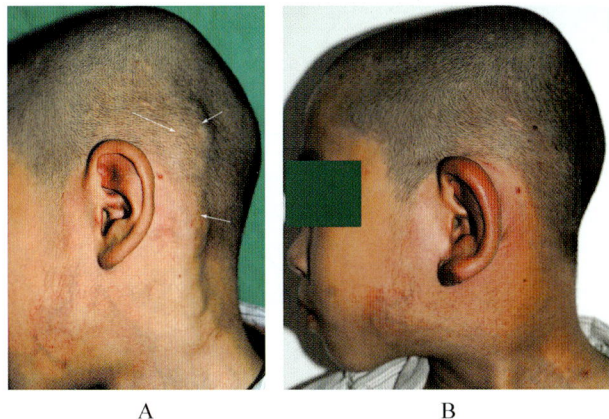

图 5 - 10　局部穿刺注射无水乙醇治疗头皮动静脉畸形

A. 栓塞治疗前，增粗的回流静脉致左侧头皮和颈部膨隆（箭头）　B. 栓塞治疗后，左侧头皮和颈部的膨隆消失

无水乙醇的栓塞效果优于组织胶和弹簧圈的栓塞。主要表现为乙醇的栓塞效果更长久以及乙醇栓塞后，病变栓塞的同时还可有程度不等的缩小。组织胶和弹簧圈栓塞后，病变可以达到稳定、不发展的目的，但病变大小无显著变化；而且，病变异物反应和感染的几率较大。头皮动静脉畸形严禁行颈外动脉以及病变周围供血动脉的结扎进行治疗，也严禁行供血动脉内的弹簧圈、丝线以及明胶海绵栓塞。上述治疗方法不仅不能缓解症状，还会加速病变的发展。畸形血管团内穿刺、弹簧圈栓塞与供血动脉内弹簧圈栓塞，结果完全不同。

根据临床观察，栓塞物在病变血管团内弥散程度，血管内途径较局部穿刺要好。如果微导管能很好置位，应首选血管内途径进行栓塞。颈外动脉结扎后，也可选择颞浅动脉逆行径路进行栓塞。

六、并发症及其处理

（一）局部缺血性坏死、感染

局部穿刺无水乙醇栓塞可以引起穿刺点局部缺血性改变和坏死，表现为软组织发黑和脱发（图 5 - 11）。组织胶和弹簧圈栓塞常并发局部感染发生，表现为病变区发红、破溃，栓塞物暴露。该并发症发生后需行局部清洗，缓慢摘除暴露的栓塞物。

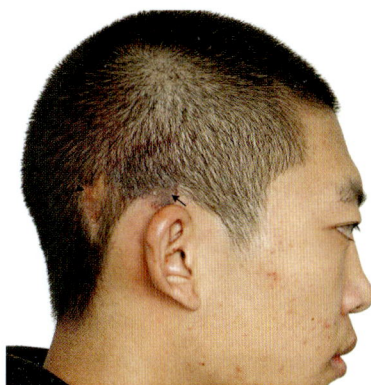

图 5 - 11　头皮动静脉畸形

无水乙醇栓塞后，病变栓塞处色变黑（箭头），局部脱发（短箭头）

（二）栓塞物误入肺部

对流速过快的病变选用弹簧圈栓塞时，如果选择的弹簧圈直径小于回流静脉的内径，或者在弹簧圈成型之前，高速流入的血流会将其自回流静脉冲入肺动脉。这时，一般不会引起明显的不适，不需行特殊处理。如果引起临床症状，需转入专科取出。组织胶栓塞时，也会发生组织胶误入肺部，此时患者会发生剧烈的呛咳。栓塞时，压迫颈部回流的颈外静脉，可有效地减低病变流速，防止组织胶等栓塞物误入肺部。一旦发生，需行肺部消炎治疗。

第三节　额部、眼睑和鼻背部的动静脉畸形

一、临 床 表 现

　　额部、眼睑和鼻背部的动静脉畸形主要表现为生后即出现的皮肤红斑,以后随着身体的生长而同步长大并突出于皮肤表面(图5-12,图5-13,图5-14)。触诊可及搏动,听诊可有吹风样杂音。晚期病变皮肤表面可出现破溃,并伴出血发生。额部、眼睑和鼻背部位于颅面部最突出的位置,该部位的病变易于早期发现;另一方面,这些部位的供血主要源自颈内动脉的眼动脉,而不像颅面部的其他部位来自颈外动脉供血。

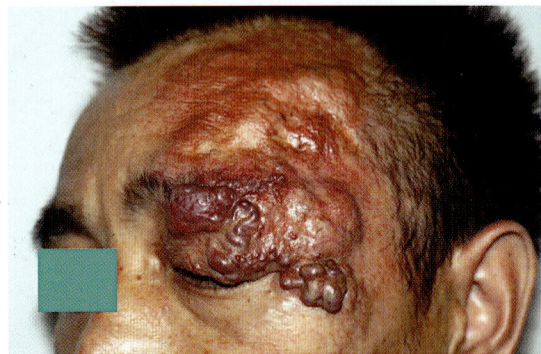

图5-13　眼睑动静脉畸形

眼睑部动静脉畸形表现为眼睑部突出于皮肤的软组织膨隆,表面色暗红、破溃

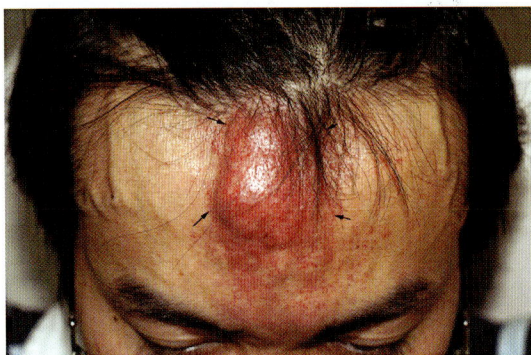

图5-12　额部动静脉畸形

额部动静脉畸形表现为额部突出于皮肤的软组织膨隆(箭头),表面色暗红

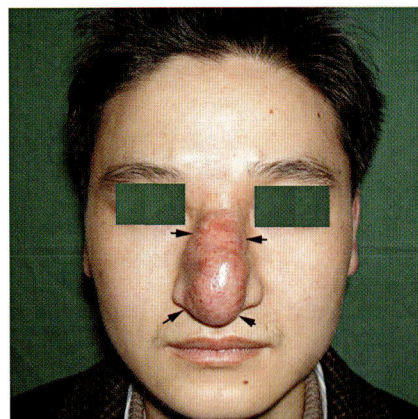

图5-14　鼻背部动静脉畸形

鼻背部的动静脉畸形鼻背部突出于皮肤的软组织膨隆(箭头),表面色暗红

二、影像学表现

　　额部、眼睑和鼻背部的动静脉畸形位于颅面部体表,诊断容易。影像检查的目的主要评价是否伴有深部侵犯以及是否多发。平扫CT上,上述部位的动静脉畸形呈等密度的异常软组织膨隆。注射增强剂后,该异常软组织膨隆明显强化,近于邻近血管密度,回流静脉提前显示(图5-15)。

　　额部、眼睑和鼻背部动静脉畸形在MRI上显示为异常软组织信号影,T1WI上为等信号影,T2WI上信号强度增高,内有明显的流空信号。注射增强剂后,该异常软组织信号影明显强化(图5-16)。

　　血管造影上,额部、眼睑和鼻背部动静脉畸形

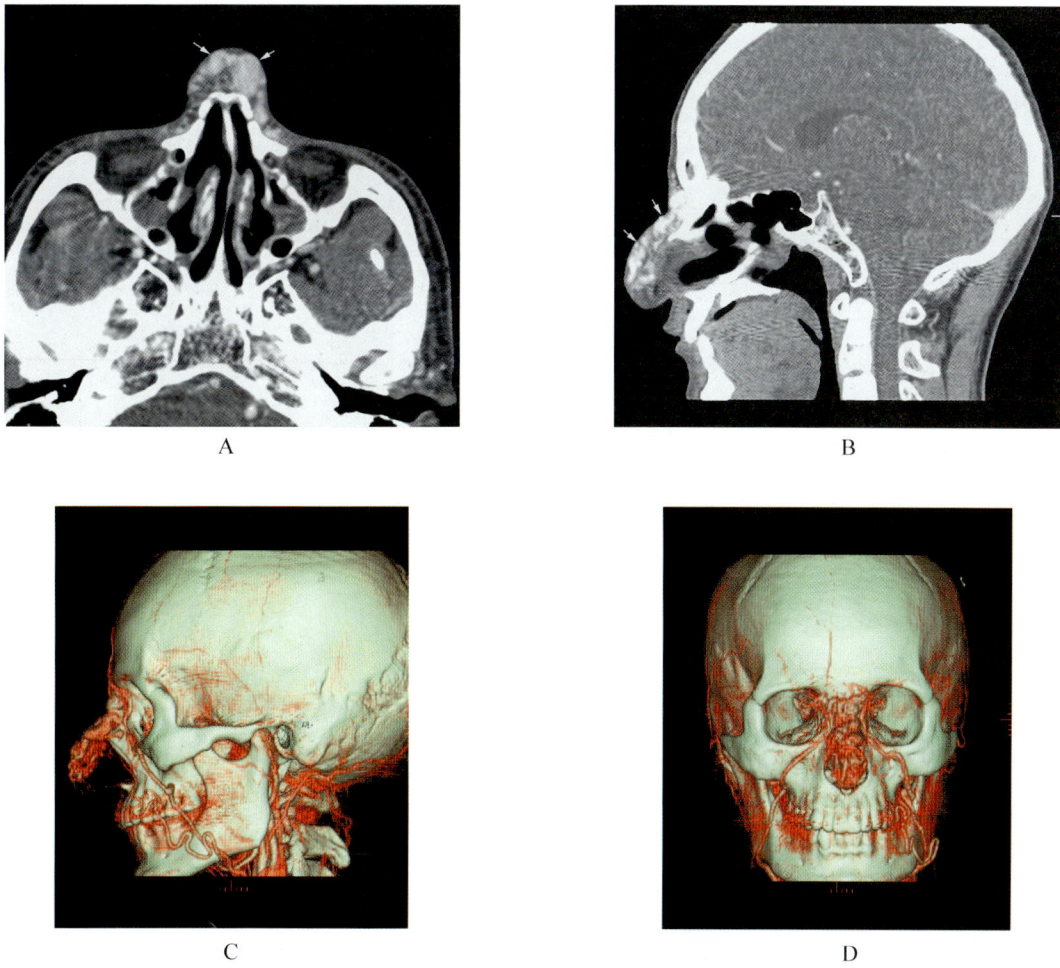

图 5 - 15 鼻背部动静脉畸形

A. 鼻背部动静脉畸形在轴状面增强 CT 上呈异常软组织膨隆,内含高密度的点状血管影 B. 增强 CT 重建的矢状面上显示鼻背部异常软组织膨隆明显强化,近于邻近血管密度 C. CTA 正面像显示鼻背部动静脉畸形以及双侧回流静脉 D. CTA 侧面像显示鼻背部动静脉畸形以及回流静脉

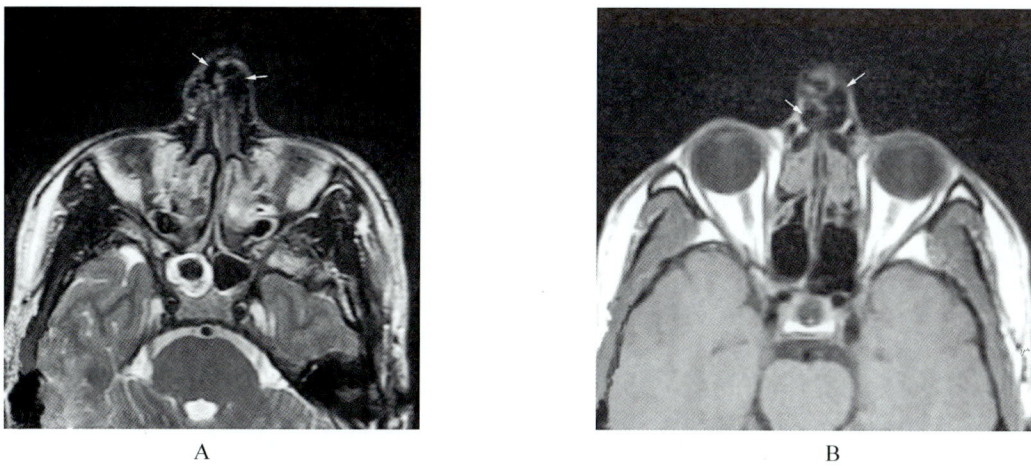

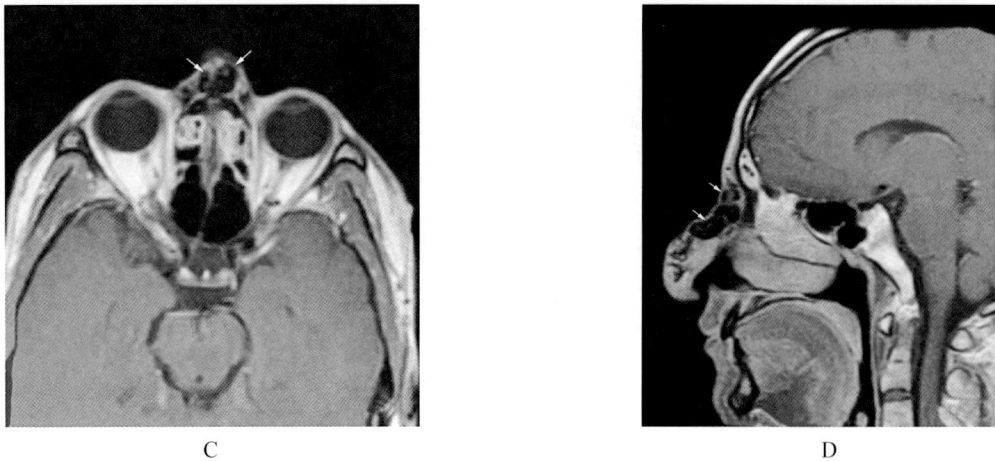

C   D

图 5‑16 鼻背部动静脉畸形

A. 鼻背部动静脉畸形在 MRI 的 T1WI 上低信号的异常软组织膨隆,内含流空信号影 B. T2WI 上仍为低信号,内含流空信号影 C. 增强的 T1WI 上鼻背部的异常软组织膨隆内含丰富的流空信号 D. 增强的矢状面上显示富含流空信号的鼻背部膨隆

呈微突出于皮肤表面的异常血管团,眼动脉为上述部位病变的主要供血动脉,颞浅动脉和面动脉也参与其供血。眼静脉、颞浅静脉、面前静脉以及颈外静脉为其回流静脉并提前显示(图 5‑17)。

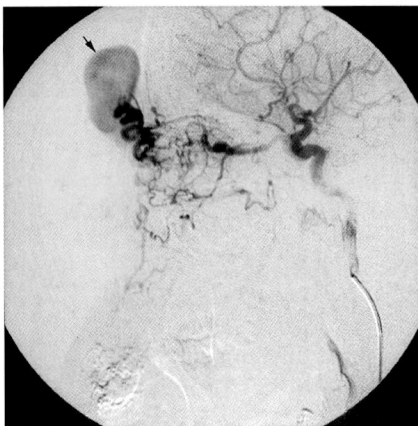

图 5‑17 眼睑部动静脉畸形

颈内动脉 DSA 造影动脉期的侧位像上可见上睑部异常血管团(箭头),眼动脉供血

三、治疗方式选择

额部、眼睑和鼻背部动静脉畸形的治疗目的为消除供应动脉和回流静脉之间高流速和低阻力的异常交通。由于上述部位的动静脉畸形源自颈内动脉供血,血管内栓塞治疗的风险较高,如果手术实施可行并且患者可以接受手术后外观改变,应予以优先选择。单纯的栓塞治疗也可以治愈上述部位动静脉畸形并达到消除占位效应的目的,栓塞的径路根据血管构筑可以选择直接穿刺栓塞和眼动脉径路栓塞两种,其中以直接穿刺栓塞为主。如果选用眼动脉径路进行栓塞,需跨越视网膜中央动脉后再行栓塞治疗。栓塞材料可以选择无水乙醇、组织胶和弹簧圈,其中弹簧圈在该部位动静脉畸形的应用需高度注意,一要仅应用于伴囊状扩张的病变,二要尽量不用。这是因为该部位表浅,置放的弹簧圈较易突出皮肤,影响每日的洗脸和容易造成感染。

四、介入栓塞技术

额部、眼睑和鼻背部动静脉畸形的介入栓塞包括眼动脉径路介入栓塞和局部穿刺静脉栓塞两种。由于该部位动静脉畸形的供血动脉主要源自眼动脉,通过该支血管栓塞有导致失明的可能,通常选择直接穿刺栓塞的方法进行治疗。

（一）局部穿刺栓塞治疗额部、眼睑和鼻背部动静脉畸形

技术要点：采用 Seldinger 技术进行患侧颈内动脉和颈外动脉造影。在显示病变后，再行供血动脉的正、侧位放大造影，以更清楚地显示病变

并记录之。穿刺针直接穿刺病变，见有回血后，注射造影剂行直接造影，看是否出现回流静脉，从而明确穿刺针是否位于病变内。然后根据病变的大小和流速的快慢，决定栓塞材料。如果病变局限、回流静脉细小并无颅内引流，可以直接注射无水乙醇（图 5-18）；病变较大、流速较快时，可首先在病变内释放弹簧圈，然后辅以乙醇或

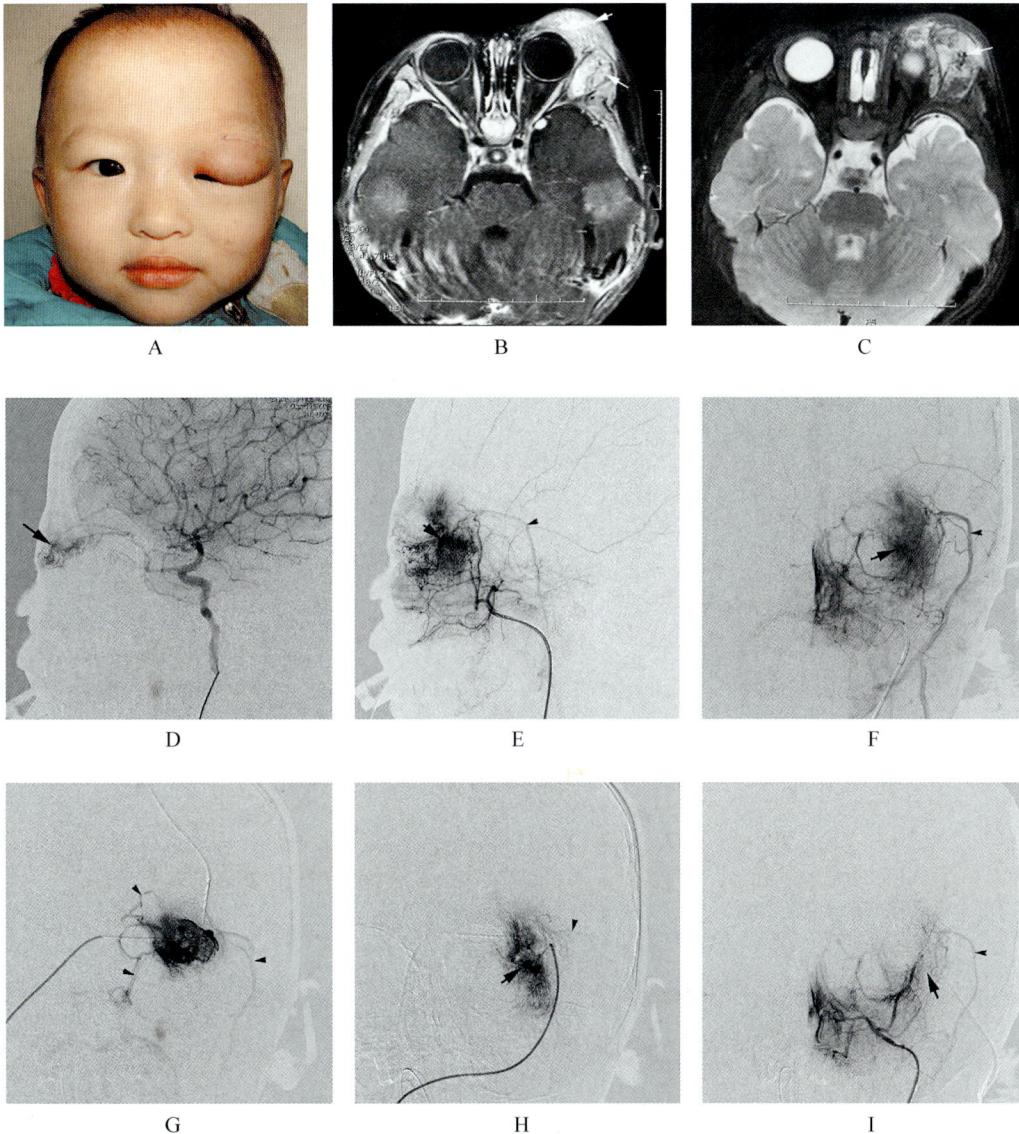

图 5-18　眶骨动静脉畸形局部穿刺乙醇栓塞

A. 患儿正面像见左眶骨膨隆、上睑部皮肤发红　B. 眼眶平面增强的 T1 加权像显示眼睑和眶骨增厚并呈强化状（箭头）　C. 眼眶平面的 T2 压脂像显示眶骨增厚（箭头），其内呈点状流空　D. 左侧颈内动脉 DSA 造影的侧位像上可见眶部异常血管团着色（箭头）　E. 上颌动脉造影的侧位像显示眶部异常血管团着色（箭头），颞浅静脉为回流静脉（短箭头）　F. 上颌动脉造影静脉期的正位像显示眶部异常血管团着色（箭头）以及眶周的多条回流静脉（短箭头）　G. 眶上局部穿刺造影见异常血管团（箭头）和回流静脉（短箭头）显示，证明穿刺针位于病变内，注入乙醇　H. 左眶骨内穿刺造影见异常血管团（箭头）和回流静脉（短箭头）显示，证明穿刺针位于病变内同时注入乙醇　I. 乙醇栓塞后的上颌动脉造影显示左眶周异常血管团消失，仍见少许回流静脉显示（箭头）

颅面部介入诊疗学

NBCA。局部穿刺栓塞后,再行动脉造影,明确是否还有残余病变。如果发现残余病变,再重复上述操作。尽管有局部病灶内注入组织胶成功治疗的报道,但是组织胶和弹簧圈混合时,产生异物反应并致感染的可能性加大。

(二) 眼动脉径路栓塞额部、眼睑和鼻背部动静脉畸形

采用 Seldinger 技术将 6 F 导引导管引入颈内动脉,微导管同轴引入眼动脉并跨越视网膜中央动脉至病变部位的异常血管团内。造影明确未有通向颅内的回流静脉后,根据治疗目的选用无水乙醇或 NBCA 进行栓塞。如果栓塞为辅助性栓塞,还需手术切除,以选用 NBCA 为主;如为治疗性栓塞,最好选用无水乙醇为栓塞材料。推注栓塞剂过程中,禁忌出现逆流(图 5-19)。

五、疗效评估和注意事项

单纯的栓塞治疗可以达到控制额部、眼睑和鼻背部动静脉畸形的发展以及消除溃疡和出血的临床症状,无水乙醇栓塞可部分改变病变膨隆所致的外观畸变(图 5-20)。成功栓塞的即刻表现为病变部位的异常血管团在静脉期不再显示;局部病灶变韧、搏动感消失,不再闻及搏动性杂音;面部扩张的回流静脉缓解或复原;破溃出血的创面结痂,3~4 周后溃疡创面愈合。

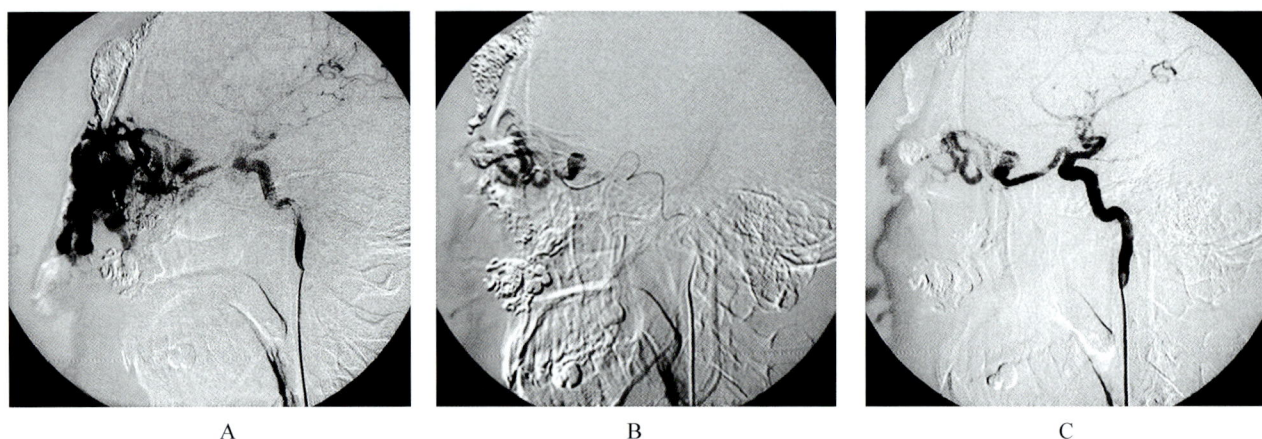

图 5-19 额部、眼睑动静脉畸形
A. DSA 造影的侧位像上可见额部眼睑异常血管团,眼动脉供血 B. 微导管穿过眼动脉到达异常血管团内 C. 栓塞后的眼动脉造影见异常血管团消失

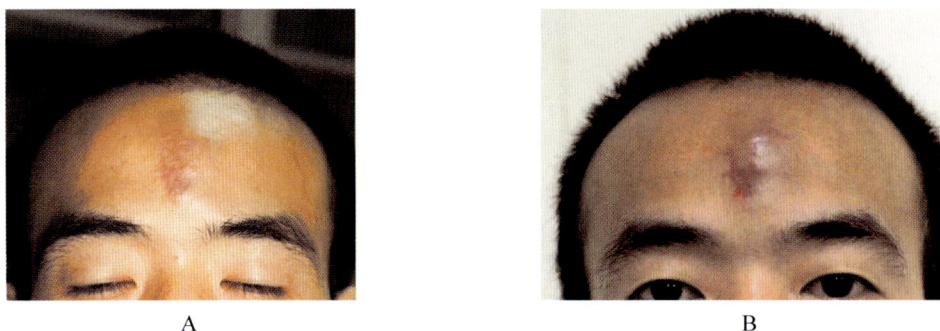

图 5-20 额部动静脉畸形
A. 栓塞前额部正中呈暗红色膨隆 B. 无水乙醇栓塞后膨隆明显改善,色泽消退

— 82 —

无水乙醇的栓塞效果优于组织胶和弹簧圈的栓塞,组织胶和弹簧圈的栓塞效果要优于 PVA 颗粒。主要表现为乙醇的栓塞效果更长久及乙醇栓塞后病变栓塞的同时还可有程度不等的缩小。组织胶和弹簧圈栓塞后,病变可以达到稳定、不发展的目的,但病变大小无显著变化;而且,病变异物反应和感染的几率较大。额部、眼睑和鼻背部动静脉畸形严禁行病变周围供血动脉结扎的治疗,该治疗方法不仅不能缓解症状,还会加速病变的发展。

六、并发症及其处理

(一)眼部静脉充血

额部、眼睑和鼻背部动静脉畸形有时通过眼静脉回流,液体栓塞剂栓塞后,可能会出现眼静脉的

充血。对该并发症无需特殊处理,全身消炎、消肿便可消失。

(二)局部感染

局部穿刺组织胶和弹簧圈栓塞常并发局部感染,表现为病变区发红、破溃、栓塞物暴露。该并发症发生后需行局部清洗、缓慢摘除暴露的栓塞物。

(三)局部坏死

该部位的过度或异位栓塞可引起局部软组织坏死。故要求注射栓塞剂一定要准确和适量,需要分阶段、多次栓塞;一旦发生坏死,则需要行局部清创术并等二期修复。

第四节 耳部动静脉畸形

一、临床表现

耳部动静脉畸形在头颈部动静脉畸形中占有较高的比例。一部分患者病变仅限在耳廓、耳垂或整个耳部(图 5-21,图 5-22,图 5-23),另外一部分除耳部外还常伴其基底组织的罹患(图 5-24)。耳部动静脉畸形在临床上主要分成两类,一类为浸润型(infiltrative),另一类为病灶型(nidus)。弥散型表现为患耳潮红、发热,通常较对侧为大,病变均匀、弥散附着在软骨表面(图 5-25)。病灶型则呈畸形组织的局限性膨隆,突出耳部表面(图 5-26),触之震颤,听诊可有吹风样杂音。这两种类型均伴耳周和颈部静脉扩张。患者常有与心脏跳动同步的震颤性耳鸣。病变晚期或不正确治疗后(包括部分切除、供血动脉堵塞或局部铜针治疗后),耳部皮肤表面破溃、结痂并伴出血(图 5-27,图 5-28)。

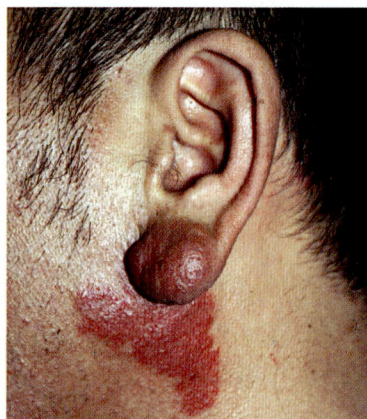

图 5-21 耳垂部动静脉畸形
患者侧位像显示动静脉畸形仅限耳垂部

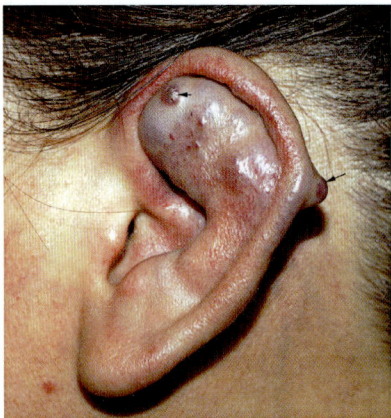

图 5－22　耳廓部动静脉畸形

患者侧位像显示动静脉畸形仅限耳廓部，
表面突起(箭头)

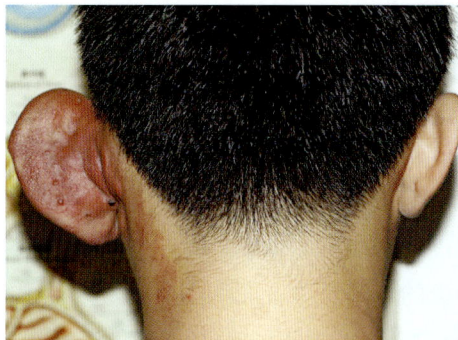

图 5－23　耳部动静脉畸形

患者侧位像显示动静脉畸形波及整个耳部

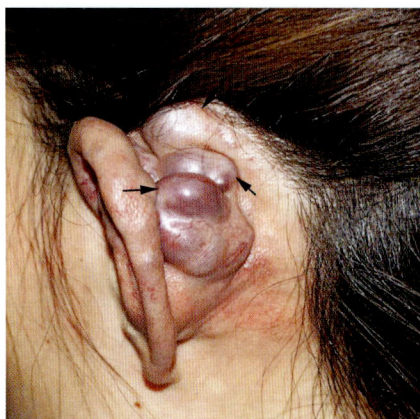

图 5－24　耳部动静脉畸形伴基底头皮组织罹患

患者侧位像显示动静脉畸形不仅波及耳部还伴
枕部和颈部组织的罹患

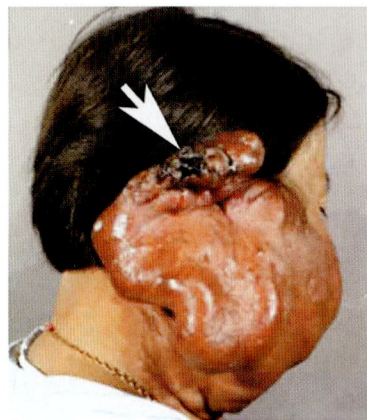

图 5－25　左耳部弥散型动静脉畸形

患者侧位像显示患耳弥散性潮红、较对侧为大、
病变均匀、弥散附着在软骨表面

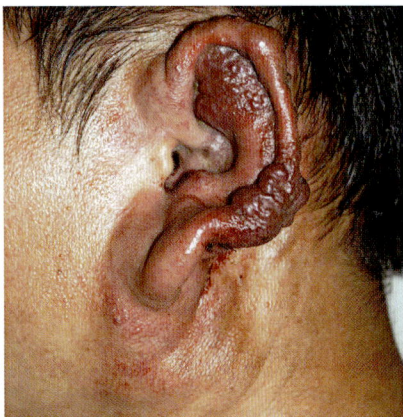

图 5－26　耳部病灶型动静脉畸形

患者侧位像显示耳部畸形组织呈局限性膨
隆,突出耳部表面(箭头)

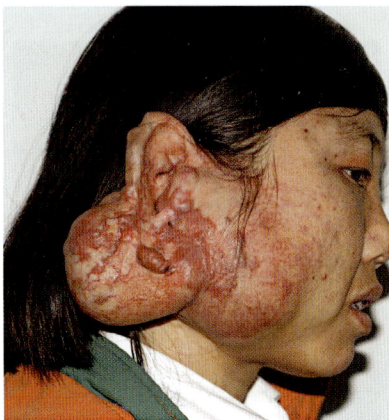

图 5－27　晚期耳部动静脉畸形

患者侧位头像显示颈外动脉结扎后剧
增的耳部动静脉畸形,病变顶部破溃(箭
头)、出血

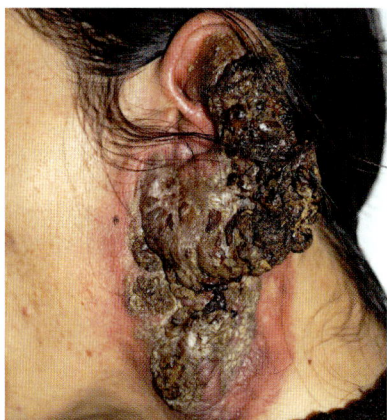

图 5-28 晚期耳部动静脉畸形

患者侧位头像显示颈外动脉结扎后剧增的耳部动静脉畸形，病变顶部破溃、渗出、结痂（箭头）并伴出血

二、影 像 学 表 现

浸润型的耳部动静脉畸形由于病变表浅，在 CT 和 MRI 上均无很好的显示，患侧的颈外静脉较对侧增粗及提前显示在 CT 和 MRI 上可得到反映。病灶型的耳部动静脉畸形，其病灶在增强 CT 上呈明显强化的病灶（图 5-29），耳后和颈外静脉增粗并提前显示。在 MRI 上，病灶呈明显流空。MRA 和 CTA 可立体显示病灶以及早显的回流静脉（图 5-30）。血管造影时，浸润型耳部动静脉畸

形呈造影剂的弥散、均匀着色，多为耳后动脉供血，耳后静脉和颈外静脉提前显示；病灶型耳部动静脉畸形呈造影剂团状堆积，供血动脉多源于耳后动脉，耳垂部的动静脉畸形多来自颞浅动脉的耳支，病变广泛时还可来自枕动脉。同时伴耳后静脉和颈外静脉提前显示。

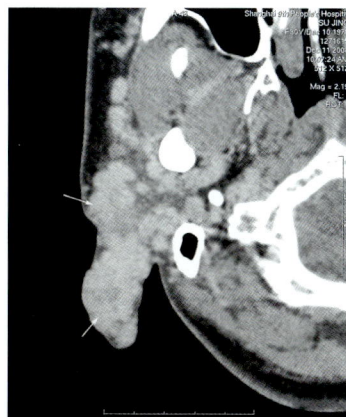

图 5-29 右耳部动静脉畸形

病灶型的耳部动静脉畸形，其病灶在增强轴状面 CT 上呈明显强化的病灶（箭头）

三、治疗方式选择

耳部动静脉畸形以乙醇介入栓塞治疗为主。浸润型耳部动静脉畸形主要以局部穿刺、稀释乙醇

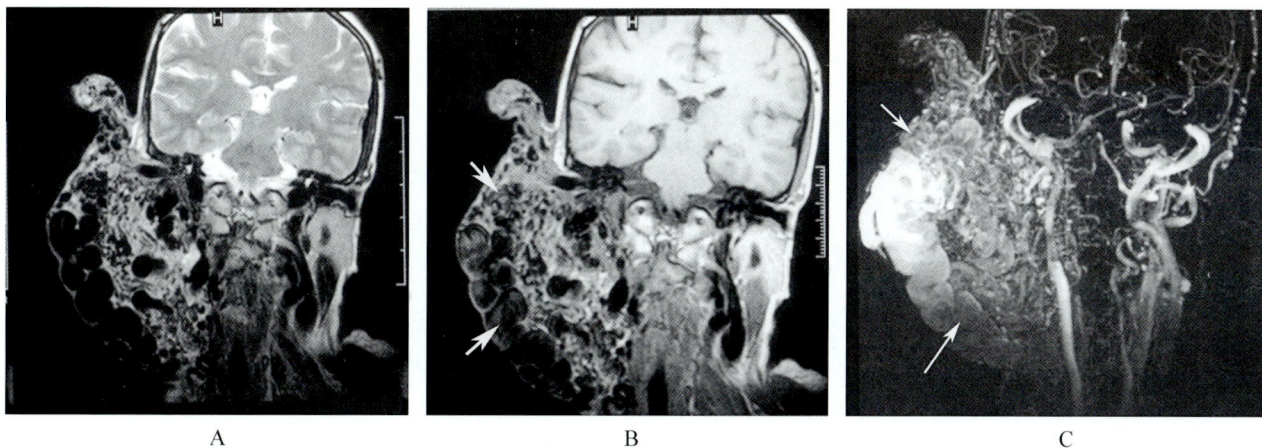

图 5-30 右耳部动静脉畸形

A. 冠状面的 T2WI 上，右耳部动静脉畸形表现为低信号的流空信号堆积 B. 冠状面的 T1WI 上，右耳部动静脉畸形也表现为低信号的流空信号堆积 C. MRA 立体显示病灶的异常血管团

栓塞注入为主,乙醇与造影剂按1:1比例配伍、调制;病灶型动静脉畸形则需异常血管团内的无水乙醇注入,栓塞途径即可选择动脉血管内,也可选择局部穿刺,或者二者结合。

四、介入栓塞技术

(一)局部穿刺乙醇栓塞治疗耳部动静脉畸形

局部穿刺栓塞技术适于动脉血管内途径不能到达异常血管团或者供血动脉在先前的治疗中已经结扎或者堵塞。

技术要点:采用 Seldinger 技术进行患侧颈内动脉和颈外动脉造影,在显示耳部病变后,再行面动脉以上段的颈外动脉正、侧位造影。将图像放大后再行动脉造影以更清楚显示病变并记录之。用21 G 双翼套管穿刺针分区穿刺病变,见有回血后,注射造影剂行直接造影,明确穿刺针位于病变内并见回流静脉显示时(图 5-31),透视下注入乙醇。根据病变的血管构筑决定注入乙醇的浓度,浸润型耳部动静脉畸形注入 50% 乙醇溶液(乙醇与造影剂按1:1配伍);病灶型动静脉畸形则需异常血管团内的无水乙醇注入。如果穿刺过程中病变破裂,局部造影时可出现造影剂渗漏到组织中,此时禁止再行乙醇注入(图 5-32),否则会引起组织坏死。局部穿刺栓塞后,再行动脉造影,明确是否还有残余病变。如果发现残余病变,再重复上述操作。

(二)动脉途径无水乙醇超选择栓塞治疗耳部动静脉畸形

技术要点:Seldinger 技术行患侧颈总动脉造影,造影同时观察颈外动脉是否结扎。如果颈外动脉通畅,续行颈外动脉造影,在显示耳部病变后,再行面动脉以上段的颈外动脉正、侧位造影。耳部动

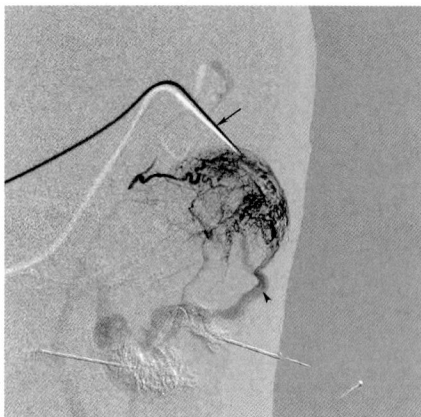

图 5-31 耳部动静脉畸形局部穿刺乙醇栓塞治疗
局部穿刺见异常血管团和回流静脉显示,可以注射无水乙醇进行栓塞

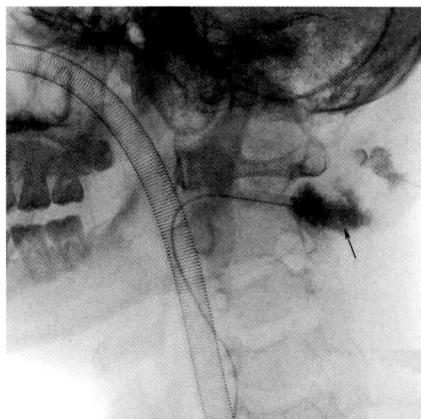

图 5-32 耳部动静脉畸形
透视下,如果发现病变破裂,造影剂溢入组织间隙发生滞留,禁止注入无水乙醇

静脉畸形的主要供血动脉为耳后动脉、颞浅动脉耳支以及枕动脉。在清楚显示畸形血管团和供血动脉后,同轴技术将微导管通过供血动脉引至异常血管团内(图 5-33)。正、侧位造影明确后,注入适当浓度的乙醇。注入乙醇后,需等5~10分钟后行造影以判断病变的栓塞情况。如果颈外动脉在以往的治疗中已经结扎,需行椎动脉的正、侧位造影,通过枕-椎动脉吻合观察颈外动脉结扎远端供应病变的情况;如果有异常分支与颈外动脉结扎远端相连,可通过该分支将微导管引至耳部异常血管团内注入无水乙醇。

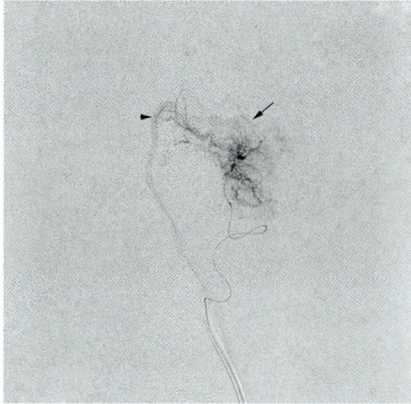

图 5‑33　耳部动静脉畸形的动脉栓塞
将微导管通过供血动脉引至异常血管团内，可以注射无水乙醇进行栓塞

（三）动脉血管内途径结合局部穿刺无水乙醇栓塞治疗耳部动静脉畸形

耳部动静脉畸形常呈弥散分布，实际治疗中常将动脉血管内途径与局部穿刺结合应用，方能达到较好的临床效果。

五、疗效评估和注意事项

无水乙醇栓塞可以达到对耳部动静脉畸形根

治效果。无水乙醇成功栓塞后的即刻表现为局部病灶变韧、搏动感消失，不能闻及搏动性杂音，颈部扩张的回流静脉复原；血管造影上耳部的异常血管团在静脉期不再显示。中期表现为破溃出血的创面结痂，1～2周后溃疡创面愈合。长期（1个月后）则表现为耳部表面暗红色皮肤变淡以至复原（图5‑34），搏动消失，增高的皮温下降，扩增的耳廓萎缩，病变的增长倾向停止。耳部动静脉畸形严禁行耳周动脉的结扎进行治疗，也严禁行供血动脉内的弹簧圈、丝线以及明胶海绵栓塞。上述治疗方法不仅不能缓解症状，还会加速病变的发展。耳部软组织结构纤薄，局部穿刺注入组织胶或弹簧圈易引起异物反应并导致感染。根据临床观察，栓塞物在病变血管团内弥散程度，血管内途径较局部穿刺要好。如果微导管能很好置位，应首选血管内途径进行栓塞。

六、并发症及其处理

（一）局部肿胀、渗出

耳部动静脉畸形介入栓塞后，特别是无水乙醇栓塞后，会引起耳部的明显肿胀以及穿刺点的渗出

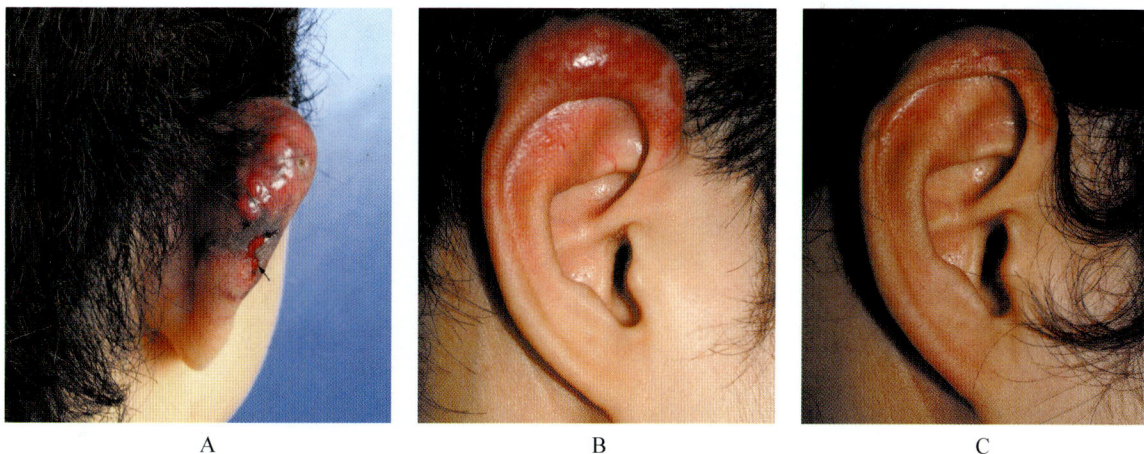

A　　　　　　　　　　　B　　　　　　　　　　　C

图 5‑34　右耳部动静脉畸形乙醇栓塞后的临床变化
　A. 右耳部弥散性动静脉畸形的侧面像显示耳廓上部暗红着色、轻度突出于皮肤　B. 栓塞后一周内局部出现水疱和溃疡（箭头）　C. 栓塞后一月余表现为耳廓上部暗红色皮肤复原

（图 5-35）。全身消肿和消炎后 3、4 日便可缓解，无需特殊处理。

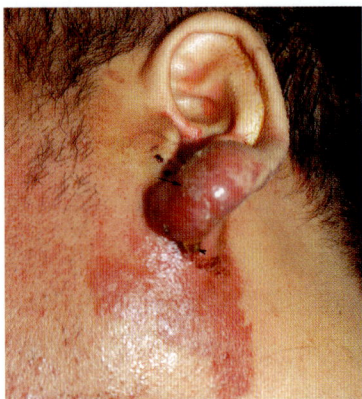

图 5-35　耳垂部的动静脉畸形

耳垂部的动静脉畸形无水乙醇栓塞后，局部的明显肿胀（箭头）以及液体滴状渗出（短箭头）

（二）局部感染

局部穿刺组织胶和弹簧圈栓塞常并发局部感染发生，表现为病变区肿胀（图 5-36），发红，破溃，栓塞物暴露（图 5-37）。该并发症发生后需行局部清洗，缓慢摘除暴露的栓塞物。

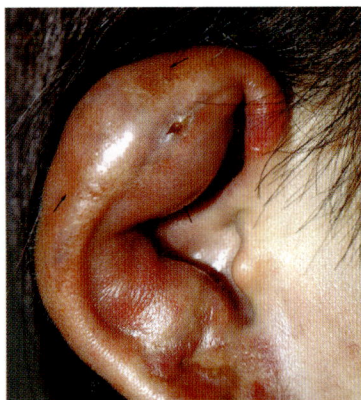

图 5-36　耳部动静脉畸形

耳部的静脉畸形无水乙醇栓塞后，局部的肿胀（箭头）、感染

（三）组织坏死

耳部动静脉畸形的供血动脉多源自耳后动脉，

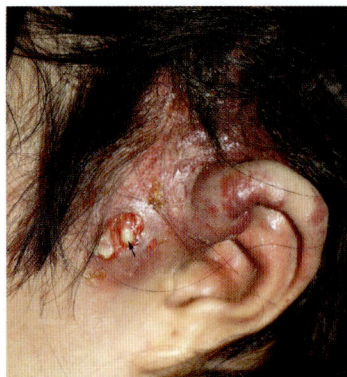

图 5-37　耳部动静脉畸形

耳部静脉畸形经组织胶和弹簧圈后，局部的肿胀、发红、破溃、溢脓（箭头）以及栓塞物暴露

其为颈外动脉的终末支，鲜有其他分支吻合。当该支血管栓塞后，常并发耳部组织坏死，表现为耳部组织变黑（图 5-38），然后坏死、脱落（图 5-39）。

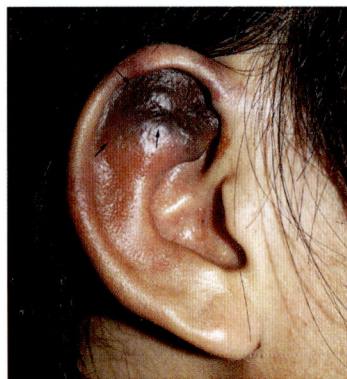

图 5-38　耳部动静脉畸形

耳部动静脉畸形过度栓塞后的早期，表现为耳部组织变黑

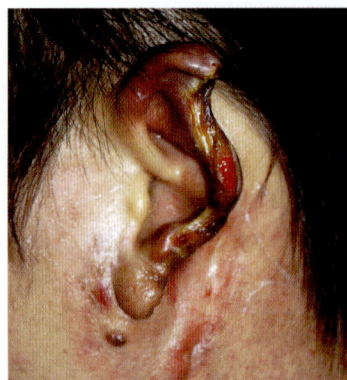

图 5-39　耳部动静脉畸形

耳部动静脉畸形过度栓塞后，出现坏死和部分脱落

一旦发生该并发症,需剪除坏死组织,局部湿敷并涂抹长皮膏等促进软组织生长的药物,较大的缺损需待二期整复。局部穿刺乙醇栓塞过程中,可能发生穿刺过程中病变破裂,造影会显示造影剂渗漏到组织中,此时禁止再行乙醇注入,否则会引起组织坏死。

第五节　面颊及唇部动静脉畸形

一、临床表现

面颊和唇部占据了颜面的大部,首诊的原因多为面部外形不对称和影响容貌。该部位的动静脉畸形表现为局部软组织的搏动性膨隆、色暗红(图5-40,图5-41),表面毛细血管扩张,触之可有搏动,听诊可闻及吹风样杂音。晚期,部分患者因为病变"盗血",出现表面破溃、出血(图5-42)。颧面部的动静脉畸形多为浸润型病变(图5-43),面颊和唇部则多为病灶型动静脉畸形(图5-44),同时还可伴发动脉瘤(图5-45)。面颊部动静脉畸形除了发生在表浅面颊部外,还可发生在面颊深部,包括颞下间隙、翼腭间隙。这时,患者表现为鼻出血、耳鸣以及颈外静脉系统的扩张。

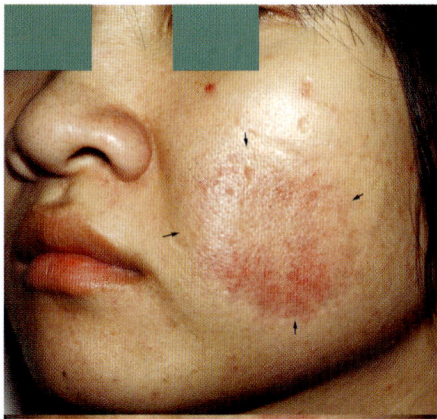

图5-41　左面颊、唇部动静脉畸形

左面颊、唇部动静脉畸形患者正面像显示动静脉畸形波及左面颊和唇部软组织,表现为上述部位膨隆,致面部外形严重不对称

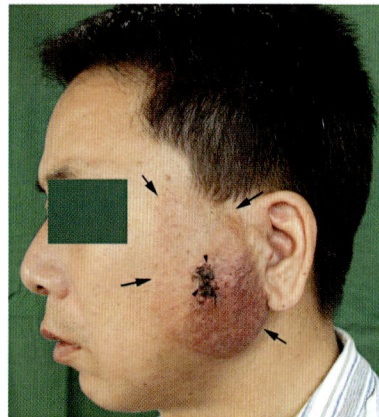

图5-40　左面颊部动静脉畸形

左面颊部动静脉畸形患者侧面像显示左面颊部软组织轻度膨隆、色暗红(箭头)

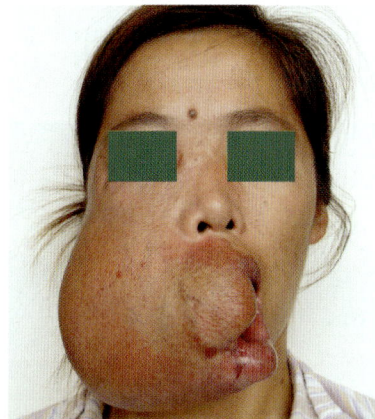

图5-42　左面颊部动静脉畸形

患者的侧面像左面颊部动静脉畸形成暗红色膨隆(箭头),由于"盗血"造成表面破溃、出血(短箭头)

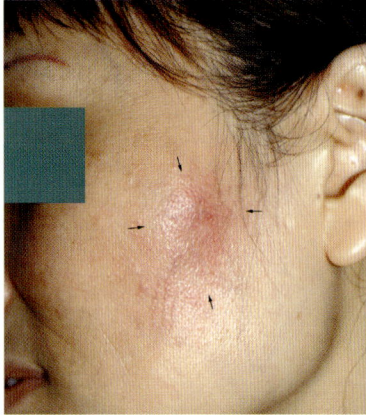

图 5-43　左颧面部动静脉畸形

左颧面部动静脉畸形患者的侧面像显示病变为弥散、浸润性（箭头）

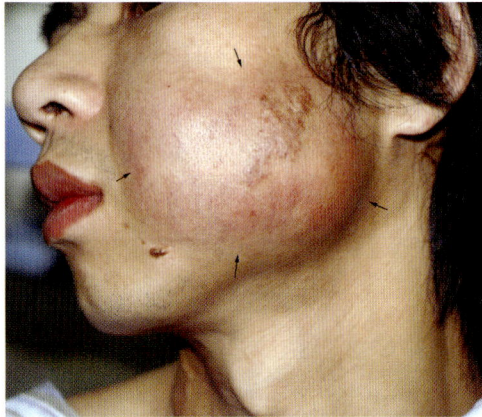

图 5-44　左侧面颊部动静脉畸形

左侧面颊部动静脉畸形患者的侧面像显示病变为局限性膨隆、表面暗红着色（箭头）

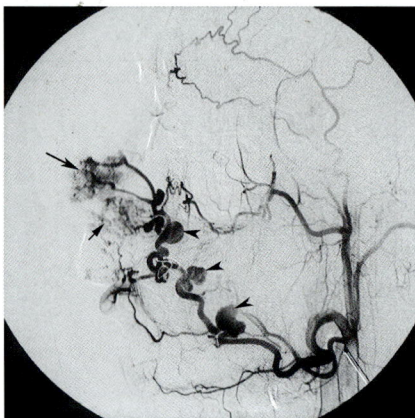

图 5-45　上唇和鼻部动静脉畸形

颈外动脉造影侧位像显示鼻和上唇部异常血管团着色（箭头），面动脉上多个瘤样扩张（短箭头）

二、影像学表现

该部位的动静脉畸形大多位于体表,诊断相对容易;位于面颊深部的动静脉畸形,需借助断层影像方可诊断。影像检查的目的主要为显示病变的范围及探究是否并发深部以及相邻颌骨的病变。在增强CT上,该部位的动静脉畸形表现为明显强化的软组织团块,回流静脉增粗并提前显示(图5-46)。磁共振上根据病变流速的不同而呈现程度不等的流空效应,注射增强剂后,病变呈明显的强化状(图5-47)。血管造影可见患部异常血管团,回流静脉提前显示(图5-48)。供血动脉依据部位的不同而变化。颧面部以面横动脉为主(图5-49),唇部以面动脉的唇动脉为主,面颊部以来自上颌动脉或面动脉的颊支供血为主,面前静脉为主要的回流静脉。

三、治疗方式选择

面颊及唇部的动静脉畸形,改善外观常是患者主要诉求,介入栓塞是首选的治疗方式,手术治疗仅作为栓塞术后进一步改善外观的手段。根据病变的部位、病变的特点、患者的要求以及术者的经验,酌情选用无水乙醇或组织胶栓塞。如果患者的畸变不著,病变位置深在,而且术者尚无较多的无水乙醇栓塞经验,这时可选择组织胶进行栓塞。从早期组织胶治疗的病例随访显示,成功的组织胶栓塞也可达到控制病变发展的目的。随着临床经验的积累以及不同栓塞剂治疗效果的比较,认为该部位动静脉畸形的栓塞治疗,应以无水乙醇为主,无水乙醇的栓塞效果明显优于组织胶。这主要表现在无水乙醇可以明显减轻病变的占位效应,有效地改善患者的外观,符合患者的就诊愿望,而组织胶栓塞不能有效地改善病变的占位效应。另外,无水乙醇的栓塞效果较组织胶更长久,不仅可以改变色泽,还可降低皮温。

A

B

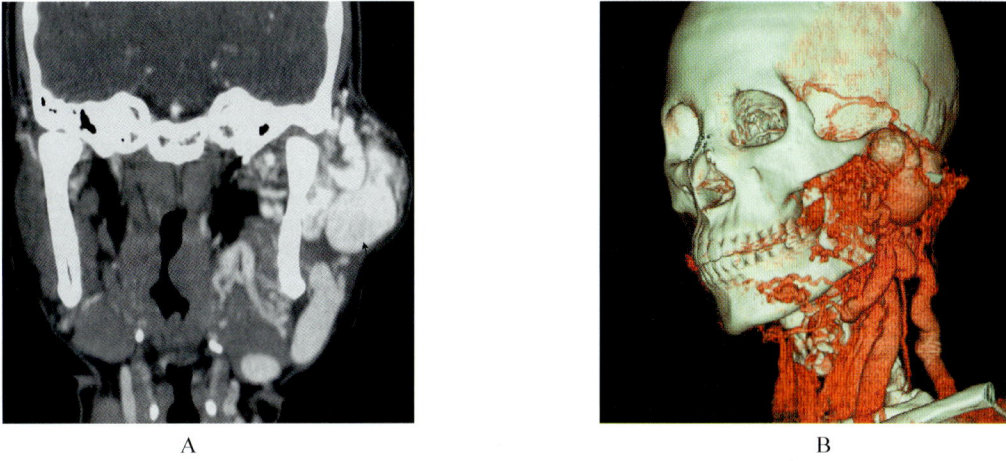

图 5－46　左面颊颞部动静脉畸形

A. 增强的冠状面 CT 上，该部位的动静脉畸形表现为明显强化的软组织团块，回流静脉增粗　B. 重建的 CTA 可立体显示病变血管团以及动脉化的回流静脉

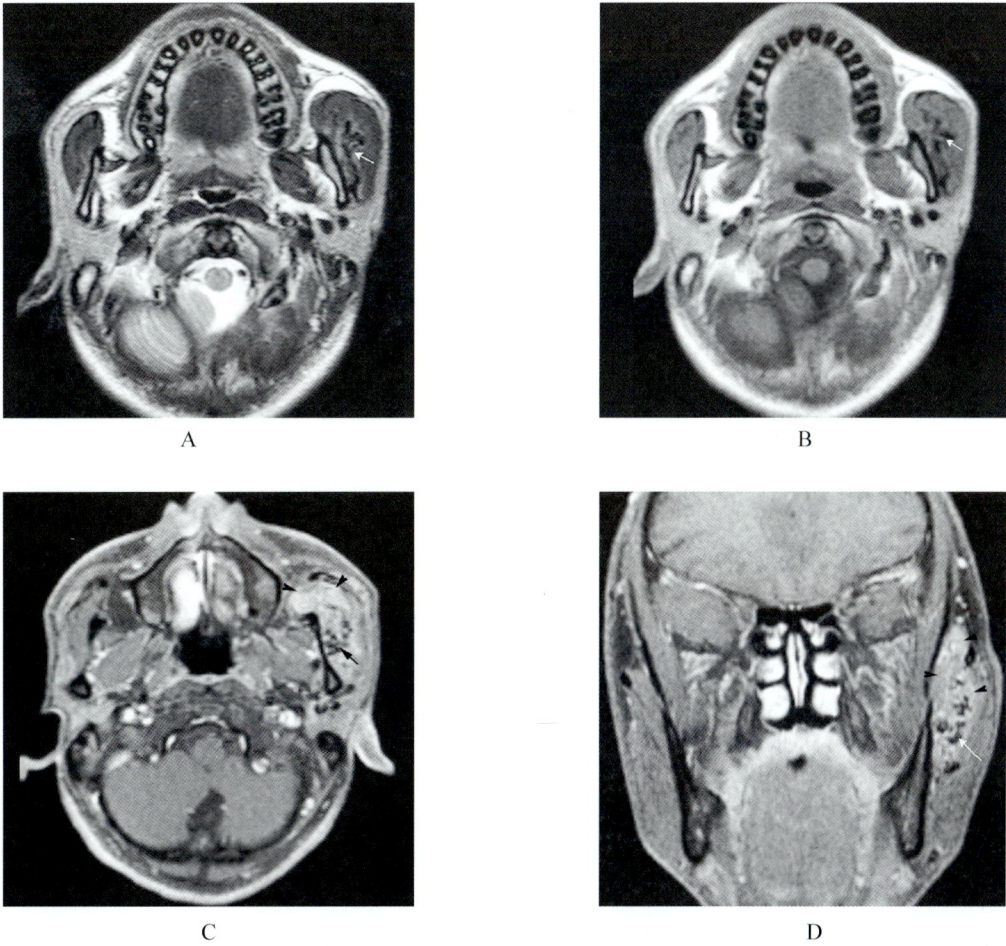

A

B

C

D

图 5－47　左面颊部动静脉畸形

A. 磁共振轴状面的 T2WI 显示左咬肌内流空形成（箭头）　B. 磁共振轴状面的 T1WI 显示左咬肌内流空形成（箭头）　C. 磁共振轴状面增强的 T1WI 显示左咬肌内流空形成（箭头）以及强化病灶（短箭头）　D. 磁共振冠状面增强的 T1WI 显示左咬肌内流空形成（白箭头）以及强化病灶（黑色短箭头）

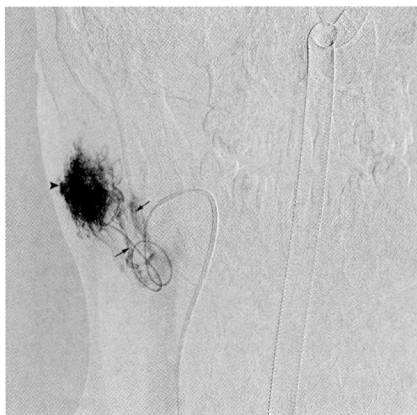

图 5 - 48　右面颊部动静脉畸形
右颊动脉超选择的血管造影显示右颊部异常
血管团(短箭头),回流静脉(箭头)提前显示

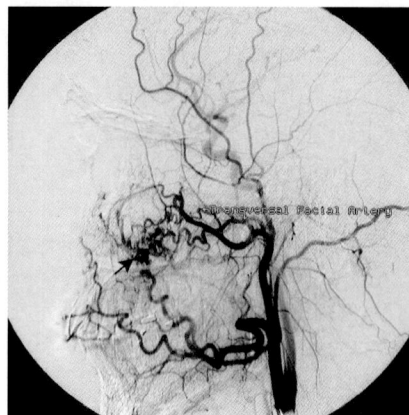

图 5 - 49　左面颊部动静脉畸形
左颈外动脉造影显示颞面部异常血管团着
色(箭头),颞浅动脉的面横动脉供血

四、介入栓塞技术

(一)组织胶的栓塞治疗

组织胶的栓塞治疗主要采用超选择的血管内途径完成,局部穿刺栓塞注入组织胶很易引起异物反应并导致感染。采用 Seldinger 技术进行患侧颈内动脉和颈外动脉造影。在明确颈内动脉是否供应病变以及清楚显示畸形血管团和供血动脉后,再行供血动脉的超选择造影。一般来讲,颞面部动静脉畸形的供血动脉源自面横动脉;面颊部动静脉畸形源自上颌动脉或面动脉的颊支;唇部动静脉畸形则源自面动脉的唇动脉。依据病变部位将微导管超选择引入上述动脉并达病变血管团内进行栓塞。根据微导管的置位情况及病变的流速,配置组织胶的浓度。如果病变流速过快,可采取指压颈部的方法降低病变的流速使栓塞剂更好地充盈畸形血管团并同时防止栓塞物误入肺部(图 5 - 50)。

面颊部动静脉畸形可以并发面动脉的动脉瘤或假性动脉瘤(图 5 - 51),这时需首先进行动脉瘤或假性动脉瘤的栓塞治疗,然后再行动静脉畸形的栓塞治疗。面颊部的动静脉畸形只有在动脉瘤或假性动脉瘤栓塞后,方可通过造影加以显示。对于伴有局部瘤样扩张的病例,可以先行弹簧圈释放,降低病变流速后,再行供血动脉内超选择栓塞(图 5 - 52)。

(二)无水乙醇的栓塞治疗

根据病变的血管构筑,将病变分为病灶型、浸润型以及动静脉瘘型 3 种类型。通过动脉血管内途径或者局部穿刺方法到达异常血管团,根据病变类型,酌情使用不同浓度的无水乙醇进行栓塞治疗。颞面部动静脉畸形病变表浅、弥散,多为浸润型。供血动脉为源自颞浅动脉的面横动脉。该支血管近呈直角发自颞浅动脉,迂曲向前供应颞面部皮肤。在头颅造影的侧位像上与上颌动脉走行相似,有时难以区分;在头颅造影的正位像上,面横动脉向外,上颌动脉向内,较易区分。首先,尝试通过血管内途径可以将微导管引入到达病灶血管团内,成功引入后透视下注入 1:1 的乙醇造影剂混合液。注入过程中,反复行动脉造影,直至异常血管团消失。如果血管内途径不能将微导管引入异常血管团内时,改用 21 G 双翼套管穿刺针穿刺颞面部暗红色病变,见有回血后,注射造影剂行直接造

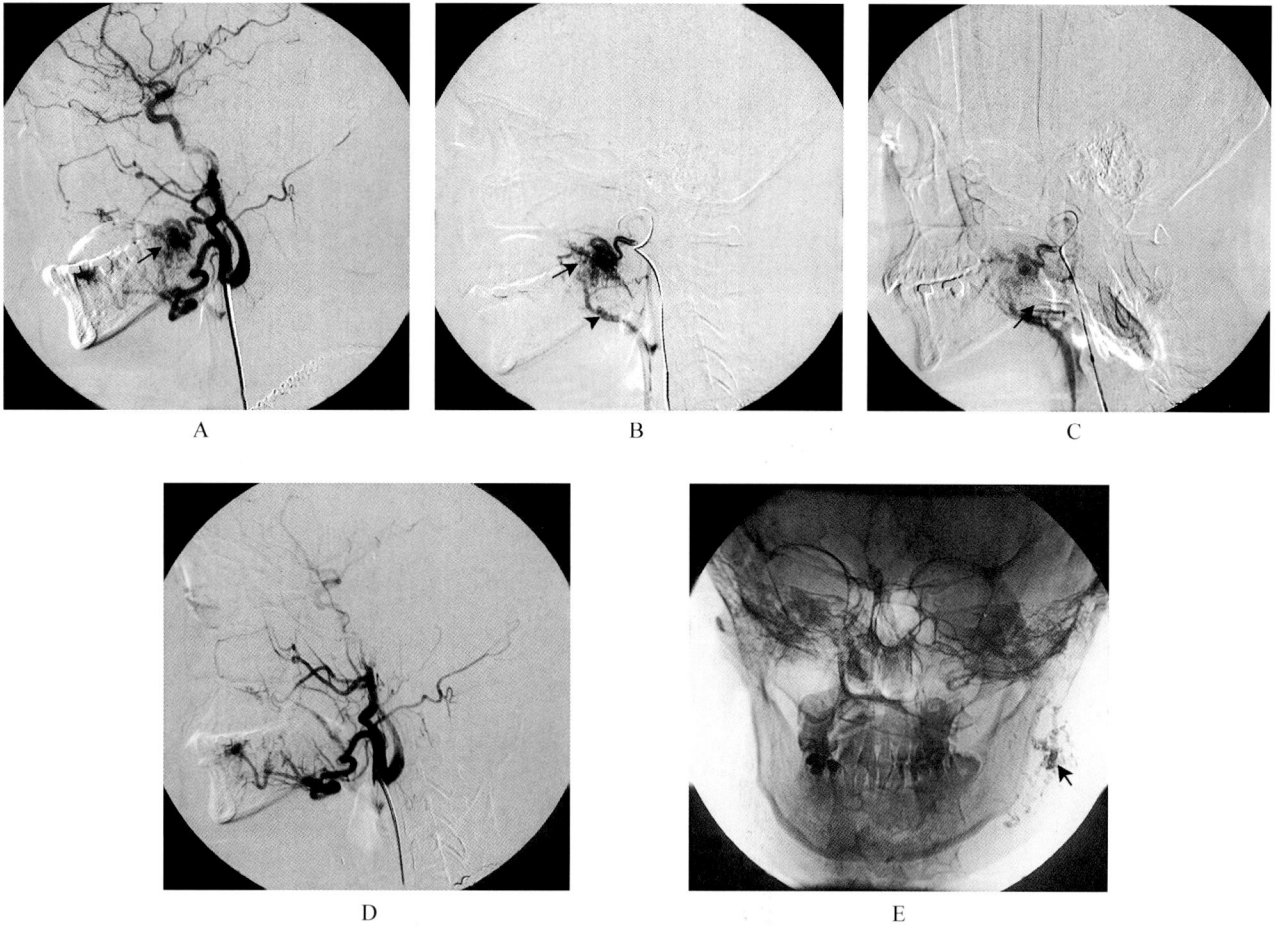

图 5－50　左面部动静脉畸形的组织胶栓塞

　　A. 左颈总动脉造影的侧位像显示左颊部异常血管团（箭头）　B. 通过病变的主供血管（颊动脉）进入病变血管团，造影显示病灶（箭头）和回流静脉（短箭头）　C. 指压颈外静脉造影回流静脉不再显示，此时注入 25％NBCA　D. 栓塞后的颈总动脉造影显示左颊部异常血管团消失　E. 头颅正位像显示位于左颊部病变内的高密度组织胶（箭头）

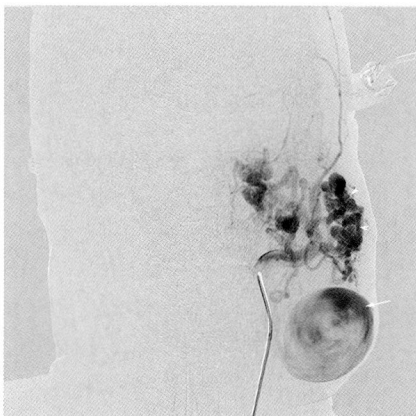

**图 5－51　左颞面部动静脉畸形
并发面动脉的动脉瘤**

　　左颈外动脉主干造影显示左颞面部异常血管团（短箭头），同时伴有左面颊部动脉瘤（箭头）

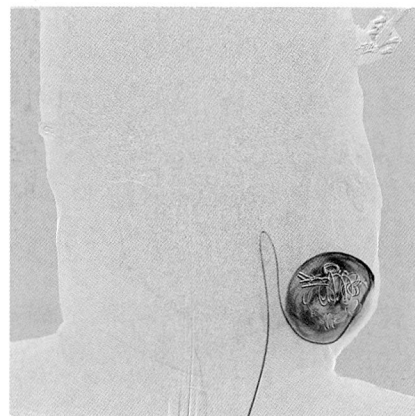

**图 5－52　左颞面部动静脉畸形
并发面动脉的动脉瘤**

　　超选择将导管引入动脉瘤内，释放弹簧圈和组织胶进行栓塞

影,明确穿刺针位于病变内并见回流静脉显示后,透视下注入1∶1的乙醇造影剂混合液(图5-53)。局部穿刺栓塞后,再行动脉造影,明确是否还有残余病变。如果发现残余病变,再重复上述操作。

面颊和唇部动静脉畸形,可以是浸润型动静脉畸形,也可是病灶型或动静脉瘘型动静脉畸形。对于浸润型动静脉畸形,可按照颧面部动静脉畸形类似的操作方法进行治疗。对于病灶型或动静脉瘘型的动静脉畸形,则需选用无水乙醇纯溶液进行栓塞治疗(图5-54)。

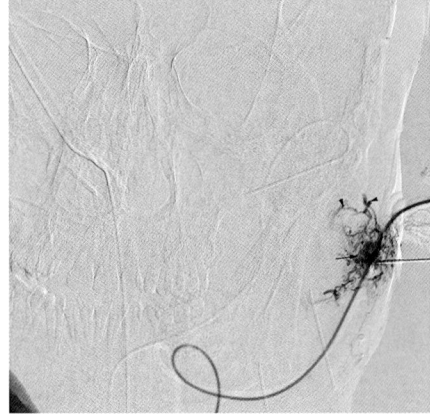

图5-53 左面颊部动静脉畸形

局部穿刺左面颊部,见异常血管团(箭头)和回流静脉(短箭头)显示后方可注入无水乙醇进行栓塞

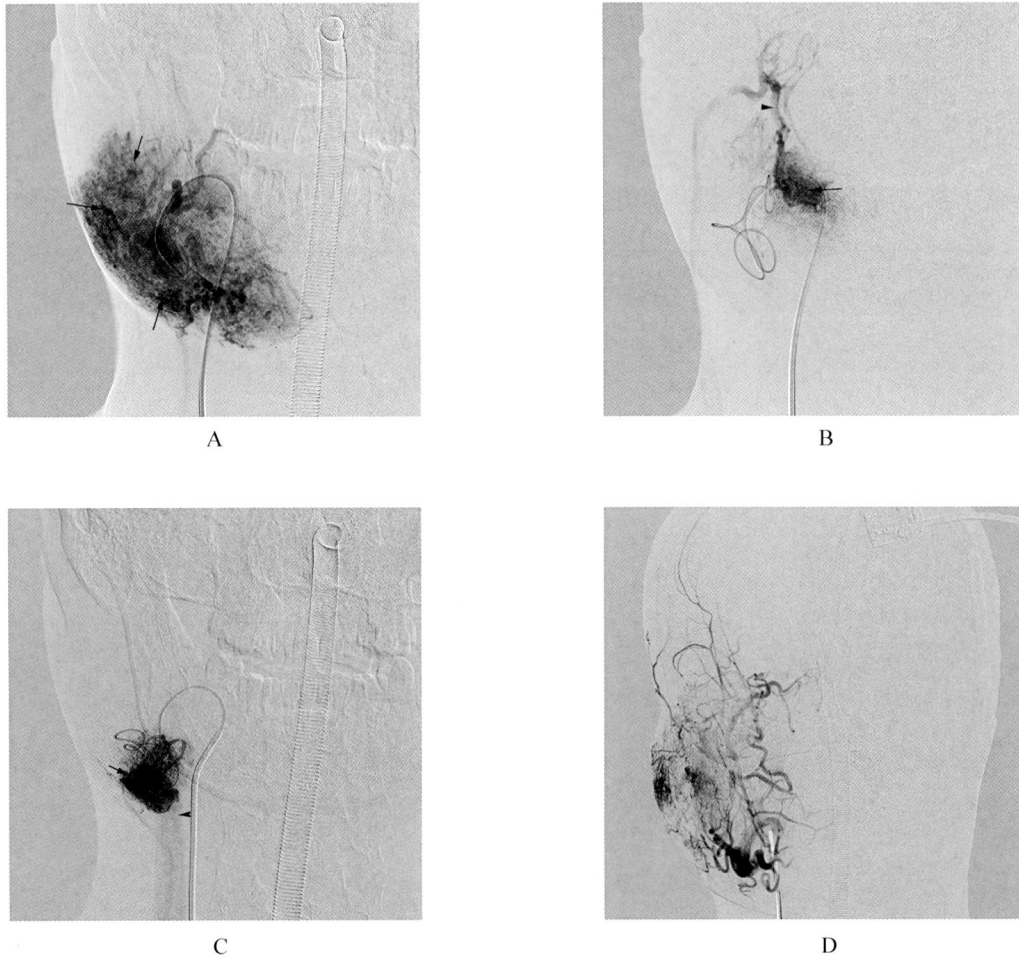

A

B

C

D

图5-54 右侧面颊部动静脉畸形的超选择动脉内栓塞

A. 右面动脉造影正位像的静脉期显示右颊部异常血管团(箭头) B. 通过病变供血颊动脉的一支进入病变血管团内,造影显示病灶(箭头)和回流静脉(短箭头)同时出现,可以注射无水乙醇进行栓塞 C. 通过病变供血颊动脉的另外一支进入病变血管团内,造影显示病灶(箭头)和回流静脉(短箭头)同时出现,这时可以再注射无水乙醇进行栓塞 D. 栓塞后的右侧面动脉造影显示右颊部异常血管团基本消失

五、疗效评估和注意事项

面颊及唇部的动静脉畸形成功栓塞后,表现为局部膨隆的搏动性消失,暗红色皮肤变暗,相应面颊部扩张的回流静脉消失。组织胶栓塞后,病变可以达到稳定、不发展的目的,但病变大小无显著变化,局部皮温也无明显降低。无水乙醇成功栓塞后,局部病灶变韧,膨隆可见明显改善(图5-55),皮温可降低至正常,色泽复原。在血管造影上,成功的栓塞表现为该部位的异常血管团在动脉造影的静脉期不再显示,颈部未见早显的回流静脉;破溃出血的创面结痂,3、4周后溃疡创面愈合。无水乙醇栓塞后,面部可发生明显肿胀,注入大剂量激素3~4天后肿胀明显缓解。

无水乙醇的栓塞效果优于组织胶和弹簧圈的栓塞,组织胶的栓塞效果要优于PVA颗粒。面颊部和唇部动静脉畸形同样严禁行颈外动脉或面动脉的结扎进行治疗,也严禁行供血动脉内的弹簧圈、丝线以及明胶海绵栓塞。上述治疗方法不仅不能缓解症状,还会加速病变的发展。

根据临床观察,采用血管内途径栓塞,栓塞物在病变血管团内弥散程度较局部穿刺要好。如果微导管能很好置位,应首选血管内途径进行栓塞。

如果采用局部穿刺方法,慎用组织胶作为栓塞材料,这时很易造成局部异物排斥反应,造成感染。

六、并发症及其处理

1. 组织坏死

主要发生在颧面部动静脉畸形的栓塞治疗。颧面部动静脉畸形的供血动脉源自面横动脉,其为颞浅动脉的终末支,鲜有其他分支吻合。当该支血管栓塞后,常并发颧面部软组织坏死,表现为局部组织变黑、坏死和脱落。面颊部动静脉畸形栓塞后也可发生组织缺血和坏死,但由于该区的血管吻合丰富,隔以数日,缺血的组织可以复原(图5-56)。局部穿刺乙醇栓塞过程中,可能发生病变破裂,造影会显示造影剂渗漏到组织中,此时禁止再行乙醇注入,否则会引起组织坏死(图5-57)。

局部穿刺组织胶和弹簧圈栓塞常有局部感染发生,表现为病变区发红、破溃、栓塞物暴露。该并发症发生后需行局部清洗、缓慢摘除暴露的栓塞物(图5-58)。

2. 栓塞物误入肺部

病变流速过快,选用弹簧圈栓塞时直径小于回流静脉,弹簧圈自回流静脉误入肺部。处理见前述。

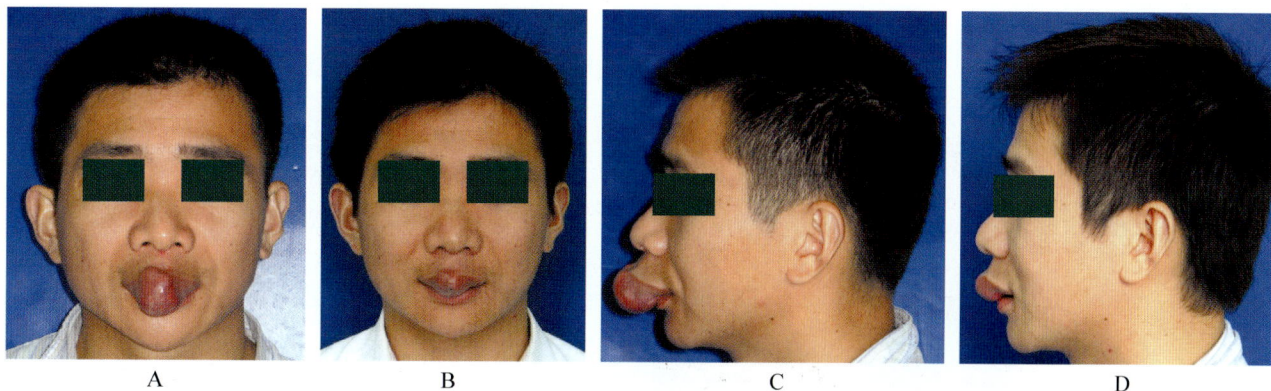

图5-55　唇珠动静脉畸形无水乙醇栓塞后的临床变化
A. 唇珠动静脉畸形患者的正面像显示唇珠部明显膨隆　B. 无水乙醇栓塞后3个月,患者的正面像显示唇珠部膨隆明显改善
C. 唇珠动静脉畸形患者的侧面像显示唇珠部明显膨隆　D. 无水乙醇栓塞后3个月,患者的侧面像显示唇珠部膨隆明显改善

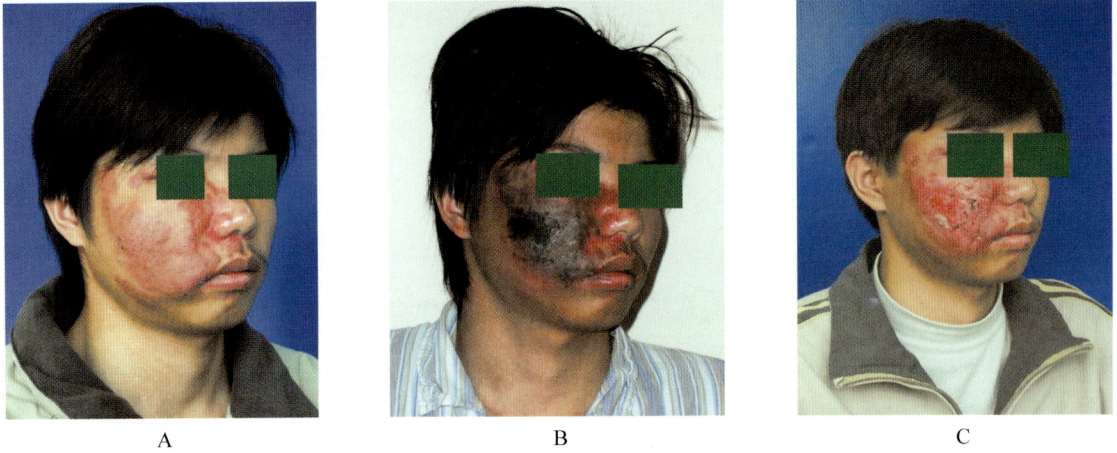

图 5－56　右面颊部动静脉畸形 PVA 栓塞后的临床变化

A. 患者的斜面像显示右面颊部动静脉畸形暗红着色,病变弥散　B. PVA 栓塞后,局部皮肤变暗,浅层坏死
C. 栓塞后 3 个月,患者的斜面像显示,坏死的浅层皮肤再覆盖,变暗的皮肤颜色复原

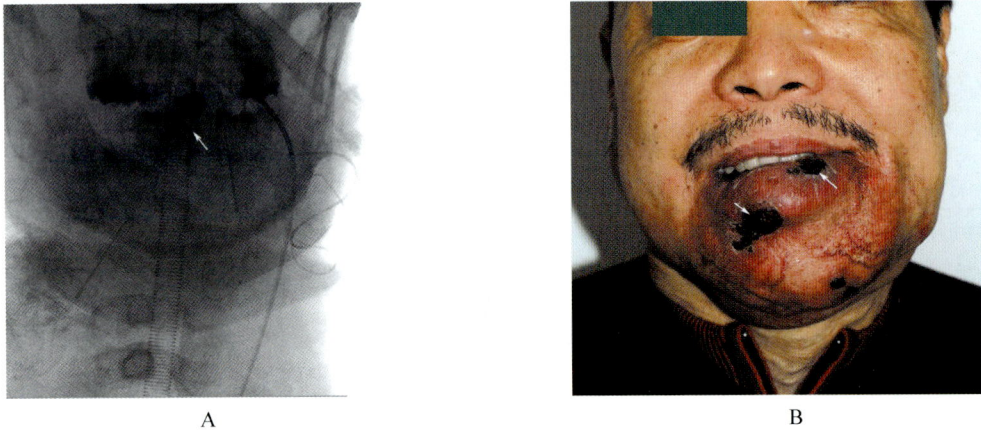

图 5－57　下唇部动静脉畸形

A. 头颅正位像显示穿刺部位造影剂积聚(箭头),表明造影剂溢入到组织间隙　B. 此时注射无
水乙醇进行栓塞,会引起局部皮肤坏死(箭头)

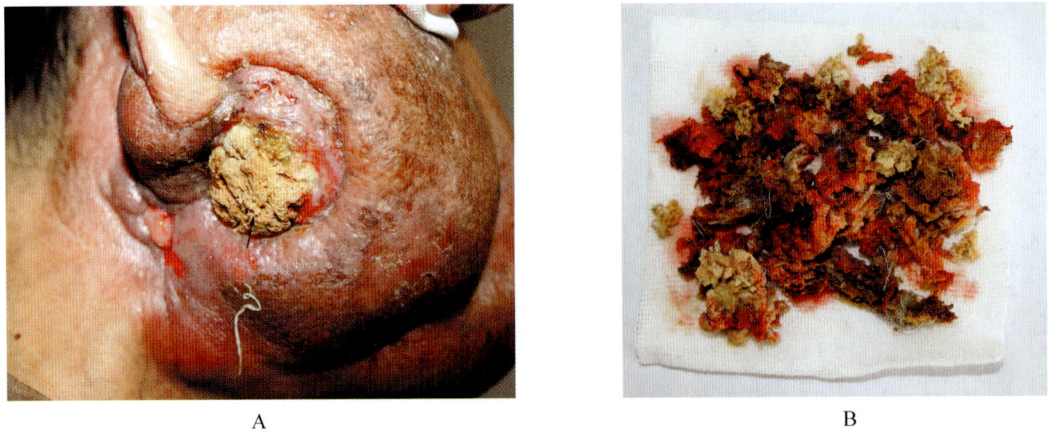

图 5－58　右面颊部动静脉畸形栓塞后感染

A. 患者侧面像显示右颊部感染,栓塞物暴露(箭头)　B. 局部清创取出的栓塞组织胶和弹簧圈

第六节　口底、舌根和咽侧壁动静脉畸形

一、临床表现

　　口底、舌根和咽侧壁动静脉畸形分先天性动静脉畸形和继发性动静脉畸形两类。发生在口底区的动静脉畸形表现为口底黏膜的搏动性膨隆，表面毛细血管扩张，邻近龈组织增生（图 5-59）。舌根和咽侧壁动静脉畸形的先天性动静脉畸形位置深在、隐蔽，常无明显的临床不适，就诊原因多为局部锐性刺伤或破溃后出血不止，偶因颈部静脉搏动性震颤而就诊；纤维喉镜上可见舌根、咽侧等深在部位的暗红色软组织膨隆，表面伴结节状突起（图 5-60）。该部位的继发性动静脉畸形常为下颌骨中心性血管瘤行颌骨切除术后及下颌部动静脉畸形局部切除术后，残余的动静脉畸形未得以彻底控制而发展、扩延所致。病变早期难以检查、发现，发展到一定程度后触诊可及患区搏动、表面增生样结节。到病变的后期，表面形成顽固性溃疡伴渗血和出血发生（图 5-61）。颈外静脉动脉化扩张，触之有震颤。

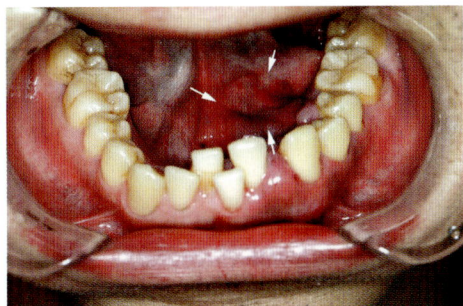

图 5-60　舌根部动静脉畸形

纤维喉镜照片显示右侧舌根部的暗红色软组织暗红色膨隆（白色箭头），表面伴结节状突起（短黑箭头），其中白色短箭头所指为会厌

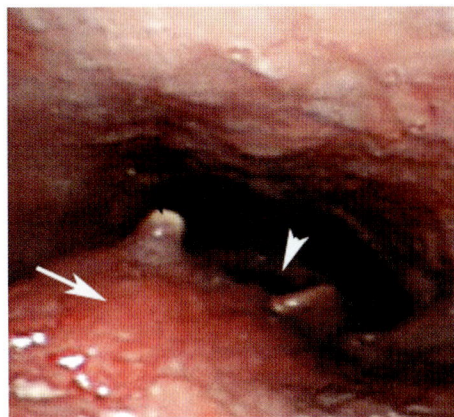

图 5-61　左口底区的动静脉畸形

患者的口内像显示左口底区晚期动静脉畸形所致的黏膜深在溃疡（箭头）

二、影像学表现

　　由于口底、舌根和咽侧壁动静脉畸形位置深在，临床检查困难，增强 CT、MRI 和纤维喉镜检查对其诊断具有重要意义。在 CT 上，表现为该部位的异常软组织增生影。注射增强剂后，该异常软组织增生影呈明显强化状，与周围血管密度一致（图

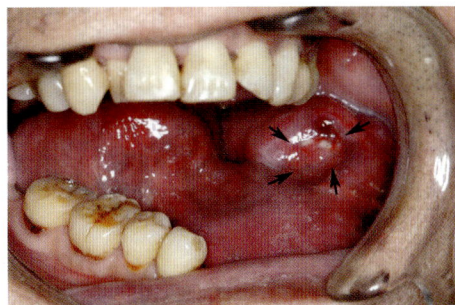

图 5-59　左口底区的动静脉畸形

患者的口内像显示左口底区黏膜的搏动性膨隆，表面毛细血管扩张，邻近龈组织增生

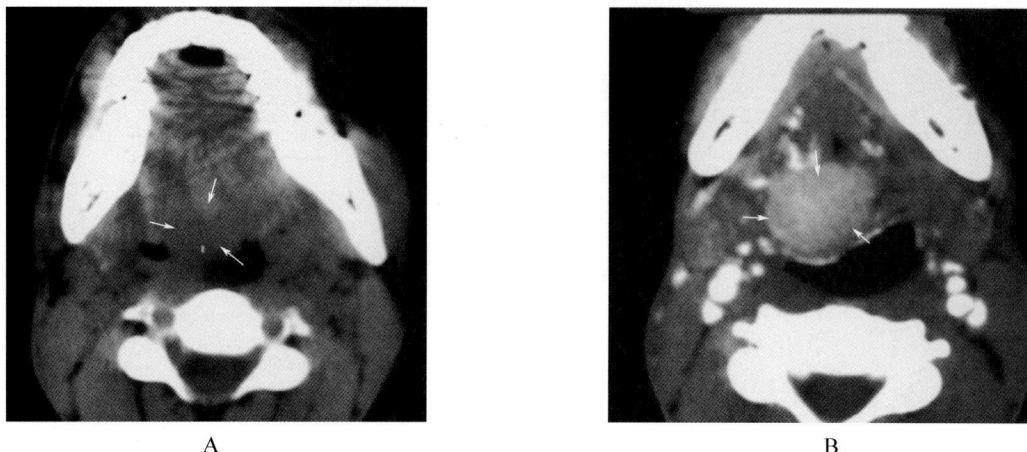

图 5-62　舌根部动静脉畸形

A. 平扫轴状面 CT 上,舌根部静脉畸形表现为罹患部位的异常软组织增生(箭头)　B. 注射增强剂后,该异常软组织增生影呈明显强化状,与周围血管密度一致(箭头)

5-62)。继发的口底、舌根和咽侧壁动静脉畸形,还可显示患侧下颌骨部分缺损或伴移植骨修复(图5-63)。MRI 上可见患区明显的流空效应,T1WI和 T2WI 上均呈低信号表现,在增强的 T1WI 上,病变的流空信号更趋明显(图 5-64)。在患侧颈外动脉的血管造影上可见患区的异常血管团(图 5-65);当病变仅限于口底部时,由舌动脉的舌下动脉分支供血;当波及舌根或咽侧壁时,由舌动脉的舌背侧动脉、舌深动脉的黏膜支供血。面前静脉和颈外静脉增粗并提前显示。

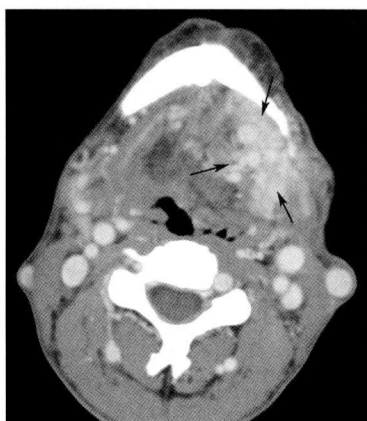

图 5-63　继发的口底、舌根动静脉畸形

增强的轴状面 CT 显示,左口底、舌根部弥散状异常血管团着色(箭头),邻近移植修复的下颌骨

三、治疗方式选择

口底、舌根和咽侧壁动静脉畸形一经确诊,应立即采取治疗措施。因该部位病变一旦发生出血,会严重危及呼吸道通畅,主张早期行预防性气管切开术。通过手术治疗该部位动静脉畸形,因出血多、损伤大、手术后易复发,通常不予考虑。介入栓塞是治疗的最佳选择。介入治疗的目的是消灭病变,防止再出血的发生。由于该部位隐蔽,患者无改善外观需求。

四、介入栓塞技术

介入栓塞需在气管插管、全麻下进行,术后应进行预防性气管切开。应尽量一次性彻底栓塞,减少再次复发、出血的机会;应选择强烈、不被吸收的永久性栓塞材料,无水乙醇是最佳选择。无水乙醇栓塞经验不足时也可选择组织胶,正确的应用,有时也可达到预期的治疗效果。微导管超选择需到位,要进入异常血管团内,这样方能避免舌部正常组织的栓塞。尽管舌血供丰富,一侧舌动脉主干的栓塞,可以造成舌部组织坏死。为了达到完全彻底栓塞的目的,对病变广泛的病例常采用血管内途径

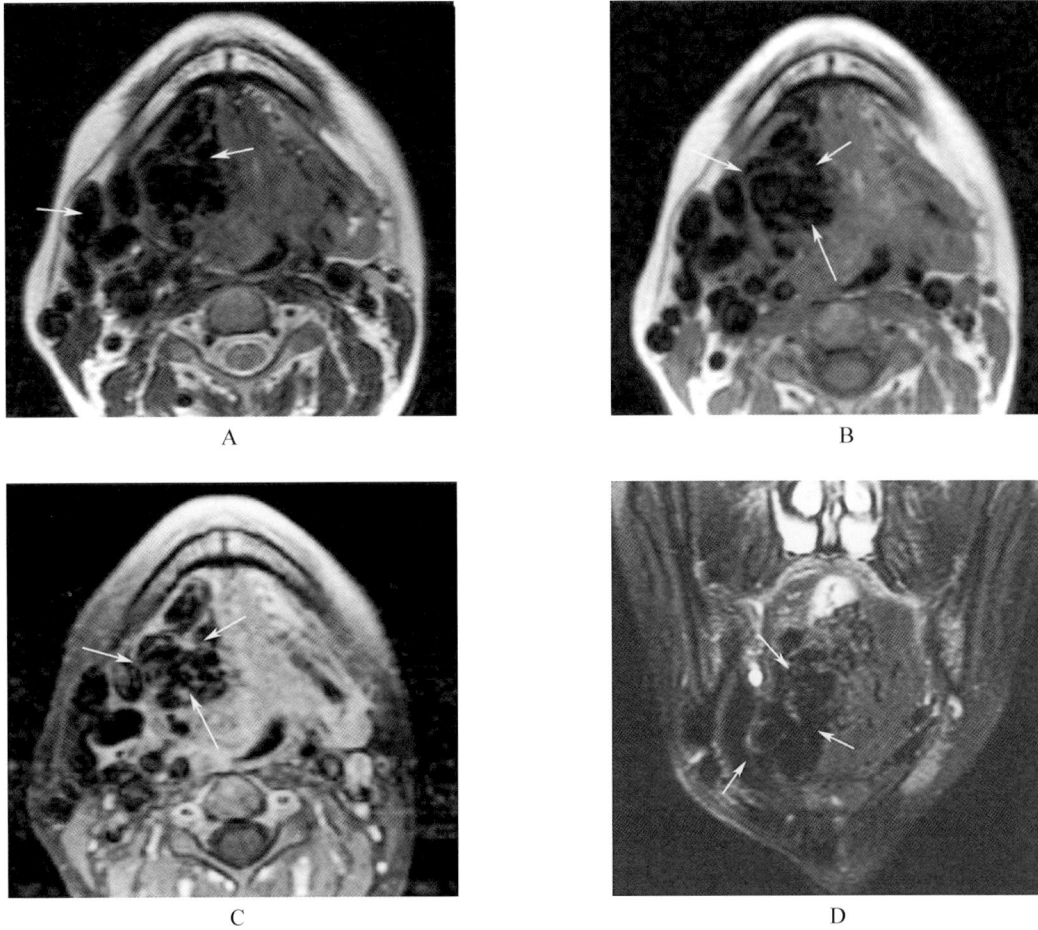

图 5－64　右侧口底部动静脉畸形

A. 磁共振口底区轴状面的 T2WI 显示右口底部、颌下区弥散状流空形成（箭头）　B. 磁共振口底区轴状面的
T1WI 显示右口底部、颌下区弥散状流空形成（箭头）　C. 磁共振口底区轴状面增强的 T1WI 显示右口底部、颌下区
弥散状流空形成（箭头）　D. 磁共振冠状面的 T2 压脂像显示右口底部异常流空形成（箭头）

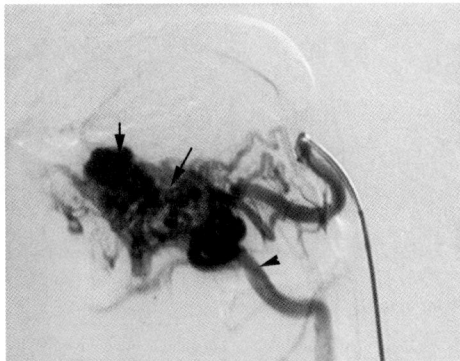

图 5－65　左侧口底部动静脉畸形

左舌动脉的血管造影显示口底部异常血管团（箭头），回流静脉（短箭头）提前显示

结合局部穿刺联合栓塞的方法，但因局部穿刺栓塞

慎选组织胶易造成局部感染；另一方面，无水乙醇
对急性出血即刻止血效果不显著，常需在压迫或缝
合等急性止血措施后方可使用。

典型病例：

病例 1　患者，男性 18 岁。右口底前部搏动
性膨隆。右侧颈外动脉造影见右口底前部异常血
管团，舌动脉供血。舌动脉的超选择造影见其舌下
动脉支供血该异常血管团。将微导管超选择引入
到口底前部异常血管团内，注入 25% NBCA 2 ml
行栓塞。栓塞后造影见异常血管团消失，NBCA 铸
型形成完好（图 5－66）。现已随访 4 年半，未见局
部症状复发。

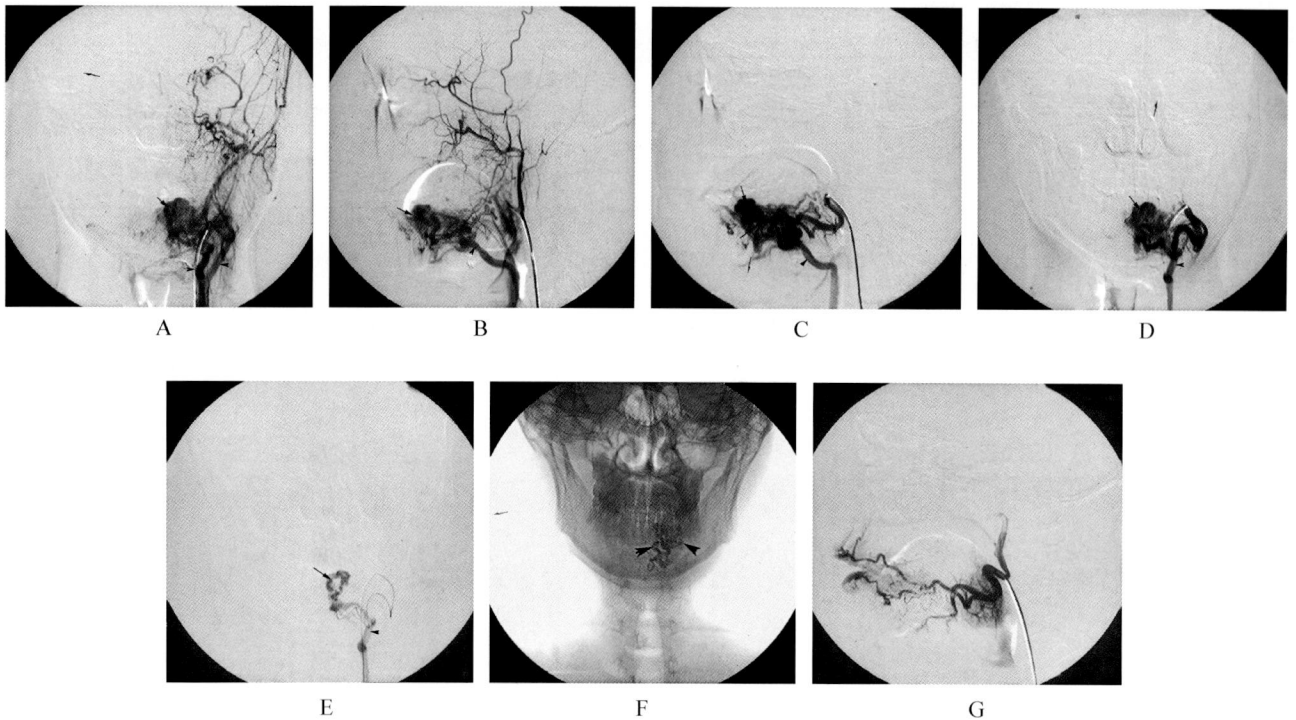

图 5 - 66　左侧口底部动静脉畸形的组织胶栓塞

A. 左颈外动脉造影正位像显示左口底部异常血管团(箭头)和回流静脉(短箭头)提前显示　B. 左颈外动脉造影侧位像显示左口底部异常血管团(箭头)和回流静脉(短箭头)提前显示　C. 左舌动脉造影侧位像显示左口底部异常血管团(箭头)和回流静脉(短箭头)提前显示　D. 左舌动脉造影侧位像显示左口底部异常血管团(箭头)和回流静脉(短箭头)提前显示　E. 通过舌动脉进入异常血管团的微导管造影显示已进入血管团(箭头)和回流静脉(短箭头)提前显示　F. 头颅正位像显示左口底部NBCA铸型形成　G. 栓塞后的颈外动脉造影显示左口底部异常血管团消失

病例 2　患者 男性，35 岁。右舌根部急性出血入院，急行气切术后行 CT 和 MRI 检查，明确右侧口底、舌根和咽侧壁异常血管团并突出舌背表面，右颈外静脉扩张并提前显示，明确动静脉畸形诊断。右颈外动脉造影显示右侧口底、舌根和咽侧壁异常血管团，舌动脉的舌背侧动脉、舌深动脉的黏膜支增粗供应之。首先微导管超选择进入增粗的舌深动脉黏膜支，到达异常血管团内时，15 ml 无水乙醇行栓塞治疗。然后，向口外牵引舌部，局部穿刺舌背部突出病变，造影证明位于血管团内时，注射 20 ml 无水乙醇。右颈外动脉造影，发现舌根、咽侧壁部仍残余部分异常血管团，舌背侧动脉供血，超选择进入之，10 ml 无水乙醇行栓塞治疗。再行右颈外动脉造影显示异常血管团完全消失，舌动脉主干通畅，舌深动脉的黏膜支显示不全 (图 5 - 67)。临床检查见右侧舌部颜色变暗。

五、疗效评估和注意事项

口底、舌根和咽侧壁动静脉畸形成功栓塞后，表现为口底部暗红色黏膜色变暗、局部搏动消失，相应颌下区扩张的回流静脉消失；原供血动脉造影的静脉期显示该部位的异常血管团显示。局部病灶变韧、震颤消失；颈部扩张的回流静脉复原；破溃出血的创面结痂，3～4 周后溃疡创面愈合。无水乙醇栓塞后，口底和舌可发生明显肿胀(图 5 - 68)，黏膜表面液体呈"滴"状渗出。注入大剂量激素 3～4 天后肿胀明显缓解。

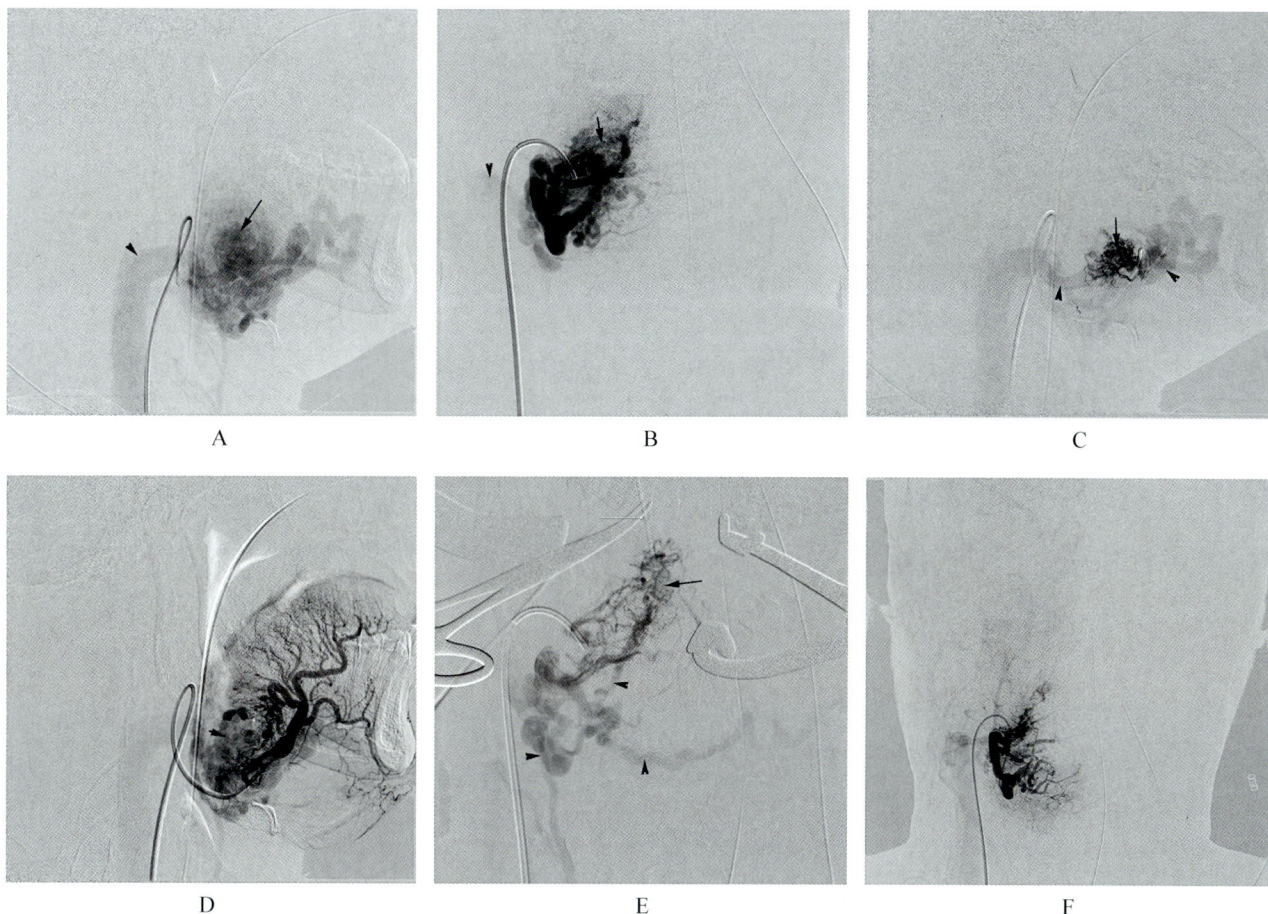

图 5-67　右舌根动静脉畸形的无水乙醇栓塞

　　A. 右舌动脉造影侧位像显示舌根部异常血管团（箭头）和回流静脉（短箭头）提前显示　B. 右舌动脉造影正位像显示左口底部异常血管团（箭头）和回流静脉（短箭头）提前显示　C. 微导管超选择引入异常血管团内造影可见血管团（箭头）和回流静脉（短箭头）同时显示，此时可以注射无水乙醇　D. 动脉内无数乙醇栓塞后的舌动脉造影显示有舌根部仍残留部分血管团（箭头）　E. 头颅正位血管造影显示局部穿刺进入右舌根部残留血管团（箭头）以及回流静脉（短箭头）同期显示。此时再注入无水乙醇　F. 栓塞后的右舌动脉造影显示右舌根部异常血管团消失

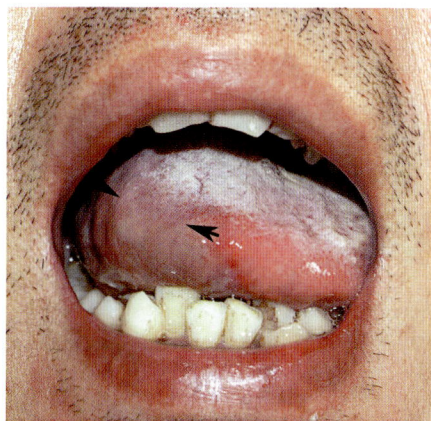

图 5-68　右舌根动静脉畸形

　　无水乙醇栓塞后，右舌部发生明显肿胀（箭头），明显厚于对侧

　　无水乙醇的栓塞效果优于组织胶和 PVA 的栓塞，组织胶的栓塞效果要优于 PVA 颗粒。主要表现为乙醇的栓塞效果更长久以及乙醇栓塞后，病变栓塞的同时还可有程度不等的缩小。舌、口底和咽侧壁动静脉畸形同样严禁行颈外动脉或舌动脉的结扎进行治疗，也严禁行舌动脉内的弹簧圈、丝线以及明胶海绵栓塞。上述治疗方法不仅不能缓解症状，还会加速病变的发展。

　　根据临床观察，栓塞物在病变血管团内弥散程度，血管内途径较局部穿刺要好。如果微导管能很好置位，应首选血管内途径进行栓塞。

六、并发症及其处理

（一）局部肿胀

口底、舌部动静脉畸形无水乙醇栓塞后，会发生较明显的肿胀。肿胀的同时，还伴有黏膜表面的暗红色变暗。栓塞治疗前需行预防性气管切开术，以保证呼吸道的通畅。栓塞治疗后，还需用大剂量的激素进行消肿。

（二）黏膜组织坏死

由于舌中隔的阻挡，两侧舌动脉间常无充分的吻合。一侧舌动脉的末梢支栓塞后，常发生相应舌部黏膜的缺血性溃疡坏死，表现为表面假膜形成（图 5-69）。由于无水乙醇的栓塞作用具有持续进行性，一旦发生缺血改变，往往会导致进一步的坏死，坏死组织脱落后还会引起新的出血（图 5-70）。

（三）栓塞物误入肺部

病变流速过快，选用弹簧圈或组织胶栓塞时，栓塞物有可能自回流静脉误入肺部。栓塞时，指压颈部常可避免。

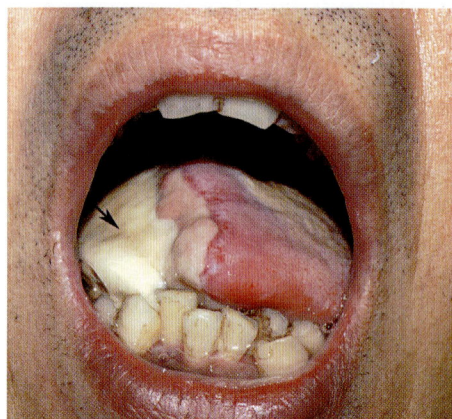

图 5-69　右舌根动静脉畸形
无水乙醇栓塞后，右舌部发生缺血性改变，表面假膜形成（箭头）

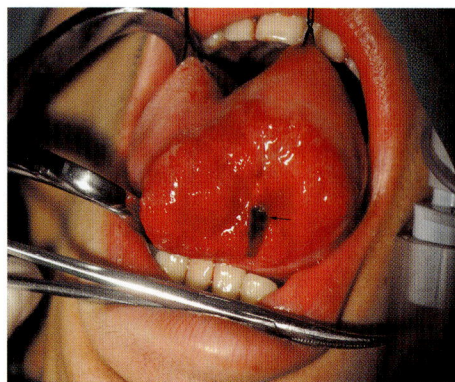

图 5-70　左舌部动静脉畸形
无水乙醇栓塞后，左舌部发生缺血性坏死、脱落，舌动脉暴露、出血

（范新东　林晓曦）

参 考 文 献

1　王炜.整形外科学.杭州：杭州科学技术出版社,1999

2　凌峰,李铁林,主编.介入神经放射影像学.北京：人民卫生出版社,1999

3　李明华,主编.神经介入影像学.上海：上海科学技术文献出版社,1999

4　李麟荪,贺能树,邹英华,主编.介入放射学-基础与方法.北京：人民卫生出版社,2005

5　林晓曦,李伟,陈达,等.先天性动静脉畸形的新分期与治疗选择.中华整形外科杂志,2003,19：342-346

6　柳登高,马绪臣,高岩,等.动静脉瘘、动静脉畸形组织病理学观察.现代口腔医学杂志.2002.16：17-20

7　范新东.颅面部介入的诊治现状.介入放射学杂志 2006；15：321-323

8　范新东.颅面部高流速病变的诊断和介入治疗.口腔颌面外科杂志 2006；16：97-99

9　范新东,张志愿,毛青,等.上颌部动静脉畸形 PVA 栓塞治疗.介入放射学杂志 1999；8；195-197

10　范新东,郑家伟,张志愿.忌行颈外动脉结扎治疗颌面部动静脉畸形.上海口腔医学 2008；17：113-117

11　范新东,朱凌,苏立新.颞浅动脉逆行栓塞治疗颈外动脉结扎后的口腔颌面部动静脉畸形.中华口腔医学杂志 2008；43；336-338

12 范新东,邱蔚六,罗济程. MRI 结合动脉造影检查在头颈部血管畸形中的应用. 华西口腔医学杂志 2000;18：404 - 407

13 Lianzhou Zheng, Xindong Fan, Jiawei Zheng, et al. Ethanol Embolization of Auricular Arteriovenous Malformations：Preliminary Results of 17 cases. American Journal of Neuroradiology(AJNR) 2009；30：A1687

14 Boon LM, Mulliken JB, Vikkula M, et al. RASA1：variable phenotype with capillary and arteriovenous malformations. Curr Opin Genet Dev，2005,15：265 - 269

15 Yang CH, Ohara K. Acquired digital arteriovenous malformation：a report of three cases and study with epiluminescence microscopy. Br J Dermatol，2002 ，147：1007 - 1011

16 Kohout MP, Hansen M, Pribaz JJ, et al. Arteriovenous malformations of the head and neck：natural history and management. Plast Reconstr Surg，1998,102：643 - 654

17 Tsuda M, Umebayashi Y, Manabe M, et al. A case of arteriovenous malformation with neurofibromatosis - 1. J Dermatol,2006,33：158 - 159

18 Leon-Villapalos J,Wolfe K,Kangesu L. Glut-1：an extra diagnostic tool. To differentiate between haemangiomas and vascular malformations. Bri Associat Plast Surg,2005,58：348 - 352

19 Adegboyega PA, Qiu S. Hemangioma versus vascular malformation：presence of nerve bundle is a diagnostic clue for vascular malformation. Arch Pathol Lab Med，2005,129：772 - 775

20 Menger MD,Vollmar B. In vivo documentation of an arteriovenous shunt in rat pancreatic acinar tissue. Pancreas,1996,13：125 - 129

21 Tille JC, Pepper MS. Hereditary vascular anomalies：new insights into their pathogenesis. Arterioscler Thromb Vasc Biol,. 2004, 24：1578 - 1590

22 Krebs LT,Shutter JR,Tanigaki K，et al. Haploinsufficient lethality and formation of arteriovenous malformations in Notch pathway mutants. Genes Dev,2004,18：2469 - 2473

23 Carlson TR, Yan Y, Wu X, et al. Endothelial expression of constitutively active Notch4 elicits reversible arteriovenous malformations in adult mice. Proc Natl Acad Sci U S A. 2005,102：9884 - 9889

24 Wautier MP,Boval B, Chappey O, et al. Cultured endothelial cells from human arteriovenous malformations have defective growth regulation，Blood, 1999,94：2020 - 2028

25 Meijer-Jorna LB, van der Loos CM, de Boer OJ, et al. Microvascular proliferation in congenital vascular malformations of skin and soft tissue. J Clin Pathol, 2006 Jun 30(Epub ahead of print)

26 Mitchell EL, Taylor GI, Houseman ND, et al. The angiosome concept applied to arteriovenous malformations of the head and neck. Plast Reconstr Surg, 2001 ,107：633 - 646

27 WF. Yakes, David K. Haas, H. Parker. Symptomatic Vascular Malformations：Ethanol Embolotherapy［J］. Radiology, 1989, 170：1059 - 1066

28 Byung Seop Shin, YoungSooDo, Byung Boong Lee et al. Multistage Ethanol Sclerotherapy of Soft-Tissue Arteriovenous Malformations：Effect on Pulmonary Arterial Pressure[J]. Radiology, 2005, 235：1072 - 1077

29 Dimakakos PB, Aropoglou V, Katsenis K. Therapeutic tactics and late results in predominant truncal congenital malformation[J]. J Cardiovasc Surg, 2000, 41：447 - 455

30 White RI Jr, Pollak J, Persing J, et al. Long-term outcome of embolotherapy and surgery for high-flow extremity arteriovenous malformations[J]. J Vasc Interv Radiol, 2000, 11：1285 - 1295

31 John L. Doppman, Paul Pevsner. Embolization of Arteriovenous Malformations by Direct Percutaneous Puncture[J]. AJR, 1983, 140：773 - 778

32 Sasaki M, Tadokoro S, Kimura S, et al. Two cases of renal arteriovenous fistula treated by transcatheter embolization with absolute ethanol[J]. Hinyokika Kiyo, 1984, 30(3)：295 - 298

33 Wayne F. Yakes, Paul Pevsner, Michael Reed, et al. Serial Embolization of an Extremity Arteriovenous Malformation with Alcohol via Direct Percutaneous Puncture[J]. AJR, 1986, 146：1038 - 1040

34 Persky MS. Congenital vascular lesions of the head and neck［J］. Laryngoscope, 1986, 96：1002 - 1015

35 Young Soo Do, Wayne F. Yakes, Sung Wook Shin, et al. Ethanol Embolization of Arteriovenous Malformations：Interim Results［J］. Radiology, 2005, 235：674 - 682

36 Shigeo Takebayashi, Masahiko Hosaka, Eiichi Ishizuka, et al. Arteriovenous Malformations of the Kidneys：Ablation with Alcohol[J]. AJR, 1988, 150：587 - 590

37 Wayne F. Yakes, Plinio Rossi, Henk Odink. How I Do It Arteriovenous malformation Management[J]. Cardiovasc Intervent Radiol, 1996, 19：65 - 71

38 Keira P. Mason, Edward Michna, David Zurakowski, et al. Serum Ethanol Levels in Children and Adults after Ethanol Embolization or Sclerotherapy for Vascular Anomalies ［J］. Radiology, 2000, 217：127 - 132

39 Wayne F. Yakes, James M. Luetbke, Steve H. Parker. Ethanol Embolization of Vascular Malformations[J]. Radio Graphics, 1990, 10：787 - 796

40 Huang M, Lin Q, Jiang Z, et al. Comparison of long-term effects between intra-arterially delivered ethanol and Gelfoam for the theatment of severe arterioportal shunt in patients with hepatocelluler carcinoma[J]. World J Gastroenterol, 2004, 10(6)：825 - 829

41 Guilherme S. Mourao, Jonathan E. Hodes, Y, Pierre Gobin, et al. Curative treatment of scalp arteriovenous fistulas by direct puncture and embolization with absolute alcohol[J]. J Neurosurg, 1991, 75：634 - 637

42 Douglas M. Coldwell, Kennetb R. Stokes, Wayne F. Yakes.

Embolotherapy: Agents, Clinical Applications, and Techniques [J]. Radio Graphics, 1994, 14: 623 - 643

43 Shigeo Takebayashi, Masahiko Hosaka, Yoshinobu Kubota, et al. Transarterial Embolization and Ablation of Renal Arteriovenous Malformations: Efficacy and Damages in 30 Patients with Long-term Follow-up[J]. The Journal of Urology, 1998, 159: 696 - 701

44 Kathryn Buchta, John Sands, Harvey Rosenkrantz, et al. Early Mechanism of Action of Arterially Infused Alcohol U. S. P. in Renal Devitalization[J]. Radiology, 1982, 145: 45 - 48

45 Margaret B. Zak, Cheryl A. Szof. Metrizamide-ethanol for treatment of symptomatic vascular malformations [J]. Am J Hosp Pharm, 1994, 51: 2964

46 Wayne F. Yakes, Lee Krauth, James Ecklund, et al. Ethanol Endovascular Management of Brain Arteriovenous Malformations: Initial Results[J]. Neurosurgery, 1997, 40(6): 1145 - 1154

47 Tiscia B. Stefanutto, Van Halbach. Bronchospasm Precipitated by Ethanol Injection in Arteriovenous Malformation[J]. Am J Neuroradiol, 2003, 24: 2050 - 2051

48 Rahim Behnia. Systemic Effects of Absolute Alcohol Embolization in a Patient with a Congeital Arteriovenous Malformation of the Lower Extremity[J]. Anesth Analg, 1995, 80: 415 - 417

49 Jeong Jin Lee, Young Soo Do, Jie Ae Kim. Serum Ethanol Levels after Alcohol Sclerotherapy of Arteriovenous Malformations[J]. J Korean Med Sci, 2004, 19: 51 - 54

50 Han-Sin Jeong, Chung-Hwan Baek, Young-Ik Son, et, al. Treatment for extracranial arteriovenous malformations of the head and neck[J]. Acta Oto-Laryngologica, 2006, 126: 295 - 300

51 Koniparambil P. Unnikrishnan, Prabhat Kumar Sinha, Kamath Sriganesh, et al. Case report: Alterations in bispectral index following absolute alcohol embolization in a patient with intracranial arteriovenous malformation[J]. CAN J ANESTH, 2007, 54(11): 908 - 911

52 Frank D. Hammer, Laurence M. Boon, Pierre Mathurim, et al. Ethanol Sclerotherapy of Venous Malformations: Evaluation of Systemic Ethanol Contamination[J]. J Vasc Interv Radiol, 2001, 12: 595 - 600

53 Larissa A. Pohorecky, John Brick. Pharmacology of Ethanol [J]. Pharmac. Ther, 1988, 36: 335 - 427

第六章　颌骨高流速血管畸形

第一节　概　　述

颌骨高流血速管畸形（high-flow vascular malformation），是发生在颌骨骨髓的中央性病变，以往被称为颌骨中心性血管瘤。女性多见，多为先天性病变，也可继发于颌骨外伤之后。主要危害是反复、少量的自发性出血或难以控制的急性出血。急性出血主要发生在儿童替牙期，特别是10岁左右，多数因拔除松动牙引起，可由乳恒牙的交替或误诊手术所致；也可发生在颌骨、牙发育完成之后。急性出血前多有反复牙周围渗血的先兆，也可以大出血为首发症状，多伴有出血牙的松动。颌骨高流血速管畸形主要发生于磨牙或前磨牙区，多伴有牙根吸收。病变可仅限于颌骨内，也可伴发周围软组织的动静脉畸形。颌骨高流血速管畸形的发展和出血与女性身体内分泌激素的变化相关，在每月的月经期前，颌骨病变区会出现酸胀和不适；在女性青春期月经初潮、怀孕和生产时，可导致病变的加速增长和出血。

颌骨高流速血管畸形以下颌骨为多发。根据CT、DSA特征的相异以及治疗方式的不同，颌骨高流速血管畸形可以分成动脉畸形和动静脉畸形两类，其中，临床上以动静脉畸形为常见。

颌骨动静脉畸形在CT上表现为骨髓腔间隙增大，骨小梁消失，呈单囊样低密度灶，如累及软组织，骨皮质呈穿凿样改变；如果不伴发软组织改变，则骨皮质完整。颌骨动静脉畸形的DSA表现

为牙槽骨后部在动脉早、中期出现的异常血管团（又称"静脉池"），并持续到静脉晚期。该异常血管团与回流静脉相通，并在CT上表现为牙槽骨的囊状扩张。在上颌，供应动脉为上颌动脉的上牙槽后动脉；在下颌，供应动脉主要为上颌动脉的下牙槽动脉。供应动脉超选择造影可见它以多个纤细分支形式供应异常血管团。颌骨的动脉畸形在CT上呈现为多囊样的骨密度降低区或骨小梁粗糙，在下颌则伴下颌管增粗；DSA显示颌骨后部的异常血管团，供应动脉呈"蟹"爪状侵入颌骨内，无明显的扩张的回流静脉显示。

临床上一旦怀疑颌骨高流速血管畸形的诊断，应严禁进行活检，而应及时对其进行诊断较敏感MRI检查或DSA检查。CT本身的信息不足以明确颌骨高流速血管畸形的诊断。DSA在明确诊断上具有特异性的价值，仍是目前诊断颌骨高流速血管畸形的金标准。在显示颌骨内病变范围、位置、周界和大小方面，CT较DSA更直观和清晰。

颌骨内牙槽动、静脉间的异常吻合，可以引起相应回流静脉系统的扩张，在颌骨内形成"静脉池"。这种"静脉池"一方面通过纤细的异常吻合分支与供应动脉相连，另一方面又与回流静脉相通，这便是动静脉畸形的动静脉间微瘘所在地。它可引起颌骨内的溶骨性改变致颌骨膨胀，在颌骨内形成骨腔样的

表现,在 CT 上表现为囊状扩张区。它们是与供应动脉分支相连的"高压蓄血池"。上、下颌骨病变区的牙齿便位于"高压蓄血池"的顶部,可引起牙根周围骨质的不断吸收,致牙松动;也可长期侵蚀、突破颌骨而波及软组织。一旦遇到拔牙、替牙或其他一些可致其内部压力明显变化的因素,便可引起"高压蓄血池"内血液的涌出,表现为牙周围的出血。

另外,特别需要注意的是牙齿周围出血、拔牙或手术中出血较多以及颌骨内穿刺见血的病例,不一定都是颌骨高流速血管畸形,需要与颌骨中心性血管瘤进行认真的鉴别诊断。经验提示,牙齿周围出血、拔牙或手术中出血较多可见于颌骨的血友病性假瘤(图 6-1,图 6-2)、颌骨血外渗性骨囊肿以

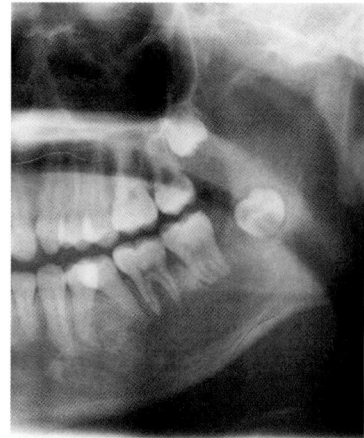

图 6-1　左下颌骨血友病性假瘤

曲面体层局部像显示左下颌骨后部囊性低密度区,颏孔扩大

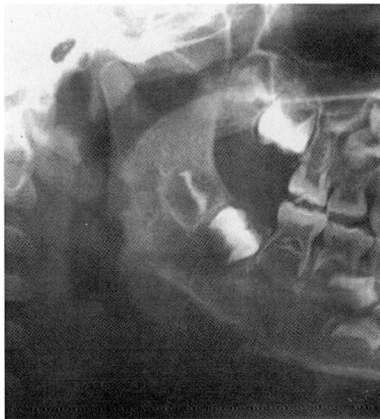

A

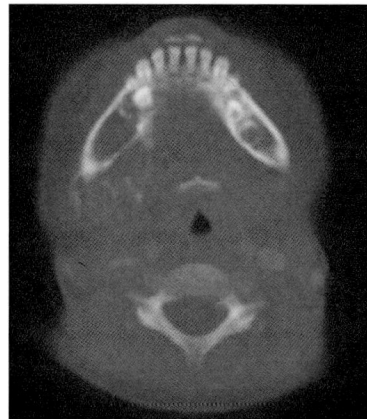

B

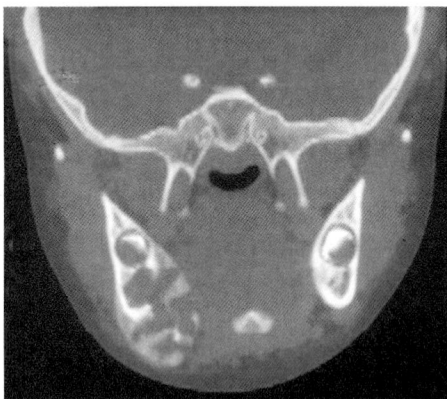

C

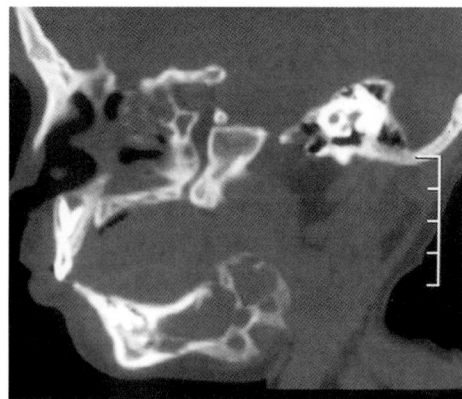

D

图 6-2　右下颌骨血友病性假瘤

A. 曲面体层局部像显示右下颌骨后部弥散状低密度区,皮质表面层状骨膜反应形成　B. 下颌骨轴状面 CT 骨窗显示右下颌骨骨髓内囊状低密度影　C. 下颌骨冠状面 CT 骨窗显示右下颌骨骨髓内多囊状低密度影　D. 下颌骨的矢状面重建图像上显示下颌骨内大小不一的多囊状破坏

及软骨肉瘤；颌骨内病变穿刺见鲜血除见于颌骨中心性血管瘤外，还可见于颌骨骨髓瘤（图6-3）、血外渗性骨囊肿、动脉瘤样骨囊肿以及成釉细胞瘤的病例。另外，下颌骨中心性血管瘤还可伴日光放射状的新骨形成，这时需与骨肉瘤进行仔细鉴别（图6-4）。遗憾的是在鉴别颌骨的动脉畸形和颌骨内的高血循占位方面，DSA往往不能提供明确的诊断依据。这两者均表现为颌骨内的异常血管团，都无明显的回流静脉提前显示（图6-5）。需结合病史、临床表现以及影像学特征进行仔细甄别，部分病例还需要紧急止血后的密切随访。例如颌骨高流速血管畸形多见于10～20岁之间，后牙区罹患，常有渗血或出血发生，如果发生在下颌骨，应伴有下颌管增粗。

颌骨高流血速管畸形以往主要以手术治疗为主，手术方式多采用颌骨切除术或颌骨病变刮治术。该手术不仅风险高、出血多，还会给患儿造成严重的容貌破坏和咀嚼功能的降低。其次，即使颌骨切除后，颌骨周围的软组织病变还会继续发展，导致新的出血、溃疡以及颈静脉高压（图6-6）。颌骨高流速血管畸形治疗的最高目标是在控制急性出血和预防可能引起大出血的基础上保留颌骨和牙列的完整。

通过介入栓塞治疗颌骨动静脉畸形最早可追溯到1986年，Happ JR.通过介入栓塞治疗上颌骨中心性血管瘤。1987年Frame和Van der Akker报道了介入栓塞治疗下颌骨中心性血管瘤，这时的介入栓塞主要通过供血动脉内注入颗粒状栓塞物完成。1988年Rudane报道了经下牙槽动脉组织胶栓塞治疗下颌骨中心性血管瘤。尽管组织胶动脉栓塞的效果较颗粒状栓塞物为好，由于颌骨内病变较大以及供血动脉与异常血管团间呈纤细的网状供血，仅通过供血动脉很难使栓塞剂将病变完全

充盈，其结果便是病变的复发或出血。1990年Chias认识到了这种不足，在供血动脉行颗粒栓塞后，采用局部经骨穿刺颌骨内异常血管团，然后释放可脱球囊和浸过凝血剂的明胶海绵进行栓塞治疗下颌骨动静脉畸形，取得了较好的效果。1992年Resinick报道下颌骨或牙槽窝直接穿刺病变，然后经穿刺针释放弹簧圈进行栓塞，也取得了成功。随后至今，又有一些学者报道了经下颌骨穿刺注入组织胶，也取得了较好的治疗效果。1999年Kiyosue以及随后的Beek和Benndorf又报道了经股静脉途径到达异常血管团，行异常血管团的微弹簧圈或组织胶栓塞，而不需供血动脉栓塞减低流速。2001年，我们根据下颌骨动静脉畸形伴下颌管和颏孔扩大的特点，经过颏孔途径逆行进行静脉栓塞的方法。即通过扩大的颏孔，将动脉鞘引至下颌骨的异常血管团内，通过动脉鞘对其进行直接和重复的栓塞。2007年WF Yakes在杭州举行的口腔颌面部脉管病会议上报道了无水乙醇栓塞治疗下颌骨动静脉畸形的成功病例。随后，我们以无水乙醇取代组织胶，将无水乙醇与弹簧圈结合栓塞治疗颌骨内高流速血管畸形，取得了阶段性成功。与组织胶相比，无水乙醇栓塞治疗颌骨内高流速血管畸形的主要优势表现为不易引起异物反应和感染；更易达到异常血管团内的充分弥散并可破坏其内皮细胞，栓塞效果更长久；可以显著改善被侵犯的邻近软组织，包括皮温降低、肤色变暗以及扩张的回流静脉复原。

总之，自20世纪80年代末期开展颌骨高流速血管畸形的介入栓塞以来，已取得较好的治疗效果。不仅彻底控制了该病的出血发生，还保留了颌骨和牙列的完整，维持了容貌。目前，介入栓塞已成为该病的首选治疗模式，手术切除或刮治仅作为介入栓塞的补充。

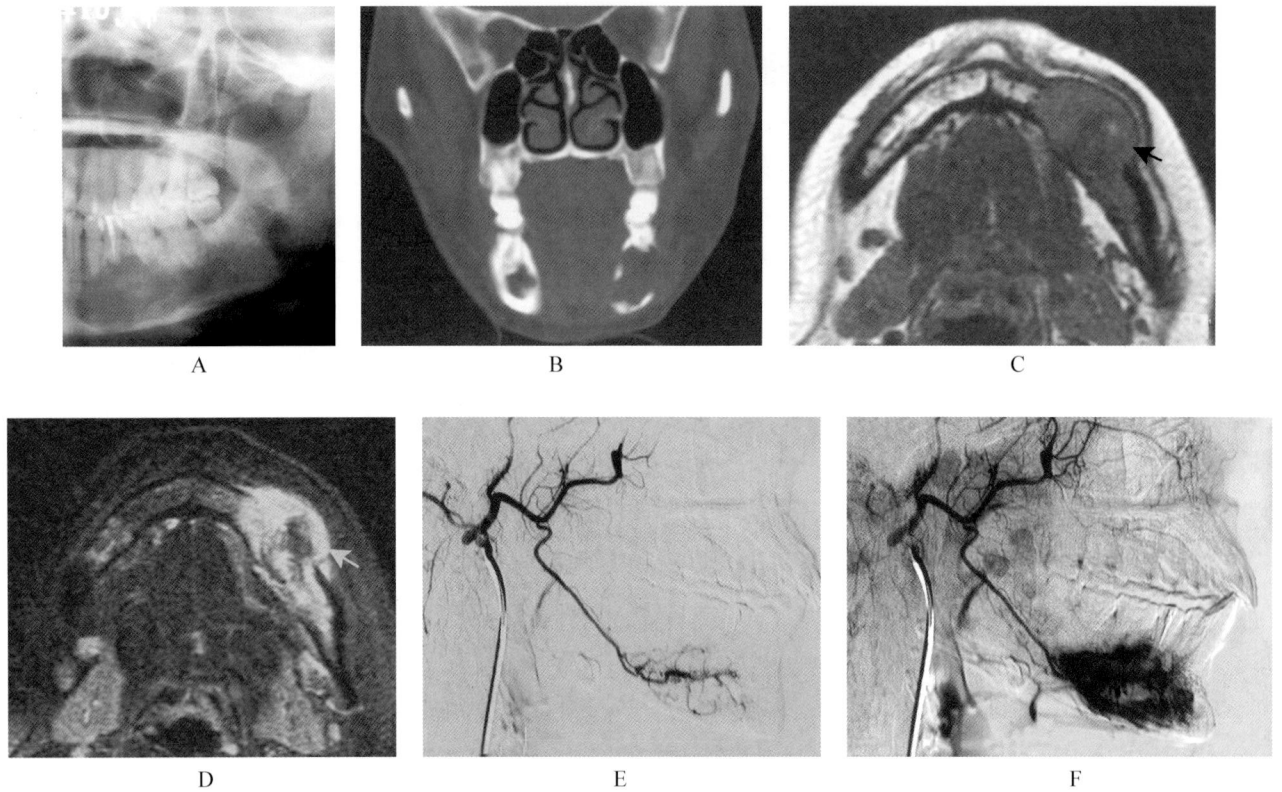

图 6-3　左下颌骨骨髓瘤

A. 曲面体层局部像显示右下颌骨尖牙至第一磨牙区的囊性低密度骨破坏灶　B. 下颌骨冠状面 CT 骨窗显示左下颌骨骨髓内囊状低密度影,颊侧骨皮质破坏　C. 下颌骨轴状面 MRI 的 T1WI 显示左下颌骨内异常等信号的占位影(箭头),骨皮质破坏中断　D. 下颌骨轴状面 MRI 的 T2 压脂像显示左下颌骨内异常高信号的占位影(箭头)　E. 左上颌动脉造影的动脉早期显示下颌骨内异常造影剂着色　F. 左上颌动脉造影的毛细血管期显示下颌骨内明显异常造影剂着色,下牙槽动脉增粗

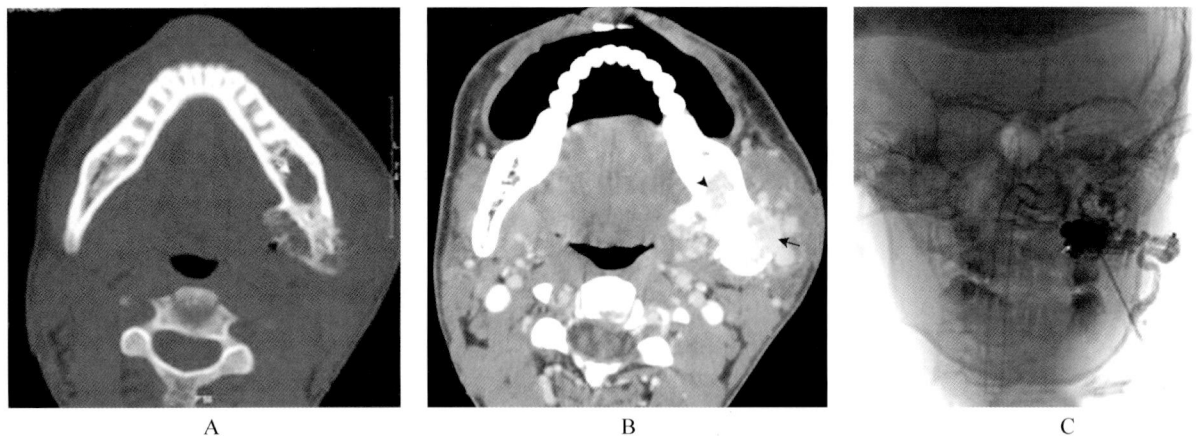

图 6-4　左下颌骨中心性血管瘤

A. 曲面体层局部像显示左下颌骨双尖牙至第一磨牙区的囊性低密度骨破坏灶　B. 下颌骨轴状面 CT 骨窗显示左下颌骨内囊状低密度影(白色箭头),舌侧骨皮质外侧新骨形成(箭头)　C. 下颌骨轴状面增强 CT 显示左下颌骨升支前部的囊状骨破坏(箭头)

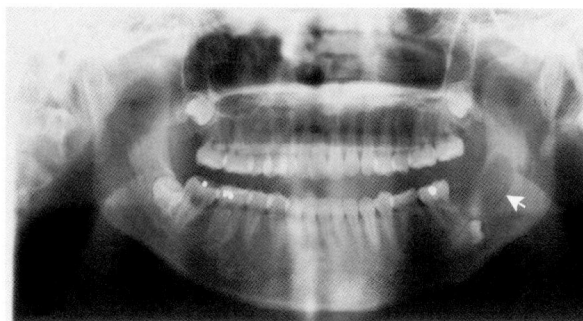
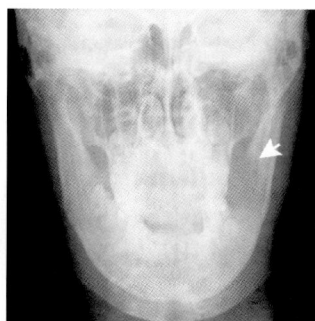
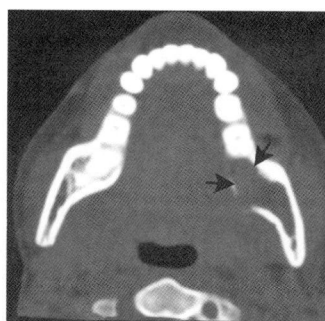

A   B   C

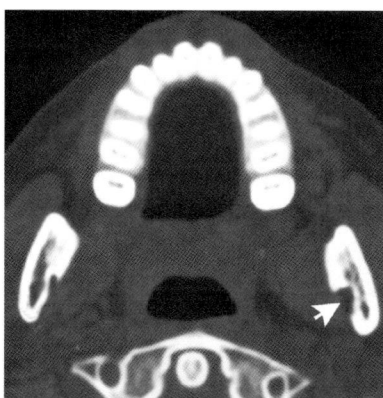
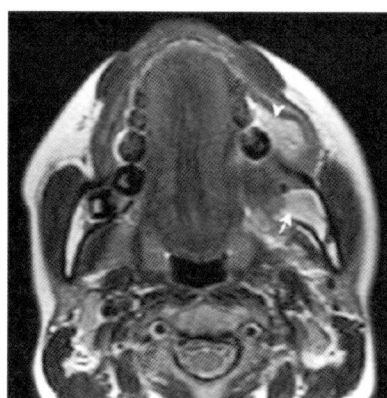
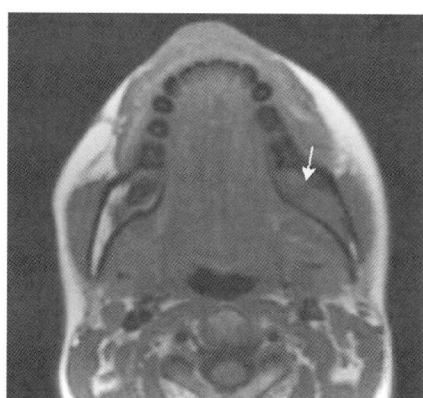

D   E   F

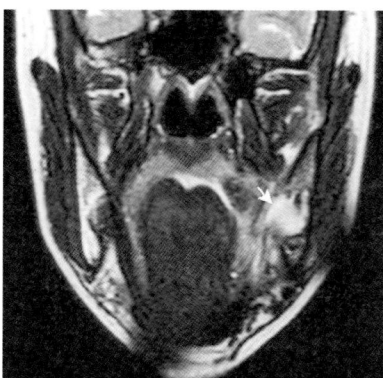
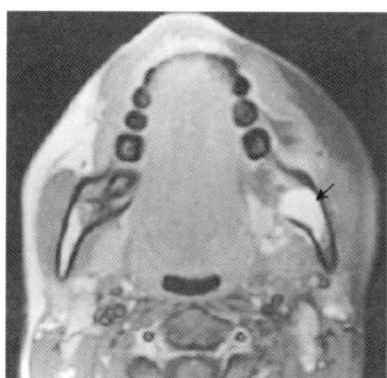
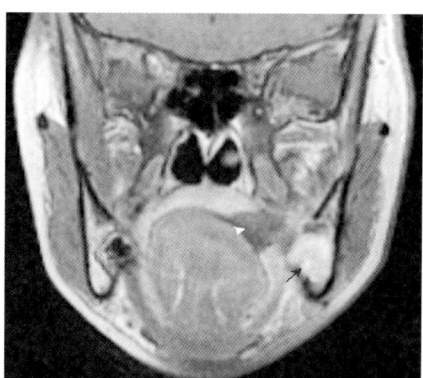

G   H   I

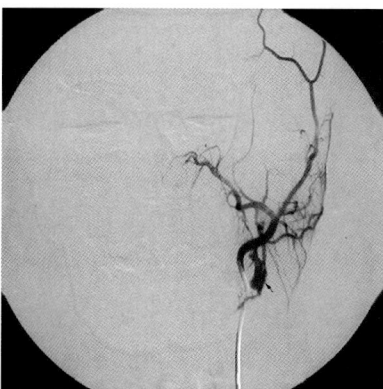
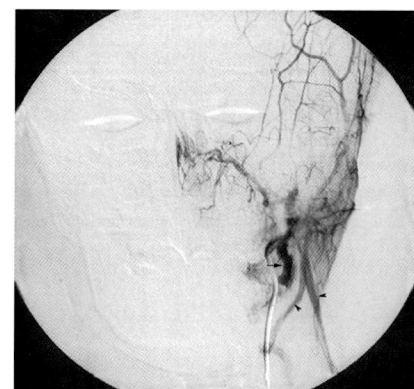
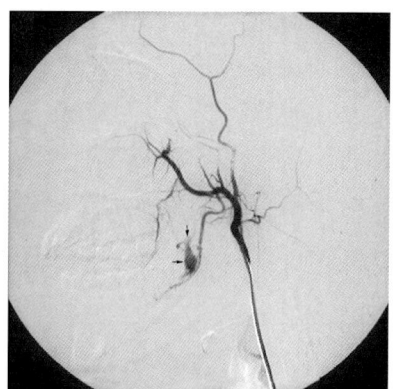

J   K   L

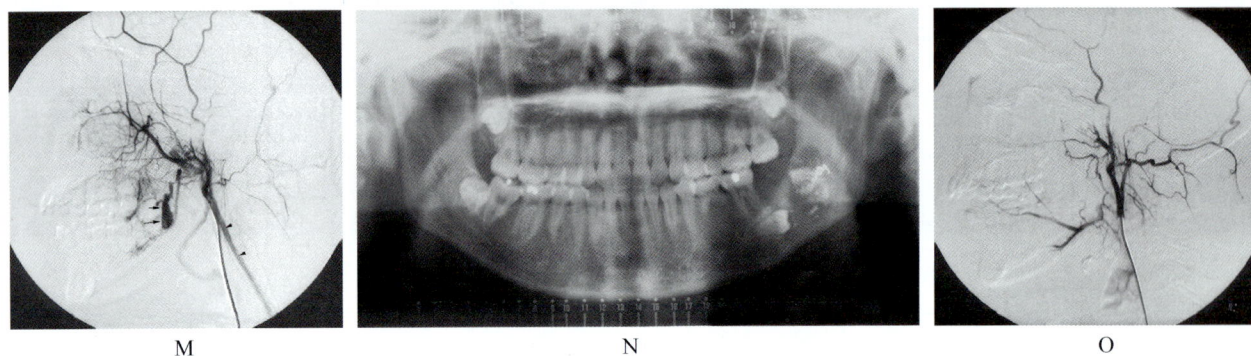

图 6-5　左下颌骨中心性血管瘤（不典型）

A. 曲面体层显示左下颌骨磨牙后区上方、升支前缘部椭圆形的囊性低密度骨破坏灶（箭头），边界清晰　B. 下颌骨正位像显示左下颌骨磨牙后区上方、升支前缘部的囊性低密度骨破坏灶（箭头）　C. 下颌骨轴状面 CT 骨窗显示左下颌骨升支前部的囊状骨破坏（箭头），颊、舌侧骨皮质完整　D. 下颌骨轴状面 CT 骨窗显示左下颌孔扩大（箭头），其前方的异常高信号影为止血纱布（短箭头）　E. 下颌骨轴状面 MRI 的 T1WI 显示左下颌骨升支部的异常等信号占位影（箭头）　F. 下颌骨轴状面 MRI 的 T2W 显示左下颌骨内异常高信号的占位影（箭头）　G. 下颌骨冠状面 MRI 的 T2 压脂像显示左下颌骨内异常高信号的占位影　H. 注射增强剂后，下颌骨轴状面 MRI 的 T1WI 显示左下颌骨升支部的异常信号呈明显强化（箭头）　I. 注射增强剂后，下颌骨冠状面 MRI 的 T1WI 该异常信号呈明显强化（黑色箭头），内侧的异常低信号（白色箭头）为口咬的止血纱布　J. 左颈外动脉造影的正位像（动脉期）显示左下颌骨内异常血管团着色，回流静脉未见显示　K. 左颈外动脉造影的正位像（毛细血管期）显示左下颌骨内异常血管团着色（箭头），回流静脉显示（短箭头）　L. 左颈外动脉造影的侧位像（动脉期）显示左下颌骨内异常血管团着色（箭头），颈部回流静脉未见显示　M. 左颈外动脉造影的侧位像（毛细血管期）显示左下颌骨内异常血管团着色（箭头），颈部回流静脉显示（短箭头）　N. 栓塞后的颈外动脉造影侧位像显示左下颌骨内的异常血管团消失　O. 栓塞后的曲面断层片显示左下颌骨原囊性病变区充以弹簧圈和 NBCA

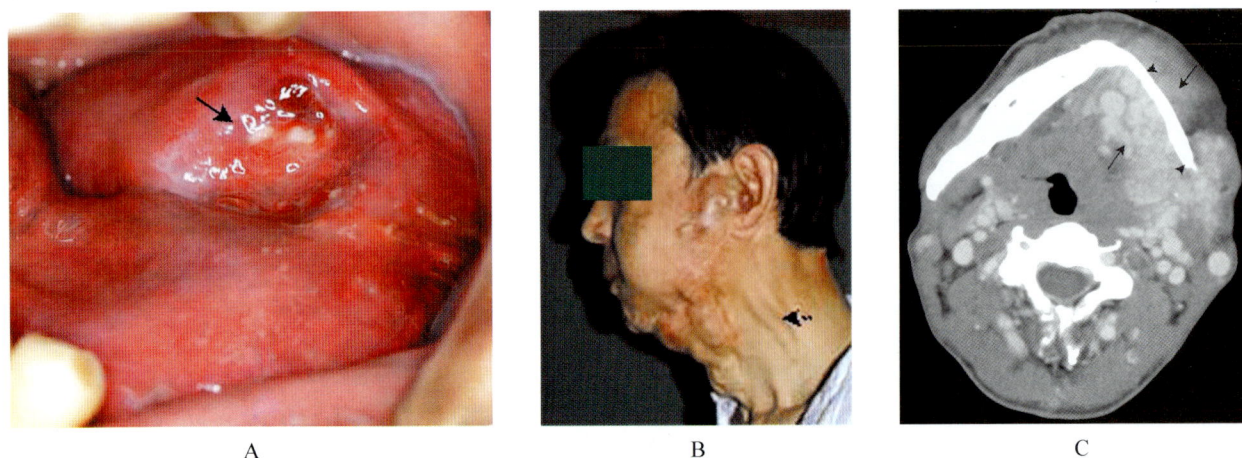

图 6-6　左下颌骨中心性血管瘤手术切除后复发

A. 口内张口像显示左口底溃疡（箭头）　B. 患者侧面像显示左下颌部因左下颌骨切除术后塌陷，左耳前区和下颌区膨隆，颈外静脉扩张（箭头）　C. 增强 CT 的轴状面显示移植修复的下颌骨内侧充满异常血管团

第二节　下颌骨动静脉畸形

一、临床表现

下颌骨动静脉畸形是颌骨高流速血管畸形中最常见的一型,多为先天性病变,但出血常发生在替牙期,特别是 10 岁左右,女性多见。这种骨内的高流速血管畸形常表现为下颌后牙松动、牙周渗血或出血以及下唇麻木。常在拔除下颌松动的第一磨牙时,发生凶猛的出血,时有出血致死的报道。下颌骨动静脉畸形实质是下颌管内的下牙槽动脉和静脉发生异常吻合,这种吻合导致下牙槽静脉动脉化并发生扩张,下牙槽动脉搏动性增粗。该改变会压迫、刺激同在下颌管内的三叉神经第三支的下颌神经,造成下唇和下颌部皮肤的麻木。由于下颌骨的恶性肿瘤也常伴下唇和下颌部的麻木,所以当患者主诉麻木时,需要将下颌骨的恶性肿瘤与中心性血管瘤进行仔细鉴别。

下颌骨动静脉畸形可以仅限于颌骨内,也可波及临近软组织。多见单侧下颌骨发病,还可双侧下颌骨同时发病及上、下颌骨同时罹患。当下颌骨动静脉畸形仅局限于颌骨内时,下颌部皮肤或下颌龈颊沟黏膜均无明显异常改变,可有下颌部或下唇部麻木、第一磨牙的松动以及松动牙齿周围的渗血或出血,上述表现也可均不出现。但是,下颌静脉和颈外静脉扩张常出现在所有下颌骨动静脉畸形的病例中(图 6-7)。当下颌骨动静脉畸形波及邻近软组织时,可表现为下颌部皮肤的搏动性膨隆,局部皮肤温增高、色暗红,触之震颤(图 6-8),后期表面皮肤可破溃、形成"瘘孔"(图 6-9)。罹患侧下颌骨的龈颊沟黏膜充血,下颌后牙牙槽骨吸收,出现类似牙周炎的改变(图 6-10),常伴患牙的松

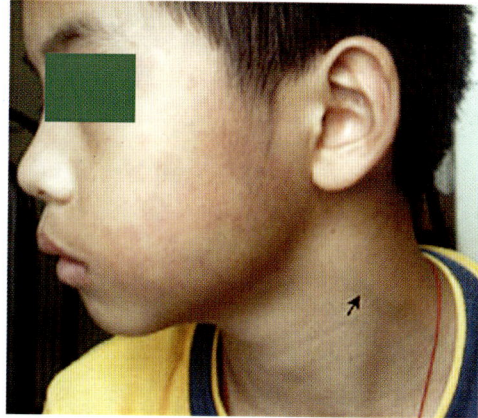

图 6-7　左下颌骨中心性动静脉畸形
左下颌骨中心性动静脉畸形患者的侧斜面像显示下颌静脉和颈外静脉扩张(箭头)

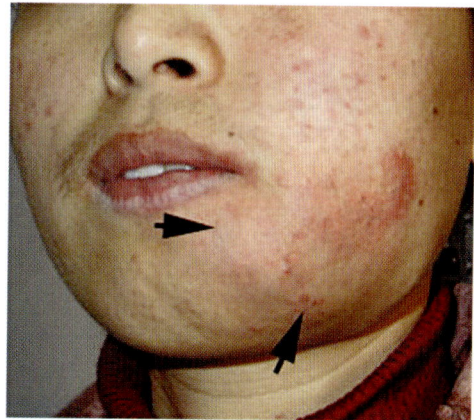

图 6-8　左下颌骨中心性动静脉畸形
左下颌骨中心性动静脉畸形患者的侧斜面像显示左下颌部皮肤的搏动性膨隆,局部皮肤温增高、色暗红,触之震颤(箭头)

动和牙周围渗血或出血。

二、影像学表现

颌骨的溶骨性改变是颌骨动静脉畸形的主要变化。根据患者年龄、大小、病变发生的部位、病程

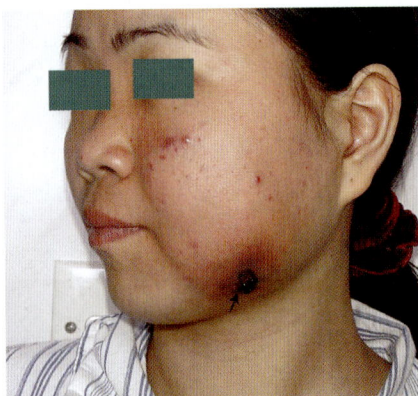

图 6-9　左下颌骨中心性动静脉畸形

左下颌骨中心性动静脉畸形患者的侧斜面像显示
表面皮肤破溃、形成"瘘孔",周围皮肤色暗红(箭头)

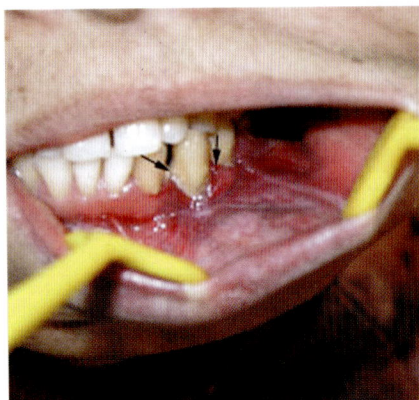

图 6-10　左下颌骨中心性动静脉畸形

左下颌骨中心性动静脉畸形患者的口内像显
示罹患侧下颌骨的龈颊沟黏膜充血,下颌后牙牙
槽骨吸收、出现类似牙周炎的改变(箭头)

进展程度以及是否伴发软组织动静脉畸形,在 X
线平片上可呈不同的表现。不伴发软组织动静脉
畸形的下颌骨动静脉畸形,骨皮质完整,下颌骨动
静脉畸形主要表现为下颌骨内囊性或多囊性骨密
度降低区,也可仅表现为下颌骨的骨小梁粗糙、模
糊。病变主要发生在磨牙区,也可向前扩展至前磨
牙区。在儿童或青年,多伴有牙根吸收,致牙松动
和出血。伴发软组织动静脉畸形的病例,X 线平片
上呈"蜂窝状"或"肥皂泡样"改变。下颌骨动静脉
畸形均伴有下颌管的明显增粗。

下颌骨动静脉畸形在 CT 上表现为骨髓腔
间隙增大、骨小梁消失的单囊状低密度灶,骨质
膨隆不明显,下颌管增宽。不伴发软组织动静
脉畸形,下颌骨骨皮质完整(图 6-11,图 6-
12)。如伴发软组织动静脉畸形,则骨皮质呈穿
凿样改变(图 6-13);注射增强剂后,可见患侧
下颌骨内强化,波及邻近软组织时也可显示罹
患软组织的强化。下颌骨的囊性病变,如下颌
骨单纯性骨囊肿,有着与下颌骨动静脉畸形类
似的 CT 特征,有时也可伴下唇或颏部皮肤的麻
木,需注意鉴别。曾有将下颌骨动静脉畸形误
为下颌骨单纯性骨囊肿行手术刮治、造成术中
严重出血的报道。

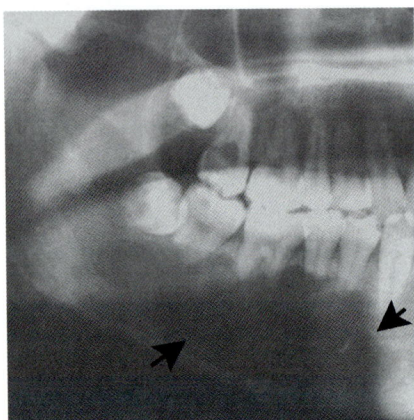

A

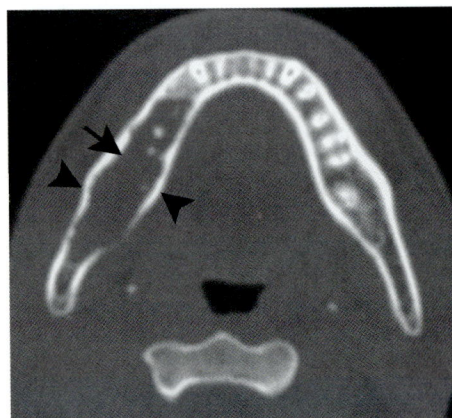

B

图 6-11　右下颌骨中心性动静脉畸形

A. 曲面断层片(局部)显示右下颌骨内多囊性骨密度降低区伴牙根吸收　B. 平扫 CT 轴状面显示右下颌骨骨髓腔
间隙增大、骨小梁消失,呈单囊状低密度灶(箭头),骨质膨隆不明显,颊舌侧骨皮质完整(短箭头)

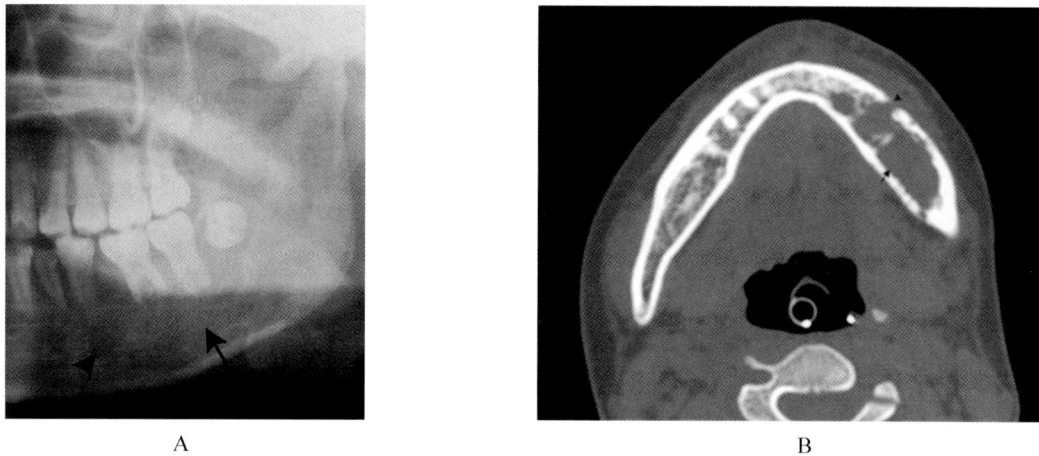

A

B

图 6-12　左下颌骨中心性动静脉畸形

A. 曲面断层片(局部)显示左下颌骨内多囊性骨密度降低区(箭头)伴牙根吸收,颏孔扩大(短箭头)　B. 平扫 CT
轴状面显示左下颌骨骨髓腔间隙增大、骨小梁消失,呈单囊状低密度灶(箭头),骨质膨隆不明显,颏孔增宽(短箭头)

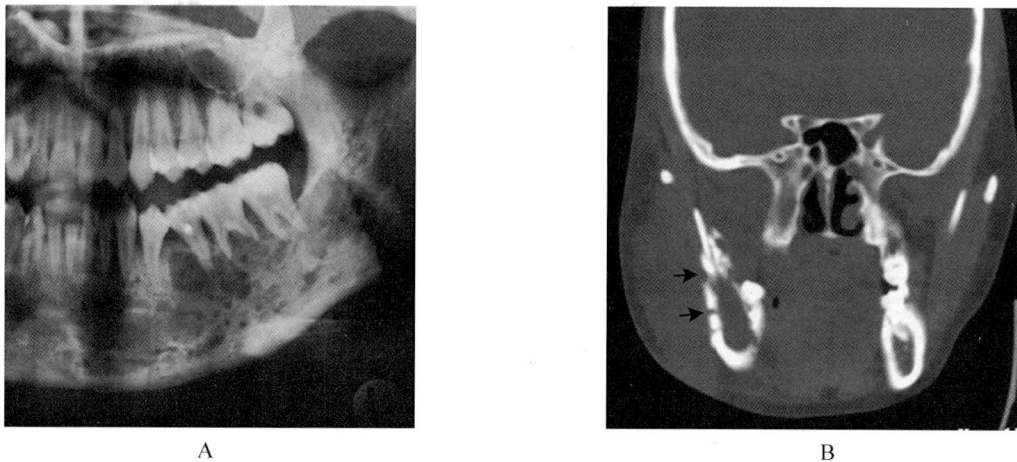

A

B

图 6-13　左下颌骨中心性动静脉畸形波及邻近软组织

A. 曲面断层片(局部)显示左下颌骨呈"肥皂泡"多囊性骨密度降低区　B. 平扫 CT 冠状面显示左下颌骨颊侧
骨皮质呈穿孔样改变(箭头),骨髓腔间隙增大、骨小梁消失

下颌骨动静脉畸形在 MRI 上表现为骨髓腔内不均匀的信号强度,T1 及 T2 加权像表现为低信号影。如果伴发周围软组织的动静脉畸形,则在 MRI 上显示为不规则的蜂窝状流空血管巢及曲张的营养血管,或仅见不规则曲张异常的流空血管影(图 6-14)。

下颌骨动静脉畸形的 DSA 表现根据其下牙槽动、静脉间的沟通程度而表现不同。多数情况下两者间以微瘘的形式沟通,下牙槽动、静脉间出现异常毛细血管网,动脉造影时表现为牙槽骨后部在动脉早期出现的异常血管团(又称"静脉池")。该异常血管团可持续到静脉晚期并与回流静脉相通,在 CT 上表现为牙槽骨的囊状扩张。下颌骨动静脉畸形的供血动脉主要为上颌动脉的下牙槽动脉,下牙槽动脉的超选择造影可见它以多个纤细分支形式供应异常血管团;回流静脉主要为下颌静脉和颈外静脉。在少数病例,下牙槽动脉与回流静脉间近乎直接交通,下牙槽动脉造影的同时,回流静脉显

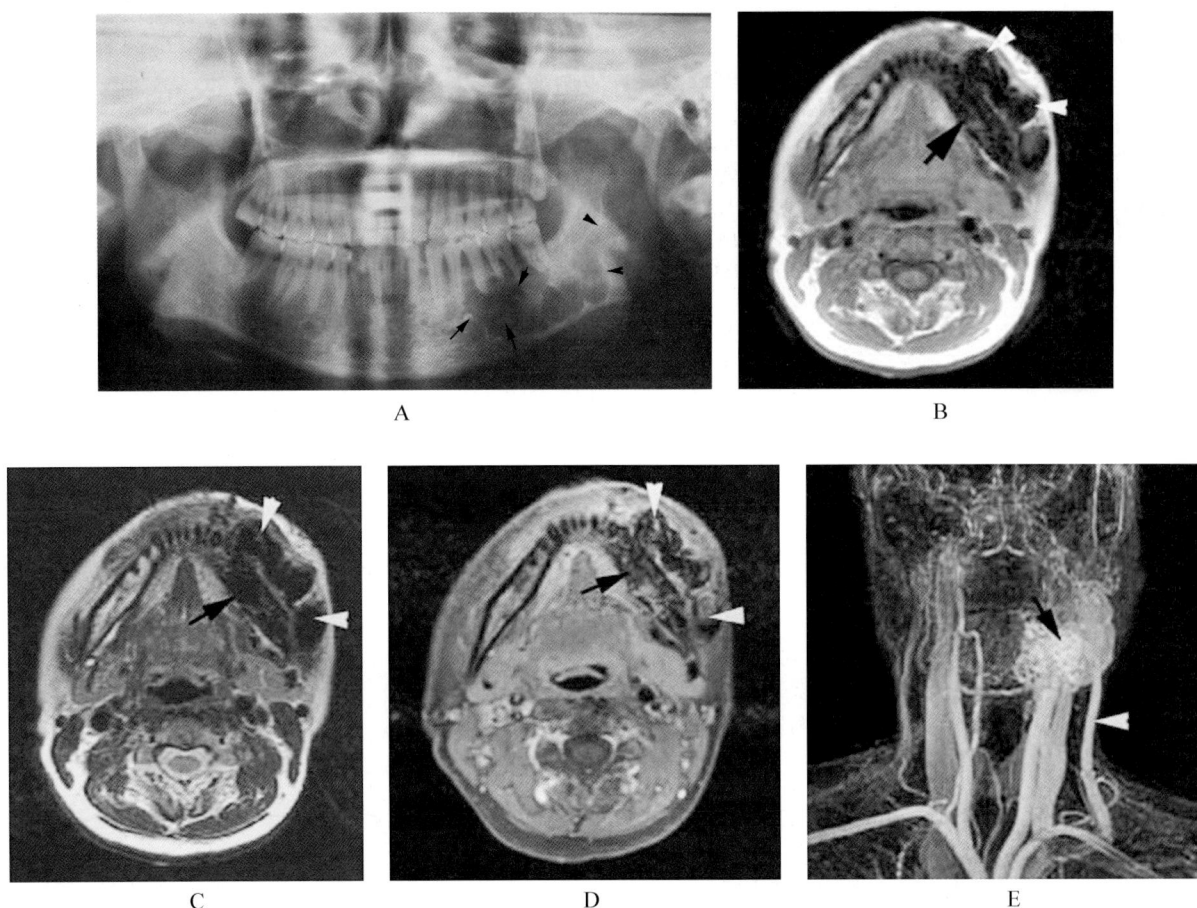

图 6 - 14　左下颌骨中心性动静脉畸形波及邻近软组织

A. 曲面断层片显示左下颌骨内双尖牙和第一磨牙根尖区囊形骨密度降低区(箭头),下颌管增粗(短箭头)　B. 下颌骨层面 MRI 的 T1 加权像上显示左下颌骨骨髓腔内脂肪高信号消失(黑色箭头),邻近软组织内出现流空低信号(白色箭头)　C. 下颌骨层面 MRI 的 T2 加权像上显示左下颌骨骨髓腔内脂肪高信号消失(黑色箭头),邻近软组织内出现流空低信号(白色箭头)　D. 下颌骨层面 MRI 增强的 T1 加权像上显示左下颌骨骨髓腔内脂肪高信号消失(黑色箭头),邻近软组织内出现流空低信号(白色箭头)　E. MRA 显示左下颌骨内异常血管团(黑色箭头),颈外静脉动脉化性增粗(白色箭头)

示。当下颌骨动静脉畸形波及周围软组织时,还伴有面动脉和舌动脉的供血(图 6 - 15)。

下颌骨动静脉畸形在 X 光平片上具有不同的表现特点,但下颌管增粗可以高度提示本病的存在;另一方面,X 光平片可以更好地显示病变与牙齿的关系。CT 本身的信息不足以明确诊断下颌骨动静脉畸形,但在显示颌骨内病变范围、位置、周界和大小方面,CT 较其他影像方式更直观和清晰。MRI 和 DSA 在明确诊断方面,具有特异性的诊断价值。到目前为止,DSA 仍是诊断下颌骨动静脉畸形的"金标准"。

三、下颌骨动静脉畸形的介入治疗

下颌骨动静脉畸形根据其血管构筑的相异,即下牙槽动、静脉间是微瘘还是巨瘘,需采取不同的介入栓塞方式。对于下牙槽动、静脉间巨瘘形成的病例,下牙槽动脉造影同时,回流静脉显示,颌骨内无明显的骨破坏灶。这种病例应行下牙槽动脉的超选择 NBCA 栓塞。注入栓塞剂时,助手应压迫颈部的回流静脉,以防止栓塞剂自回流静脉快速返

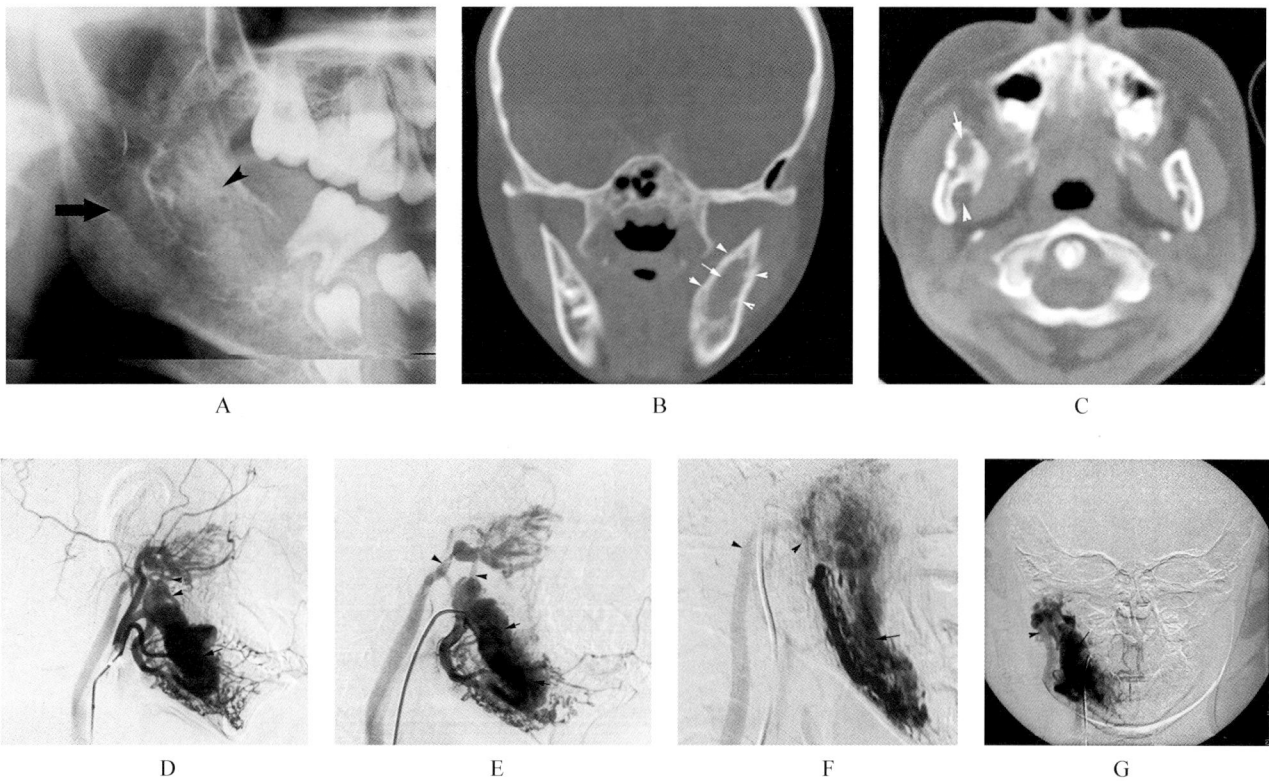

图 6‑15　右下颌骨中心性动静脉畸形

A. 曲面断层片（局部）显示右下颌骨体部和升支骨小梁粗糙（短箭头），下颌管增粗（箭头）　B. 下颌骨 CT 的冠状面显示右下颌骨内囊性低密度灶（箭头），骨皮质完整　C. 下颌骨 CT 的轴状面显示右下颌骨内囊性低密度灶（箭头），下颌管增粗（短箭头）　D. 右颈外动脉主干血管造影的侧位像显示右下颌骨内异常血管团（箭头），回流静脉提前显示，下牙槽动脉（短箭头）为主要供血动脉　E. 右面动脉血管造影的侧位像显示右下颌骨内异常血管团（箭头），回流静脉（短箭头）提前显示　F. 右下牙槽动脉超选择血管造影的显示右下颌骨内异常血管团（箭头），回流静脉（短箭头）提前显示，下牙槽动脉与异常血管团之间呈网状连接　G. 右颈外动脉主干血管造影的正位像显示右下颌骨内异常血管团（箭头），回流静脉提前显示（短箭头）

流入肺，并导致颌骨内的充盈不足。成功的栓塞图像应为下牙槽动脉远端、瘘口以及与瘘口相连的回流静脉远端完全为组织胶铸形（图 6‑16）。

下颌骨动静脉畸形中，较常见的仍是下牙槽动、静脉间微瘘型。在行下牙槽动脉超选择造影时，该型病例在颌骨内形成明显的异常血管团（又称"静脉池"），该"静脉池"在 CT 上表现为颌骨的囊状扩张。下颌骨动静脉畸形治疗成功的关键是永久消灭颌骨内的异常血管团，介入治疗的方法是将永久性的栓塞材料置于颌骨"静脉池"的中央，使血液不能在此积聚，从而消除出血的隐患。由于下颌骨动静脉畸形微瘘型的血供特点，下牙槽动脉通过多个纤细的分支与下颌骨内的病变相连，即侧支

动脉供血型。单经下牙槽动脉的血管内栓塞治疗很难将永久性的栓塞材料完全充满下颌骨内的"静脉池"，需结合"静脉池"直接栓塞，即行"双介入法"彻底消灭颌骨内的异常血管团。

直接栓塞"静脉池"的适应证为：① 造影可见明显的"静脉池"；② 下颌骨 X 线平片可见颏孔增大；③ CT 显示有明显的骨质囊性破坏灶。直接栓塞"静脉池"的方法有 3 条途径：ⓐ 通过"静脉池"的入口，即经过股静脉⇨上腔静脉⇨颈静脉⇨下牙槽静脉到达下颌骨内"静脉池"，然后微弹簧圈或 NBCA 行栓塞（图 6‑17）；ⓑ 通过"静脉池"的体部，即罹患区的牙槽骨或升支，利用穿刺针经牙槽窝或颊侧牙槽骨直接穿刺到达"静脉池"，造影证明

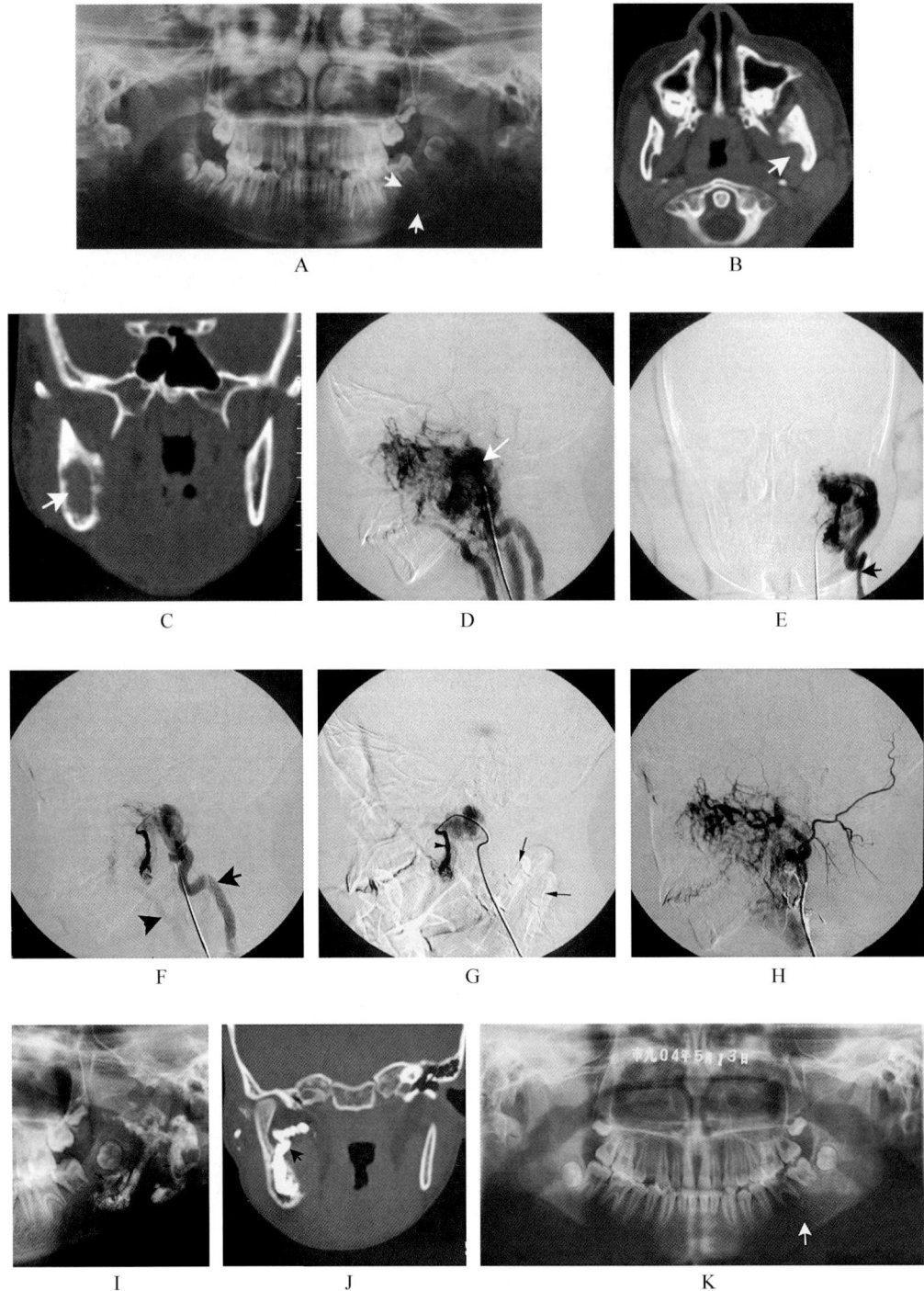

图6-16　左下颌骨中心性巨瘘型动静脉畸形的介入治疗

A. 曲面断层片显示左下颌骨体部囊性低密度灶(箭头)　B. 下颌骨CT的轴状面显示左下颌孔增粗(箭头)
C. 下颌骨CT的冠状面显示左下颌骨内囊性低密度灶(箭头),骨皮质完整　D. 左颈外动脉主干血管造影的侧位
像显示右下颌骨内异常血管团(箭头),三条回流静脉(短箭头)提前显示,分别为颈内静脉、颈外静脉和面前静脉
E. 左下牙槽动脉超选择血管造影的正位像显示左下牙槽动脉造影同时,左颈外静脉出现回流(箭头)　F. 左下牙
槽动脉超选择血管造影的侧位像显示左下牙槽动脉造影同时,左颈外静脉出现回流(箭头)　G. 压迫颈外静脉下
的左下牙槽动脉(短箭头)超选择血管造影侧位像显示左下牙槽动脉造影时,左颈外静脉不再出现回流,箭头所示
为手指　H. 栓塞后的左颈外动脉主干血管造影的侧位像显示右下颌骨内异常血管团及回流静脉不再显示　I. 栓
塞后的曲面断层片(局部)显示左下颌骨体部病灶区、下颌管以及回流静脉已为高密度的组织胶充盈(箭头)　J. 栓
塞后的下颌骨CT冠状面显示左下颌骨髓内充以高密度的栓塞组织胶(箭头)　K. 栓塞后一年半的曲面断层片显
示左下颌骨体部囊性低密度灶新骨形成(箭头),栓塞组织胶中的高密度碘已吸收不再显示

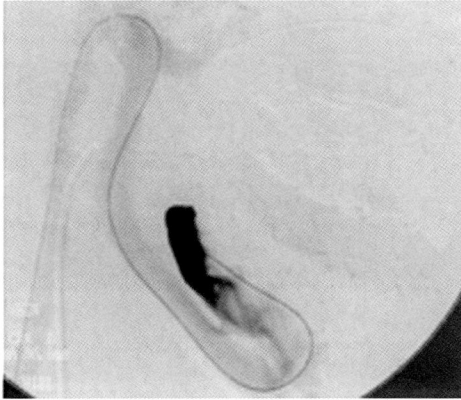

图 6 - 17　股静脉途径栓塞治疗下颌骨内动静脉畸形
静脉造影的侧位像经过股静脉途径到达下牙槽静脉
形成的下颌骨内"静脉池"

位于其内时,自穿刺针直接释放弹簧圈或注入NBCA(图 6 - 18);ⓒ 通过"静脉池"的出口,即颏孔。首先行颏孔的穿刺,见回血后,短导丝引入下颌骨内病变,然后将动脉鞘自导丝引入下颌骨内(图 6 - 19)。通过该鞘或者经鞘的导管,可以将弹簧圈、NBCA 组织胶或者无水乙醇释放到异常血管团内。经验提示,经颏孔途径的"静脉池"穿刺栓塞优于经罹患区的牙槽窝,这是因为后者出血过多,影响操作进行。股静脉到达下牙槽静脉的径路不是很容易成功。即使成功到达,通过微导管释放微弹簧圈充满异常血管团,也显得成本过大;如果选择注入

组织胶,同样很难通过微导管一次注入到足量。

下颌骨动静脉畸形首诊患者,首先行曲面断层和 CT 检查。曲面断层可帮助了解病变的大致范围、病变与牙的关系、下颌管是否扩张以及颏孔是否扩大。CT 则可更清楚显示病变的形态,是单囊还是多囊,骨皮质是否完整。然后,在备血和插管全麻下行动脉造影。全麻插管时很容易激惹病变的出血,需引起高度注意。动脉造影和介入栓塞治疗应尽量在一次完成。下颌骨动静脉畸形"双介入法"栓塞治疗的注意事项:① 安全:保持呼吸道的通畅;尽量保证栓塞过程不出血或少出血,一旦出血较多,应及时输血以保证足够的血容量;释放后的螺圈直径需大于回流静脉的直径,以防回流至肺。② 有效:须把附有凝血棉的螺圈放至"静脉池"中央,而且需有足够的数量充满骨腔。③ 可重复:完全栓塞后的颌骨内"静脉池",随着年龄的增大,有可能出现新的"静脉池",故每次操作应保证不影响下一次再栓塞的完成。故须禁忌进行结扎颈外动脉或远离"静脉池"行供应动脉的永久性栓塞。④ 病变区内的牙应尽量保留,以保证病变栓塞区牙槽嵴的高度,尤其应避免栓塞过程中拔除多个牙。多个牙拔除后可导致牙槽嵴高度降低,从而使栓塞螺圈暴露。

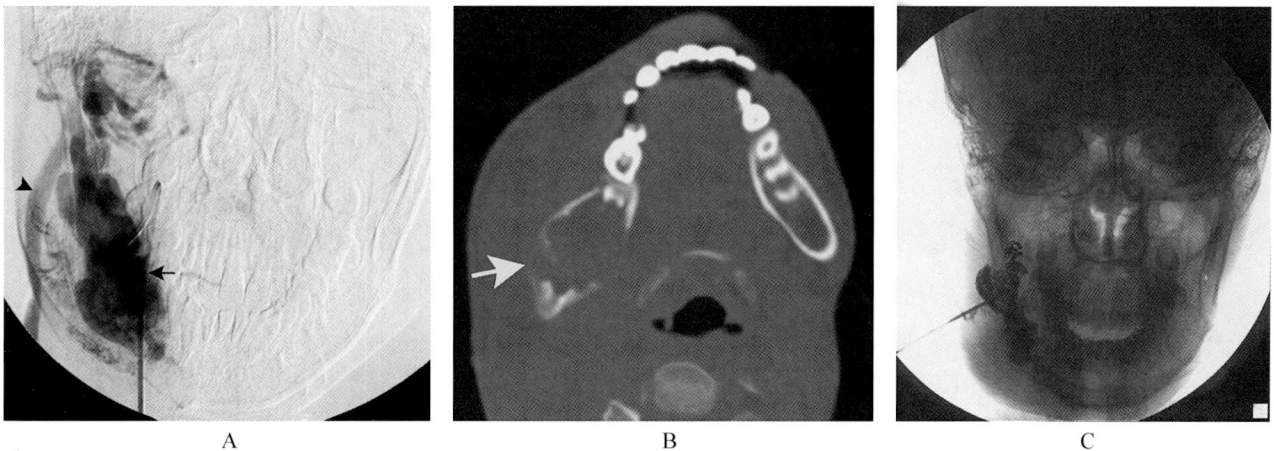

图 6 - 18　经皮直接穿刺栓塞治疗下颌骨动静脉畸形
A. 右颈外动脉血管造影的正位像显示右下颌骨内异常血管团、"静脉池"形成(箭头),回流静脉提前显示(短箭头)　B. 下颌骨 CT 的轴状面显示左下颌骨升支内囊性低密度灶(箭头),骨皮质完整　C. 头颅正位透视显示直接穿刺造影穿刺针位于右下颌骨病灶内

117

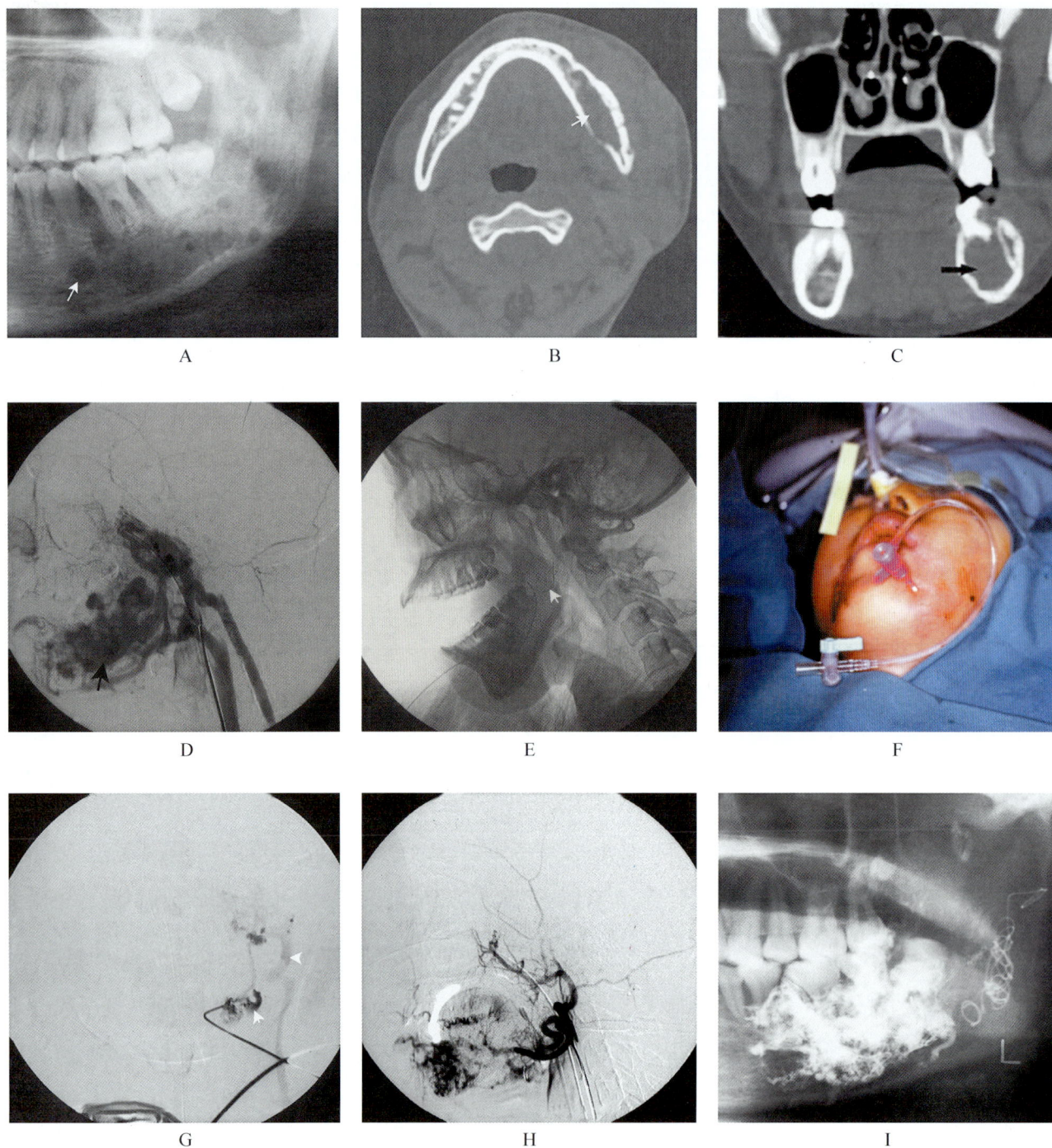

图 6-19 颏孔逆行途径栓塞治疗下颌骨动静脉畸形

A. 曲面断层片(局部)显示左下颌骨体部和升支呈"蜂窝样"改变,颏孔扩大(箭头) B. 下颌骨 CT 的轴状面显示右下颌骨内囊性低密度灶(箭头),骨皮质完整 C. 下颌骨 CT 的冠状面显示右下颌骨内囊性低密度灶(箭头) D. 左颈外动脉主干血管造影的侧位像显示左下颌骨内异常血管团(箭头),回流静脉提前显示 E. 头颅侧位像显示短导丝(箭头)经颏孔引入到左下颌骨内,高达升支冠突水平 F. 动脉鞘自颏孔引入到左下颌骨内 G. 自动脉鞘造影见回流静脉(短箭头)显示,证明其位于下颌骨内的病变血管团内(箭头) H. 左颈外动脉主干血管造影的侧位像显示左下颌骨内异常血管团消失 I. 曲面断层片(局部)显示左下颌骨体和升支部病变区已为高密度的组织胶和弹簧圈充盈

下颌骨动静脉畸形永久性栓塞材料主要包括：NBCA 和金属弹簧圈（coils）。我们认为，颌骨动静脉畸形的栓塞以选择附凝血棉纤毛的金属螺圈为优，因其不可吸收并可于病变内以其为中心快速形成凝血块，该血凝块日后可逐渐钙化成骨，并充满颌骨内的囊状扩张区。在暴露螺圈取出的手术操作中可以发现，螺圈周围有活跃的骨小梁新生，手术操作过程中无明显出血。另一方面，单纯的弹簧圈栓塞很难将病灶完全充盈，特别是在合并周围软组织动静脉畸形的病例，应该在弹簧圈栓塞后辅以组织胶。

近年来，我们以无水乙醇取代组织胶，将无水乙醇与弹簧圈结合栓塞治疗颌骨内高流速血管畸形，取得了较组织胶栓塞更优的临床效果。主要表现为不易引起异物反应和感染；更易达到异常血管团内的充分弥散并可破坏其内皮细胞，栓塞效果更长久；可以显著改善被侵犯的邻近软组织，包括皮温降低、肤色变暗以及扩张的回流静脉复原（图 6 - 20）。

四、介入栓塞的疗效评估

下颌骨动静脉畸形治疗成功的关键是永久消灭下颌骨内动、静脉间的异常吻合。一旦颌骨的异常血管团为弹簧圈填塞和无水乙醇破坏，使血液不能在此积聚，便可完全消除出血的隐患。下颌骨动静脉畸形的成功栓塞可达到完全治愈的目的。我们最长的随访病例已超过 8 年，随访的 DSA 和 X 线片显示异常血管团完全消失，栓塞的螺圈周围充以新生的骨小梁（图 6 - 21）。下颌骨动静脉畸形成功介入栓塞后，牙槽窝的出血迅速得以控制；下颌部、颈部扩张、搏动的静脉恢复正常；如果是累及软组织的病例，软组织的搏动和震颤消失，皮温下降。栓塞后造影的静脉期显示下颌骨内的异常血管团消失。

栓塞后随访的常规影像手段应采取曲面断层片结合和 CT 扫描的方式。在随访的曲面断层片和

CT 断层上的可见栓塞材料充填以下颌骨内病变处，栓塞材料周围伴新骨形成。组织胶栓塞的病例，栓塞初始在 X 光片和 CT 上为高密度影，随访 10～12 个月后，组织胶中所含的碘成分部分或全部吸收，X 光片和 CT 上的高密度影也随之消失，但是组织胶并未吸收（图 6 - 22，方大伟等）。仅靠 X 光平片进行随访的结果是不确切的，这是因为颊、舌侧骨皮质的重叠会掩盖颌骨中央病变的显示，需定期结合 CT 扫描。下颌骨动静脉畸形介入栓塞后应每年行一次动脉造影进行复查，期间还需密切观察、随访。随访内容包括：是否有牙齿周围的再出血；是否后牙区牙龈出现增生性龈瘤样变（图 6 - 23）；是否有下颌部和颈部静脉的再扩张；是否栓塞物的周围出现新的低密度病灶（图 6 - 24）；是否出现邻近龈颊沟黏膜或皮肤的再搏动及近期是否准备怀孕。如果出现上述情况，也应立即进行动脉造影。动脉造影中一旦发现异常血管团，应进行补充栓塞。

五、并发症及其处理

下颌骨动静脉畸形介入栓塞的并发症可出现在栓塞术中，也可出现在栓塞术后。栓塞术中常见的并发症包括：① 牙槽窝出血，造成失血性休克或呼吸道梗阻；② 栓塞剂误入肺（图 6 - 25）；③ 栓塞剂注入或释放的量不足，不能有效止血或导致病变的进一步发展；④ 栓塞剂注入的量过多，误栓到其他部位（图 6 - 26）。

下颌骨动静脉畸形的介入栓塞术，应该在备血和插管全麻下进行，这样便可有效地避免失血性休克和呼吸道梗阻的发生。对于流速较快的病例，应在压颈下注入液体组织胶；如果选择弹簧圈作为栓塞材料，弹簧圈的直径应大于回流静脉的内径，这样一来，栓塞剂误入肺部便可得到有效控制。液体栓塞剂一旦误入肺部，患者会发生剧烈咳嗽，这时应立即停止注射，并同时吸氧、静脉推注地塞米松；栓塞结束后，予以系统消炎和消肿。如果单个、小的

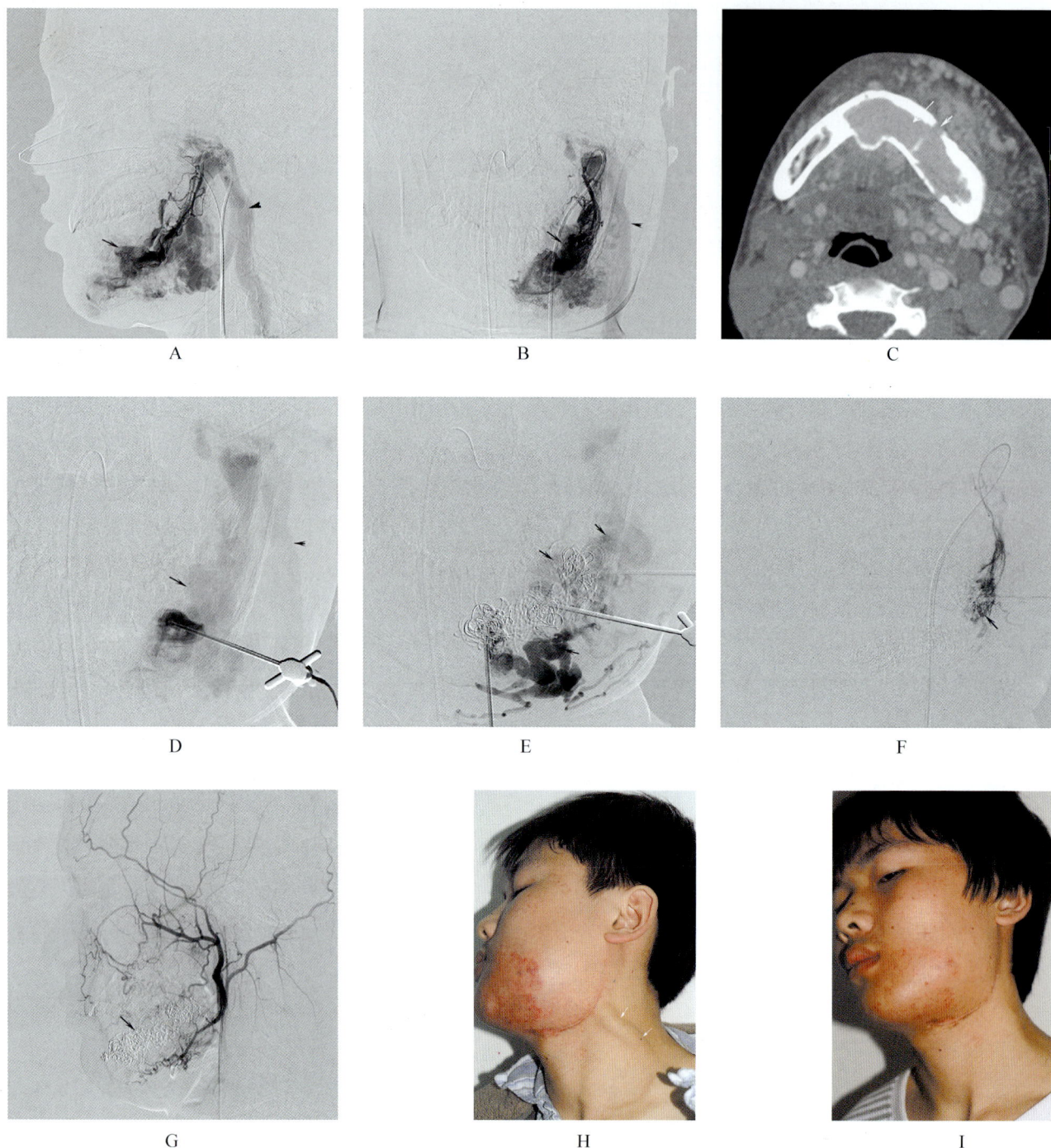

图 6-20　下颌骨动静脉畸形的无水乙醇栓塞

A. 左下牙槽动脉超选择血管造影的侧位像显示左下颌骨内异常血管团(箭头),左颈外静脉提前显示(短箭头);曲面断层片显示左下颌骨体部囊性低密度灶(箭头)　B. 左下牙槽动脉超选择血管造影的正位像显示左下颌骨内异常血管团(箭头),左颈外静脉提前显示(短箭头)　C. 栓塞后的曲面断层片显示左下颌骨体部病变已为弹簧圈填塞,弹簧圈周围可见低密度囊性变(箭头)　D. 直接穿刺头颅正位减影像显示左下颌骨内血管团(箭头)以及回流静脉(短箭头),证明穿刺针位于病灶内　E. 弹簧圈释放后,其间和邻近软组织还残存异常血管团(箭头),此时可直接注射无水乙醇进行补充栓塞　F. 还可经左下牙槽动脉注入无水乙醇消灭残余异常血管团(箭头)
G. 栓塞后的左颈外动脉主干血管造影的侧位像显示左下颌骨内异常血管团及回流静脉不再显示　H. 栓塞前的头颅侧斜面像显示左下颌部皮肤色暗红,左颈外静脉增粗　I. 栓塞后的头颅侧斜面像显示增粗的左颈外静脉消失,下颌部受累皮肤的暗红着色改善

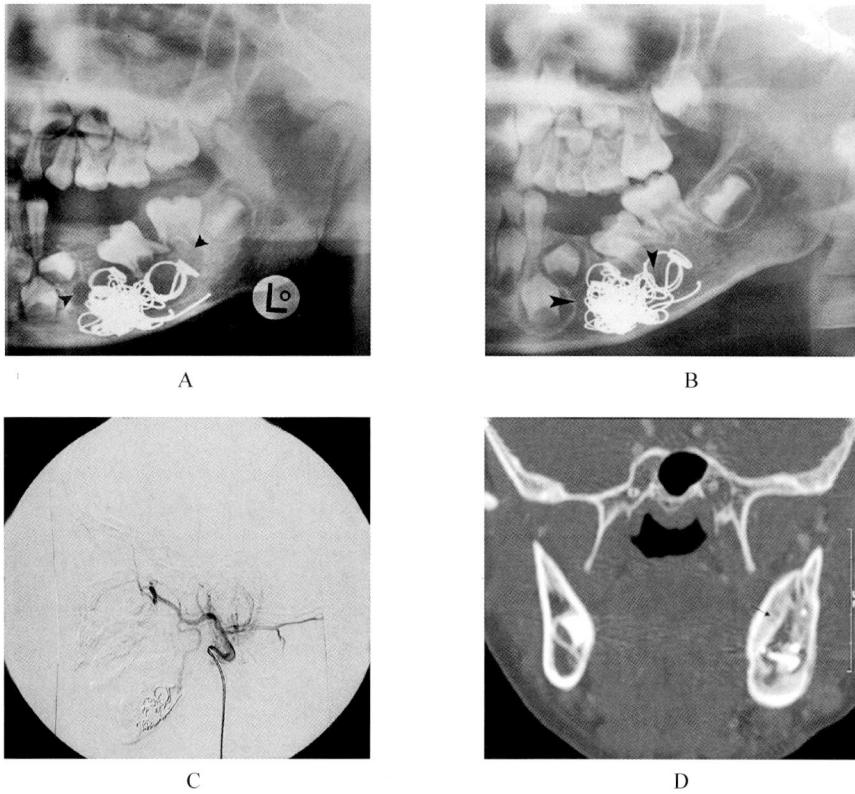

图 6 - 21　下颌骨动静脉畸形的栓塞后改变

A. 栓塞后的曲面断层片(局部)显示左下颌骨体部病灶区已为栓塞弹簧圈填充,周围仍残存低密度病灶区(箭头)　B. 栓塞后一年、随访的曲面断层片(局部)显示左下颌骨体部栓塞弹簧圈周围已充满新生的骨小梁(箭头)　C. 随访的 DSA 显示异常血管团完全消失　D. 随访的 CT 冠状面显示左下颌骨内栓塞的弹簧圈周围绕以新生的骨小梁

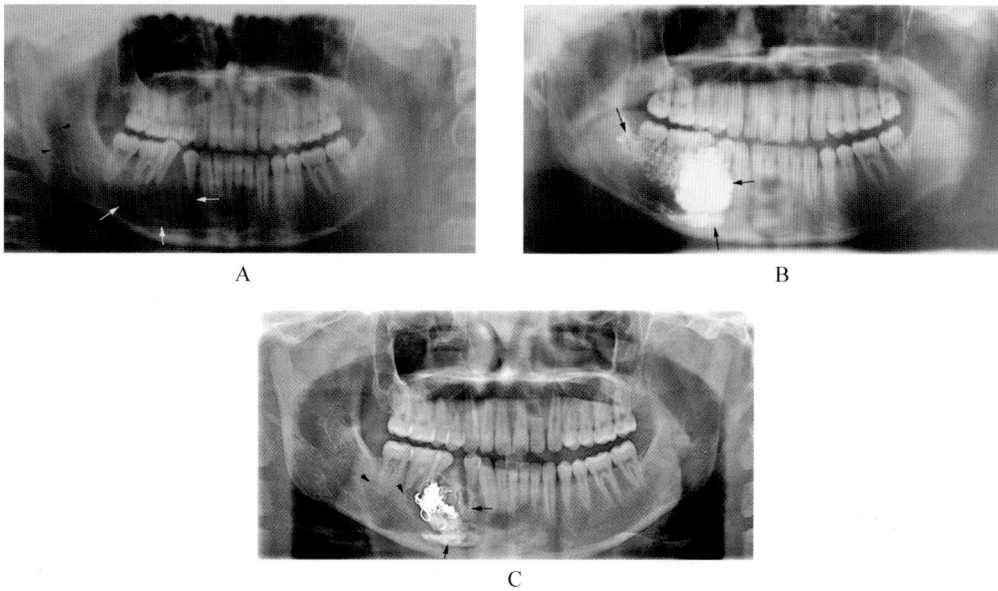

图 6 - 22　下颌骨动静脉畸形的栓塞后改变

A. 栓塞前的曲面断层片显示右下颌骨体部囊性低密度病灶区(黑色箭头),下颌管增粗(白色箭头)　B. 栓塞后即刻的曲面断层片显示左下颌骨体部病灶区已为栓塞弹簧圈和组织胶填充,组织胶已浸入牙槽突周围　C. 栓塞后一年、随访的曲面断层片显示左下颌骨体部栓塞弹簧圈周围已充满新生的骨小梁(箭头),栓塞弹簧圈和牙槽突周围的组织胶吸收

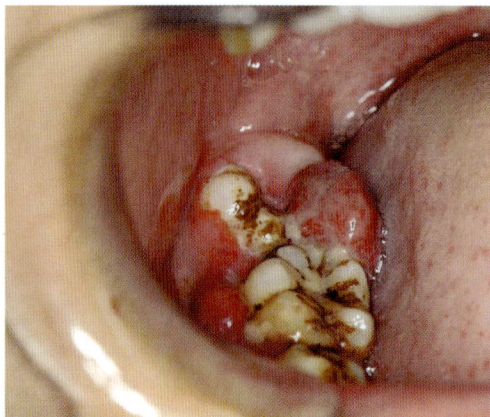

图 6‑23 右下颌骨动静脉畸形的栓塞后复发
右下颌骨动静脉畸形的栓塞二年后,右下颌后牙区
牙龈出现增生性龈瘤样变,提示病变的复发

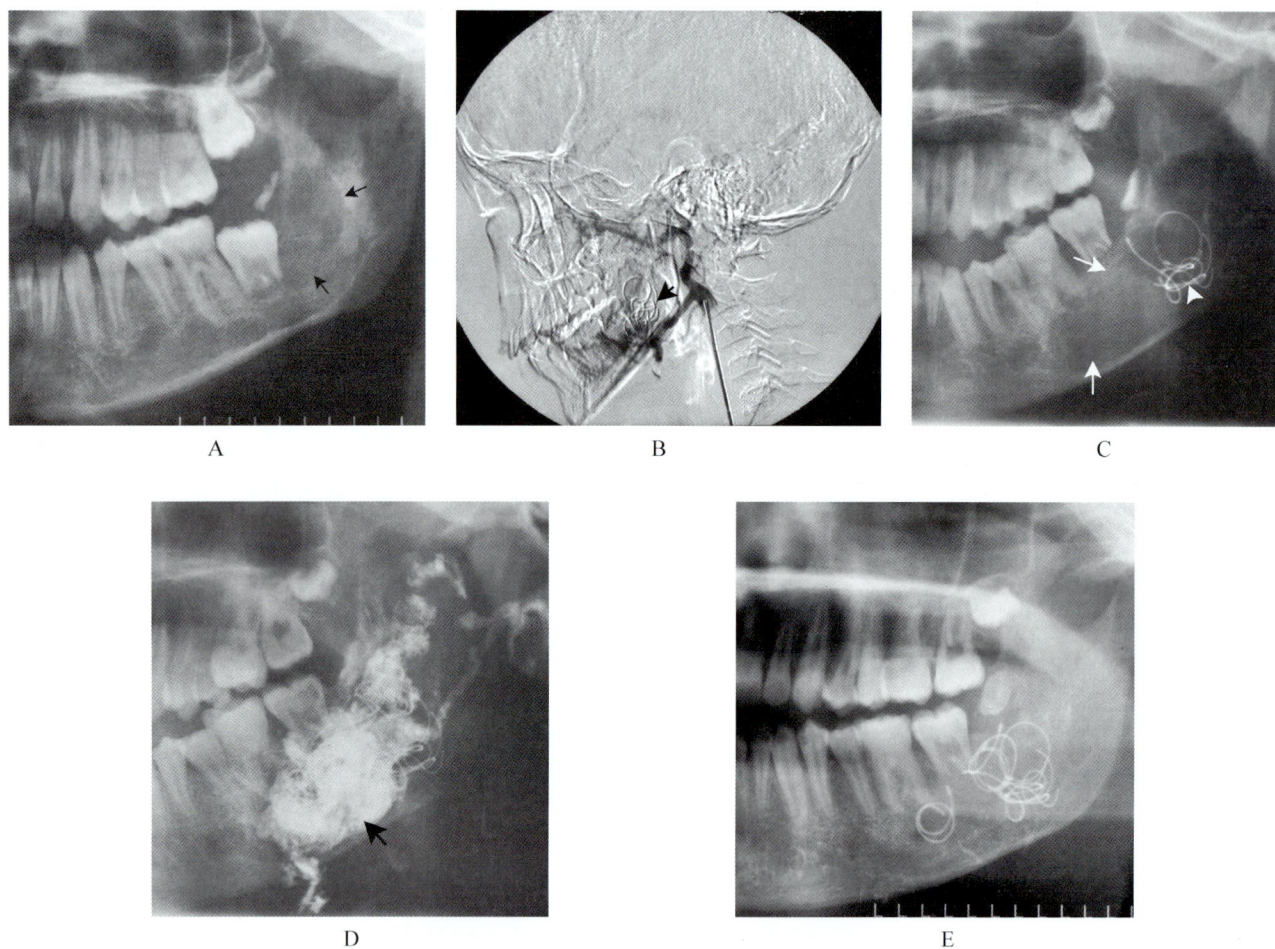

A   B   C

D   E

图 6‑24 左下颌骨动静脉畸形不全栓塞后复发
A. 曲面断层片(局部)显示左下颌骨体部和升支呈单囊状低密度改变(箭头) B. 左颈外动脉主干血管造影的侧位像显示左下颌骨内病变区已为弹簧圈填充,其前端残留少许异常血管团(箭头) C. 栓塞一年余后,再次发生出血。随访的曲面断层显示左下颌骨内低密度病灶区明显扩大,栓塞弹簧圈周围无新生骨小梁形成 D. 再次行补充栓塞,曲面断层片(局部)显示补充栓塞的弹簧圈和组织胶 E. 补充栓塞后随访的曲面断层片(局部)显示组织胶的高密度影已消失,栓塞弹簧圈的周围布满新生骨小梁

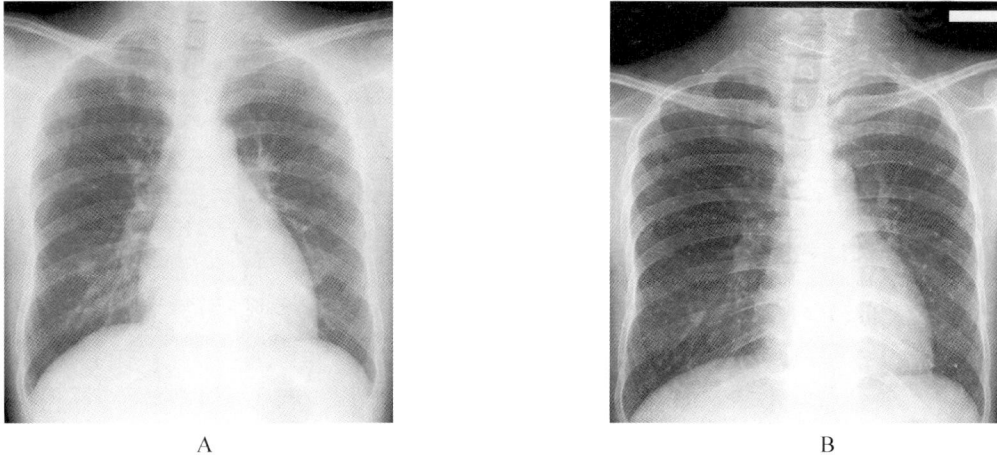

图 6‑25　下颌骨动静脉畸形栓塞组织胶回流入肺部

A. 栓塞前胸部正位像显示两肺野清晰　B. 栓塞后胸部正位像显示两肺野布满点状高密度组织胶影

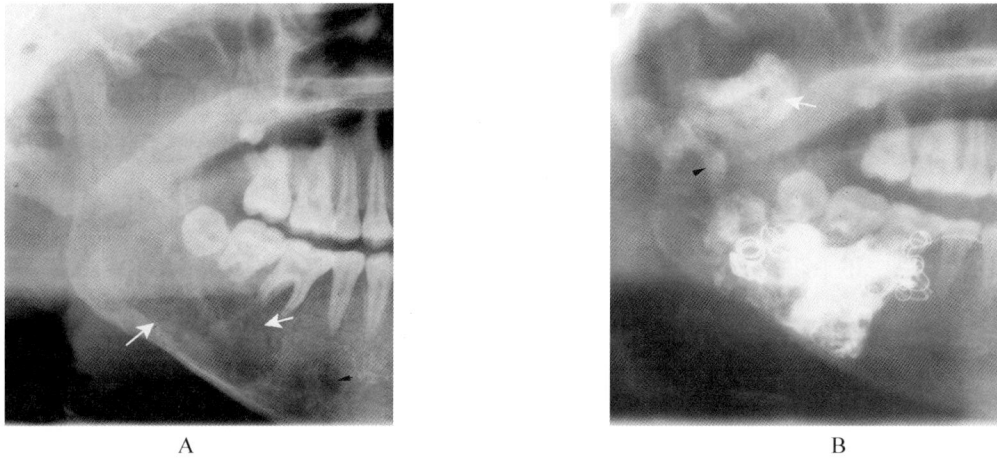

图 6‑26　右下颌骨动静脉畸形的不全栓塞后复发

A. 曲面断层片(局部)显示右下颌骨体部和升支呈多囊状低密度改变(白色箭头),颏孔扩大(黑色箭头)
B. 局部穿刺注射弹簧圈和组织胶进行栓塞,栓塞组织胶注入过多以致经下牙槽静脉(黑色箭头)逆流入翼丛(白色箭头)

弹簧圈脱落,则经颈静脉⇨上腔静脉⇨右心房⇨右心室到肺动脉,往往不会引起严重的并发症,栓塞术后常规消炎、消肿便可控制该并发症的发展。下颌骨动静脉畸形的介入栓塞应该在标准的血管造影机器上完成,介入栓塞过程中应反复造影并在动脉造影的静脉期观察是否有异常血管团残留,这样便可避免栓塞剂注入量的过多或不足。

栓塞术后的并发症包括:① 栓塞术后感染;② 栓塞物裸露、排出;③ 栓塞后局部再渗血;④ 栓塞后局部反复肿胀、搔痒。

下颌骨内的病变通过牙槽窝与口腔相连,病变区本身便是一个感染环境。栓塞术后应严密封闭术创并进行系统消炎,这不失为控制术后感染的有效措施。另外,栓塞剂注入过量也会造成术后的感染,栓塞术中应掌握栓塞剂的注入量。病变区的松动最明显的牙常是第一磨牙,对该牙齿应尽量保留;同时,也应避免为更好地封闭术创而去除牙槽骨,以降低其高度。这样容易导致栓塞物裸露、感染。在组织胶栓塞术后,部分患者会感觉术区反复肿胀、搔痒,这是由于患者对栓塞物中所含有的碘剂过敏所致。随着时间的延长,栓塞物中的碘剂会逐渐吸收,该症状也会逐步消失。在碘剂吸收前,如果症状较重,可以行抗过敏的对症治疗。

六、下颌骨动静脉畸形介入治疗常见的误区

(一)采用颈外动脉结扎术进行治疗或止血

需高度注意的是,严禁行颈外动脉结扎治疗下颌骨动静脉畸形或者控制下颌骨动静脉畸形的出血。颈外动脉结扎后,由于与回流静脉相连的下颌骨内异常血管团是低压的"盗血区",这时单侧或双侧的颈内动脉会直接通过侧支循环供应病变;患侧的椎动脉也会通过枕-椎吻合供应病变(图6-27)。这种在短时间内建立的侧支吻合,血供量和血供速度较先前的颈外动脉更高,从而会出现新的、更严重的出血,而且,通过动脉栓塞或造影的常规通路业已阻塞。

(二)颈外动脉结扎或其分支弹簧圈栓塞治疗

由于部分放射介入医师,对该病的病理机制认识不够深入,采用颈外动脉或其分支的弹簧圈栓塞来治疗该病,这种栓塞的结果类似于颈外动脉结扎(图6-28)。

(三)下牙槽动脉栓塞治疗

将导管超选择引入到下牙槽动脉后,选择PVA、丝线、明胶海绵甚或弹簧圈进行栓塞,这种栓塞同样也达不到有效的治疗,该操作类似于更高部位的颈外动脉结扎(图6-29)。即使下牙槽动脉的组织胶栓塞,仅适于下牙槽动、静脉间巨瘘,颌骨内无明显骨破坏灶的少数病例。对绝大多数的下颌骨动静脉畸形均达不到有效治疗。下颌骨动静脉畸形治疗的关键是消灭颌骨内的异常血管团,经静脉途径远较动脉途径有效。

(四)其他

下颌骨动静脉畸形介入栓塞时,还要注意对侧下颌骨以及上颌骨是否也患病。如果只过分注意到出血侧的下颌骨,而忽略了同时患病的对侧下颌骨或上颌骨,介入治疗后还会造成颌骨内出血(图6-30,图6-31)。另外,仅靠X光平片的信息,不足以判断对侧下颌骨或上颌骨是否患病,需结合CT和血管的超选择性造影。

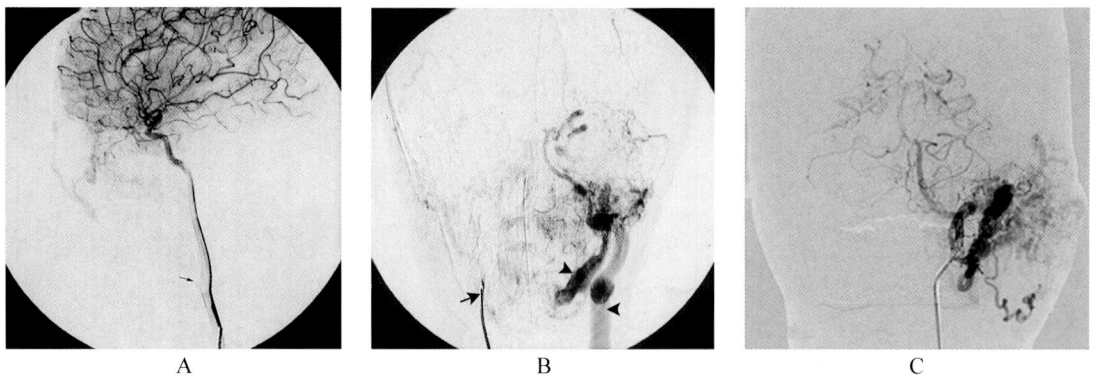

A   B   C

图6-27 颈外动脉结扎后,左下颌骨动静脉畸形恶化

A. 左颈总动脉造影侧位像显示,颈外动脉已结扎(箭头) B. 将导管(箭头)引入到右颈外动脉行血管造影的正位像显示左下颌骨内异常血管团(短箭头)、回流静脉(短箭头)同期显示 C. 患侧椎动脉造影显示通过枕-椎吻合,椎动脉供应左下颌骨内异常血管团

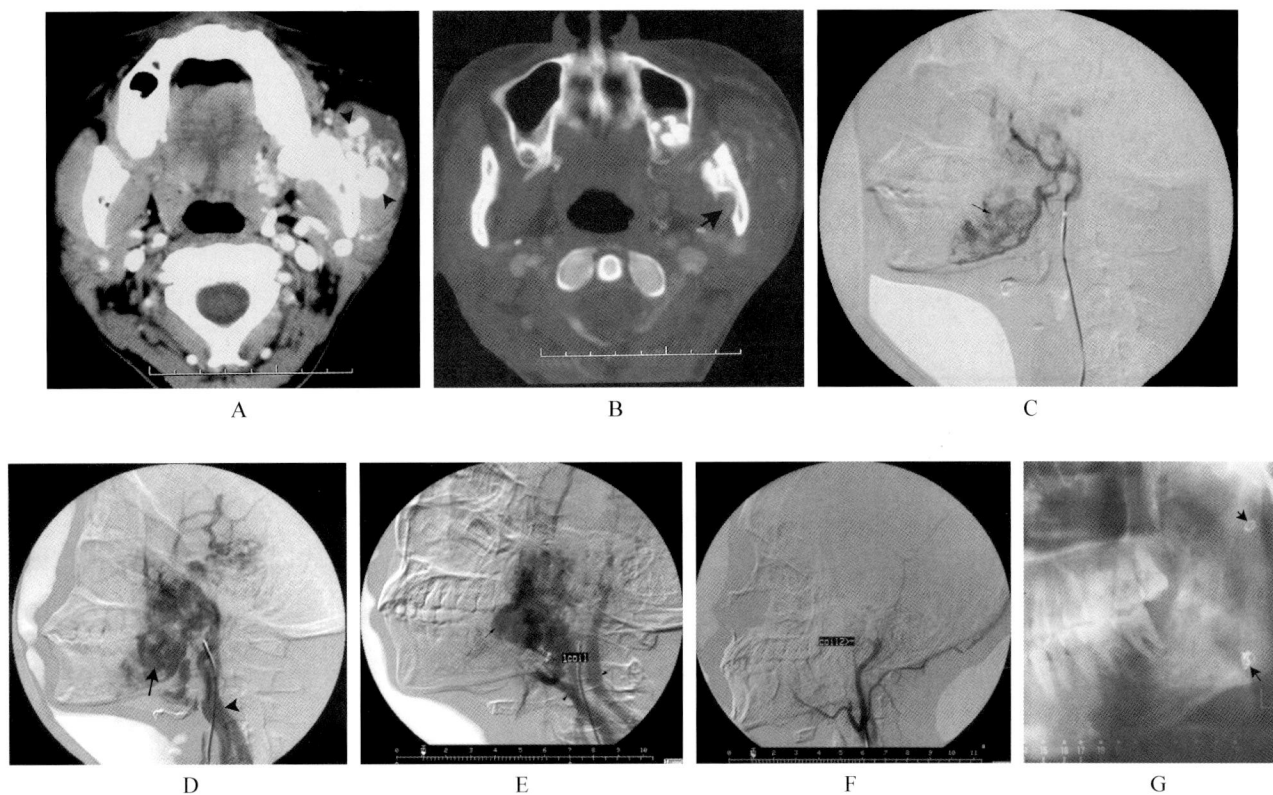

图 6 - 28　左下颌骨动静脉畸形弹簧圈异位栓塞

A. 增强下颌骨 CT 的轴状面显示左下颌骨升支周围充以高密度的异常血管团(箭头)　B. 下颌骨 CT 轴状面的骨窗显示左下颌孔增宽(箭头)　C. 左颈外动脉血管造影动脉期的侧位像显示左下颌骨内异常血管团(箭头)　D. 左颈外动脉血管造影动脉期的侧位像显示左下颌骨内异常血管团(箭头),左颈内、外静脉提前显示(短箭头)　E. 左面动脉造影见左下颌骨内异常血管团(箭头)和回流静脉(短箭头)显示后,释放第一枚弹簧圈　F. 左颈外动脉血管造影侧位像显示第二枚弹簧圈释放在上颌动脉起始处　G. 栓塞后的曲面断层片显示栓塞弹簧圈(箭头)位于远离左下颌骨内异常血管团的位置

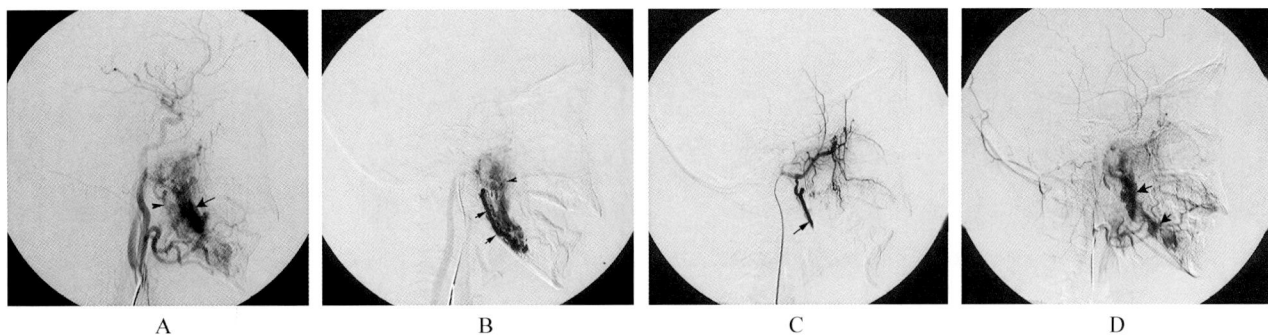

图 6 - 29　右下颌骨动静脉畸形的 PVA 不彻底栓塞

A. 右颈总动脉造影侧位像显示,下颌骨内异常血管团(箭头),下牙槽动脉(短箭头)为主要供血动脉　B. 已将栓塞导管引入到下牙槽动脉(箭头),下牙槽动脉的超选择造影显示下牙槽动脉以纤细网状供应下颌骨内异常血管团(短箭头),PVA 颗粒(直径 150～255 μm)此时行栓塞　C. 栓塞后的上颌动脉造影动脉期显示下牙槽动脉(箭头)远端异常血管团不再显示　D. 栓塞后的上颌动脉造影的静脉期显示左下颌骨内仍然残存异常血管团(箭头),还会导致新的出血

— 125 —

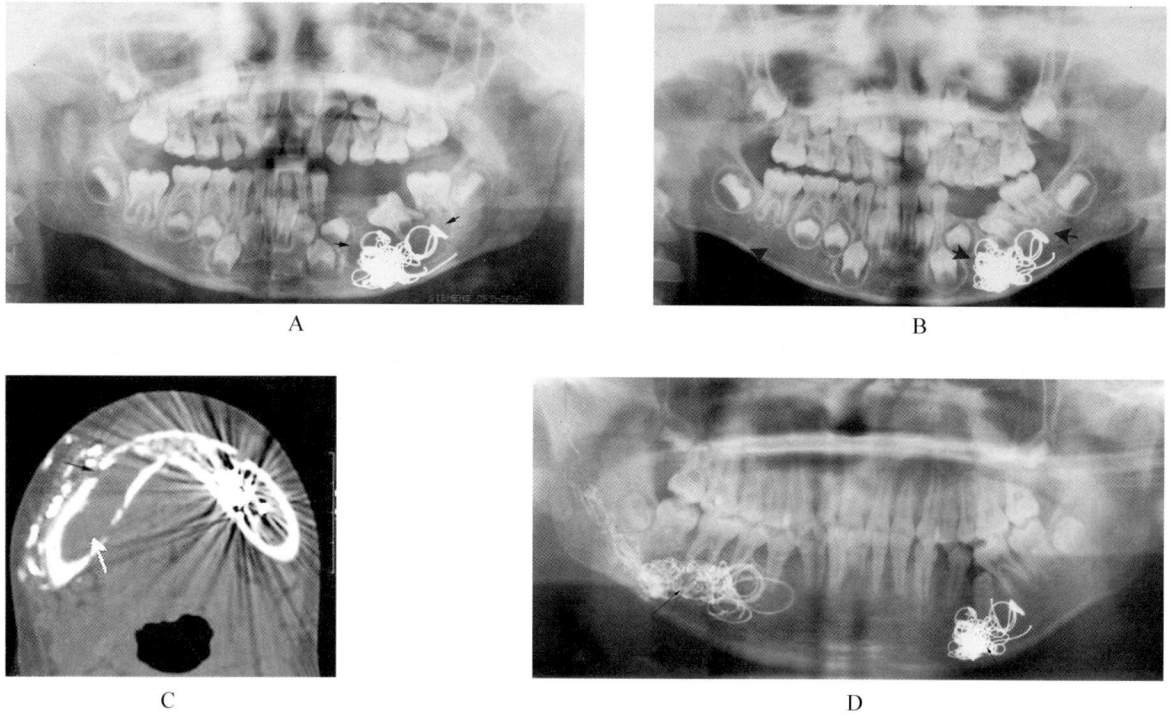

图 6 - 30　双侧下颌骨动静脉畸形

　　A. 栓塞后的曲面断层片显示左下颌骨体部病变已为弹簧圈填塞,弹簧圈周围可见低密度囊性变(箭头)　B. 栓塞后 19 个月的曲面断层片显示左下颌骨体部弹簧圈周围的低密度病变区周围新生骨小梁(箭头),右下颌骨未见病变显示(短箭头)

　　C. 下颌骨 CT 轴状面的骨窗显示右下颌骨内囊性低密度灶(白色箭头),骨皮质欠完整,颏孔扩大(黑色箭头),同时可见对侧的栓塞弹簧圈　D. 栓塞后的曲面断层显示栓塞弹簧圈(箭头)分别位于下颌骨两侧

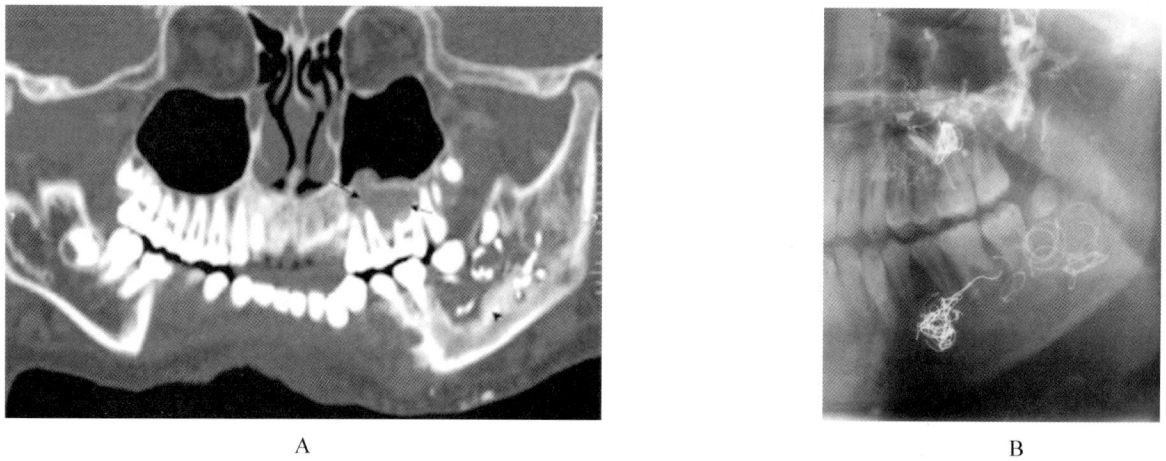

图 6 - 31　上、下颌骨动静脉畸形

　　男性,13 岁,左下颌骨动静脉畸形栓塞后,口腔内再次急性出血

　　A. 重建的颌骨 CT 冠状面的骨窗显示左下颌骨内高密度栓塞物周围新生骨小梁(短箭头),上颌窦底部的上颌牙槽骨囊性低密度灶(箭头)　B. 栓塞后的曲面断层(局部)显示弹簧圈位于左下颌骨内、周围可见新生骨小梁,左上颌骨内也可见新近栓塞的组织胶和弹簧圈

第三节　下颌骨动脉畸形

下颌骨动脉畸形也是下颌骨高流速血管畸形中的一种类型,但远较下颌骨动静脉畸形少见。主要特征为下牙槽动、静脉间未见明显的瘘口存在,病变以多发性、小囊状病变存在下颌骨内。

一、临 床 病 理

下颌骨动脉畸形也为先天性病变,女性多见。主要表现为下颌骨后牙的反复出血及拔除下颌松动牙齿的凶猛出血。该种病症急性出血的发病年龄似乎较下颌骨动静脉畸形为大,多见于 18～20 岁间。下颌骨动脉畸形往往不伴有下颌部软组织的侵犯,也不出现下颌部及颈部的静脉扩张。

二、影像学表现

下颌骨的动脉畸形在 X 线平片上表现为散在多囊或骨小梁粗糙,下牙槽神经管增粗。CT 断层上可见下颌骨多囊样的骨密度降低区,下颌管增粗。MRI 上可见患侧下颌骨信号异常,T1WI 上为等信号,T2WI 上信号轻度增高。在增强的 T1WI 上,罹患区的骨髓信号明显增高。下牙槽动脉的超选择造影显示下牙槽动脉呈"蟹"爪状侵入下颌骨内,抑或下牙槽动脉末端呈囊状扩张,下颌骨内无明显的"静脉池"形成,亦无扩张的回流静脉提前显示。

介入栓塞治疗前,最重要的是要明确诊断,因为一些下颌骨内的恶性占位也可有着类似下颌骨动脉畸形的 MRI 和 DSA 表现,如何对两者进行鉴别便显得尤为重要和困难。如果对下颌骨内的恶性肿瘤仅进行保守的介入栓塞治疗,很可能会延误肿瘤的治疗时机。鉴别要点包括:下颌骨内的恶性肿瘤可以穿刺见鲜血,也可造成下唇部麻木,但一般不会引起下颌骨动脉畸形所导致的急性出血;下颌骨动脉畸形多发于后牙区,而下颌骨内的恶性肿瘤常无固定的发病部位;在 CT 的断层图像上,下颌骨内恶性肿瘤常伴颊、舌侧骨板的破坏,而下颌骨动脉畸形应有完整的颊、舌侧骨板。

三、介入栓塞技术

下颌骨动脉畸形介入栓塞的要点是行患侧下牙槽动脉的超选择栓塞。以往主要选用 20%～25% 的低浓度组织胶进行栓塞,近两年改用无水乙醇作为下颌骨动脉畸形的栓塞剂,取得了较组织胶更好的栓塞效果。这主要表现在无水乙醇较低浓度的组织胶有更好的渗透力,可在下颌骨内多发性的小囊腔中得以充分弥散。主要技术要点包括:首先将造影导管引至上颌动脉的下牙槽动脉的开口,然后同轴导入微导管至下牙槽动脉远端。透视下,自微导管缓慢注入无水乙醇,直至下颌骨内的异常血管团完全消失。

如果说下颌骨内动静脉畸形在颈外动脉结扎后,还有方法进行栓塞的话,下颌骨内动脉畸形在颈外动脉结扎后则无任何途径行栓塞治疗,只能采取手术刮治或切除的方法进行治疗。

四、疗 效 评 估

下颌骨动脉畸形经下牙槽动脉的超选择性介入栓塞后,可以有效控制下颌牙齿周围的出血。一组 8 例的下颌动脉畸形患者,最长的随访时间已到 5 年,未再有出血或渗血发生。但是,如果不能超选择性将微导管引入下牙槽动脉,则不能达到良好的栓塞效果。

病例介绍:

病例 1　女性,21 岁,左下颌后牙区反复渗血,近日加重。临床检查显示面形对称,张口正常,左下颌磨牙排列不齐,磨牙后区牙槽骨异常增生。将微导管超选择到下牙槽动脉,25％ NBCA 行栓塞,栓塞后随访两年未见出血,详见图 6-32。两年后怀孕,待产前再次发生出血,建议再行无水乙醇栓塞。

病例 2　女性,22 岁,左下颌后牙区反复渗血,今急性出血入院。临床检查显示面形对称,张口正常,左下颌面颊部皮肤红斑着色,出血点位于左下颌磨牙区。将微导管超选择到下牙槽动脉,25％ NBCA 行栓塞,栓塞后随访 5 年未见出血,详见图 6-33。

病例 3　女性,17 岁,左下颌后牙区反复渗血,急性出血入院。临床检查显示面形对称,张口正常,左下颌面颊部皮肤红斑着色,痤疮,出血点位于左下颌磨牙区。将微导管超选择到下牙槽动脉,无水乙醇 45 ml 行栓塞,栓塞后随访一年未见出血,详见图 6-34。

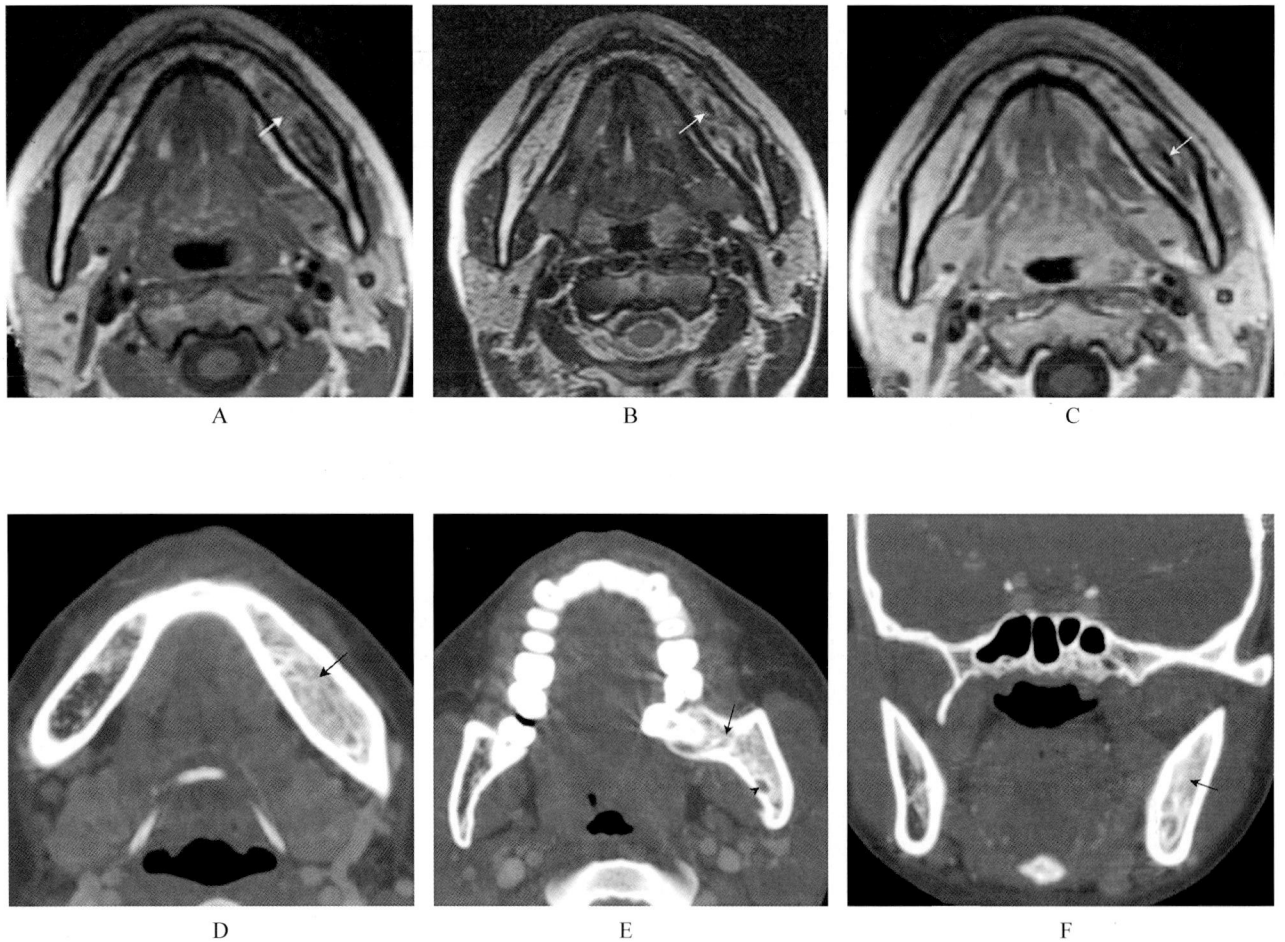

A

B

C

D

E

F

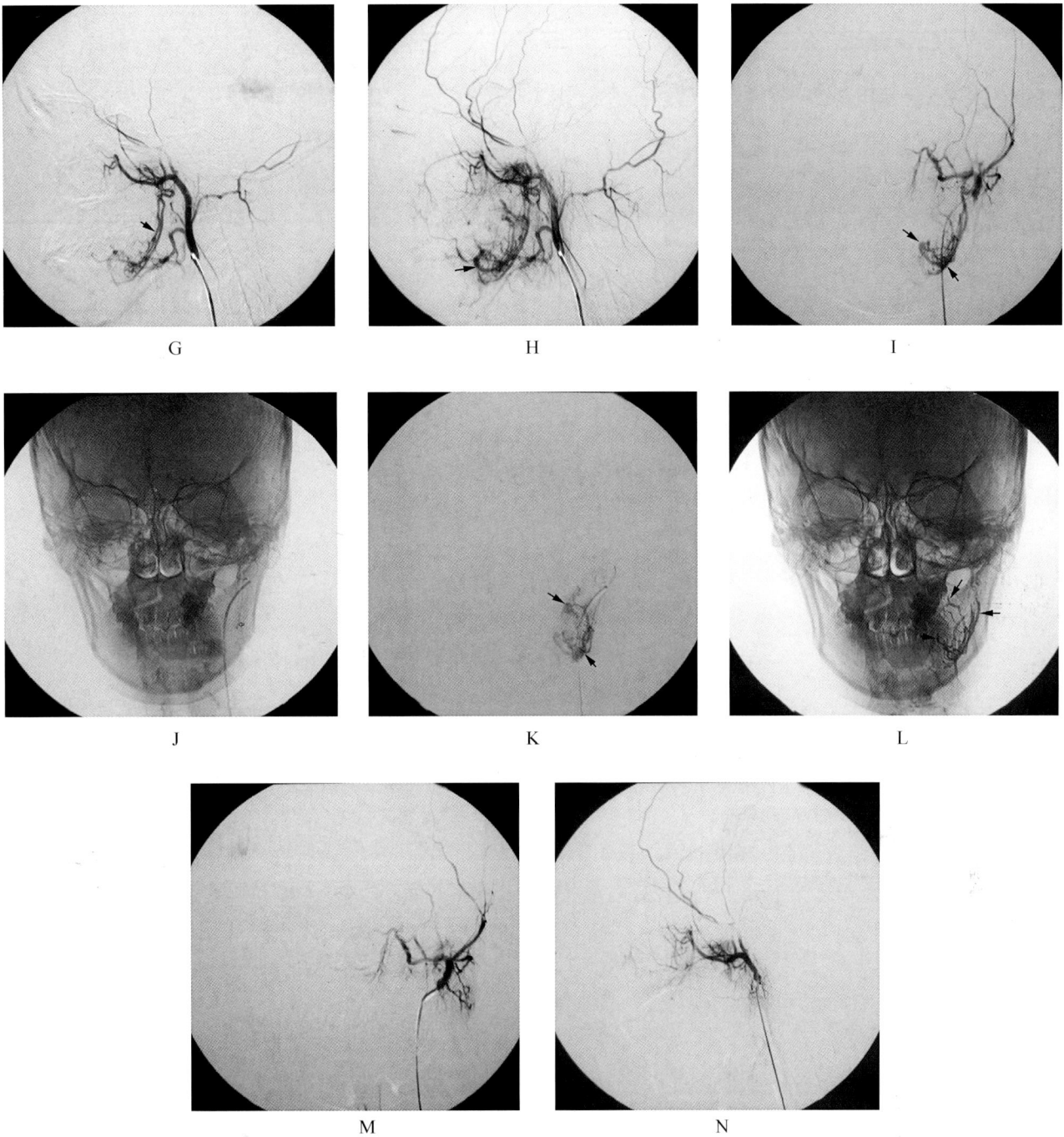

图 6-32 左下颌骨动脉畸形组织胶栓塞

A. 下颌骨层面 MRI 的 T1 加权像上显示左下颌骨骨髓腔内脂肪信号欠均匀（箭头），骨皮质完整 B. 下颌骨层面 MRI 的 T2 加权像上显示左下颌骨骨髓腔内脂肪信号欠均匀（箭头），骨皮质完整邻近软组织内出现流空低信号（白色箭头） C. 下颌骨层面 MRI 增强的 T1 加权像上显示左下颌骨骨髓腔内脂肪信号欠均匀，内含流空（箭头），骨皮质完整 D. 下颌骨 CT 的轴状面显示左下颌骨体部骨小梁粗糙，骨髓腔变小（箭头） E. 下颌骨升支 CT 的轴状面显示左下颌管增粗（短箭头），磨牙后区骨质增生、畸变（箭头） F. 下颌骨 CT 的冠状面显示左下颌骨升支骨小梁粗糙，骨髓腔变小（箭头），骨皮质完整 G. 左颈外动脉主干血管造影动脉期的侧位像显示左下颌骨内异常血管着色增多，下牙槽动脉（箭头）增粗 H. 左颈外动脉主干血管造影毛细血管期的侧位像显示右下颌骨异常血管着色增多（箭头），未见明显提前显示的回流静脉 I. 左颈外动脉主干血管造影毛细血管期的正位像显示右下颌骨异常血管着色增多（箭头），未见明显提前显示的回流静脉 J. 微导管超选择引入到左下颌骨的远端（箭头） K. 微导管的超选择造影见左下颌骨内异常血管团充盈（箭头） L. 栓塞后左下颌骨内形成组织胶铸型（箭头），组织胶弥散、充盈 M. 栓塞后的左颈外动脉主干血管造影正位像显示左下颌骨内异常血管团消失 N. 栓塞后的左颈外动脉主干血管造影侧位像显示左下颌骨内异常血管团消失

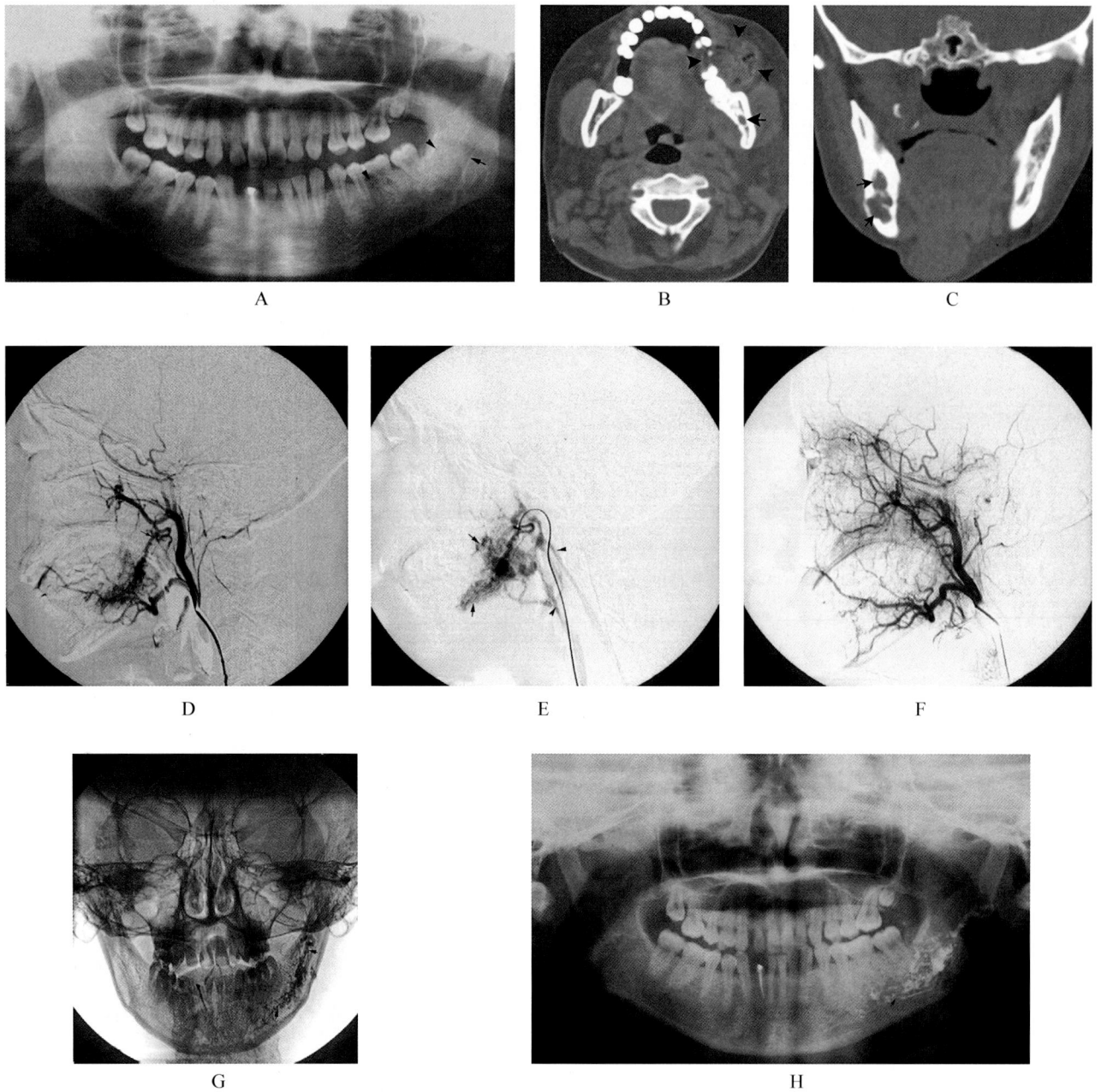

图 6-33　左下颌骨动脉畸形组织胶栓塞

A. 曲面断层显示左下颌骨后牙区、近牙槽突侧骨小梁粗糙(短箭头),下颌管增粗(箭头)　B. 下颌骨升支 CT 的轴状面显示左下颌管增粗(箭头),口腔内含止血用纱布(短箭头)　C. 下颌骨 CT 的冠状面显示左下颌骨升支多囊状骨破坏区(箭头),骨皮质完整　D. 左颈外动脉主干血管造影动脉期的侧位像显示左下颌骨异常血管着色增多,下牙槽动脉(箭头)增粗　E. 左下牙槽动脉的超选择血管造影的侧位像显示左下颌骨异常血管着色增多(箭头),纤细的回流静脉显示(短箭头),此时开始注入25%NBCA　F. 栓塞后的左颈外动脉主干血管造影侧位像显示左下颌骨内异常血管团消失　G. 栓塞后的头颅正位像显示左下颌骨内组织胶铸型形成　H. 栓塞后的曲面断层显示左下颌骨内组织胶铸型形成

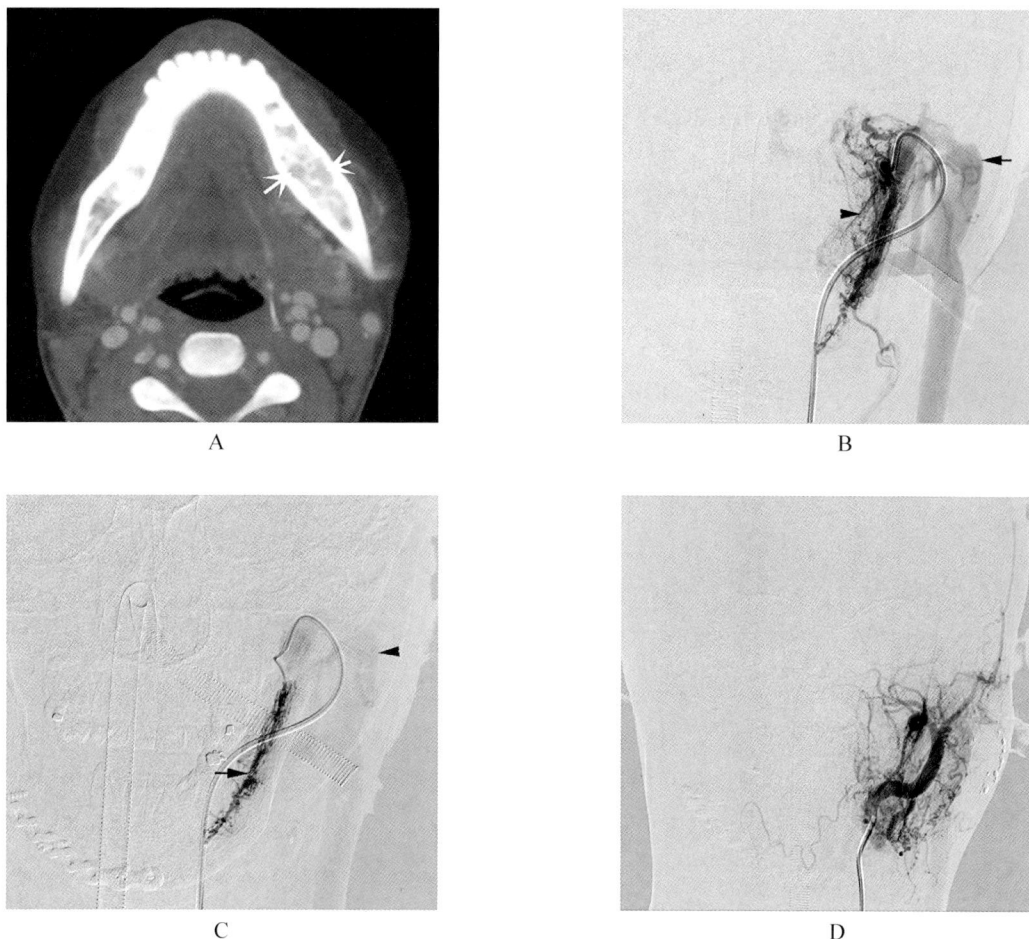

图 6-34　左下颌骨动脉畸形无水乙醇栓塞

A. 下颌骨 CT 的轴状面显示左下颌骨体部骨小梁粗糙,多囊性低密度影(箭头)　B. 左下牙槽动脉起始部的超选择血管造影显示左下颌骨异常血管着色(短箭头),回流静脉增粗并同期显示(箭头)　C. 微导管超选择引入到左下颌骨的远端(箭头),微导管的超选择造影见左下颌骨内异常血管团充盈(箭头),回流静脉同期显示(短箭头),此时注入无水乙醇 25 ml　D. 栓塞后的左颈外动脉主干血管造影正位像显示左下颌骨内异常血管团消失,回流静脉不再同期显示

第四节　上颌骨动静脉畸形

上颌骨动静脉畸形,又称上颌骨中心性血管瘤,临床上不及下颌骨动静脉畸形常见。其发生的解剖学基础主要源于并行走于上颌牙槽骨后部中央的上牙槽后动脉和上牙槽后静脉间的异常吻合以及上颌牙槽骨中部的上牙槽中动脉、中静脉间异常交通。

一、临床病理

上颌骨动静脉畸形主要发生在上颌牙槽骨的后部磨牙区,也可发生在上颌牙槽骨的双尖牙区。表现为患牙的松动以及松动牙周围的出血。由于上颌牙槽骨骨质菲薄,上颌骨动静脉畸形一般均会破坏菲薄的骨质而侵及相邻软组织。表现为软组织膨隆,表面毛细血管扩张,局部皮温增高,触诊可及搏动。面颊部和颈部可见扩张的面前静脉和颈外静脉(图6-35)。口内检查可见患侧第一磨牙周围充血,患牙松动,周围类似牙周炎样改变。

空血管巢及曲张的营养血管。注射增强剂后上述病变区得以明显强化(图6-42)。

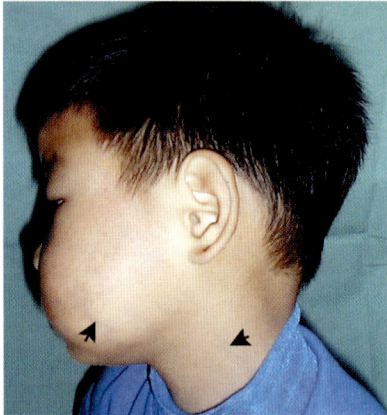

图6-35 左上颌骨动静脉畸形
患者侧面像显示上颌部软组织膨隆,回流静脉扩张(箭头)

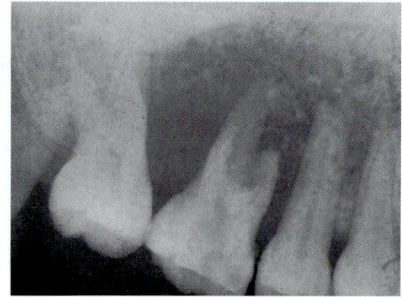

图6-36 右上颌骨动静脉畸形
第一磨牙的根尖X光片可见根尖区牙槽骨和牙根吸收

二、影像学表现

患区根尖的X光片可见第一磨牙根尖区牙槽骨和牙根吸收(图6-36)。上颌骨的曲面断层片显示罹患区牙槽骨骨小梁粗糙(图6-37)、囊状吸收(图6-38)或无阳性显示。上颌骨动静脉畸形的病灶在CT断层上可得以清晰显示。它位于上颌窦下方的牙槽骨内,骨质显著膨隆、扩张(图6-39),骨皮质变薄并常伴中断(图6-40),病变上推上颌窦并与低密度的上颌窦形成鲜明对比。注射增强剂后,上颌骨内的异常血管团明显强化,在轴状面以及重建的冠状面、矢状面和全景曲断面上可得以清晰显示(图6-41)。在MRI上,上颌骨动静脉畸形表现为骨髓腔内不均匀的信号强度,T1及T2加权像表现为低信号影;伴发周围软组织的动静脉畸形,则在MRI上显示为不规则的蜂窝状流

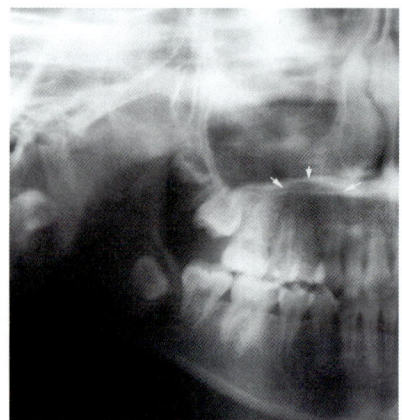

图6-37 右上颌骨动静脉畸形
上颌骨的曲面断层片显示罹患区牙槽骨骨小梁粗糙(箭头)

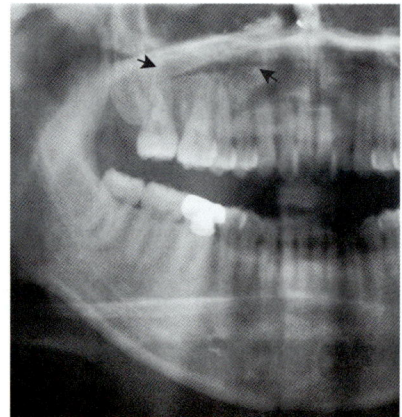

图6-38 右上颌骨动静脉畸形
上颌骨的曲面断层片显示罹患区牙槽骨囊状吸收(箭头)

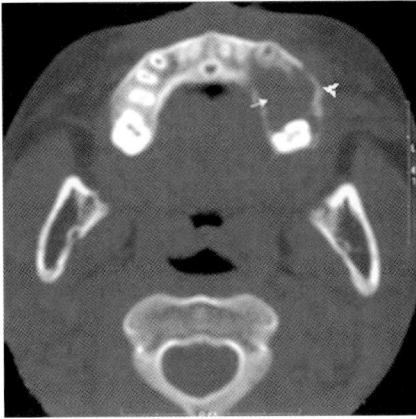

图6-39 左上颌骨动静脉畸形

病变位于上颌窦下方的牙槽骨内,骨质显著膨隆、扩张但连续(箭头)

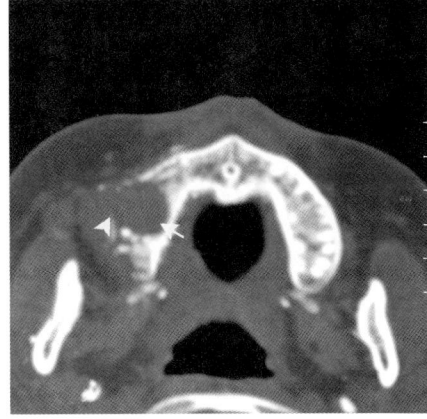

图6-40 右上颌骨动静脉畸形

病变位于上颌窦下方的牙槽骨内(箭头),骨质显著膨隆,骨皮质变薄、中断,病变突入软组织内(短箭头)

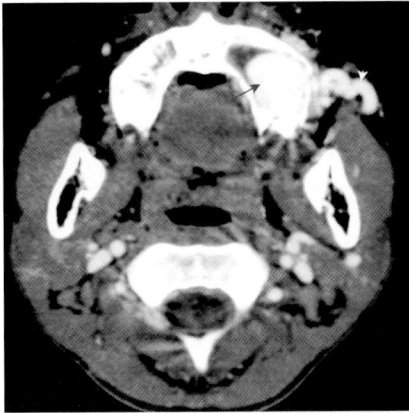

A

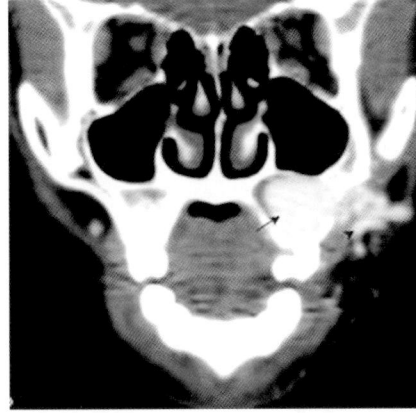

B

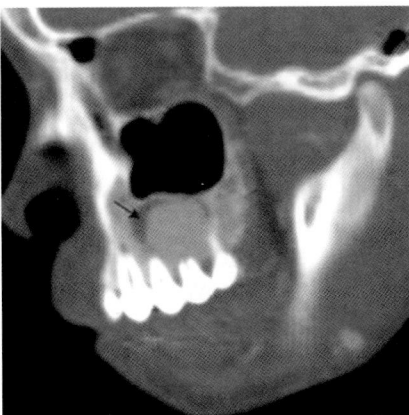

C

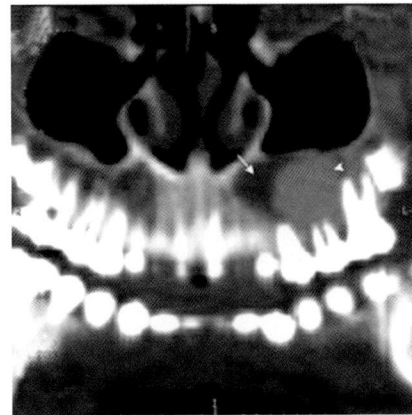

D

图6-41 左上颌骨动静脉畸形增强CT

A. 轴状面的增强CT显示上颌骨内的异常血管团(黑色箭头)以及回流静脉(白色箭头) B. 增强CT的重建冠状面显示上颌骨内的异常血管团(箭头)以及回流静脉(短箭头) C. 增强CT的重建矢状面显示上颌骨内的异常血管团(箭头)与上颌窦和牙齿的关系 D. 增强CT的重建全景曲断面显示上颌骨内的异常血管团(箭头)与上颌牙槽骨的囊性变、上颌窦和牙齿的关系

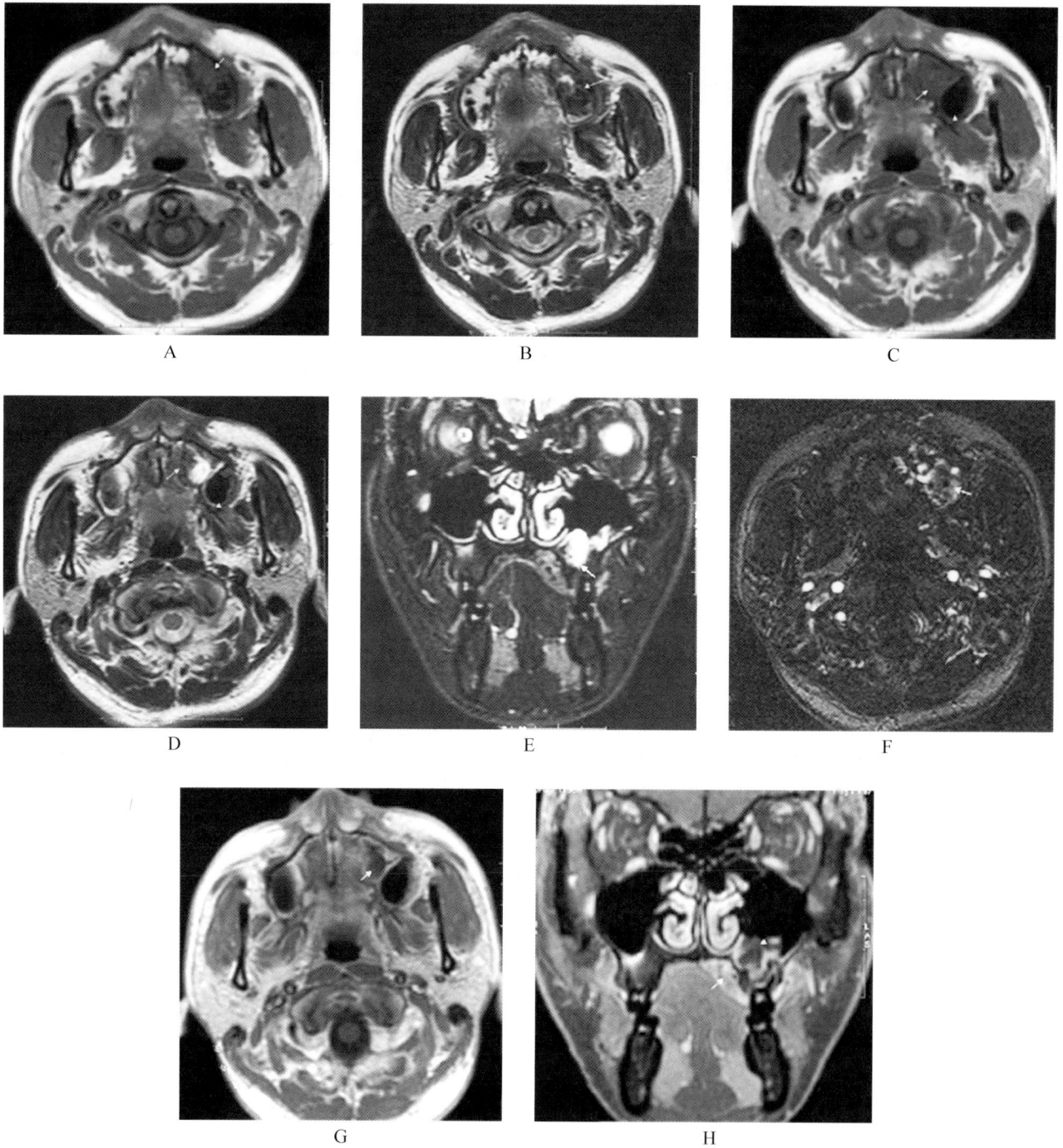

图 6-42　左上颌骨动静脉畸形

　　A. 上颌牙槽骨层面 MRI 的 T1 加权像上显示左上颌牙槽骨骨髓腔内脂肪高信号缺失(箭头),骨皮质完整　　B. 上颌牙槽骨层面 MRI 的 T2 加权像上显示左下颌骨骨髓腔内的脂肪高信号缺失(箭头),骨皮质完整　　C. 上颌窦底层面 MRI 的 T1 加权像上显示病变(箭头)与上颌窦的关系(短箭头)　　D. 上颌窦底层面 MRI 的 T2 加权像上显示病变(箭头)与上颌窦的关系(短箭头)　　E. 上颌牙槽骨层面 MRI 的冠状面 T2 压脂像显示左上颌牙槽骨骨髓腔内病变为高信号(箭头),其下方的腭部软组织增厚,骨髓腔内病变和增厚的软组织内可见点状流空　　F. 上颌牙槽骨层面的梯度回波显示左上颌骨骨髓腔内的病变呈流入性增强(箭头)　　G. 上颌窦底层面 MRI 增强的 T1 加权像上显示病变(箭头)增强后,内部信号未见明显增高　　H. 上颌窦底层面 MRI 增强的 T1 加权像的冠状面腭部受累软组织强化(箭头),上颌骨内部信号未见明显增高、周边强化

血管造影时可见上颌牙槽骨的中、后部异常血管团,上颌动脉的上牙槽动脉为主要供血动脉,面前静脉和眶上静脉为回流静脉(图6-43)。波及软组织的血供主要来自颞浅动脉的面横动脉和面动脉。供血动脉的超选择造影显示上颌牙槽动脉以纤细网状供应异常血管团。血管造影时异常血管团表现为CT断层上牙槽骨的单囊状扩张。

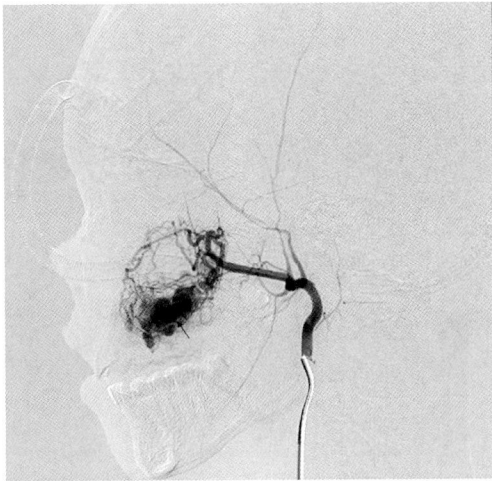

A

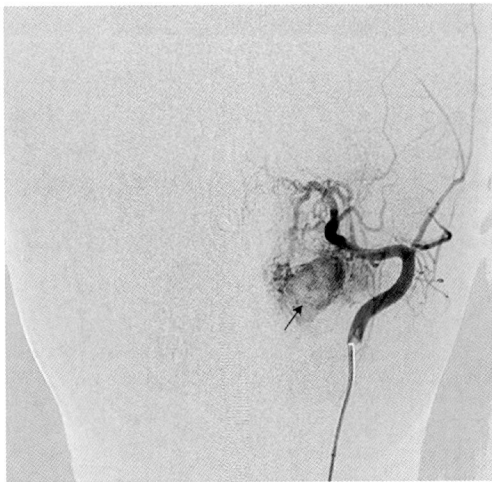

B

图6-43　左上颌骨动静脉畸形

A. 左颈外动脉主干血管造影动脉期的侧位像显示左上颌骨内异常血管团(箭头),上牙槽动脉增粗　B. 左颈外动脉主干血管造影动脉期的正位像显示右下颌骨内异常血管团(箭头)

三、介入栓塞技术

上颌骨动静脉畸形应采取以静脉栓塞为主的"双介入栓塞",介入栓塞的目的为用永久性栓塞材料充分填塞上颌骨内的异常血管团。我们在早期主要应用弹簧圈和组织胶作为上颌骨动静脉畸形的栓塞材料,近两年改用弹簧圈和无水乙醇作为永久性栓塞材料。对于上颌骨动静脉畸形的初诊患者,首先摄取上颌曲面断层片和行CT扫描,通过上颌曲面断层片,观察病变范围与牙齿的关系;在断层CT上,观察病变的形态及上颌骨皮质是否连续。插管全麻下行动脉造影,观察异常血管团的位置、形态、持续时间及供血动脉和回流静脉的情况。口内龈颊沟黏膜上,上颌窦穿刺针参照牙位直接穿刺病变,回血后,自穿刺针推入造影剂造影,证明穿刺针位于病变内时,通过穿刺针首先释放弹簧圈减低病变的流速和体积,然后补充组织胶和无水乙醇,直到上颌骨内异常血管团消失,回流静脉不再显示。拔除穿刺针,局部压迫止血。经股动脉造影,在造影的静脉期观察是否还有残余的异常血管团。如果发现仍有异常血管团残存,可再经穿刺针或经血管内进行补充栓塞。

四、典型病例介绍

病例1　男性,7岁,左上颌后牙急性出血就诊,曲面断层显示左上颌磨牙区低密度囊性病灶;CT扫描示左上颌窦底部、磨牙区的低密度囊性病灶。全麻下行血管造影,血管造影见左上颌后牙区的牙槽骨内异常血管团,回流静脉为面前静脉和眶上静脉,二者与动脉造影近同期显示;供血动脉源自上牙槽后动脉、面动脉和面横动脉,左上颌骨内动静脉畸形的诊断得以明确。采用局部病灶穿刺、释放弹簧圈和供血动脉内PVA栓塞,局部急性出血得以控制。现已随访8年未见再出血发生。详见图6-44。

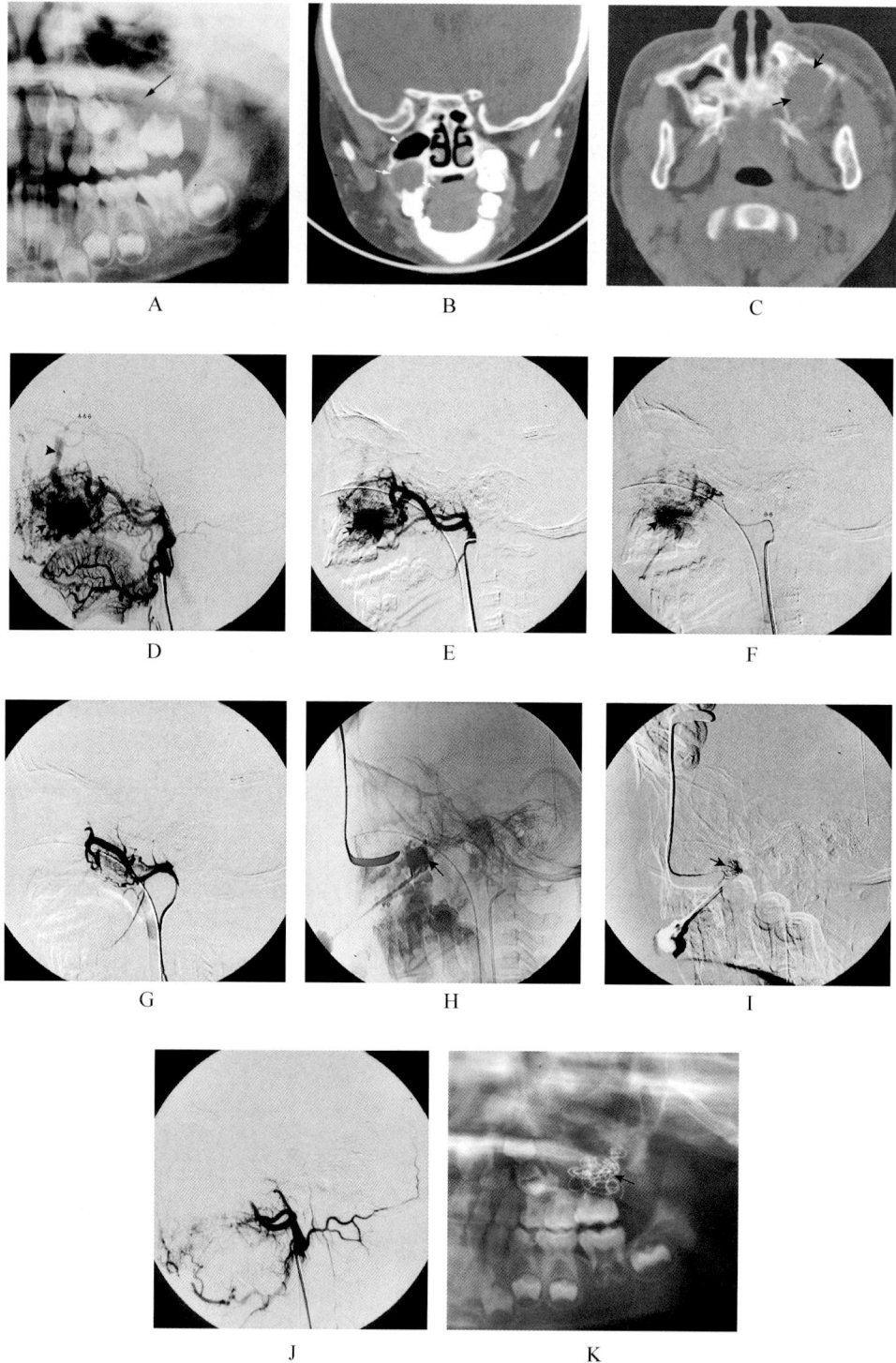

图 6-44　左上颌骨动静脉畸形的弹簧圈+PVA 栓塞治疗

A. 曲面断层(局部)显示左上颌骨后牙区、近牙槽突侧囊性低密度灶(箭头)　B. 上颌骨 CT 的冠状面显示上颌牙槽骨内的囊性低密度灶(箭头)位于上颌窦底部(短箭头)　C. 上颌骨 CT 的轴状面显示牙槽骨内的囊状骨破坏区(箭头),骨皮质完整　D. 左颈外动脉主干血管造影动脉期的侧位像显示左上颌骨内异常血管团(箭头),回流静脉(短箭头)增粗并与动脉造影同期显示　E. 左上颌动脉起始部血管造影的侧位像显示左上颌骨内异常血管团(箭头),上牙槽后动脉(短箭头)为主要供血动脉,面横动脉(细箭头)参与供血　F. 微导管超选择引入到异常血管团近端(箭头),PVA 行栓塞　G. 栓塞后的左上颌动脉血管造影侧位像显示动脉远端和上颌骨内异常血管团不再显示　H. 头颅侧位像显示穿刺针到达左上颌骨内异常血管团内(箭头)　I. 栓塞后的局部穿刺造影显示左上颌骨内异常血管团几近消失　J. 栓塞后的左颈外动脉造影显示左上颌骨内异常血管团消失　K. 栓塞后的曲面断层(局部)显示弹簧圈位于左上颌骨后牙区的病灶内(箭头)

病例2　女性,12岁,左上颌后牙反复出血就诊。就诊时发现左上颌部软组织轻度膨隆,表面布以扩张的毛细血管,邻近浅静脉扩张,触诊可及搏动。临床疑诊为"左上颌骨内动静脉畸形"。血管造影显示左上颌骨内异常血管团,回流静脉提前显示,"左上颌骨内动静脉畸形"的诊断得以明确。局部穿刺见回血后,直接注入造影剂。证明穿刺针位于异常血管团内后,释放附凝血棉毛的弹簧圈,直至病变的体积变小、病变流速明显降低。然后,在压颈下经穿刺针注入33%的NBCA4.5 ml。栓塞后,左颈外动脉造影显示,左上颌骨异常血管团消失,左上颌部软组织搏动消失,口腔内反复出血得以控制。现已随访4年半未见再出血,左上颌部也未再触及搏动,但左上颌部仍可见膨隆存在。详见图6-45。

病例3　男性,10岁,于外院拔除松动的左上颌第一磨牙时,发生急性、凶猛出血。紧急行牙槽窝内的碘仿纱条填塞止血并转入我院。入院后,紧急全麻下行血管造影,造影显示左上颌骨内病变已为碘仿纱条填充,纱条周围残存少许异常血管团。首先,经上颌动脉到达病变近端行PVA栓塞,然后将穿刺针引入到纱条和牙槽窝间,注入50%组织胶4 ml。5分钟后,缓慢撤掉碘仿纱条,未见局部出血发生。随访一年后,牙齿正常萌出,未见出血发生,详见图6-46。

病例4　男性,15岁,左上颌后牙反复出血就诊。就诊时发现左上颌部皮肤和腭部软组织膨隆,表面布以扩张的毛细血管,邻近浅静脉扩张,触诊可及搏动,临床疑诊为"左上颌骨内动静脉畸形"。平扫CT显示左上颌骨后牙区囊性低密度灶,血管造影显示左上颌骨内异常血管团,回流静脉提前显示,"左上颌骨内动静脉畸形"的诊断得以明确。局部穿刺,见回血后,直接注入造影剂。证明穿刺针位于异常血管团内后,释放附凝血棉毛的弹簧圈,直至病变的体积变小、病变流速明显降低。然后,经穿刺针注入无水乙醇30 ml。无水乙醇注入后经

动脉造影显示左上颌部软组织和骨内仍残存少许异常血管团,再经左上牙槽后动脉和颊动脉超选择引入POWLER 10微导管至异常血管团内,18 ml无水乙醇进行补充栓塞。栓塞后造影显示,左上颌骨内和软组织不再有异常血管团显示。栓塞后的临床检查显示栓塞前的暗红色皮肤改善,局部搏动消失。在压颈下经穿刺针注入33%的NBCA4.5 ml。栓塞后,左颈外动脉造影显示。现已随访1年未见再出血发生,详见图6-47。

五、疗效评估

上颌骨动静脉畸形经成功的"双介入栓塞"治疗后,可以达到彻底的止血,膨隆的软组织搏动消失。无水乙醇结合弹簧圈的介入栓塞可以达到更好的软组织改善,不仅软组织搏动消失,软组织膨隆也可同时得到明显改善。另外,局部注射组织胶较注射无水乙醇更易引起异物反应和感染,更易在栓塞材料周围出现新生血管团,导致病变复发。随访记录显示,上颌骨动静脉畸形介入栓塞后,病变在栓塞材料周边还有扩大倾向,应高度重视对患者的随访。每年均需进行动脉造影复查,一旦发现异常血管团出现,立即补充栓塞。

六、并发症及其处理

上颌骨动静脉畸形介入栓塞的并发症可以出现在栓塞术中,也可出现在栓塞术后。栓塞术中常见的并发症包括：① 牙槽窝出血,造成失血性休克或呼吸道梗阻;② 栓塞剂误入颈内动脉系统,致失明和神经受损症状发生肺;③ 液体栓塞剂误入肺;④ 栓塞剂注入或释放的量不足,不能有效止血。

上颌骨动静脉畸形的介入栓塞术,应该在备血和插管全麻下进行,这样便可有效避免失血性休克和呼吸道梗阻的发生。对于流速较快的病例,应在压颈下注入液体组织胶,这样便可有效控制栓塞剂

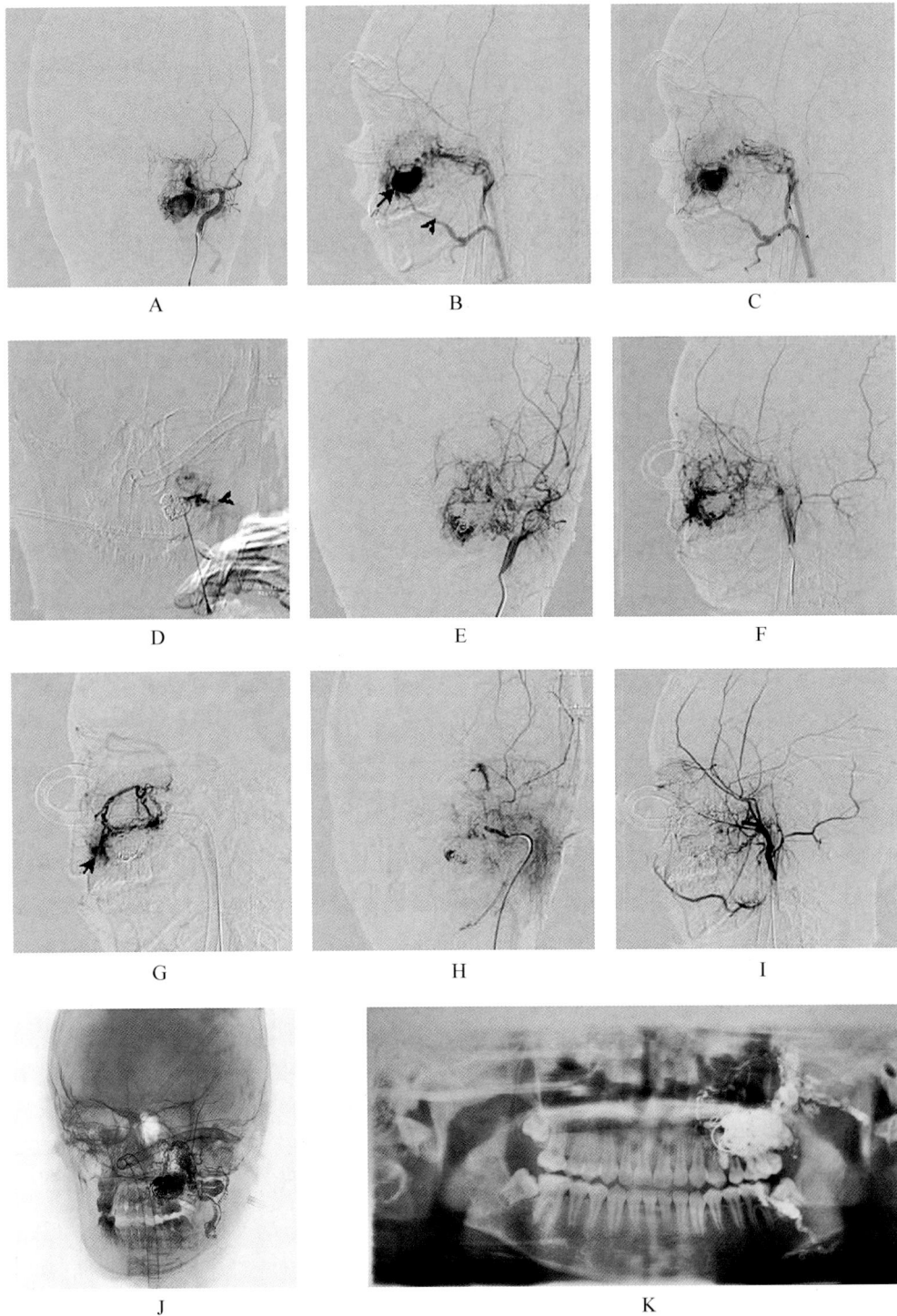

图 6-45 左上颌骨动静脉畸形的弹簧圈＋组织胶栓塞治疗

A. 左颈外动脉主干血管造影动脉期的正位像显示左上颌骨内异常血管团（箭头） B. 左颈外动脉主干血管造影毛细血管期的侧位像显示左上颌骨内异常血管团（箭头），面前静脉（短箭头）增粗并与动脉造影同期显示 C. 左颈外动脉主干血管造影静脉期的侧位像显示左上颌骨内异常血管团（箭头），面部多条静脉（短箭头）增粗并与动脉造影同期显示 D. 局部穿刺造影的正位像显示穿刺针位于左上颌骨异常血管团内，弹簧圈已填充病变大部，回流静脉和残余病变仍可显示（箭头） E. 弹簧圈栓塞后的左上颌动脉血管造影正位像显示弹簧圈远端仍残存异常血管团（箭头） F. 弹簧圈栓塞后的左颈外动脉血管造影侧位像显示弹簧圈远端仍残存异常血管团（箭头） G. 栓塞后的左颈外动脉血管造影侧位像显示动脉远端和上颌骨内异常血管团不再显示 H. 弹簧圈栓塞后的左上颌动脉血管造影侧位像显示弹簧圈远端和顶部仍残存异常血管团（箭头） I. 栓塞后的头颅正位像显示组织胶充满左上颌骨内异常血管团和回流静脉 J. 栓塞后的左颈外动脉造影正位像的静脉期显示左上颌骨内异常血管团消失 K. 栓塞后左颈外动脉造影正位像的静脉期显示左上颌骨内异常血管团消失

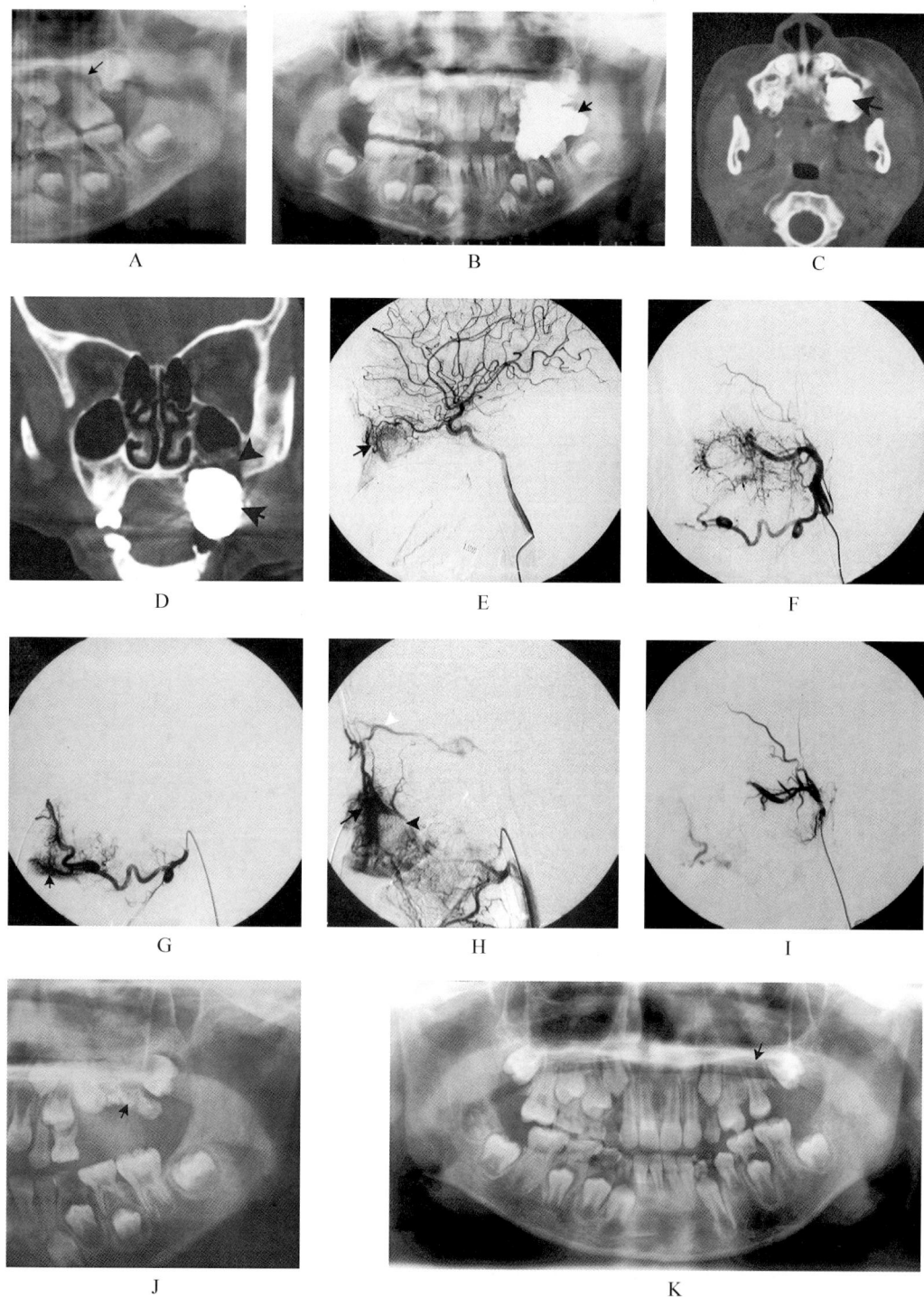

图 6-46　左上颌骨动静脉畸形拔牙出血、碘仿填塞后的栓塞治疗

A. 曲面断层（局部）显示左上颌第一磨牙根尖区周围囊性低密度灶（箭头）　B. 曲面断层（局部）显示左上颌骨后牙区在拔牙出血后、高密度的碘仿纱条（箭头）填塞止血　C. 上颌骨 CT 的轴状面显示左上颌牙槽骨内高密度的碘仿纱条（箭头）填塞止血　D. 上颌骨 CT 的冠状面显示左上颌牙槽骨内高密度的碘仿纱条（箭头）填塞止血，上颌窦位于其上方　E. 左颈内动脉血管造影的侧位像显示左上颌部造影剂浓聚（箭头）、眼动脉增粗、供应该部　F. 左颈外动脉主干血管造影的侧位像显示左上颌部造影剂浓聚（箭头）　G. 左面动脉血管造影动脉期的侧位像显示左上唇内异常血管团（箭头）　H. 左面动脉血管造影静脉期的侧位像显示左上颌部、填塞碘仿纱条（黑色短箭头）顶部异常血管团（箭头），眶上静脉（白色短箭头）同期显示　I. 上颌动脉 PVA 栓塞后、颈外动脉主干的血管造影侧位像显示左上颌动脉远心端已闭塞　J. 曲面断层（局部）显示填塞的碘仿纱条已撤出，栓塞组织胶位于病灶区顶部（箭头）　K. 栓塞治疗后一年的曲面断层显示左上颌骨后牙区新骨形成（箭头）、恒牙萌出

— 139 —

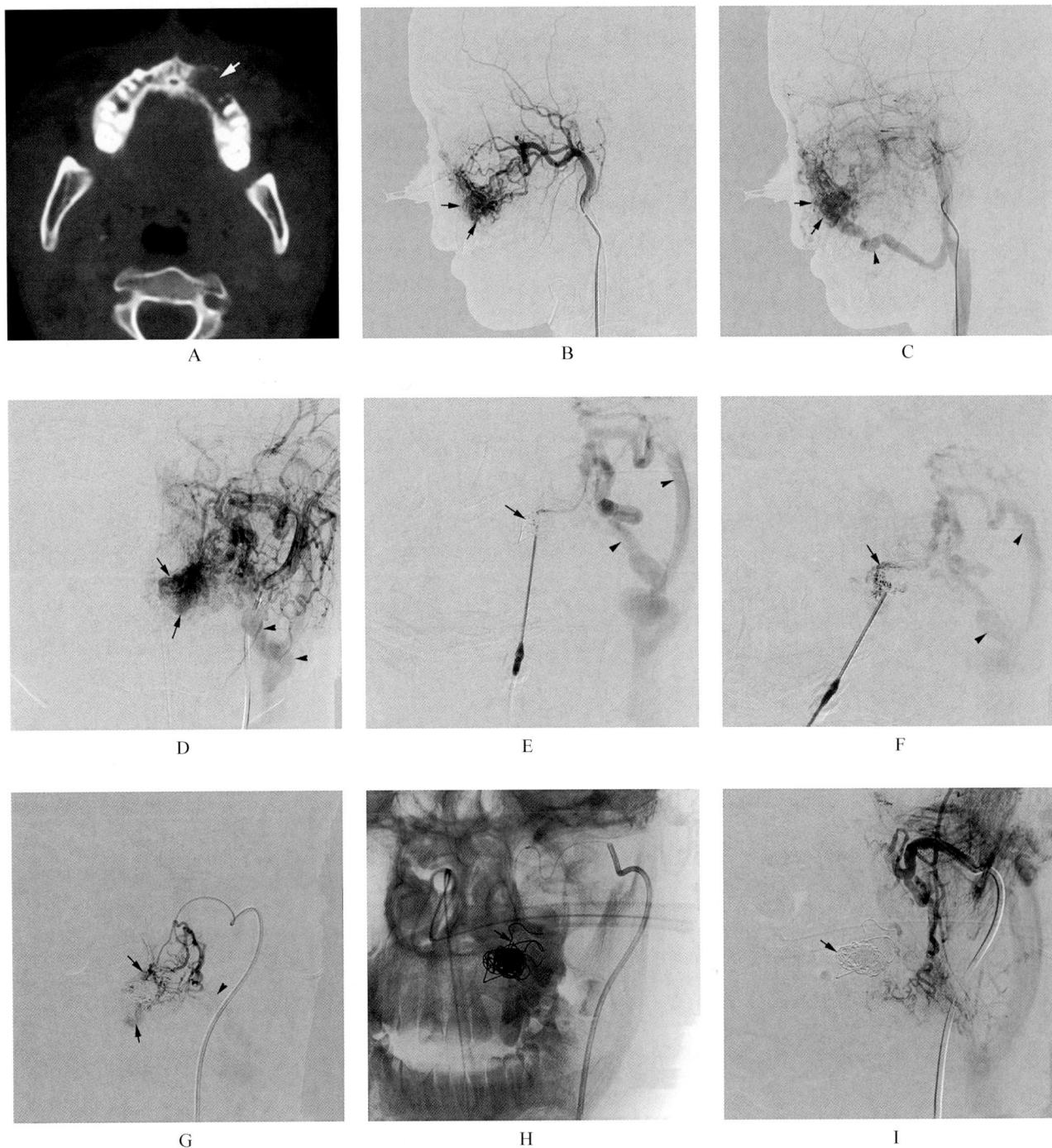

图 6 - 47　左上颌骨动静脉畸形的无水乙醇＋弹簧圈栓塞治疗

　　A. 上颌骨 CT 的轴状面显示上颌牙槽骨内的囊性低密度灶(箭头)　B. 左颈外动脉主干血管造影动脉期的侧位像显示左上颌骨内异常血管团(箭头)　C. 左颈外动脉主干血管造影静脉期的侧位像显示左上颌骨内异常血管团(箭头)、回流静脉(短箭头)增粗并与上颌骨内异常血管团相连　D. 左颈外动脉主干血管造影的正位像显示左上颌骨内异常血管团(箭头)、回流静脉提前显示　E. 左上颌骨内病灶的直接穿刺造影显示穿刺针位于异常血管团内,回流静脉同期显示(短箭头),此刻释放弹簧圈(箭头)　F. 见病变流速降低,局部仍可见异常血管团残留后(箭头),开始注射无水乙醇　G. 微导管超选择引入到异常血管团(箭头),无水乙醇行补充栓塞　H. 头颅正位像显示微导管头端位置(箭头)　I. 栓塞后的左颈外动脉造影显示左上颌骨内异常血管团消失,原病灶区已为弹簧圈填充(箭头)

误入肺部。如果液体栓塞剂一旦误入肺部,患者会发生剧烈咳嗽,这时应立即停止注射,并同时吸氧、静脉推注地塞米松;栓塞结束后,予以系统消炎和消肿。上颌动脉的分支与眼动脉系统有着较多的异常吻合,上颌骨动静脉畸形介入栓塞时一定要予以充分注意。一旦发现这种异常吻合存在并难以避免,则应该选择局部穿刺行小直径的弹簧圈栓塞,这样可以有效避免颈内动脉系统的误栓。另外,介入栓塞过程中应反复造影并在动脉造影的静脉期观察是否有异常血管团残留,这样便可避免栓塞剂注入量的过多或不足。

栓塞术后的并发症包括:① 栓塞术后感染;② 栓塞物裸露、排出;③ 栓塞后局部再渗血;④ 栓塞后局部反复肿胀、搔痒。

上颌骨内的病变通过牙槽窝与口内相连,病变区本身便是一个感染环境。栓塞术后应严密封闭术创并进行系统消炎,这不失为控制术后感染的有效措施。病变区松动的牙往往是第一磨牙,对该牙齿应尽量保留。不应该拔除该牙并去除牙槽骨以降低其高度,以更好地封闭术创。这样很容易导致栓塞物裸露、感染。在组织胶栓塞术后,部分患者会感觉术区反复肿胀、搔痒,这是由于患者对栓塞物中含有的碘剂过敏所致。随着时间的延长,栓塞物中的碘剂会逐渐吸收,该症状也会逐步消失。在碘剂吸收前,如果症状较重,可以行抗过敏的对症治疗。

第五节　上颌骨动脉畸形

上颌骨动脉畸形也是上颌骨高流速血管畸形中的一种类型。在我们上颌骨高流速血管畸形的一组病例中,上颌骨动脉畸形与上颌骨动静脉畸形数目相当。主要特征为上颌牙槽骨内异常血管团,上牙槽动、静脉间未见明显的瘘口存在,病变以多发性、小囊状病变存在于上颌骨内。

一、临床病理

上颌骨动脉畸形也为先天性病变,女性多见。主要表现为上颌后牙周围软组织"类牙龈瘤"样的异常增生,自发性或接触性反复出血。有时在切除增生物或拔除上颌松动牙齿时凶猛出血。该种病症急性出血的发病年龄似乎较上颌骨动静脉畸形为大,多见于18～20岁间;出血的程度也较上颌骨动静脉畸形为弱。上颌骨动脉畸形往往不伴有上颌部软组织的侵犯,也不出现面颊部的静脉扩张。

二、影像学表现

上颌骨的动脉畸形在X线平片上往往显示不清,或仅表现为上颌骨小梁粗糙。CT断层上可见上颌骨骨小梁增粗,类似骨纤维异常增殖症样改变(图6-48)。MRI上可见罹患区的上颌骨信号异常,T1WI上为等信号,T2WI上信号轻度增高。在增强的T1WI上,患区的骨髓信号明显增高(图6-49)。上颌动脉的超选择造影显示上颌后部的异常血管团,上牙槽后动脉或腭降动脉为供血动脉,无扩张的回流静脉提前显示(图6-50)。

三、介入栓塞技术

上颌骨动脉畸形主要是通过患侧上牙槽后动脉和(或)腭降动脉的超选择栓塞完成的。我们以

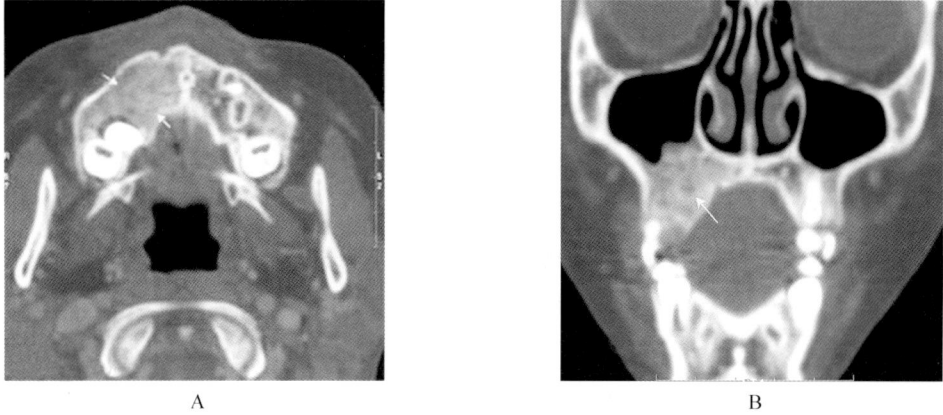

图 6 - 48　右上颌骨动脉畸形
A. 上颌骨 CT 的轴状面显示右上颌牙槽骨内骨小梁增粗、呈磨砂玻璃样改变（箭头）　B. 上颌骨 CT 的冠状面显示右上颌牙槽骨内骨小梁增粗、呈磨砂玻璃样改变（箭头）

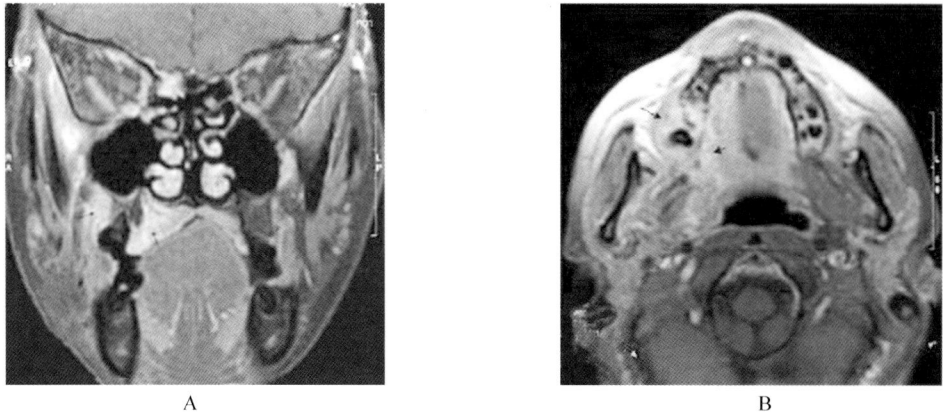

图 6 - 49　右上颌骨动脉畸形
A. 上颌骨增强 MRI 的冠状面显示右上颌牙槽骨增厚，邻近软组织内信号增高（箭头）　B. 上颌骨增强 MRI 的轴状面显示右上颌牙槽骨增厚（长箭头），邻近软组织内信号增高（短箭头）

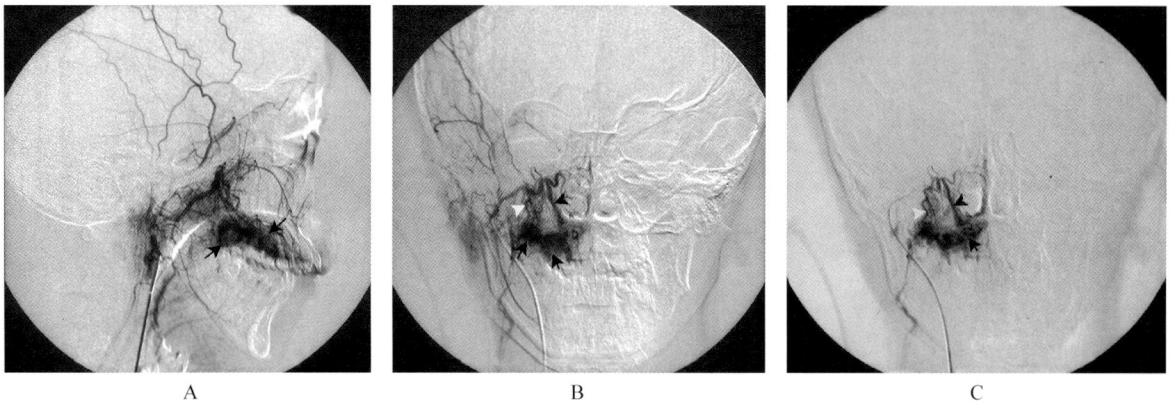

图 6 - 50　右上颌骨动脉畸形
A. 右颈外动脉主干血管造影的侧位像显示右上颌牙槽部造影剂浓聚（箭头）　B. 左颈外动脉主干血管造影的正位像显示上颌部造影剂浓聚（箭头），腭降动脉（黑色短箭头）和上牙槽后动脉（白色短箭头）供应病变　C. 右上颌动脉远端血管造影的正位像显示上颌骨内异常血管团（箭头），腭降动脉（黑色短箭头）和上牙槽后动脉（白色短箭头）供应病变，纤细的回流静脉与异常血管团相连

往主要选用 20％～25％的低浓度组织胶进行栓塞，近两年我们改用无水乙醇作为上颌骨动脉畸形的栓塞剂，取得了较组织胶更好的栓塞效果。这主要表现在无水乙醇较低浓度的组织胶有更好的渗透力，可在上颌骨内多发性的小囊腔中得以充分弥散。技术要点包括：首先将造影导管引至上颌动脉，然后同轴导入微导管至上牙槽后动脉或腭降动脉远端。在造影证明微导管位于上颌骨内弥散状血管团内之后，在造影或透视下，自微导管缓慢注入无水乙醇或组织胶，直至上颌骨内的异常血管团完全消失。

如果说上颌骨内动静脉畸形在颈外动脉结扎后，还有方法进行栓塞的话，上颌骨内动脉畸形在颈外动脉结扎后则无任何途径行栓塞治疗，只能采取手术刮治或切除的方法进行治疗。

四、疗效评估

上颌骨动脉畸形经上牙槽动脉或腭降动脉的超选择性介入栓塞后，大多可以有效控制上颌牙齿周围的出血。由于上颌骨内动脉畸形动-静脉间的脉压差不足，利用组织胶进行栓塞时，难以在上颌骨病变内充分弥散，有时甚至不弥散并逆流入供血动脉，造成栓塞后上颌牙齿周围的再出血。利用无水乙醇进行栓塞，可以取得明确的治疗效果，达到

未再有出血或渗血发生。但是，无论选用组织胶还是无水乙醇，非病变中心的供血动脉栓塞，病变局部可以发生缺血性坏死、化脓，这时需要再次进行局部清创刮治术。

典型病例：

病例1　女性，11 岁，右上颌后牙区反复渗血两年余，曾行局部刮治术，效果不显著。入院后检查见右上颌 E 和第一磨牙之间暗红色软组织增生，质脆，触之易出血。血管造影显示有上颌部异常造影剂在静脉期潴留，未见回流静脉提前显示。微导管超选择到达病变，25％的 NBCA 血管团内栓塞。栓塞后，右上颌后牙区异常增生软组织萎缩、硬化和局部发白，以后渐行退缩，未有再出血的发生（图 6 - 51）。

病例2　男性，19 岁，右上颌前牙区急性出血，局部压迫和缝合未能有效止血，通过拧入螺钉方可止血。入院后检查发现，右上颌拧入螺钉处的周围软组织轻度溃烂，缝合线松脱，急性出血已得以控制。全麻下行血管造影，造影显示右上颌前部异常血管团，回流静脉提前显示。POWLER 10 超选择引入异常血管团内，无水乙醇 15 ml 分次注入。注射无水乙醇后，拆除缝合线和螺钉，未见出血发生（图 6 - 52）。

（范新东）

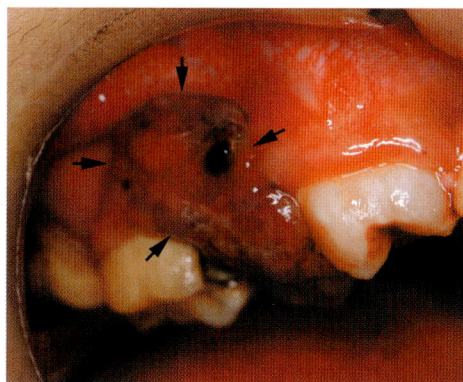

A

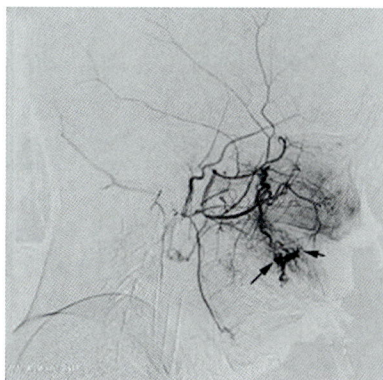

B

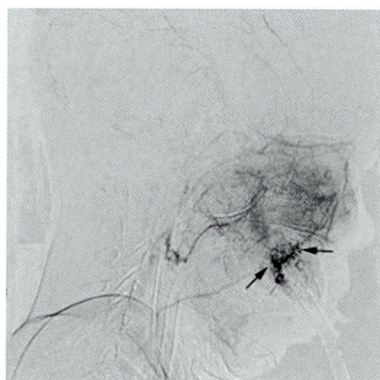

C

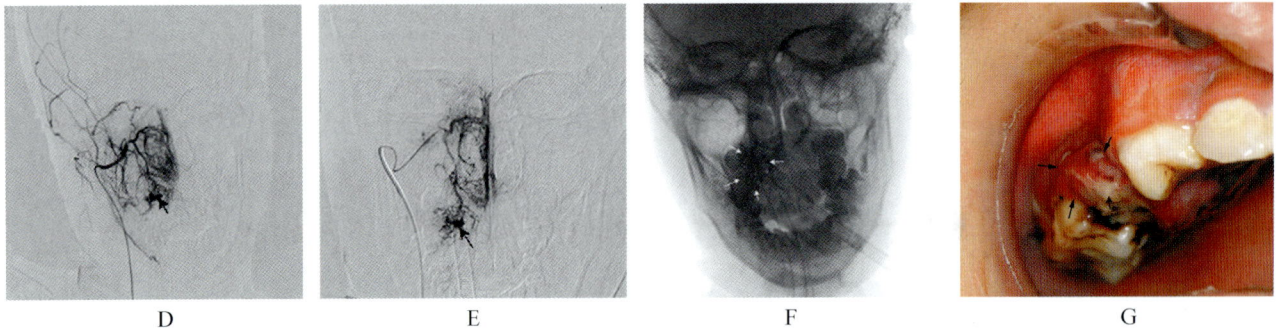

图 6‑51　右上颌骨动脉畸形的组织胶栓塞

A. 口腔内照片显示右上颌 E 和第一磨牙之间暗红色软组织增生（箭头），质脆，触之易出血　B、C. 右颈外动脉主干血管造影的侧位和正位像显示右上颌骨前牙区内造影剂在静脉期潴留，呈异常血管团（箭头）样改变　D、E. 右上颌动脉远端血管造影的侧位和正位像显示右上颌骨前牙区内造影剂在静脉期潴留，呈异常血管团（箭头）样改变　F. 头颅正位像显示右上颌前部组织胶铸型形成；微导管头端位置（箭头）　G. 栓塞后的右颈外动脉造影显示右上颌骨前部异常血管团消失

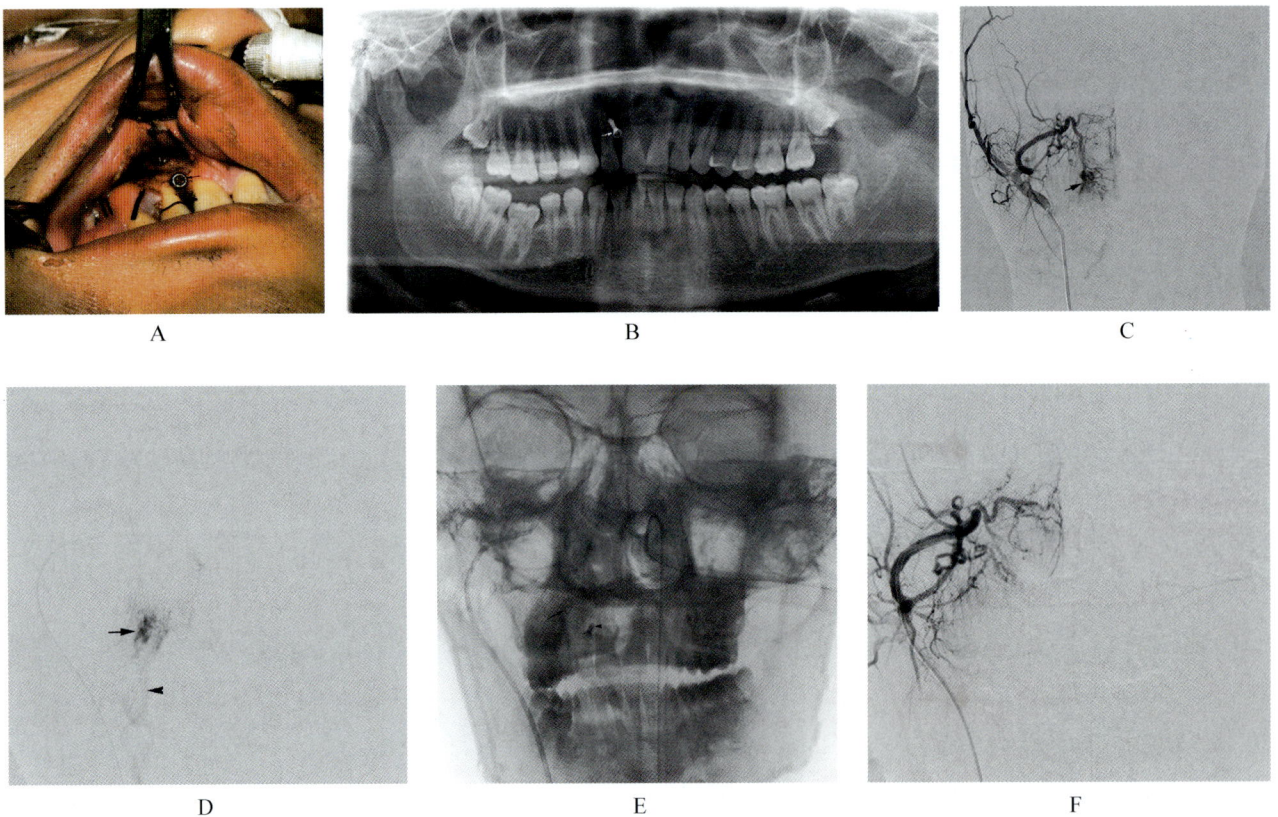

图 6‑52　右上颌骨动脉畸形的无水乙醇栓塞

A. 口腔内照片显示右上颌前部拧入止血螺钉（箭头），螺钉周围软组织轻度溃烂，缝合线松脱　B. 曲面断层显示右上颌骨前部牙槽骨内骨小梁稀疏，螺钉拧入（箭头）　C. 右颈外动脉主干血管造影的正位像显示右上颌骨前牙区内异常血管团（箭头），回流静脉提前显示　D. POWLER10 微导管超选择引入异常血管团内（箭头），与之相连的回流静脉同期显示，此时开始注射无水乙醇　E. 头颅正位像显示微导管头端（箭头）与止血螺钉（短箭头）的关系　F. 栓塞后的右颈外动脉造影正位像显示右上颌骨前部异常血管团消失

参 考 文 献

1　Happ JR. Superselective angiography with digital subtraction and embolization of a maxillary hemangioma in a patient with Eisenmengr's syndrome. J Oral Maxillofac Surg. 1986. 44：910－916

2　Runde ES, Douglas DR, Kenneth KK, et al. Treatment of a central arteriovenous malformations of the mandible with cyanoacrylate：a 4－year follow-up. Oral Surg 1988：65；267－271

3　Frame JW, Putnam G, Wake MJC, et al. Therapeutic arterial embolization of vascular lesions in the maxillofacial region. Oral Maxillofac Surg 1987；25：181－194

4　Van der Akker HP, Kuiper L, Peeters FLM. Embolization of an arteriovenous malformation of the mandible. J Oral Maxillofac Surg 1987；45：255－260

5　Chias J, Hassine D, Goudot P, et al. Treatment of arteriovenous malformations of the mandible by arterial and venous embolization. AJNR Am J Neuroradil 1990；11；1191－1194

6　Resnick SA, Russell EJ, Hanson DH, et al. Embolization of a life-threatening mandibular vascular malformation by direct percutaneous transmandibular puncture, Head Neck 1992；14；372－379

7　Kiyosue H, Mori H, hori Y, et al. Treatment of mandibular arteriovenous malformation by transvenous embolization：a case report. Head Neck 1999；21；574－577

8　Beek FJ, ten Broek Fw, van Schaik JP, et al. Transvenous embolization of an arteriovenous malformation of the mandible via a femoral approach. Pediatr Radiol 1997；27；855－857

9　Goetz Benndorfa, Doris M. Kimb, Horst Mennekingb et al. Endovascular Management of a Mandibular Arteriovenous Malformation in a Patient with Severe Hemophilia A. American Journal of Neuroradiology 2004；25；614－617，April

10　J Seehra, K Horner, P Coulthard. Arteriovenous malformation of the mandible — A case report *British Dental Journal* 2006；201；25－27

11　Xindong Fan, Weiliu Qiu, Yousheng Tang, et al. Phlebectasia Oral & Maxillofac Surg. 2000；58；897－899

12　Xindong Fan, Chenping Zhang, Zhiyuang Zhang, et al. Direct-Puncture Embolisation of Intraosseous Arteriovenous Malformation of Jaws. Oral & Maxillofac Surg. 2002；60；890－894

13　Xindong Fan, Weiliu Qiu, Zhiyuang Zhang, et al. Comparative Study of Clinical Manifestation, plain-film radiography, and computed tomographic scan in arteriovenous malformations of the jaws. Oral Surg Oral Med Oral Pathol Oral Radio Endod 2002；94(4)；503－507

14　Xindong Fan, Qing Mao. Life-threatening oral haemorrhage of pseudoaneurysm after elevation of a fractured zygoma. British J of Oral & Maxillofac Surg. 2002；12；508－509

15　Xindong Fan, Chenping Zhang, Zhiyuang Zhang, et al. Embolization of the arteriovenous malformation of jaws with double route. The Chinese Journal of Dental Research 2004；6；44－47

16　Xindong Fan, Ling zhu, Chenping Zhang, et al. Treatment of mandibular AVM by transvenous embolization through the mental foreman. Oral & Maxillofac Surg. 2008；66；139－143

17　Xindong Fan, Lixin Su, Jiawei Zheng, et al. Ethanol Embolization of the Arteriovenous Malformation in the Mandible. American Journal of Neuroradiology(AJNR) 2009；30；1178－1183

18　范新东、张陈平、王佩华，等. 局部穿刺栓塞治疗头颈部高血流病变. 中华放射学杂志 2003；38；207－209

19　范新东、邱蔚六、张志愿，等."双介入法"栓塞治疗颌骨动静脉畸形的初步报告. 中华口腔医学杂志 2002；37；336－338

20　范新东、邱蔚六、张志愿，等. 颌骨高流速血管畸形的诊断和治疗. 中华口腔医学杂志 2005；37；336

21　范新东. 颅面部介入的诊治现状. 介入放射学杂志 2006；15；321－323

22　范新东. 颅面部高流速病变的诊断和介入治疗. 口腔颌面外科杂志 2006；16；97－99

23　范新东、张志愿、毛青，等. 上颌部动静脉畸形 PVA 栓塞治疗. 介入放射学杂志 1999；8；195－198

24　范新东、郑家伟、张志愿. 忌行颈外动脉结扎治疗颌面部动静脉畸形. 上海口腔医学 2008；17；113－117

25　范新东、朱凌、苏立新. 颞浅动脉逆行栓塞治疗颈外动脉结扎后的口腔颌面部动静脉畸形. 中华口腔医学杂志 2008；43；336－338

26　范新东、张陈平、张志愿，等. 颌骨动静脉畸形的栓塞治疗. 上海口腔医学 2001；10；64－66

27　范新东、邱蔚六、张志愿，等. CT 诊断颌骨动静脉畸形的价值探讨. 上海口腔医学 2001；10；59－61

28　范新东. 邱蔚六. 张志愿，等. 颌骨动静脉畸形的 DSA 特征. 上海口腔医学 2001；10；62－63

29　柳登高、马绪臣、赵福运，等. 颌骨动静脉畸形的血管造影分型初探及治疗分析. 中华口腔医学杂志 2005；40；195－199

30　D. Liu, X. Ma, F. Zhao, et al. A preliminary study of angiographic classification and its correlation to treatment of central arteriovenous malformation in the jaw. Oral Surgery, Oral Medicine, Oral Pathology, Oral Radiology, and Endodontology. 2005；100；473－480

31　MS Persky, HJ Yoo, A Berenstein. Management of vascular malformation of the mandible and maxilla. Larynsgoscope 2003；113；1885

32　Nekooei S, Hosseini M, Nazemi S, et al. Embolisation of arteriovenous malformation of the maxilla. Dentomaxillofac Radiol. 2006；35；451

33 Kademani D, Costello BJ, Ditty D, et al. An alternative approach to maxillofacial arteriovenous malformations with transosseous direct puncture embolization. Oral Surg Oral Med Oral Pathol Oral Radiol Endod. 2004;97: 701

34 Kennedy KS. Arteriovenous malformation of the maxilla. Head Neck. 1990;12: 512 - 515

35 Larsen PE, Peterson U. A systemic approach to management of high-flow vascular malformation of the mandible. J Oral maxillofac Surg 1993;51: 62 - 69

36 Nekooei S, Hosseini M, Nazemi S, Talaei-Khoei M. Embolisation of arteriovenous malformation of the maxilla. Dentomaxillofac Radiol. 2006; 35(6): 451 - 455

37 Kademani D, Costello BJ, Ditty D, Quinn P. An alternative approach to maxillofacial arteriovenous malformations with transosseous direct puncture embolization. Oral Surg Oral Med Oral Pathol Oral Radiol Endod. 2004;97(6): 701 - 706

38 Kaneko R, Tohnai I, Ueda M, Negoro M, Yoshida J, Yamada Y. Curative treatment of central hemangioma in the mandible by direct puncture and embolisation with n-butyl-cyanoacrylate (NBCA). Oral Oncol. 2001 Oct;37(7): 605 - 608

39 Schweitzer JS, Chang BS, Madsen P, et al. The pathology of arteriovenous malformations of the brain treated by embolotherapy. II. Results of embolization with multiple agents. Neuroradiology 1993;35: 468 - 474

40 Rao VRK, mandalan KR, Gupta AK, et al. Dissolution of isobutyl - 2 - cyanoacrylate on long-term follow up. AJNR. 1989;10;135 - 141

41 Vinter HV, Lundie Mj, Kanfmann JCE. Long-term pathological follow up of cerebral arteriovenous malformations treated by embolizations with bucrylate. N Engl J Med. 1986;314;477 - 483

42 Brothers MF, Kanfmann JCE, Fox Hj, Deveikis JP. N-butyl - 2 - cyanoacrylate substitute for IBCA in interventional radiology: Histopathologic and polymerization times studies. AJR. 1988; 10: 777 - 786

43 YS Do, WF Yakes, SW Shin, et al. Ethanol Embolization of Arteriovenous Malformations: Interim Results. Radiology 2005;674 - 682

44 Jackson IT, Carreno R, Potparie Z, Hussain K. Hemangiomas, vascular malformations, and lymphovenous malformations: classification and methods of treatment. Plas Recon Surg 1993;91: 1216 - 1230

45 Shin BS, Do YS, Lee BB, et al. Multistage ethanol sclerotherapy of soft-tissue arteriovenous malformations: effect on pulmonary arterial pressure. Radiology 2005;235: 1072 - 1077

46 Yakes WF, Rossi P, Odink H. How I do it. Arteriovenous malformation management. Cardiovasc Intervent Radiol 1996;19: 65 - 71

47 Yakes WF, Krauth L, Ecklund J, et al. Ethanol endovascular management of brain arteriovenous malformations: initial results. Neurosurgery 1997;40: 1145 - 1152; discussion 1152 - 1154

48 Yakes WF, Pevsner P, Reed M, et al. Serial embolizations of an extremity arteriovenous malformation with alcohol via direct percutaneous puncture. AJR Am J Roentgenol 1986;146: 1038 - 1040

49 Yakes WF, Pevsner P, Reed M, et al. Serial embolizations of an extremity arteriovenous malformation with alcohol via direct percutaneous puncture. AJR Am J Roentgenol 1986;146: 1038 - 1040

50 Mcleod NM, Patton DW. Peripheral alcohol injection in the mangagement of trigeminal neuralgia. Oral Surg Oral Med Oral Patho Oral Radio Endod 2007;104;12 - 17

51 Mason KP, Michna E, Zurakowski D, et al. Serum ethanol levels in children and adults after ethanol embolization or sclerotherapy for vascular anomalies. Radiology 2000;217: 127 - 132

第七章　颈外动脉结扎后颅面部动静脉畸形的介入治疗

第一节　概　述

动静脉畸形是由供应动脉、异常血管团和回流静脉3个基本成分组成,其基本治疗模式为通过供应动脉充分栓塞异常血管团。由于对颅面部动静脉畸形的血管构筑和基本治疗模式认识不够深入,临床上口腔颌面外科、五官科、头颈外科以及整形外科医师常采用结扎颈外动脉或其分支的方法进行治疗;介入放射科医师采用弹簧圈或丝线栓塞颈外动脉或其分支的方法进行介入栓塞。另外,在颅面部AVM并发急性出血时,临床医师也常采用一侧或双侧颈外动脉结扎的方法进行紧急止血处理。颈外动脉或其分支结扎后,病变可能会出现短暂的萎缩或急性出血的减缓,但随后的数天或数周内,病变的增生会更进一步加速以及急性出血的再次发生。此时,供血动脉的阻塞又阻断了颅面部动静脉畸形血管内介入治疗的通路,使该顽症的临床处理变得愈加复杂。尽管颈外动脉结扎造成的危害已逐渐为临床医师所认识,但是由于该手术操作的短期有效性,直到现在仍为临床医师所使用。需要特别注意的是

无论颅面部动静脉畸形急性出血的处理,还是动静脉畸形的治疗,颈外动脉主干的结扎或栓塞都是错误的。对于不具备条件对动静脉畸形进行栓塞治疗的单位,提倡实行颈外动脉的暂时阻断进行止血。

颅面部动静脉畸形主要由颈外动脉供血,其自然生长过程是缓慢的。颈外动脉结扎后,颅面部动静脉畸形与回流静脉相连的低压血管团"盗血",使患侧的颈内动脉、椎动脉、甲状颈干和健侧的颈外动脉开放对其进行供血,病变区的血供迅速增加,病变也随着迅速增大(图7-1)。增大病变表面的皮肤由于得不到足够的血供,发生溃疡、坏死,并导致急性出血的发生(图7-2)。也就是说,颈外动脉或其分支结扎或堵塞不仅不能治疗颅面部动静脉畸形,相反还会导致病变的进一步快速增大及急性出血的发生。这样一来,一方面患者急性出血需要立即处理;另一方面颈外动脉或供血动脉堵塞阻止了常规血管内治疗的进行;病变迅速增长、体积变大,往往不能手术治疗,从而使这类患者状况变得相当危急、治疗变得相当棘手。

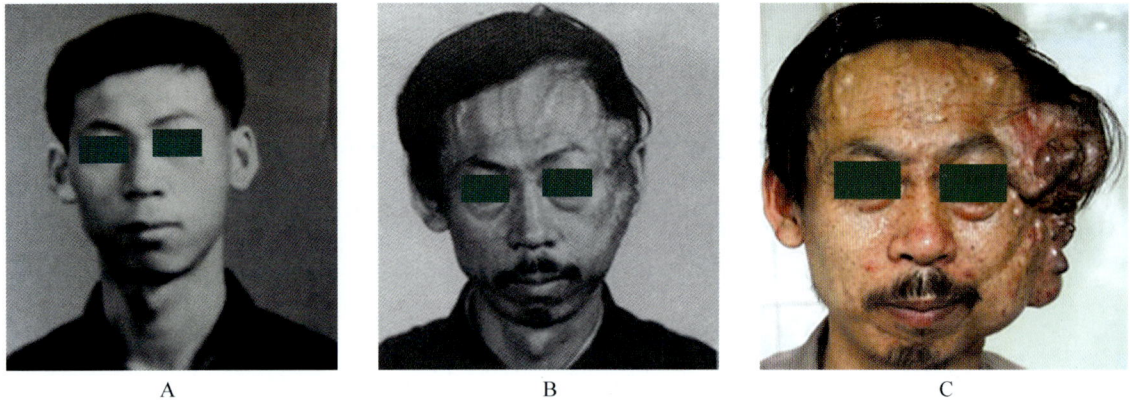

图7-1 左颞部动静脉畸形颈外动脉结扎后的改变

A. 患者男性,左颞部软组织搏动性膨隆,行颈外动脉和颞浅动脉结扎进行治疗　B. 结扎治疗后两年,左颞部搏动性膨隆更趋明显　C. 结扎治疗后10年,左颞部搏动性膨隆变大,表面破溃出血

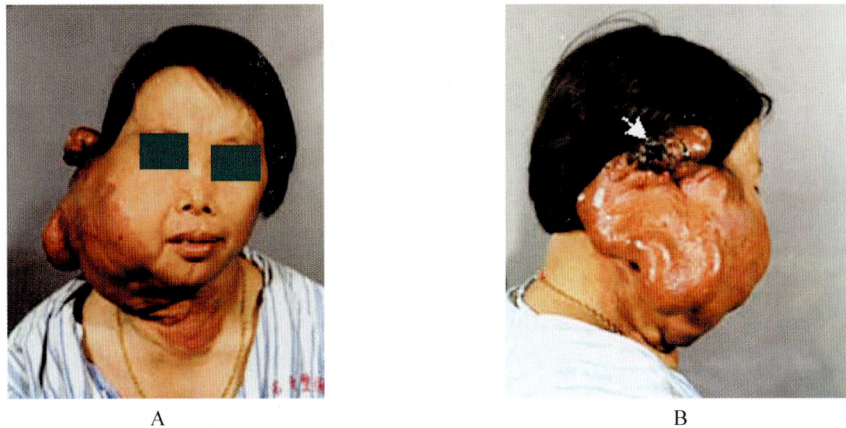

图7-2 左耳部动静脉畸形颈外动脉结扎后的改变

A. 患者正面像显示左耳部动静脉畸形,在颈外动脉结扎后增大,波及耳部、面颊部和颈部
B. 病变表面皮肤由于得不到足够的血供,发生溃疡(箭头),表面血痂覆盖

第二节　颈外动脉结扎后颅面部动静脉畸形的血管构筑改变

对于颈外动脉结扎后颅面部动静脉畸形的患者应该行全面的血管造影,包括双侧的颈总动脉和颈内动脉,健侧的颈外动脉,双侧的椎动脉以及双侧的甲状颈干造影。临床上颈外动脉结扎的部位在甲状腺上动脉和舌动脉之间。颈外动脉结扎后的颈总动脉造影显示:甲状腺上动脉远端的颈外动脉消失,动静脉畸形的异常血管团依然存在;颈内动脉的眼动脉和岩段的分支开放供应异常血管团;椎动脉造影见椎动脉通过枕-椎吻合与颈外动脉结扎远心端相通,颈外动脉结扎远心端依然开放供应病变(图7-3);患侧甲状颈干(图7-4)和健侧的颈外动脉有时也开放供应异常血管团(图7-5)。

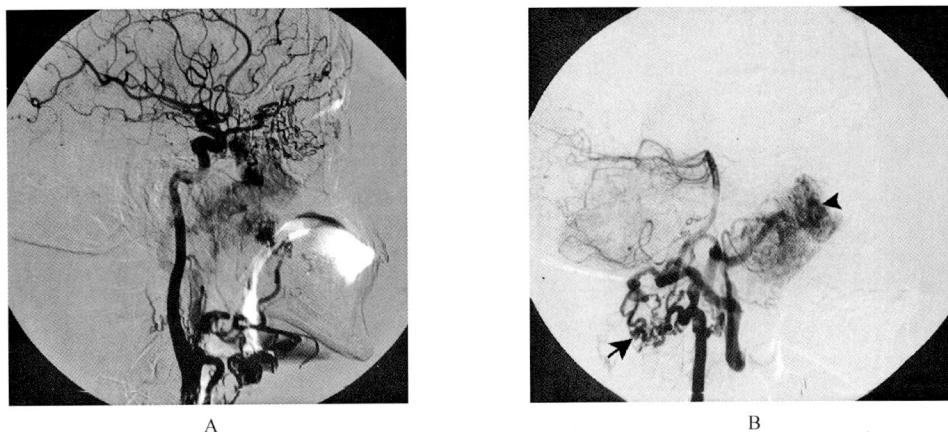

图 7-3　右上颌部动静脉畸形

　　A. 右颈总动脉侧位 DSA,显示甲状腺上动脉远端的颈外动脉消失,右上颌部静脉畸形的异常血管团,颈内动脉的眼动脉开放,呈弥散状供应异常血管团　B. 颈外动脉结扎后的同侧椎动脉造影见椎动脉通过枕-椎吻合(箭头)与颈外动脉结扎远心端相通,颈外动脉结扎远心端依然开放供应病变(短箭头)

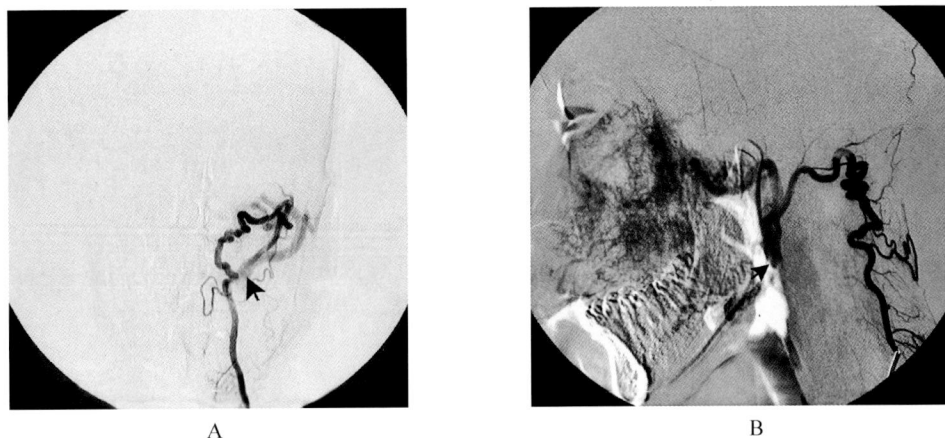

图 7-4　左上颌部动静脉畸形

　　颈外动脉结扎后的同侧甲状颈干造影正位(A)和侧位(B)DSA,显示甲状颈干与颈外动脉结扎远心端(箭头)相通,颈外动脉结扎远心端的上颌动脉依然开放供应病变

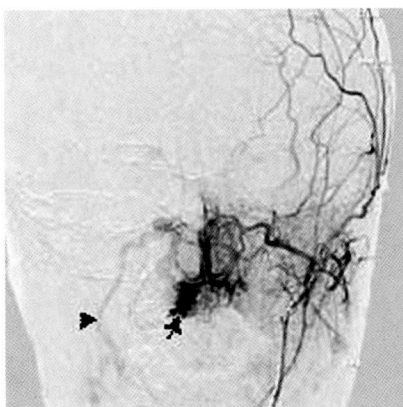

图 7-5　右侧上颌骨动静脉畸形

　　右侧颈外动脉结扎后的左侧颈外动脉造影见右上颌骨动静脉畸形的异常血管团(箭头)和回流静脉(短箭头)依然存在,左侧上颌动脉跨越中线供应病变(箭头)

— 149 —

第三节　颈外动脉结扎后颅面部动静脉畸形的介入治疗

根据颈外动脉结扎后颅面部动静脉畸形的血管构筑改变,可有以下介入治疗方法。

一、通过松脱的颈外动脉结扎处进行栓塞治疗

颈外动脉结扎处松脱、结扎点狭窄,通过导丝、导管的扩张,可以引入导管到达供血动脉,从而进行常规的介入栓塞治疗(图7-6)。

评论:颈外动脉结扎处松脱、结扎点狭窄但仍通畅的情况提示,对于这类患者首先行全面的血管造影,然后在酌情行其他治疗。禁忌仅在了解病史的基础上,贸然行颞浅动脉逆行插管或结扎颈外动脉暴露。颈外动脉结扎点狭窄的扩张,不需要特殊球囊。首先将导丝通过狭窄,然后再引入造影导管,该狭窄便可得到有效扩张。

二、通过同侧的甲状颈干径路进行栓塞

颈外动脉结扎后,同侧的甲状颈干常常开放。通过开放的甲状颈干与枕动脉间的吻合,可以到达颈外动脉结扎远心端、供血动脉到达病变(图7-7)。

评论:颈外动脉结扎处后,患侧的甲状颈干常常开放供应病变,通过该径路的栓塞无疑是非常便利的。但因甲状颈干与结扎颈外动脉远端的连接是纤细和分散的,往往不能将导管引入。

三、通过健侧的面动脉进行栓塞

颈外动脉结扎后,健侧的面动脉和舌动脉有时会开放供应对侧的异常血管。通过这些开放的血管可以对患侧病变进行栓塞(图7-8)。

四、通过患侧的甲状腺上动脉进行栓塞

患侧的甲状腺上动脉位于结扎点的近心端,始终处于开放状。开放的甲状腺上动脉有时可与病变交通,可通过该支动脉对病变进行栓塞(图7-9)。

评论:颈外动脉结扎处后,通过患侧的甲状腺上动脉进行栓塞虽然可行,但是很危险。一旦发生栓塞剂的逆流,将会造成颈内动脉系统的误栓。

五、颞浅动脉逆行插管栓塞

颈外动脉结扎后,如果通过椎动脉造影证明结扎远心端的颈外动脉开放,可以通过颞浅动脉暴露插管,逆行引入导管进行栓塞(图7-10)。

评论:颈外动脉结扎后其结扎点远端是开放的。但是,有时颈外动脉结扎后行下颌骨切除的病例,常行颈外动脉的近、远端双重结扎。这样一来,便不能通过颞浅动脉逆行进入颈外动脉。所以在颞浅动脉切开、暴露前,首先需行患侧的椎动脉造影。在椎动脉造影时,如不能明确结扎颈外动脉的

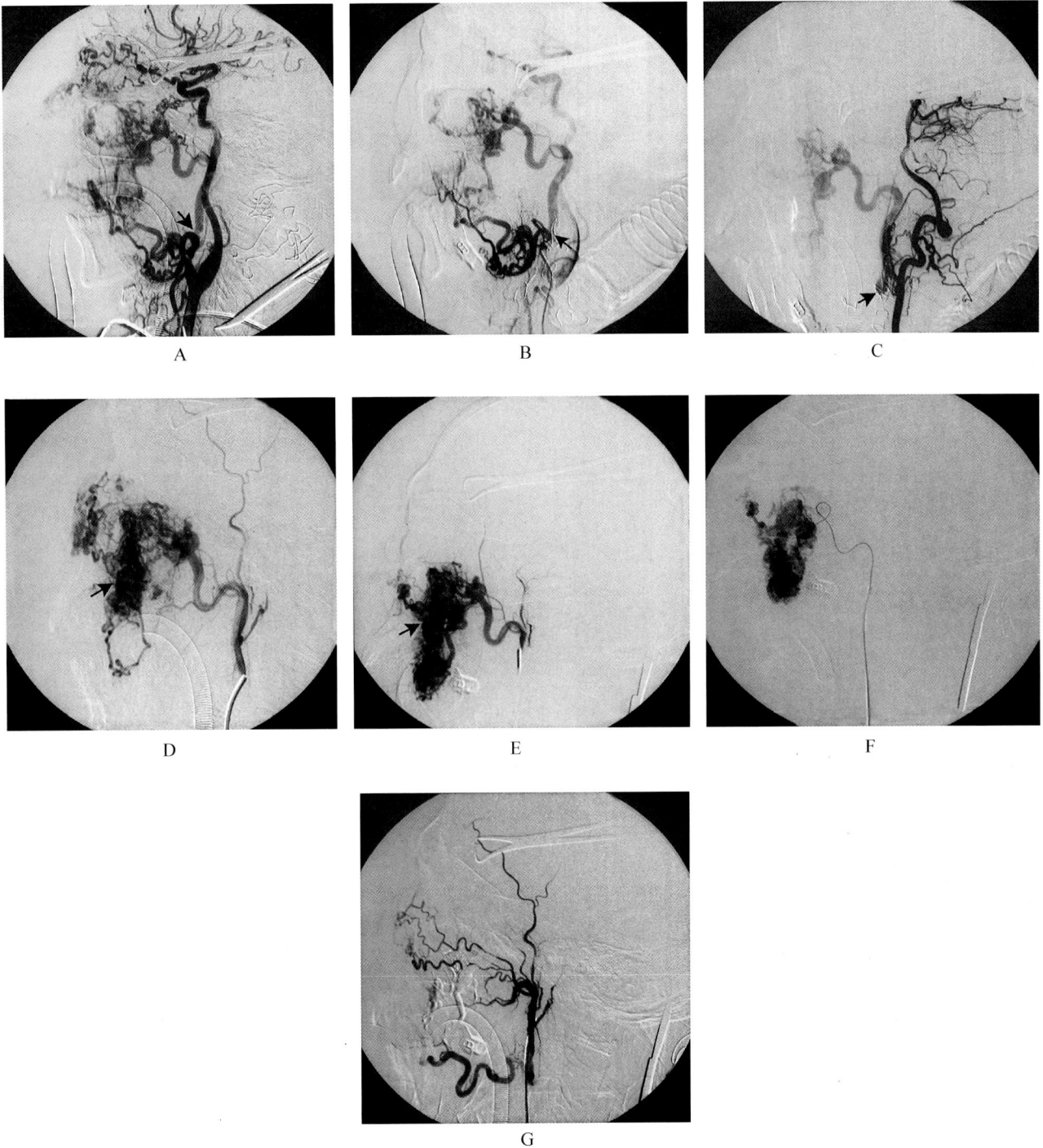

图 7-6　左上颌部动静脉畸形、鼻出血，颈外动脉结扎处再开放

患者男性，54 岁，12 年前曾行颈外动脉结扎后切除左面颊部动静脉畸形。现左鼻腔内急性出血，前、后鼻孔填塞不能奏效，左面颊部和内眦部搏动性膨隆。

A. 左颈总动脉造影见左上颌部异常血管团，颈外动脉舌动脉远端狭窄（箭头），狭窄远端颈外动脉暗淡显示，颈外动脉远端和眼动脉共同参与供血　B. 左颈外动脉结扎近端造影见结扎处狭窄（箭头），结扎远端颈外动脉暗淡显示并供应异常血管团　C. 左侧椎动脉造影见椎动脉通过枕-椎吻合与颈外动脉结扎远心端（箭头）相通，颈外动脉结扎远心端依然开放供应病变　D. 经扩张后，造影导管通过颈外动脉结扎狭窄处并到达其远端进行造影，造影见上颌动脉为主要供血动脉　E. 左侧上颌动脉造影可清楚显示病变（箭头）　F. 微导管同轴引入异常血管团内，25% NBCA 6 ml 分 3 次行栓塞　G. 栓塞后的颈外动脉造影见左上颌部异常血管团消失

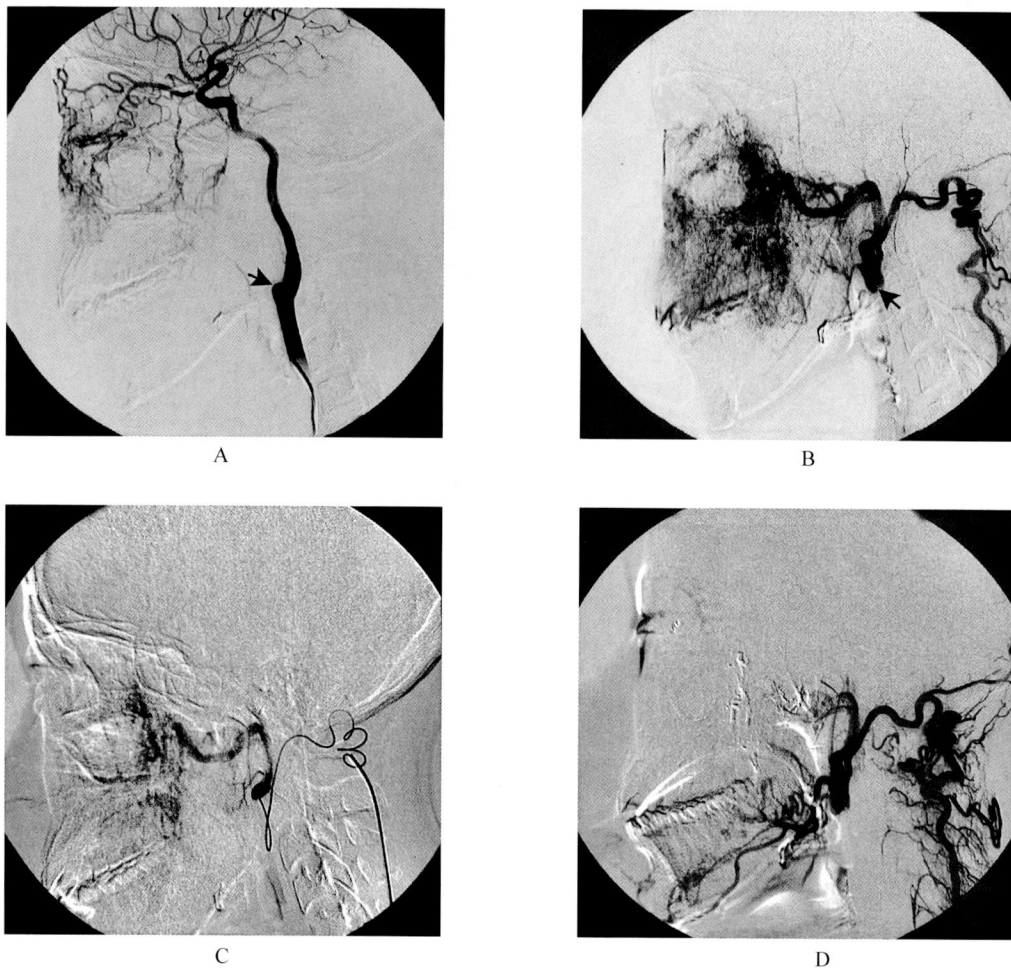

图 7-7 左上颌部动静脉畸形、口腔内出血、颈外动脉结扎、甲状颈干径路栓塞

患者女性,26 岁,4 年前曾行颈外动脉结扎后部分切除左面颊部动静脉畸形。一年半前、怀孕、生产后左面颊部动静脉畸形增大并出现口腔内反复出血。

A. 左颈总动脉造影见左上颌部异常血管团,颈外动脉结扎(箭头),眼动脉扩张供应异常血管团   B. 左甲状颈干造影侧位,显示甲状颈干与颈外动脉结扎端(箭头)相连,结扎远端颈外动脉继续供应左上颌部异常血管团 C. 微导管同轴超选择引入左侧颈外动脉结扎远端,20%NBCA 行栓塞   D. 栓塞后的甲状颈干造影见左上颌部异常血管团和上颌动脉远端消失

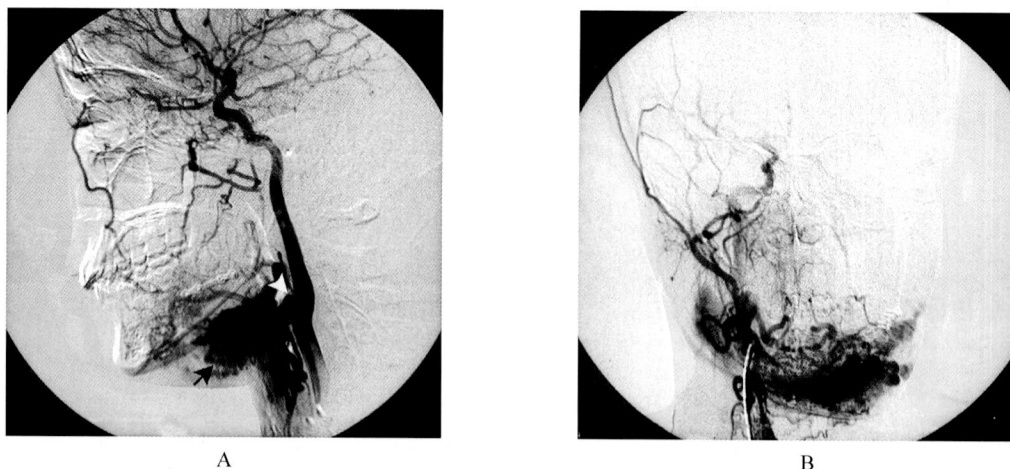

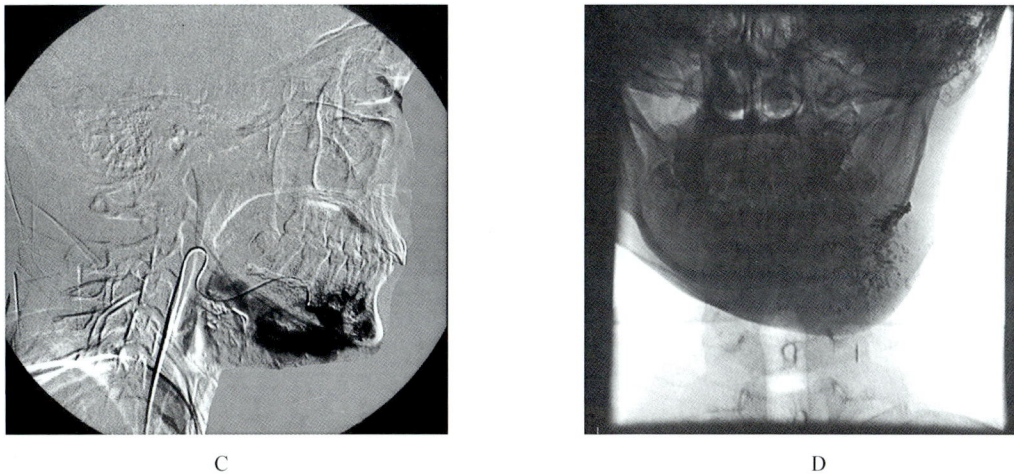

图 7-8 左颌下区动静脉畸形,颈外动脉结扎,健侧面动脉栓塞

患者女性,16 岁,左颌下区搏动性膨隆伴左下牙龈出血(曾行颈外动脉结扎)

A. 左颈总动脉造影见左下颌部异常血管团(黑箭头),颈外动脉结扎(白箭头) B. 右颈外动脉造影正位显示左下颌部异常血管团(箭头) C. 微导管经右侧面动脉同轴超选择引入异常血管团内,20%NBCA 6 ml 分 3 次行栓塞 D. 栓塞后 X 光平片显示左下颌部 NBCA 铸型形成

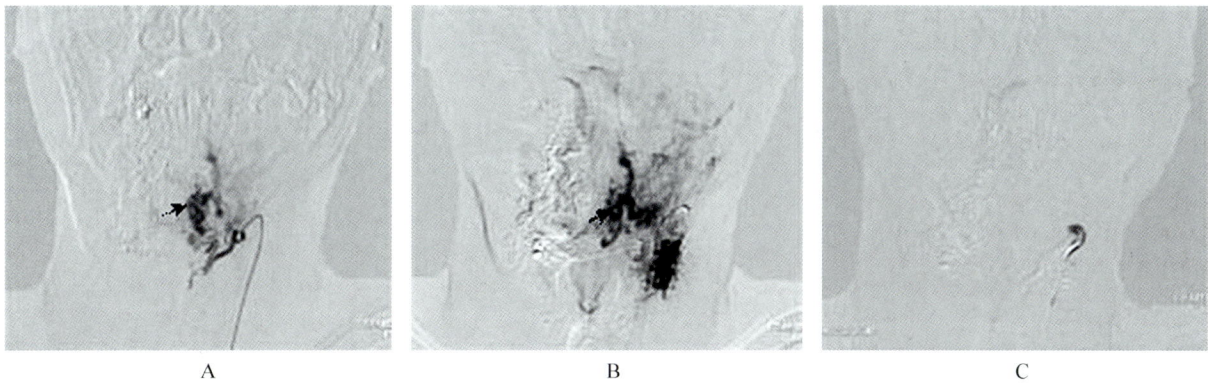

图 7-9 左口底区动静脉畸形,颈外动脉结扎,患侧甲状腺上动脉栓塞

患者男性,52 岁,左口底区搏动性膨隆、溃疡伴出血(曾行颈外动脉结扎)

A. 左甲状腺上动脉造影动脉期显示左口底区异常血管团(箭头),甲状腺上动脉参与供血 B. 左甲状腺上动脉造影静脉期,显示左口底区异常血管团更趋明显(箭头) C. 栓塞后的甲状腺上动脉造影见异常血管团和甲状腺上动脉远端闭塞

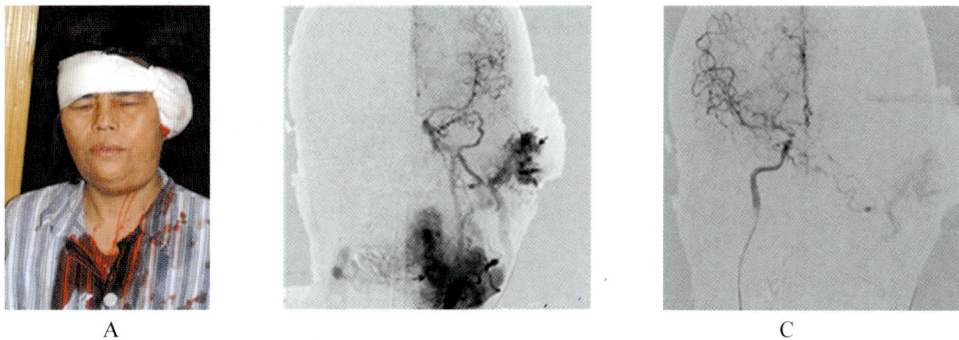

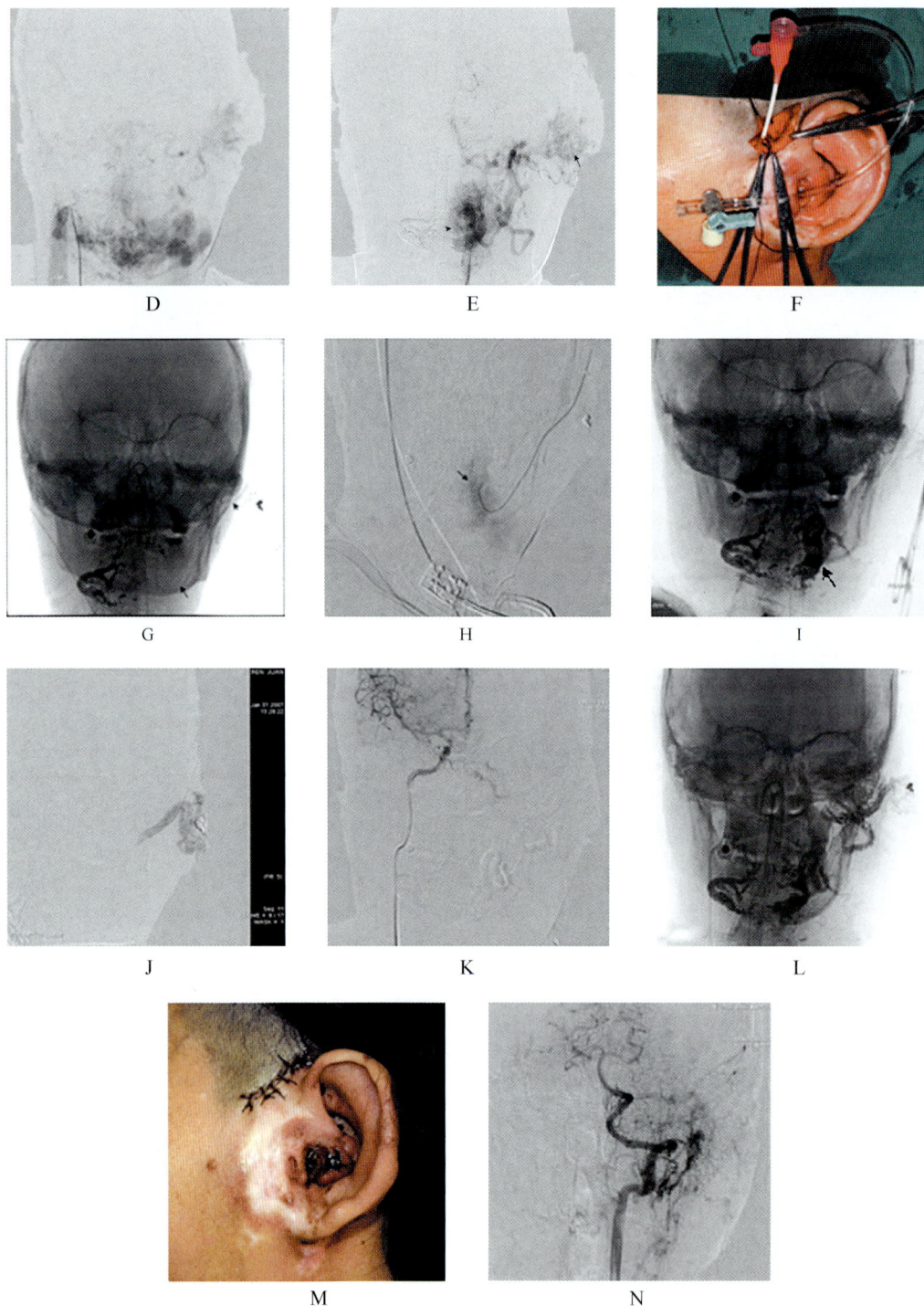

图 7 - 10　左下颌区、耳内动静脉畸形急性出血,颈外动脉结扎,患侧颞浅动脉逆行栓塞

患者女性,46 岁,16 年前曾因左耳部动静脉畸形行冷冻、激光和颈外动脉结扎等治疗。两年前,因左耳部出血在外院行健侧面动脉 Onyx 栓塞,效果不显著。近日,左耳内膨出的软组织新生物破溃、出血

A. 患者正面像显示急性出血,头颅绷带压迫　B. 左颈总动脉造影见左耳部、下颌部异常血管团(箭头),颈外动脉结扎,未见显示　C. 健侧的颈内动脉造影见右颈内动脉通过异常吻合支供应右耳部异常血管团　D. 右颈外动脉造影静脉期正位见对侧下颌部和耳部异常血管团　E. 颞部切开,暴露颞浅动脉,逆行引入 4F 动脉鞘　F. X 光平片显示 4F 导管经颞浅动脉逆行引入患侧舌动脉(箭头)　G. 逆行引入舌动脉的导管造影见左口底区异常血管团显示,通过该导管注入 25% NBCA 5 ml　H. 左舌动脉栓塞后的 X 光平片显示左口底区的 NBCA 铸型(箭头)　I. 4F 造影导管再逆行引入左侧耳后动脉并到达异常血管团(箭头)近端,同时行栓塞　J. 栓塞后的健侧颈内动脉造影见右耳部异常血管团消失　K. 栓塞术后的头颅 X 光片显示左口底和左耳部 NBCA 铸型形成　L. 栓塞后,左颞部术创缝合,原耳内破溃、出血处结痂,耳周冷冻瘢痕　M. 患侧椎动脉造影正位像未见颈外动脉结扎远心端显示　N. 患侧椎动脉造影侧位像未见颈外动脉结扎远心端显示

远端依然通畅(图7-10M,7-10N),应禁行该径路的栓塞。通过该径路即可到达面下1/3的供血动脉,如舌动脉、面动脉,又可进入面中1/3的供血动脉,如上颌动脉和耳后动脉,且可反复进行栓塞。

六、结扎颈外动脉远心端插管栓塞

颈动脉三角切开、暴露颈总动脉和颈外动脉的结扎处,在结扎处的远端穿刺,导丝交换引入4F鞘。然后,经过动脉鞘引入导管进行栓塞。颈外动脉结扎处瘢痕增生,手术暴露困难,应在全麻和充分准备下进行(图7-11)。

评论:颈外动脉结扎后、结扎颈外动脉远心端插管栓塞往往是一次性的操作,反复解剖颈外动脉进行远心端穿刺是困难和危险的。手术暴露前需明确病变尚未扩展到颈动脉三角,而且该方法仅适于行上颌动脉或耳后动脉的栓塞,不宜进行舌动脉或面动脉的栓塞。这是因为,重新暴露的颈外动脉穿刺点已经越过舌动脉和面动脉的始发点。

七、病变直接穿刺栓塞

增强CT显示病变呈异常团状高密度影,血管造影可见异常血管团显示,而且上述径路不能将导管引至病变近端,这时可考虑局部穿刺病变,造影证明位于异常血管团内时,直接注入栓塞剂。该种方法最适合颌骨内动静脉畸形以及部分软组织动静脉畸形(图7-12～14)。

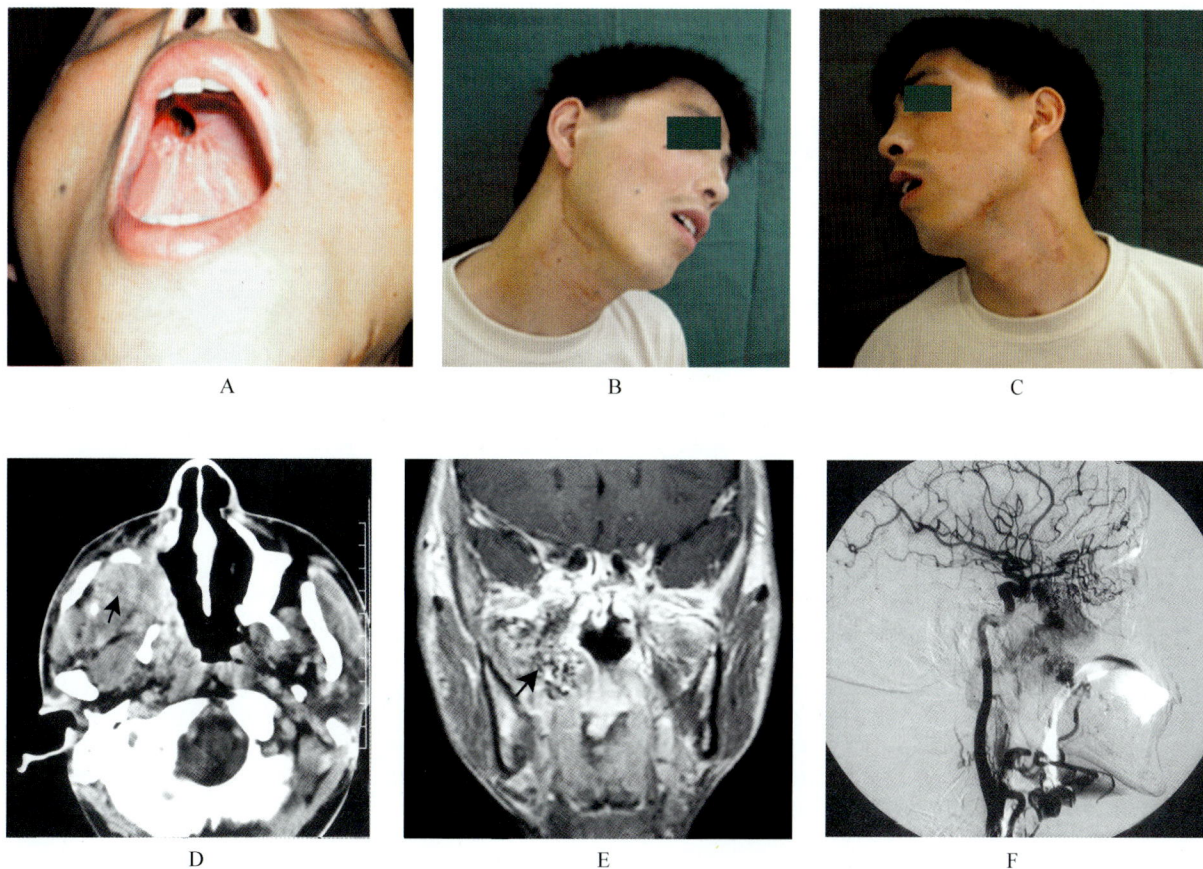

A　　　　　　B　　　　　　C

D　　　　　　E　　　　　　F

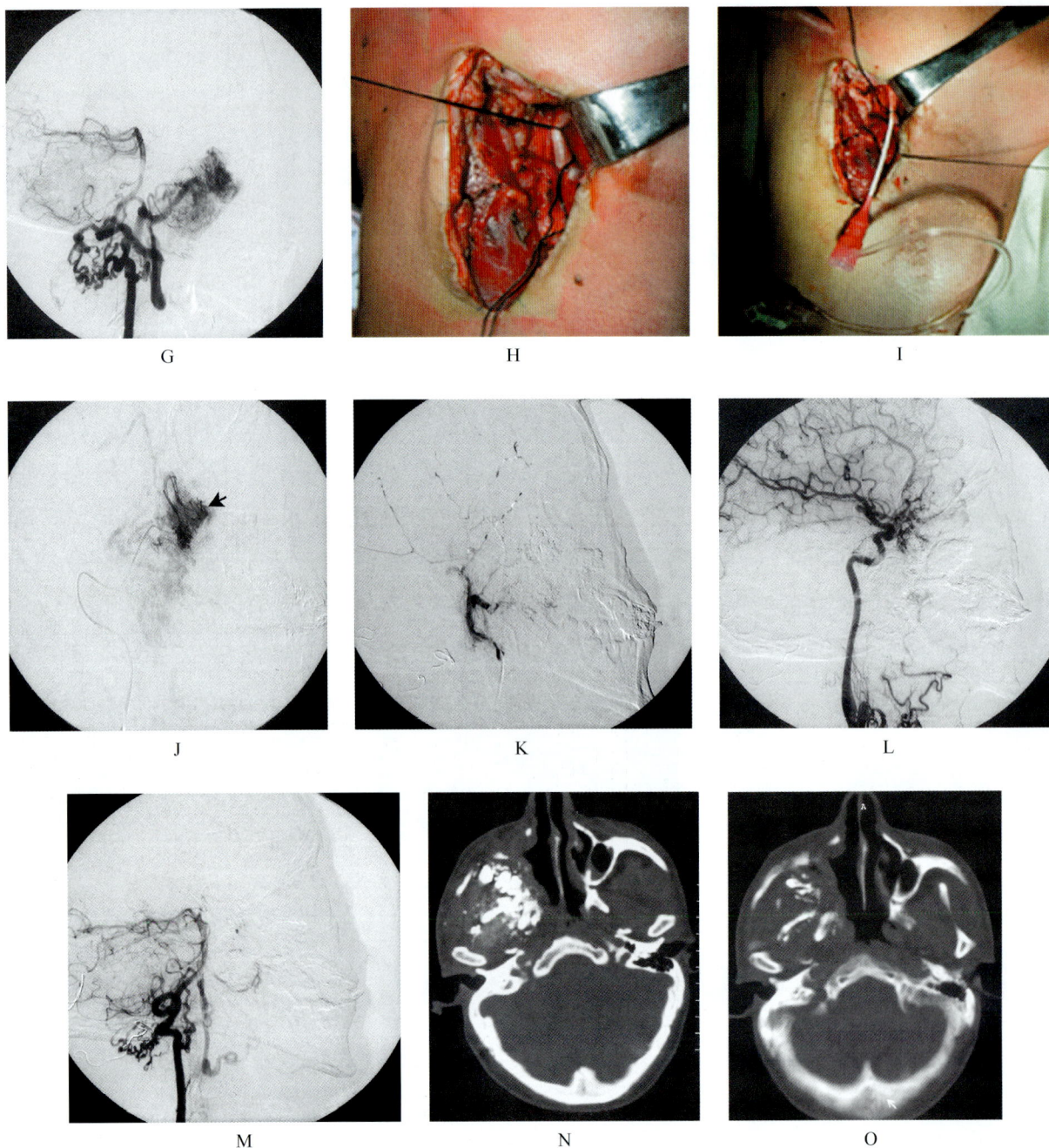

图 7‑11　右上颌骨内动静脉畸形术后复发伴急性出血，颈外动脉结扎，患侧结扎颈外动脉远端穿刺、插管栓塞

　　患者男性，28 岁，4 年前因右上颌骨内动静脉畸形在双侧颈外动脉结扎辅助下行右上颌骨部分切除，术后腭部留有瘘孔。近日，自腭部瘘孔反复大量出血。
　　A. 患者张口正面像显示腭部瘘孔　B. 右侧颈外动脉结扎术后瘢痕　C. 左侧颈外动脉结扎术后瘢痕　D. 增强 CT 轴面像上显示右上颌骨部分缺失、原术区为强化的高密度影充填（箭头）　E. 增强的 MRI 冠状面上显示右上颌部、近颅底区异常软组织信号影，其内散在点状的流空信号影　F. 右颈总动脉侧位 DSA，显示甲状腺上动脉远端的颈外动脉消失，右上颌部动静脉畸形的异常血管团，颈内动脉的眼动脉开放，呈弥散状供应异常血管团　G. 椎动脉造影见椎动脉通过枕‑椎吻合（箭头）与颈外动脉结扎远心端相通，颈外动脉结扎远心端依然开放供应病变（短箭头）　H. 颈部切开、暴露颈外动脉，在结扎点远心端穿入两根丝线　I. 在颈外动脉结扎处的远端通过穿刺针与导丝交换的方法引入 4F 动脉鞘，并用丝线环扎固定　J. 自动脉鞘引入 4F 导管到达右上颌部异常血管团（箭头）　K. 经过 25%NBCA 反复 3 次栓塞，右上颌部异常血管团和上颌动脉远端消失　L. 栓塞后的右颈总动脉造影见原来的异常血管团消失（与图 F 比较）　M. 栓塞后的右椎动脉造影见原来的异常血管团消失（与图 G 比较）　N. 栓塞后轴状 CT 显示 NBCA 铸型　O. 栓塞后一年半的轴状面 CT 显示的 NBCA 铸形

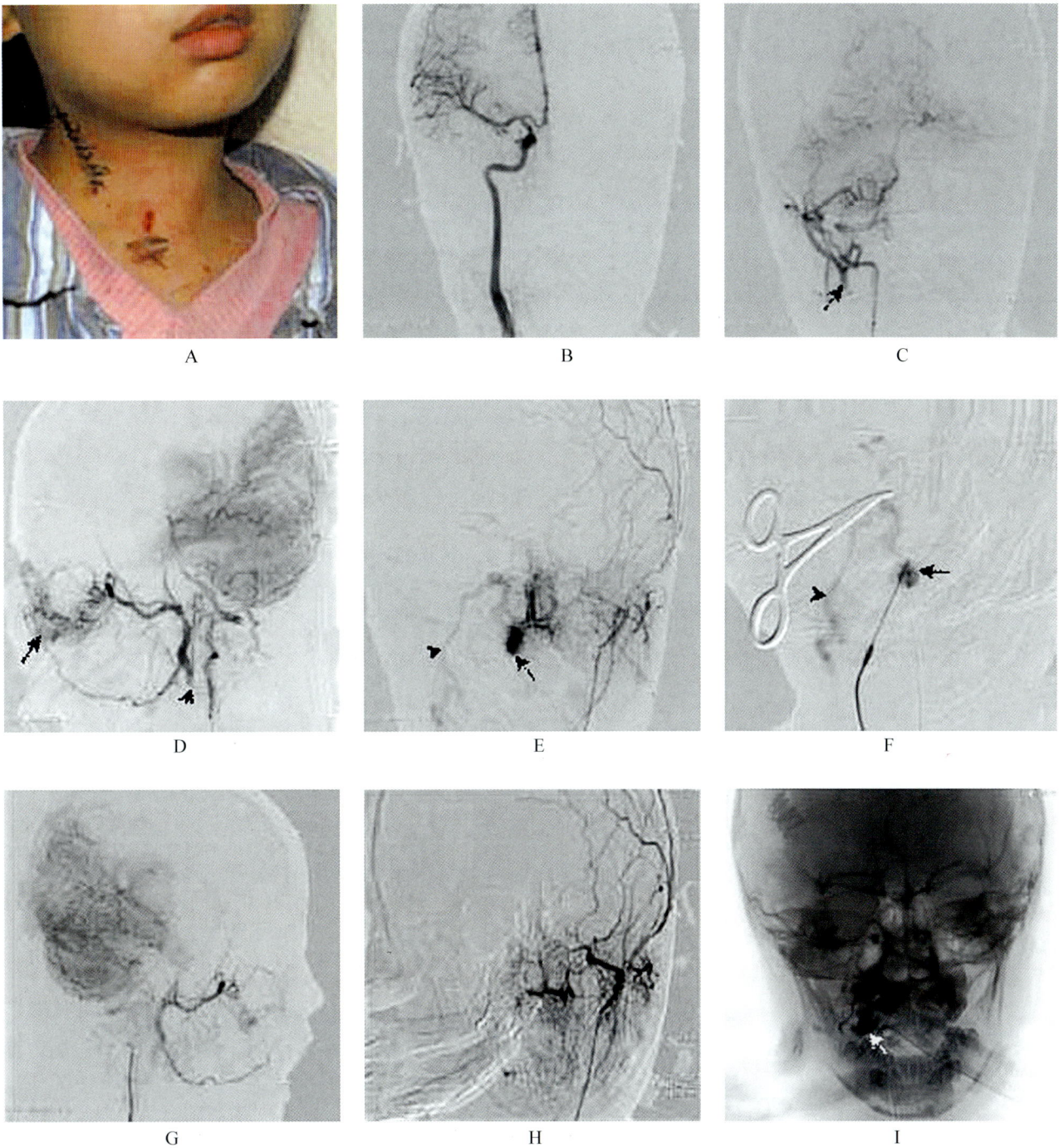

图 7-12　颈外动脉结扎后,右上颌骨内动静脉畸形急性出血,病变直接穿刺栓塞

　　患者女性,8岁,在外院拔除右上颌松动牙齿发生急性口腔内凶猛出血,即刻行颈外动脉结扎、气管切开和局部牙槽窝填塞,然后转入我院要求进一步治疗。入院后检查见右上颌部搏动性膨隆,右上颌第一磨牙牙槽窝内填塞骨腊和碘仿纱条

　　A. 患者正面像显示右颈外动脉结扎术以及气管切开术后　B. 右颈总动脉正位 DSA 显示右颈外动脉消失　C. 椎动脉造影正位像见椎动脉通过枕-椎吻合与颈外动脉结扎远心端(箭头)相通　D. 椎动脉造影侧位像见椎动脉通过枕-椎吻合与颈外动脉结扎远心端(短箭头)相通,颈外动脉结扎远心端依然开放供应病变(箭头)　E. 健侧的颈外动脉造影见上颌动脉跨越中线供应患侧的异常血管团(箭头)和回流静脉(短箭头)　F. 异常血管团穿刺造影见穿刺针位于异常血管团内(箭头)以及回流静脉(短箭头)显示,然后直接经穿刺针注入栓塞剂　G. 栓塞后的右椎动脉造影侧位见原来的异常血管团消失(与图 D 比较)　H. 栓塞后的健侧颈外动脉造影见原来的异常血管团消失(与图 E 比较)　I. 栓塞后的 X 光平片显示栓塞弹簧圈和 NBCA 铸型(箭头)

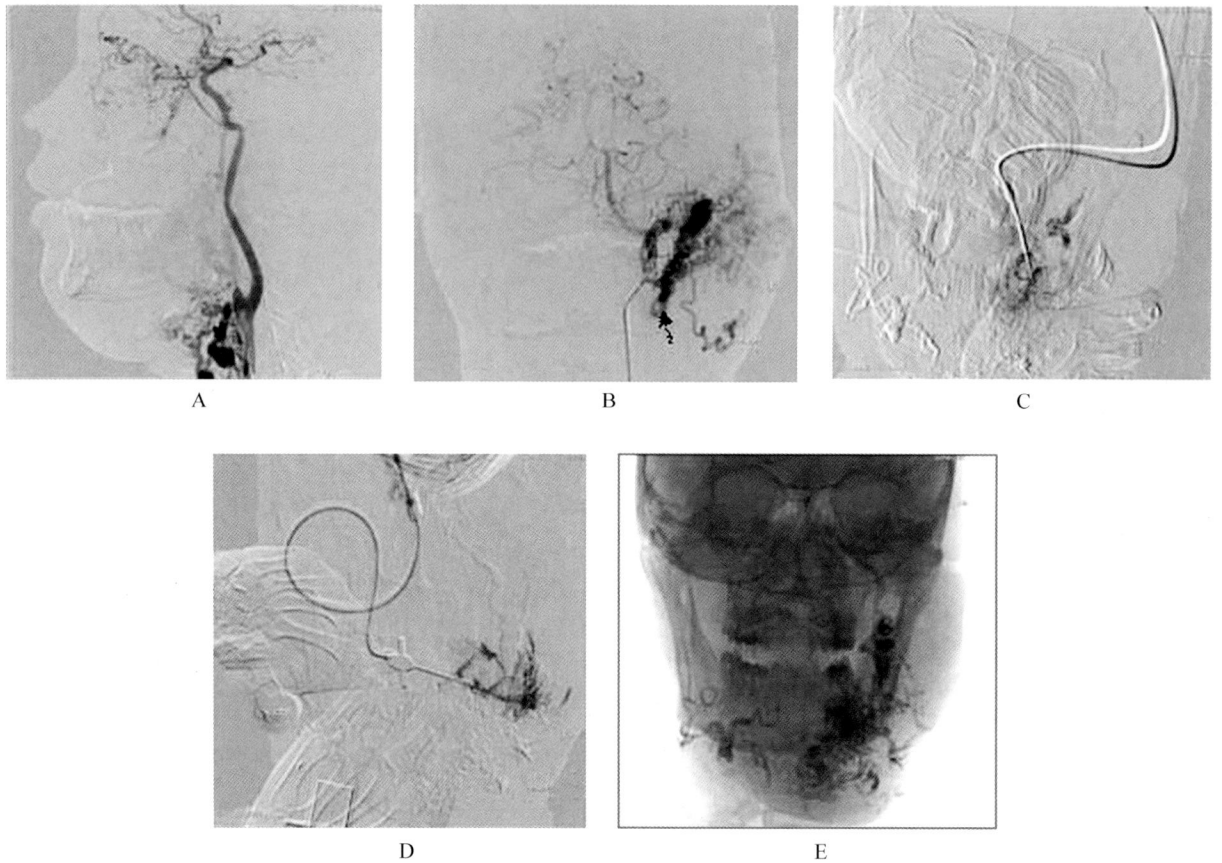

图 7-13 颈外动脉结扎后，左下颌骨内动静脉畸形急性出血，病变直接穿刺栓塞

患者男性，34 岁，曾在左颈外动脉结扎辅助下行左面颊部和耳部动静脉畸形切除术，现左下颌松动牙齿发生急性口腔内凶猛出血，转入我院要求进一步治疗。入院后检查见左耳部缺失，左下颌部搏动性膨隆，左下颌第一磨牙齿周围出血，纱布咬紧后可止血

A. 左颈总动脉侧位 DSA 显示颈外动脉在甲状腺上动脉以远端结扎　　B. 椎动脉造影正位像，见椎动脉通过枕-椎吻合与颈外动脉结扎远心端（箭头）相通　　C. 异常血管团直接穿刺造影见穿刺针位于异常血管团内（箭头）以及回流静脉（短箭头）显示，然后经穿刺针注入栓塞剂　　D. 左下颌骨穿刺造影见穿刺针未在下颌骨的异常血管团内，造影剂流入周围软组织和口腔内　　E. 栓塞后的 X 光平片显示左下颌骨内的 NBCA 铸型

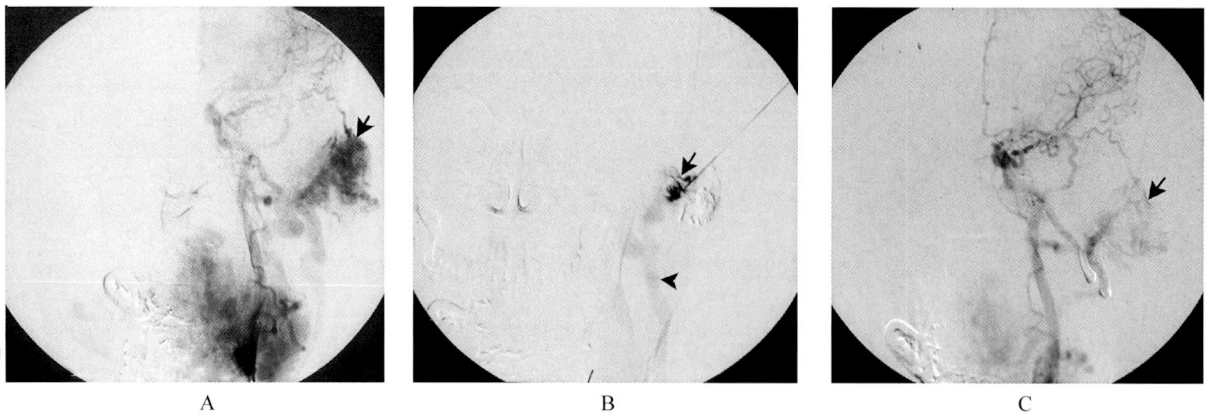

图 7-14 左耳部软组织动静脉畸形，颈外动脉结扎，局部直接穿刺栓塞

A. 左颈总动脉造影见左耳部异常血管团（箭头），颈外动脉结扎，未见显示　　B. 左耳部异常血管团直接穿刺造影见异常血管团（箭头）和回流静脉（短箭头）显示　　C. 栓塞后的左颈总动脉造影见左耳部异常血管团消失

评论：上、下颌骨内的动静脉畸形,局部穿刺栓塞治疗具有较大优越性。对于颈外动脉结扎后的软组织动静脉畸形,首先选择血管内径路或者重建的血管内径路,只有在上述方法失败或不足的情况下方能选择该法。

八、颈外动脉重建

将结扎的颈外动脉切除,然后移植大隐静脉或人工血管,将结扎远端的颈外动脉与颈总动脉做端-侧吻合或与结扎近端的颈外动脉做端-端吻合(图 7-15),然后通过重建的颈外动脉进行血管内介入治疗。该方法报道于 20 世纪 90 年代初,以后未再见有报道。

评论：颈外动脉结扎后,采用自体大隐静脉移植重建颈外动脉的方法,操作难度大,术中、术后风险高,远期再通情况的随访也未见报道。在颈动脉手术暴露过程中,由于长期的静脉高压,造成颈内静脉动脉化,需要仔细鉴别颈动脉和颈内静脉。

九、上述一种或几种方法结合应用

颈外动脉结扎后,颅面部动静脉畸形快速增

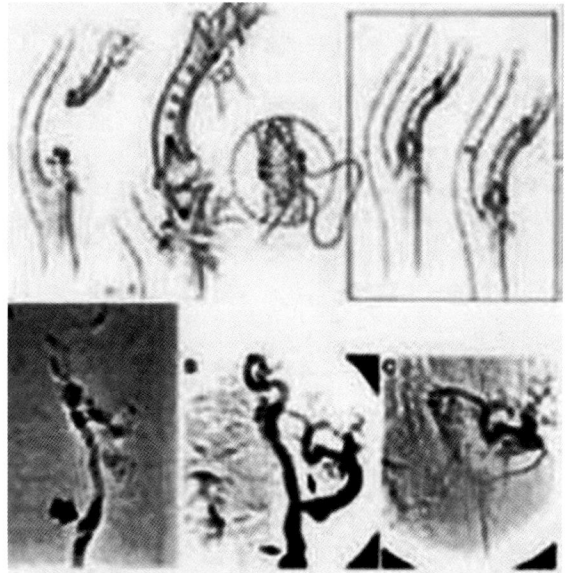

图 7-15　颈外动脉结扎后,大隐静脉移植、重建颈外动脉(引自 Regli, Luca)

上方示意图显示自体大隐静脉移植,采用端-侧吻合和端-端吻合的方法重建结扎的颈外动脉;下方图片显示左颈外动脉结扎(箭头),大隐静脉移植后经过再通的颈外动脉到达其远端进行颅底动静脉畸形的栓塞

长,往往涉及多个区域,需要结合上述一种或几种方法分区处理(图 7-16,图 7-17)。

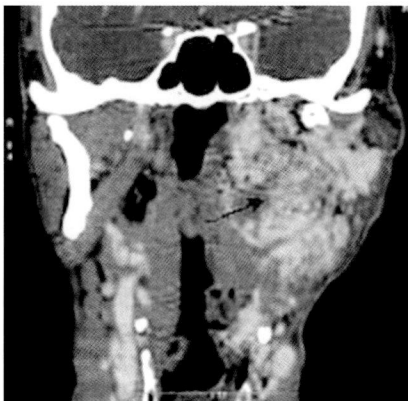

A

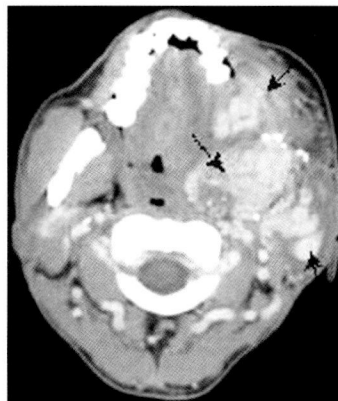

B

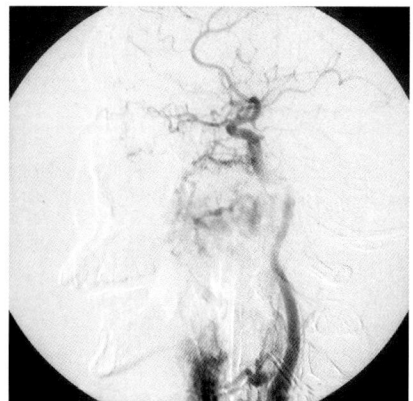

C

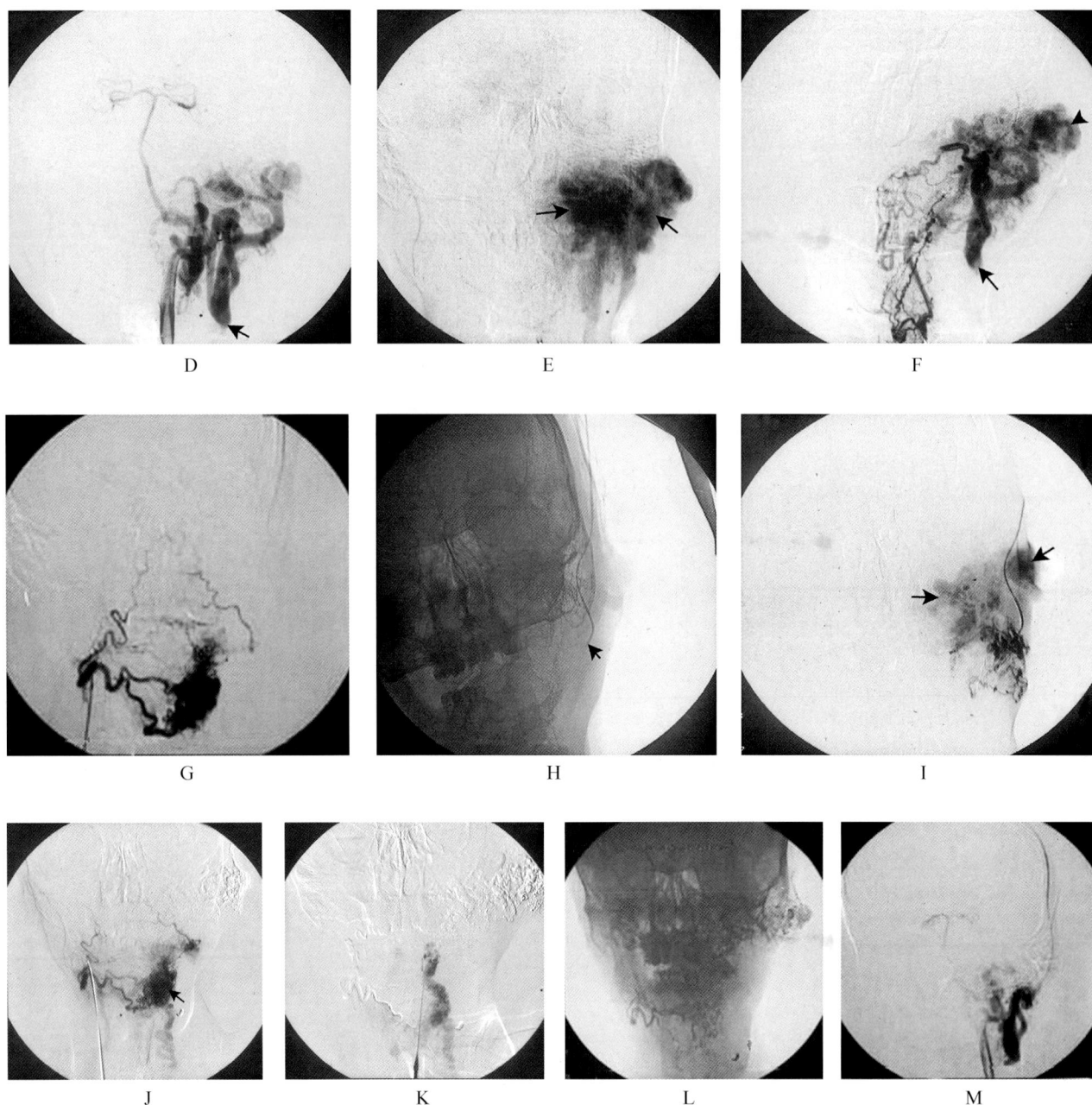

图 7－16　左颌面部弥散状动静脉畸形伴左口底急性出血，颈外动脉结扎，患侧颞浅动脉逆行栓塞结合健侧血管内栓塞和局部穿刺栓塞

患者男性，47岁，40年前曾因左下颌骨内动静脉畸形行下颌骨部分切除，颈外动脉结扎。近数十年来，左口底、颌下区和耳部渐行性搏动性膨隆伴耳鸣。近一年来，左口底破溃、出血，要求治疗

A. 增强CT的冠状面显示左颅底区弥散状高密度异常血管团（箭头）　B. 增强CT的轴状面显示左面深间隙、下颌部和耳前区弥散状高密度异常血管团（箭头）　C. 左侧颈总动脉造影见颈外动脉结扎，左耳部异常血管团　D. 患侧的椎动脉造影动脉期见左椎动脉通过枕-椎吻合与结扎的颈外动脉远端相连（箭头），并供应左耳部异常血管团　E. 患侧的椎动脉造影静脉期见左耳部和颅底区异常血管团（箭头）　F. 左侧甲状颈干造影见甲状颈干与颈外动脉结扎端（箭头）相连并供应左耳部和颅底区异常血管团（短箭头）　G. 健侧的面动脉造影见右侧面动脉跨越中线供应左侧下颌部异常血管团　H. X光平片显示4F导管（箭头）经颞浅动脉逆行引入患侧颈外动脉　I. 逆行引入颈外动脉的导管造影见左颅底区和耳部异常血管团显示，通过该导管注入25％NBCA 4 ml　J. 右侧面动脉栓塞前造影见左下颌部异常血管团显示，通过该导管注入20％NBCA 5 ml　K. 左口底和下颌部栓塞不足，局部穿刺造影见异常血管团和回流静脉显示（箭头），然后通过穿刺针直接行栓塞　M. 栓塞后的患侧椎动脉造影见左耳部和颅底区异常血管团消失（与图D、图E比较）　L. 栓塞后的头颅正位X线片显示弹簧圈和组织胶位于病变内

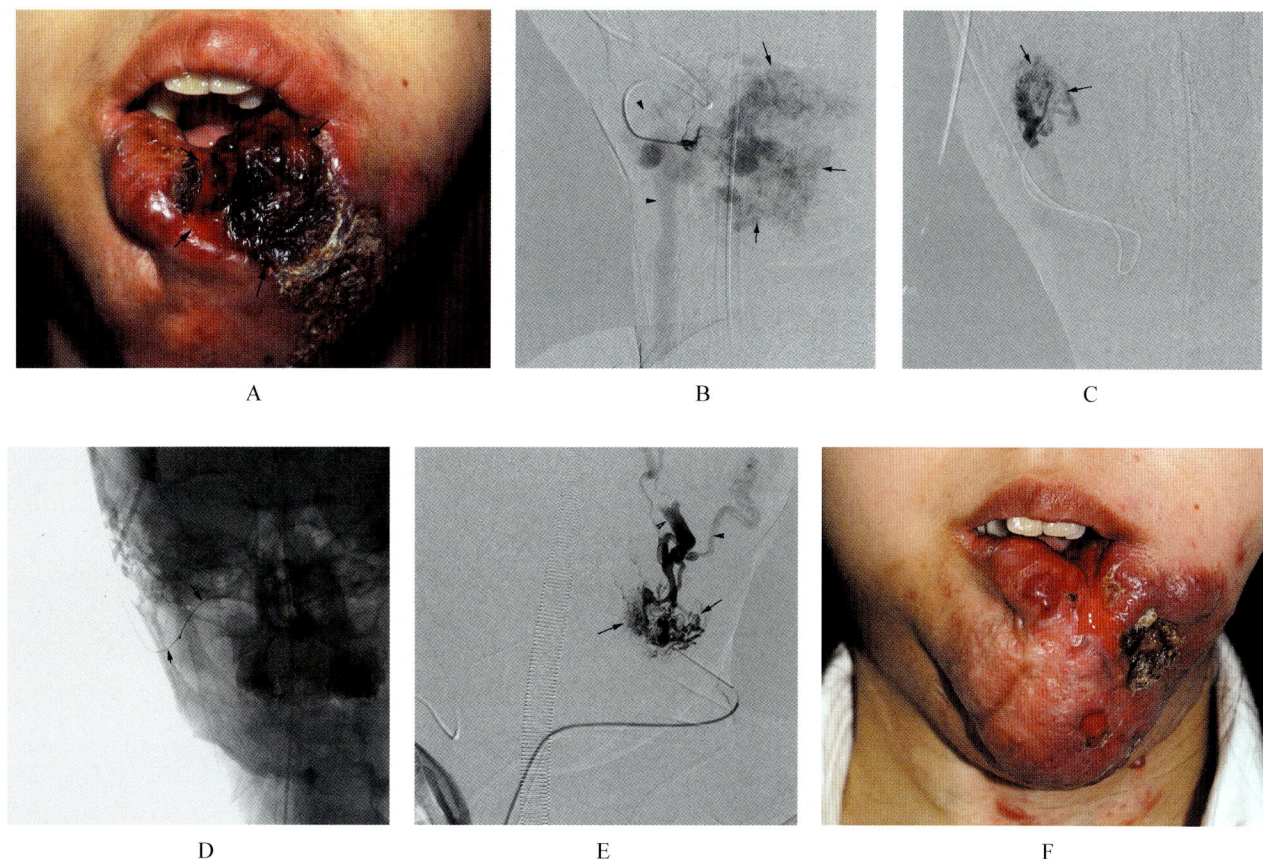

图 7-17　颌面部弥散状动静脉畸形伴左下唇急性出血，颈外动脉结扎，
患侧颞浅动脉逆行结合局部无水乙醇穿刺栓塞

　　患者女性，28岁，21年前曾因左下颌骨内动静脉畸形行下颌骨部分切除，双侧颈外动脉结扎。近数十年来，左口底、颌下区和耳部渐行性搏动性膨隆伴耳鸣。近一年来，左下唇破溃、出血，要求治疗

　　A. 患者正位像显示左下唇破溃（箭头）　B. 颞浅动脉逆行引入舌动脉的导管造影见口底区异常血管团（箭头）显示，通过该导管注入无水乙醇6 ml　C. 颞浅动脉逆行引入颞深动脉的导管造影见颞部异常血管团（箭头）显示，通过该导管注入无水乙醇8 ml　D. 头颅正位像显示颞浅动脉逆行引入上颌动脉的导管（箭头）　E. 左下唇部局部穿刺造影见下唇部异常血管团（箭头）和回流静脉（短箭头）　F. 无水乙醇栓塞后左下唇部溃疡得以改善

第四节　颈外动脉结扎后颅面部动静脉畸形介入治疗的注意事项

　　颈外动脉结扎后的颅面部静脉畸形治疗具有极大的挑战性，首先切记无论什么情况下，不要行颈外动脉的永久结扎或栓塞，这是减少这种病例发生的最根本方法。介入治疗前，需与患者进行充分沟通，细述疾病的危害、目前治疗的选择以及介入治疗的限度和风险，以取得患者和家属的充分理解。提倡将动脉造影和介入栓塞治疗分次进行，这样更易做到介入治疗时心中有数、准备充分。颈外动脉结扎后颅面部动静脉畸形的介入治疗，由于常规的颈外动脉径路阻塞很难重复进行，栓塞时必须选择永久性的栓塞剂。早期，我们选择的永久性栓塞剂主要包括组织胶和弹簧圈，现在则用无水乙醇

替代了组织胶。弹簧圈主要用于骨内动静脉畸形的栓塞，无水乙醇则用于软组织和骨组织动静脉畸形。栓塞尽量一次完成；栓塞剂的使用量宁过勿少，但也不能过度。颈外动脉结扎后，颈内动脉和椎动脉开放供血，过度注入栓塞剂有可能引起脑组织的误栓。在栓塞方式的选择上，优先选择血管内径路，然后选择非血管内径路。通过患侧甲状颈干

或甲状腺上动脉及对侧面动脉和舌动脉栓塞，往往不能充分栓塞病变，这是因为这些径路迂曲、纤细，且仅支配部分病变的缘故。在衡量创伤和栓塞效果后，我们认为颞浅动脉逆行栓塞是最值得推广的一种方法。

（范新东）

参 考 文 献

1 范新东,郑家伟,张志愿. 忌行颈外动脉结扎治疗颌面部动静脉畸形. 上海口腔医学 2008;17：113-117

2 范新东,朱凌,苏立新. 颞浅动脉逆行栓塞治疗颈外动脉结扎后的口腔颌面部动静脉畸形. 中华口腔医学杂志 2008;43：336-338

3 范新东,张陈平,王佩华,等. 局部穿刺栓塞治疗头颈部高血流病变. 中华放射学杂志 2003;38：207-209

4 范新东,邱蔚六,张志愿,等. 颌骨高流速血管畸形的诊断和治疗. 中华口腔医学杂志 2005;40：191-194

5 范新东. 颅面部介入的诊治现状. 介入放射学杂志 2006;15：321-323

6 范新东. 颅面部高流速病变的诊断和介入治疗. 口腔颌面外科杂志 2006;16：97-99

7 Komiyama M，Khosia VK，Yamamoto Y，Tazaki H，Toyota N. Embolization in high-flow arteriovenous malformations of the face. Ann Plast Surg 1992;28：575-583

8 Leblanc R，Little JR. Hemodynamics of arteriovenous malformations. Clin Neurosurg 1990;36：299-317

9 Regli L，Meyer FB. Reconstruction of previously ligated external carotid arteries for cranial base arteriovenous malformation embolization：technical note. Neurosurgery 1994；34：185-189

10 Riles TS，Berenstein A，Fisher FS，Persky MS，Madrid M. Reconstruction of the ligated external carotid artery for embolization of cervicofacial arteriovenous malformation. J Vasc Surg 1993;17：491-498

11 Xindong Fan，Chenping Zhang，Zhiyuang Zhang，et al. Direct-Puncture Embolisation of Intraosseous Arteriovenous Malformation of Jaws. Oral & Maxillofac Surg. 2002；60：890-894

12 Xindong Fan，Ling zhu，Chenping Zhang et al. Treatment of mandibular AVM by transvenous embolization through the mental foreman. Oral & Maxillofac Surg. 2008；66：139-143

13 John L. Doppman，Paul Pevsner. Embolization of Arteriovenous Malformations by Direct Percutaneous Puncture[J]. AJR,1983,140：773-778

14 Sasaki M，Tadokoro S，Kimura S，et al. Two cases of renal arteriovenous fistula treated by transcatheter embolization with absolute ethanol[J]. Hinyokika Kiyo,1984,30(3)：295-298

15 Wayne F. Yakes，Paul Pevsner，Michael Reed，et al. Serial Embolization of an Extremity Arteriovenous Malformation with Alcohol via Direct Percutaneous Puncture[J]. AJR,1986,146：1038-1040

16 Persky MS. Congenital vascular lesions of the head and neck[J]. Laryngoscope,1986,96：1002-1015

17 Young Soo Do，Wayne F. Yakes，Sung Wook Shin，et al. Ethanol Embolization of Arteriovenous Malformations：Interim Results[J]. Radiology,2005,235：674-682

18 Wang CH，Yan Q，Xie XD，et al. Embolization of a bleeding maxillary arteriovenous malformation via the superficial temporal artery after external carotid artery ligation. Korea J Radiol 2008;9：182-185

第八章　颈动脉假性动脉瘤

第一节　概　　述

假性动脉瘤是由于各种原因引起动脉壁破裂，血液外溢在破口处形成与血管相通的血肿，其周边机化并为纤维结缔组织包裹，即形成假性动脉瘤。颈动脉假性动脉瘤比较少见。根据其原因可分为先天性和获得性。先天性因素主要见于血管先天性发育不良，血管中膜缺损或坏死，血管局部内外压力失衡，血管破裂导致假性动脉瘤形成，如马凡氏综合征。获得性因素包括外伤、肿瘤、炎症、医源性损伤等。其中以创伤和医源性因素最为常见。由于颈动脉假性动脉瘤随时有可能发生破裂，导致失血或压迫气管窒息，若抢救不及时，可严重危及生命。此外，假性动脉瘤内血栓形成，有可能血栓反复脱落，导致脑栓塞，引起严重的神经功能障碍。因此，对于颈动脉假性动脉瘤，在内科保守治疗的同时应采取积极的干预措施，防止其破裂出血和血栓脱落，从而降低其致残率和致死率。

一、病因及发病机制

1. 创伤性假性动脉瘤

创伤性颈动脉假性动脉瘤最为常见，大多发生在颈内动脉海绵窦段，占60%，是血管直接或间接遭受穿刺伤，枪伤及钝性损伤的严重并发症，主要是损伤颈动脉血管全层，血液自破口外溢形成血肿，破口逐渐被血肿血凝块所封闭而起暂时止血作用，血肿周边逐渐机化形成纤维组织被膜。由于动脉血液不断冲击机化血肿使动脉破口与血肿相通，形成搏动性血肿，而剪力不断削弱机化血肿，使其扩张，最后导致假性动脉瘤的形成，其囊壁没有完整典型血管壁结构，尤其是没有动脉壁的肌层及弹力层。随着时间推移，在载瘤动脉血流持续搏动的压力冲击下，假性动脉瘤囊壁不断扩张、增大而破裂，再次出血。

2. 医源性损伤

医源性损伤是颈动脉假性动脉瘤第二大常见原因，主要见于鼻咽癌放疗、颅底和颈部外科手术、颈部穿刺活检或引流以及颈动脉内膜剥术、颈动脉旁路移植手术等导致血管损伤或撕裂，血液通过动脉壁裂口进入血管周围软组织，形成局限性搏动性血肿，以后逐渐被增生的纤维组织所包围。

3. 肿瘤

多见于颅底肿瘤侵犯，其中以鼻咽癌最为多见，其次为颈部副神经节肿瘤。肿瘤侵蚀破坏颈部血管，导致颈动脉血管张力减弱，血管内外压力失衡，在血流不断冲击下，血管破裂，血液外渗，最终导致假性动脉瘤形成。

4. 感染

多见于外科手术或局部穿刺活检或引流术后局部化脓性感染，少数为霉菌感染，颈动脉壁发生坏死破裂，血液外渗形成与颈动脉相同的局部血肿，为周围软组织包裹，其周围逐渐机化。随着时间推移，在血流持续搏动的压力冲击下，假性动脉瘤逐渐增大，继而破裂出血。但近年来，由于抗生素的广泛应用，感染所致颈动脉假性动脉瘤明显减少。

5. 其他

如颈动脉动脉粥样硬化溃疡或自发性夹层形成，随着血流的冲击，血管破裂形成假性动脉瘤，多发生于颈动脉分叉部位。其原因为颈总动脉分叉部血流应力易致血管发生动脉粥样硬化，且该处动脉壁破裂后出血易被颈内、外动脉阻挡形成血肿，进而被纤维组织包裹形成囊腔。

二、临床病理生理

颈动脉假性动脉瘤是各种原因导致血管破裂，血液自破口外溢，形成与血管相通的搏动性血肿，血肿周边逐渐机化。由于血流不断的反复冲击机化血肿，形成剪力不断削弱机化血肿的对抗力量，而使其扩张，最后导致假性动脉瘤形成，其外为纤维组织被膜所包绕，因此，假性动脉瘤缺乏真正的动脉瘤壁内膜、中膜和外膜结构。随着时间推移，在载瘤动脉持续搏动的压力冲击下假性动脉瘤囊壁破裂再次出血、血肿形成，故假性动脉瘤有出血、血肿形成并机化、再出血的规律。假性动脉瘤形成后，由于瘤腔内涡流，易于形成附壁血栓，脱落时易于导致脑栓塞，引起神经功能障碍。假性动脉瘤增大时，压迫毗邻结构，如神经、气管、食管，可产生相应的症状。

破裂出血是假性动脉瘤自身发展的必然趋势。瘤体的结构与瘤腔内血液动力学变化是构成瘤壁破裂出血内在的主要因素，其主要原因在于：① 瘤腔内压力与动脉腔内压力一致，使得其薄弱的结构不堪重负，这种压力与瘤壁顺应性不匹配，是导致瘤体增大、破裂的重要原因；② 瘤腔内血流为涡流，流体的振动易致动脉瘤壁的损伤，同时，这种振动可以诱发共振，共振也是引起瘤体破裂的因素之一；③ 血液流动可产生切向应力，可导致瘤壁的损伤，血流速度越快，该部位切应力越大，在动脉瘤颈部远端底边其切应力最大，该部位为动脉瘤的塑形增大部位，为瘤壁最薄弱的区域，也是瘤体破裂的常见部位。

颈动脉假性动脉瘤形成后，若误以为颈部其他性质包块而行诊断性穿刺，或草率手术切除，均可能使瘤体压力增高而突然破裂，造成出血性休克、呼吸道阻塞甚至死亡。

根据假性动脉瘤的形成过程，可将其分成 4 期。

（1）血肿形成期

动脉破裂出血形成局限性血肿，此期约为 3 天或稍长时间。

（2）形成前期

动脉破裂被血栓和血凝块堵塞，血肿内形成附壁血栓和血凝块，血肿周围逐渐机化，纤维结缔组织增生，此期约为 4～10 天。

（3）假性动脉瘤形成期

在颈动脉持续脉冲下，血肿内血栓与血凝块收缩及溶解，血肿内出现腔隙。动脉破口的血栓和血凝块脱落与溶解，动脉血流涌入血肿内腔隙，颈动脉腔通过管壁破口与血肿内腔隙相通，出现搏动性血肿，即形成假性动脉瘤，此期约为 5～11 天。

（4）瘤体增大破裂出血期

搏动性血肿逐渐增大，若不及时治疗，有发生瘤体破裂大出血的危险，此期为 30 天左右。

假性动脉瘤破裂出血的早期诊断指征包括：① 伤后 1 个月内发生；② 病变部位疼痛加剧，局部和全身温度增高；③ 伤口感染加重，分泌物增多；④ 搏动性包块短期内明显增大；⑤ 创口反复渗血；⑥ 出现邻近神经与器官压迫症状和体征。这些表现既可单独出现,也可部分或全部出现。

三、颈动脉系统假性动脉瘤的诊断

颈动脉的假性动脉瘤往往伴有明确的临床病史,如头颈面部外伤病史、手术以及医源性操作、肿瘤及治疗病史,常表现为颌面颈部的搏动性和扩张性肿块,局部可扪及搏动。听诊可有收缩期吹风样杂音,当合并动静脉瘘时,为持续性隆隆样杂音,压迫和阻断近端血流时杂音减弱或立即消失。该肿块常进行性增大,若动脉瘤太大,可伴有进行性局部疼痛,搏动性肿胀感以及渗血或出血。部分患者可并发感染、栓塞、动静脉瘘。结合典型的临床症状及体征,一般均可做出初步临床诊断。影像学检查有助于该病的确诊,能够显示病变的部位、大小、假性动脉瘤与载瘤动脉以及邻近结构的关系,为治疗提供合理方案。

超声检查简便、无创,可测定假性动脉瘤大小、范围、搏动、杂音,对表浅部位假性动脉瘤具有明确的诊断意义,并可作为术前、术后随访手段。超声可以显示在颈动脉旁边界清楚的无回声或混合性回声肿物,瘤壁缺乏动脉壁的各层结构。有时在病灶内可见点状沉积物或附壁血栓形成,部分因机化而出现云雾状回声。通常无回声区与动脉之间可见异常通道。压迫动脉瘤近侧动脉时,瘤体可缩小,瘤体的搏动性也减弱。CDFI可清晰显示瘤体与动脉相通,并见流入和流出的血流信号通道,内呈五彩镶嵌色。接近瘤体的颈部血流在通过狭小的破口时,流速高,呈喷射状。有时能间接显示出二维图像无法显示的瘤口内径。在瘤体腔内血流缓慢,多呈涡流或旋流。脉冲多普勒取样容积在通道内探及典型的"双期双向"频谱,为假性动脉瘤的特征性表现。在同一心动周期内,这两个血流方向相反的频谱分别持续于整个收缩期和舒张期,收缩期流速明显高于

舒张期流速。脉冲多普勒检测通道内血流呈高速低阻力单向血流频谱。远端动脉血流速度减慢呈单向低速频谱。

CT对该病的诊断具有明确的诊断价值,平扫时为等或低密度软组织占位影,注射增强剂后该软组织占位明显强化、类似血管密度(图8-1)。CT能够显示病变的部位、大小、附壁血栓的情况,明确颅底骨折与假性动脉瘤的关系。CTA可三维重建,可较好地显示瘤体外壁的粘连情况,与周围大血管的关系以及距颅底骨骼的距离等,为临床医师治疗提供较直观的三维图像。

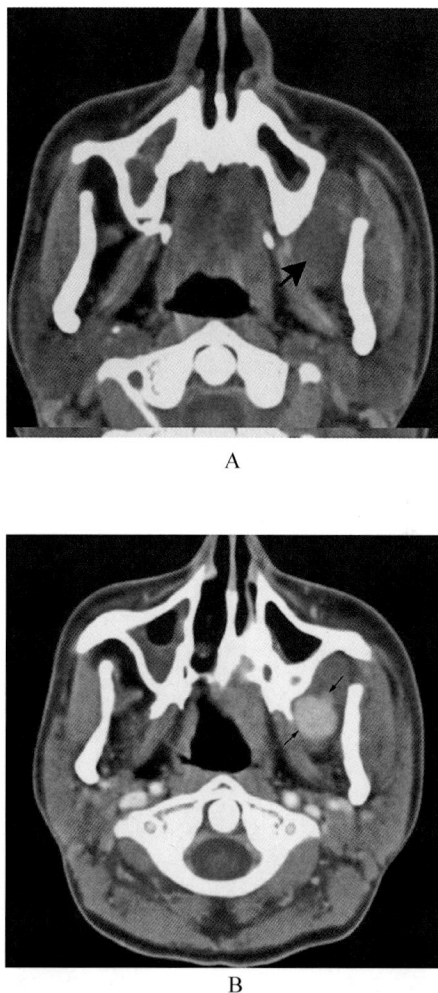

图8-1 左面深间隙的假性动脉瘤

A. 平扫CT的轴状面显示左面深间隙的假性动脉瘤为等密度软组织占位影(箭头) B. 注射增强剂后该软组织占位明显强化、类似血管密度(箭头)

MRI 对该病亦具有重要的诊断价值,MRI 的 T1 像高信号、T2 像低信号出现在蝶窦内伴或不伴有骨质破坏可以提示颈内动脉假性动脉瘤的存在。假性动脉瘤部分血栓形成时 MRI 检查表现为多种不同强度信号,取决于血流速度、血栓体积和血液成分,其中心血流速度较快,表现为流空效应,周围为正铁血红蛋白和含铁血红素的混合物表现为分层状高低信号。假性动脉瘤腔内低血流则表现为信号不稳定,巨大动脉瘤血栓完全形成而无流空信号。MRI 检查的影像学表现与假性动脉瘤是否伴动静脉瘘相关。伴有动静脉瘘的假性动脉瘤,MRI 的 T1WI 和 T2WI 上均为低信号,注射增强剂后也未见强化(图 8-2)。不伴动静脉瘘的假性动脉瘤,MRI 的 T1WI 为低信号,T2WI 为等或轻度增高信号,注射增强剂后该异常占位可见强化(图 8-3)。MRA 可以显示假性动脉瘤与载瘤动脉的空间关系。此外,MRI 可以明确颅内有无沉寂性脑梗塞病灶,有助于临床决定治疗方案。

DSA 脑血管造影是确诊该病的最佳手段,可清楚地显示假性动脉瘤的部位、大小、形态及与载瘤动脉和邻近结构关系。但在假性动脉瘤早期,造影由于血块填充瘤腔,不一定能发现动脉瘤,需 2～3 周后再次复查 DSA。颈动脉假性动脉瘤造影表现特点为:① 载瘤动脉破口处可见"喷射征",造影剂进入瘤腔后呈涡流改变,延迟充盈(图 8-4);② 瘤腔充满造影剂后形态不规则,并见造影剂滞留(图 8-5)。小的假性动脉瘤呈边缘光滑的圆形、椭圆形囊腔,密度均匀一致;大的假性动脉瘤呈分叶、圆形、椭圆形或葫芦形囊腔,边缘光滑或边缘不规整,密度亦不均匀,囊腔有部分不显影是与囊内血凝块所致;③ 瘤腔内无血栓者表现为造影剂从腔周向腔中逐渐充盈,瘤腔内血栓形成者于切线位相表现为局部充盈缺损;④ 颈动脉压迫移位,位于预动脉分叉处者可见颈动脉分叉角度增大;⑤ 瘤体压迫载瘤动脉表现为载瘤动脉局限性狭窄,远端延迟显影,而且显影浅淡。颈动脉与颈静脉伴行,颈动脉的假性动脉瘤常伴随动静脉瘘的发生(图 8-6)。

四、假性动脉瘤的鉴别诊断

(一) 真性动脉瘤

真性动脉瘤系动脉腔局限性扩大,瘤壁为全层动脉壁。血管造影多表现为局限性均匀扩张的瘤腔,有明确的流入道和流出道。而假性颈动脉瘤多为 1 个破口,位于载瘤动脉旁并压迫载瘤动脉致使其远端显影浅淡,且瘤腔较真性颈动脉瘤者大(图 8-7)。

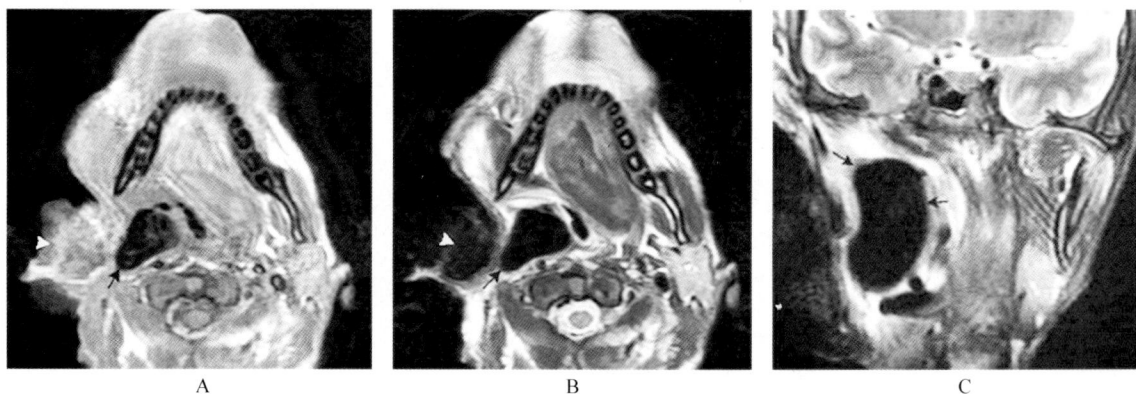

图 8-2 右颌下区假性动脉瘤伴动静脉瘘形成

A. MRI 的 T1WI 轴状面显示伴动静脉瘘形成的右颌下区假性动脉瘤(箭头)为低信号,内伴流空形成,表面为压迫止血用纱布(白色短箭头) B. MRI 的 T2WI 轴状面显示伴动静脉瘘形成的右颌下区假性动脉瘤(箭头)也表现为低信号,表面为压迫止血用纱布(白色短箭头) C. MRI 的 T2 压脂冠状面显示伴动静脉瘘形成的右颌下区假性动脉瘤(箭头)呈低信号,内伴流空形成

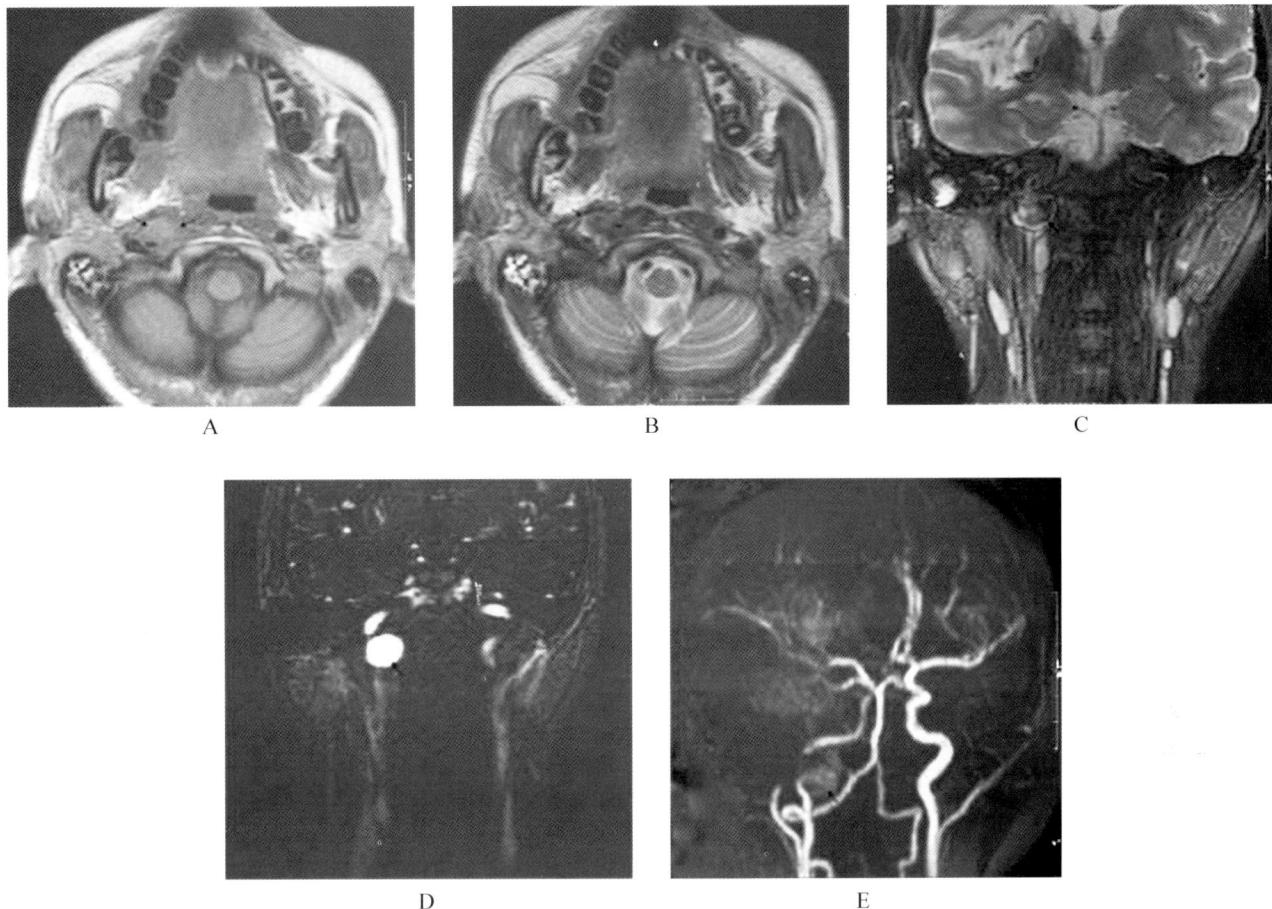

图 8 - 3　右颅底部不伴动静脉瘘的假性动脉瘤

A. 颅底 MRI 的 T1WI 轴状面显示不伴动静脉瘘形成的右颅底区假性动脉瘤(箭头)为等信号,其内不伴流空形成　B. 颅底 MRI 的 T2WI 轴状面显示不伴动静脉瘘形成的右颅底区假性动脉瘤(箭头)表现为略高信号　C. 颅底 MRI 的 T2 压脂冠状面显示不伴动静脉瘘形成的右颅底区假性动脉瘤(箭头)为不均匀信号的异常软组织占位　D. 颅底 MRI 的梯度回波冠状面显示不伴动静脉瘘形成的右颅底区假性动脉瘤(箭头)为均匀高信号的异常软组织占位　E. MRA 显示右颈内动脉颅底段明显变窄、假性动脉瘤形成(箭头)

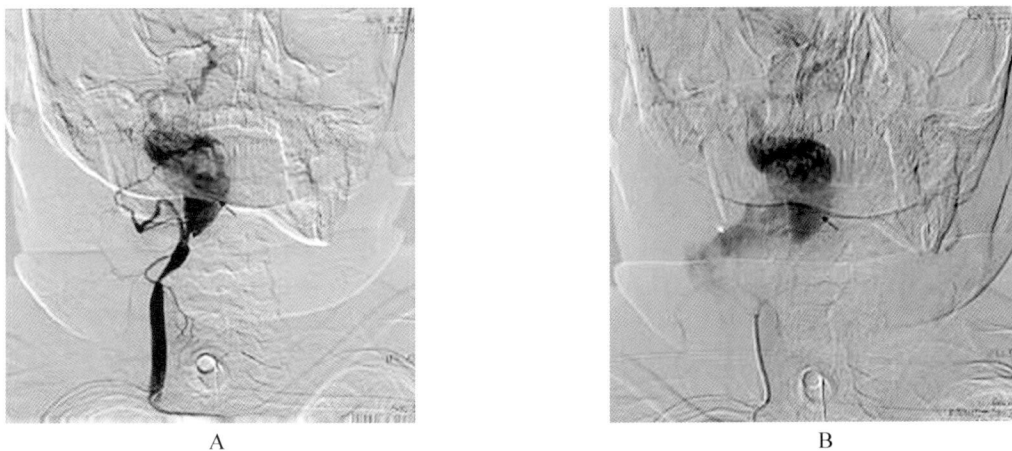

图 8 - 4　右颈外动脉假性动脉瘤

A. 右颈总动脉造影动脉期分叉部异常血管团(箭头),破口处可见"喷射征"　B. 右颈总动脉造影静脉期可见分叉部异常血管团(箭头)延迟充盈,回流静脉显示(白色短箭头)

真性动脉瘤具有完整的动脉壁三层组织结构，瘤口大，瘤体沿着动脉长轴，瘤体内血流速度常不高，反而减慢。

（二）局限性血肿

常发生在外伤或穿刺之后的局部软组织膨隆。血肿在超声上呈低回声肿块，彩超图像内部不显示血流及搏动。压迫肿块近端动脉时，肿块无缩小。CT 上可见囊性软组织占位，增强后常无明显强化；在 MRI 上，血肿的信号特征与形成时间相关，早期在 T2WI 上为高信号，T1WI 上随着时间延长由高信号逐渐向低信号转换，注射增强剂后无明显强化（图 8 - 8）。

（三）颈动脉体瘤

颈动脉体瘤表现为颈部的搏动性软组织膨隆，增强 CT 上有着类似假性动脉瘤的明显强化；血管造影上也表现为异常血管团。局部诊断性穿刺后，局部可有肿大。但颈动脉体瘤与外伤史无关，仅发生在颈动脉分叉部。在增强 CT 上，颈内、外动脉间距为肿瘤拉大。有特定的发生部位性肿瘤局部呈实质性回声，并且有肿瘤的血供（图 8 - 9）。

（四）外伤性或先天性动静脉瘘

外伤性动静脉瘘超声声像图及彩色多普勒检测可显示动、静脉之间有异常瘘口。多普勒可显示瘘口处收缩期及舒张期连续性频谱，瘘口近端动脉的阻力减小，瘘口近端并行静脉内血流动脉化。血管造影上可见动脉造影同时有静脉显示，动脉破损处无明显异常血管团显影（图 8 - 10）。

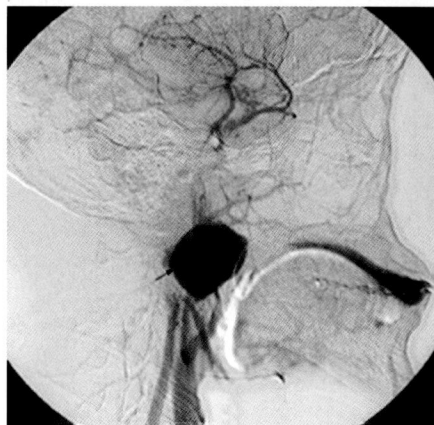

图 8 - 5　右颈外动脉假性动脉瘤

右颈总动脉造影可见瘤腔充满造影剂后形态不规则呈滞留状

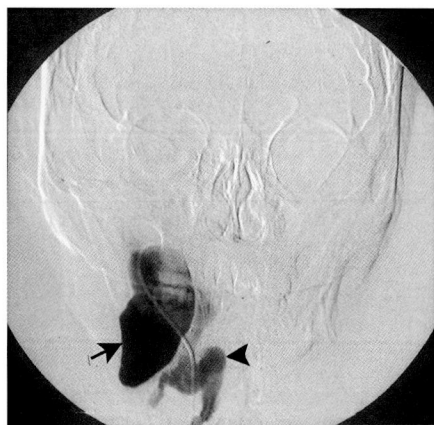

图 8 - 6　右颈外动脉假性动脉瘤

右颈外动脉假性动脉瘤内（箭头）的血管造影显示回流静脉（短箭头）同期出现，表示该假性动脉瘤伴随动静脉瘘发生

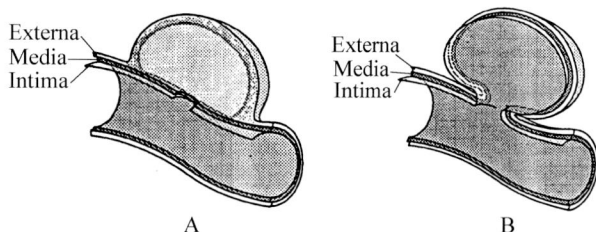

图 8 - 7　真性动脉瘤和假性动脉瘤的鉴别

A. 假性颈动脉瘤为动脉壁不完全损伤所致，其内不含动脉壁的内膜和肌层　B. 真性动脉瘤系动脉腔局限性扩大，瘤壁为全层动脉壁

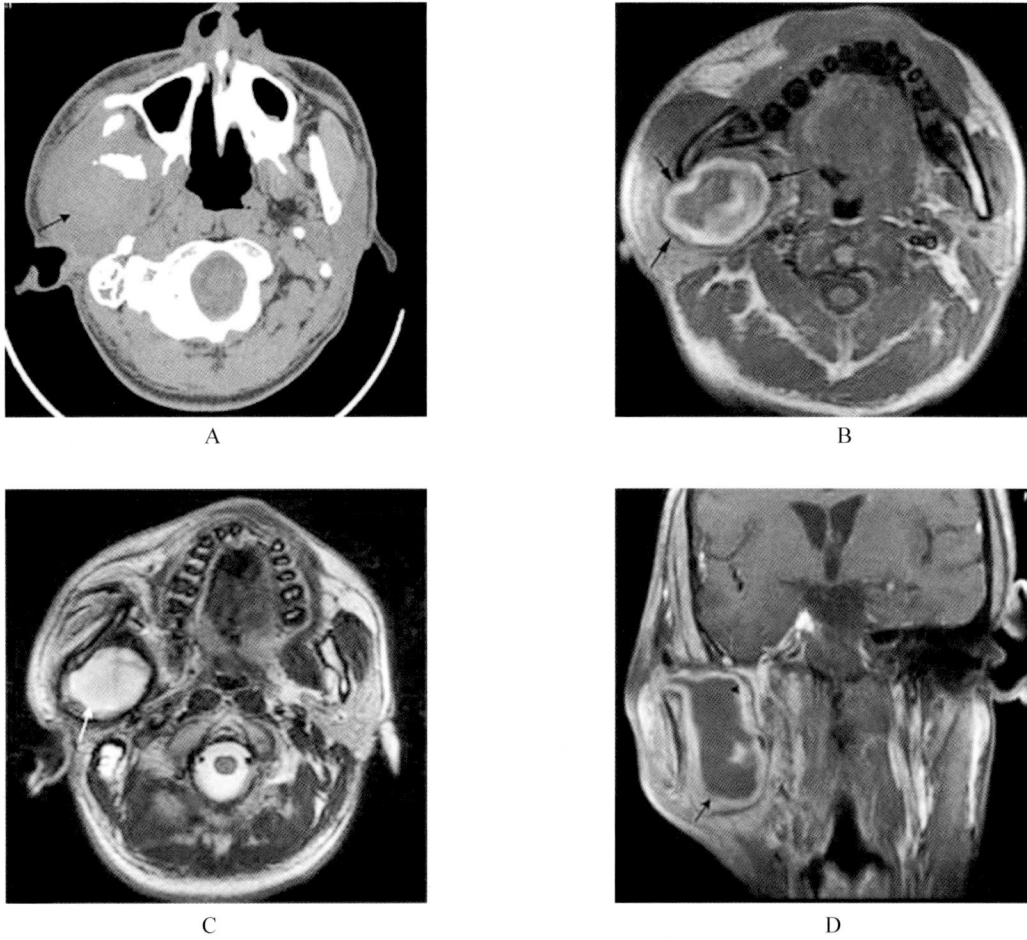

图 8-8　右侧咀嚼肌间隙内血肿

　　A. 平扫 CT 的轴状面显示右侧升支内侧咀嚼肌间隙血肿表现为囊性软组织占位（箭头），界限不清　　B. MRI 的 T1WI 轴状面显示右侧升支内侧咀嚼肌间隙血肿表现为界限清晰、信号不均匀的囊性软组织占位（箭头）　　C. MRI 的 T2WI 轴状面显示右侧升支内侧咀嚼肌间隙血肿表现为界限清晰、高信号的囊性软组织占位（箭头）　　D. 增强 MRI 的 T1WI 轴状面显示右侧升支内侧咀嚼肌间隙血肿表现为界限清晰、低信号的囊性软组织占位（箭头），其包膜呈强化状

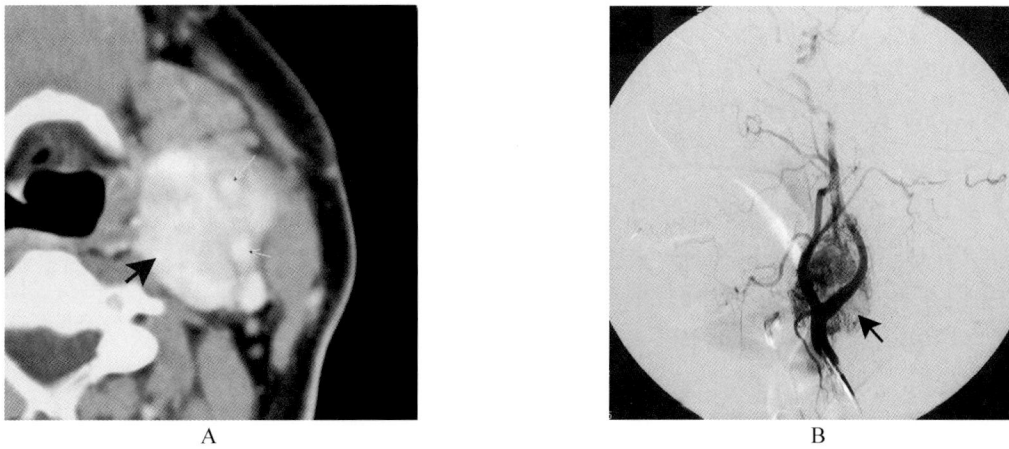

图 8-9　左侧颈动脉体瘤

　　A. 增强 CT 轴状面显示颈动脉体瘤（箭头）明显强化，颈内、外动脉（细箭头）间距增大　　B. 血管造影的侧位像显示颈动脉体瘤表现为颈动脉分叉部上异常血管团（箭头）

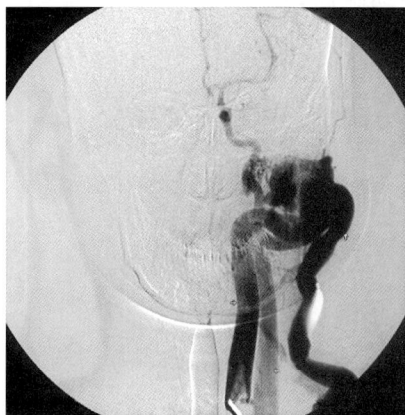

图 8－10 左颈外动脉外伤性动静脉瘘

左颈总动脉造影的正位像显示左颈内静脉、颈外静脉与颈外动脉交通

（五）动脉先天性血管走行变异

为动脉局限性迂曲扩张所致,其搏动方向与动脉长轴平行,多体位造影观察则无明确的瘤腔,且无造影剂滞留。

五、颈动脉假性动脉瘤的处理原则和治疗

假性动脉瘤破裂的病例确诊后,应尽快采取确定性治疗方式,如手术、血管内治疗等,不需要等待侧支循环的建立,这是最有效的预防措施,此时往往有较充分的时间准备。若未认识到不足,把限期手术变为择期手术,则有可能造成瘤体突然破裂或动脉栓塞等严重后果。另外,要消除或避免诱发破裂出血的因素,如积极预防或正确处理伤口感染,操作时动作轻柔等,有可能预防破裂。一旦出现破裂征兆,应视同出血,需紧急处理,这是预防的最后时机。

颅面部的动静脉畸形由于本身的血管发育畸形或者手术部分切除病变时损伤动脉,时有动脉瘤或假性动脉瘤的发生,即动静脉畸形合并假性动脉

瘤或动脉瘤。对于这类病变,应首先处理假性动脉瘤或动脉瘤,然后再处理动静脉畸形。只有在假性动脉瘤或动脉瘤充分栓塞后,动静脉畸形的病变方能得以充分显示。

颈动脉假性动脉瘤的治疗包括手术治疗和血管内介入治疗。手术治疗包括直接手术、颈总动脉或颈内动脉结扎、颅外和颅内颈内动脉联合结扎或夹闭术、血管移植。由于瘤壁结构不牢,瘤体不规则,又无瘤颈,手术夹闭和结扎困难,因此往往只有牺牲载瘤动脉,行颈总动脉或颈内动脉结扎术,或颅外—颅内颈内动脉联合结扎术,大部分病例得以治愈,但有少数病例仍有鼻腔出血,而且手术创伤大,费时多。部分病例动脉瘤供血还可来自颈外脑膜中动脉、眼动脉和对侧颈内动脉分支,单纯行颈内外联合结扎并不能阻止鼻腔出血。此外,对于高位颅外颈内动脉假性动脉瘤以及颈内动脉颅段假性动脉瘤,由于其毗邻颅底骨性结构和复杂的神经血管解剖结构,手术危险性大,死亡率高,往往难以施行。因此,颈动脉结扎术已基本废弃。随着血管内介入技术和材料的飞速发展,血管内介入治疗已成为颈动脉假性动脉瘤的首选治疗方法。血管介入治疗包括可脱性球囊栓塞术、微弹簧圈栓塞术和血管内支架植入等技术。

颈动脉假性动脉瘤依其发生部位的不同,可有不同的血管内治疗方法。颈总动脉的假性动脉瘤,主要以带膜支架治疗为主。发生在颈内动脉颅外段的假性动脉瘤应首先行颈内动脉的暂时性阻断实验,如果通过该实验则采取可脱球囊永久闭塞颈内动脉的方法;如果不能通过该实验,采用支架封堵瘘口,然后通过支架向假性动脉瘤内填塞弹簧圈的方法进行治疗。发生在颈外动脉的假性动脉瘤血管内介入治疗的方法主要有 3 种:① 发生于颈外动脉主干伴有动静脉瘘者,首先将导管穿过假性动脉瘤,栓塞其远中端,然后再栓塞其近中端;② 发生于颈外动脉终末支者,体积较小者可用 NBCA 或 PVA 颗粒超选择栓塞瘤体

和供应动脉,体积较大者可用弹簧圈和组织胶栓塞瘤体和供血动脉;③ 发生于颞部、源于颞浅动

脉的假性动脉瘤,可采用局部瘤腔穿刺弹簧圈栓塞的方法进行治疗。

第二节　颈总动脉和颈内动脉的假性动脉瘤

一、临床表现

颈动脉假性动脉瘤的临床症状取决于假性动脉瘤的大小和部位。部分患者临床起病比较隐匿,从外伤到表现出假性动脉瘤症状,潜伏期数天到数月不等。文献报道多在 1 周到 8 个月不等。据统计,外伤后 1 月内出现者 54%,6 个月内出现者 87%,最长达 40 年。颈内动脉海绵窦段假性动脉瘤典型临床表现为颅底骨折、反复发作性鼻衄和单眼失明三联征。其中以鼻衄最为常见,其次为单眼失明和颅底骨折,少数患者伴有颅神经损伤,主要是 Ⅱ、Ⅲ、Ⅳ、Ⅵ 颅神经麻痹。颈内动脉岩段假性动脉瘤,则表现为鼻衄、耳漏和局灶性神经功能障碍缺失三联征,神经功能缺失多表现为 Ⅹ、Ⅺ、Ⅻ 颅神经麻痹。颈动脉颅外段假性动脉瘤则表现为膨胀性搏动性肿块,伴有震颤和收缩期杂音,压迫肿块近端动脉时肿块缩小、震颤及杂音减弱或消失等典型临床表现。颈动脉颅外段假性动脉瘤较大时压迫气管会导致呼吸困难,压迫食道时则表现为吞咽困难、压迫喉返神经则表现为声嘶、声带麻痹等;压迫颈交感神经时则表现为霍纳综合征,呈眼睑下垂、瞳孔内陷、瞳孔缩小与半侧面部无汗。

二、血管内介入治疗

血管内介入治疗常规术前准备如下:

1. 病人准备

(1) 详细了解病史,全面体格检查及神经系统检查。

(2) 常规术前准备,如血常规、出凝血时间测定、肝肾功能检查、脑电图、心电图和 X 线胸片检查。

(3) 术前患者常规行头颅、颅颈部 CT 和 MRI 检查,以了解颅内及颅颈部病变情况。

(4) 术前禁食,穿刺部位备皮,碘过敏试验,留置导尿。

2. 特殊器械及药品准备

(1) 常用的血管穿刺套件及血造影导管及导丝,16G 或 18G 穿刺针,8F 导管鞘及穿刺导引导丝,5F 脑血管造影导管,6F 导引导管以及微导管、导丝。灌注线连接装置:包括连接管、Y 型带阀接头、三通,加压输液带。

(2) 栓塞材料(球囊、弹簧圈、液体栓塞剂)或覆膜支架。

(3) 药品,如罂粟碱、肝素。

三、血管内介入治疗方法

(一) 可脱球囊栓塞治疗

可脱性球囊栓塞颈动脉假性动脉瘤有两种方法:① 栓塞假性动脉瘤的同时亦栓塞载瘤动脉;② 栓塞假性动脉瘤腔并保持载瘤动脉通畅。

1. 载瘤动脉栓塞

载瘤动脉栓塞是指可脱性球囊阻塞载瘤动脉继而闭塞假性动脉瘤腔。适用于能够耐受球囊闭塞试验的患者。具体操作为在相应动脉内置入相当大小的导引导管。然后导入带球囊微导管。第一只球囊置于载瘤动脉的近假性动脉瘤开口处,在栓塞载瘤动脉的同时假性动脉瘤亦自然闭塞。然后在载瘤动脉近端(距第一只球囊 35 cm 处)放置第二只球囊以巩固稳定第一只球囊。球囊充盈宜用等渗水溶性造影剂。此栓塞方法在进行之前,必须进行暂时性球囊闭塞试验(TBO)。其方法有两种:一是在脑血管造影(包括颈内动脉、椎动脉)时压迫患侧颈内动脉,观察前、后交通支情况;二是在手术当时第一只球囊充盈、未予解脱时观察患者的情况。如造影显示 Willis 环交通良好和闭塞试验阴性,则提示可施行该手术并予以解脱球囊。必要时在闭塞试验中给患者实施控制性低血压,把平均动脉压降至 70 mmHg(9.3 kPa)水平,观察患者对闭塞试验的耐受性,对判断是否会发生脑缺血更为可靠。载瘤动脉栓塞成功后即行患侧动脉造影以观察阻塞情况及除外其他供养动脉将假性动脉瘤充盈;行健侧动脉造影以观察侧支循环情况;摄头颅正侧位以显示球囊充盈情况和位置。

2. 假性动脉瘤腔栓塞

假性动脉瘤腔栓塞指可脱性球囊直接置入假性动脉瘤腔,用硅胶液或 HEMA 充盈球囊以永久栓塞假性动脉瘤腔。具体操作为将相应的导引导管于相应的颈动脉,然后在透视或示踪图监视下置入球囊微导管,将球囊缓缓送入假性动脉瘤腔,血流冲击或在导引导管内适当加压,注入生理盐水,可有助于球囊前进到位。待球囊正确到位后,按可脱性球囊操作法先注入造影剂充盈球囊并计量,同时通过导引导管施行血管造影,观察动脉瘤腔闭塞情况,以及载瘤动脉及其远端的血流改变,如动脉

瘤腔未完全闭塞,可增加造影剂直至动脉瘤腔完全闭塞,如充盈之球囊压迫载瘤动脉致使狭窄、阻塞影响远端血液循环时可抽出造影剂,重新调整球囊的位置直至满意为止。然后交换相等量的硅胶液或 HEMA,以永久充盈球囊。术毕行 DSA 和摄头颅平片。

由于假性动脉瘤瘤壁是血肿机化而形成的囊壁,无正常血管壁结构,瘤壁非常脆弱,形态不规则,因此,可脱性球囊栓塞瘤腔保留载瘤动脉,多数难以治愈,而且由于球囊在充盈 2～3 周后,逐渐缩小、移位,使瘤腔与载瘤动脉再通,再加上球囊有水锤效应,致使假性动脉瘤复发,继续增大、破裂再出血。因此,可脱球囊假性动脉瘤瘤腔栓塞已经被放弃。近年来,多采用为弹簧圈栓塞治疗,亦有少数学者采用 ONYX 栓塞治疗。

3. 可脱球囊操作技术

(1) 同轴导管球囊解脱法

选择相应大小的导引导管,置位于相应的颈内动脉,然后① 连接球囊和 Teflon 微导管:有两种连接方法,一是在 Teflon 微导管穿入球囊颈部后,用乳胶线结扎球囊颈于 Teflon 微导管端,至少绕 5～6 圈,结扎时掌握适度,防止过紧而难以解脱,避免太松而提前脱落;二是球囊颈部配有瓣塞和囊袖,系于微导管后不需再用乳胶线结扎(Nycomed Ingenor 的 GVB 球囊)。② 同轴导管准备:一根头为 Teflon 的 2F 微导管(连接球囊用),套入 3F 黑导管(解脱球囊用)内,2F Teflon 微导管要长于 3F 黑导管 30 cm。③ 球囊递送和置位:试验性注射生理盐水入球囊,证实球囊膨胀、萎缩良好后,通过 Y 接管送球囊进入导引导管内,在送入导引导管的全过程中,应在导引导管内以较大的压力滴注生理盐水,以帮助球囊在导引导管内行进。球囊出自导引导管后,顺着血液慢慢导入所需的位置。球囊和微导管在导引导管内和血管内行进时,切忌用力插入或撤退,以免球囊和微导管折弯造成行进困

难和球囊过早脱落。④ 球囊充盈和解脱：经血管造影确认球囊已正确到位后，充盈球囊。充盈球囊用材料有3种：ⓐ 等渗水溶性碘液：配制成170～180 mg碘/毫升，与血液保持等渗。用该溶液膨胀之球囊至少保持1～2个月，适用于除动脉瘤腔以外的其他血管性病变的栓塞；ⓑ 硅胶液：高黏度的硅胶液与稀释液配成不同比例的混合液，加上少量催化剂，使其在几分钟内聚合硬化；ⓒ HEMA（甲基丙烯酸-2-羟基乙酯）：有A、B两瓶包装，A瓶为HEMA，B瓶为催化剂，使用方法为B瓶催化剂、30%双氧水0.1 ml、非离子型水溶性造影剂200 mg/碘/ml 1.5 ml，均加入A瓶内，慢慢摇匀，在20分钟后酌量注入球囊，在体温条件下2小时胶样凝结，24小时内完全固化。因HEMA混合液含有乙醚，使乳胶球囊破裂，故只能用于充盈硅胶球囊，硅胶液和HEMA能永久充填球囊，可作为动脉瘤内的球囊充填物。但是，采用硅胶液或HEMA充盈球囊栓塞动脉瘤时，首先应注射水溶性碘液充盈球囊，在示踪图（road-Mapping）严密监视下，恰好闭塞动脉瘤腔（避免过度充盈球囊撑破动脉瘤）后，抽回水溶性碘液并严格计量，然后，注入相等于水溶性碘液量的硅胶液或HEMA，再次充盈球囊，待血管造影证实动脉瘤腔完全闭塞后，隔10分钟解脱球囊。解脱球囊的方法为黑色的3F套管抵住球囊颈部，避免推动，持续慢慢回抽2F微导管，使之保持一定张力，待有松弛感，提示球囊脱落，逐一撤退微导管和同轴套管、导引导管。

（2）拉力球囊解脱法

以Balt公司的球囊为例，球囊脱落借用乳胶塞，不需同轴导管。具体方法为：① 安置乳胶塞：球囊包装袋内备有制作好的乳胶塞，把装有乳胶塞的一截聚乙烯管套入2F微导管的Teflon端，然后固定乳胶塞和2F微导管Teflon端，拉回聚乙烯管，乳胶塞即置于微导管的Teflon端上，恰当的位置应在Teflon端（5 mm）的中1/3处。球囊包装袋内还备有1 cm的乳胶棒，根据需要可自制乳胶塞，

其方法为从乳胶棒上剪下0.6 mm长的乳胶塞，用一外径0.8 mm、内径0.5 mm的注射针头，从乳胶塞的截面上穿过，用纸片将乳胶塞推过针头斜面后，以微导管的Teflon端或1F的微导管穿入针头腔内，将乳胶塞套其导管上，去除针头，乳胶塞自制完毕；② 安置球囊：取一适当大小的球囊，套在显微镊上撑开颈部，将备有乳胶塞的微导管Teflon端伸入球囊颈部，乳胶塞在球囊颈的正确位置应在颈的中央，避免太靠球囊口造成球囊膨胀后暴露乳胶塞而失去阀塞作用；③ 球囊置位和解脱：试验性膨胀、萎缩球囊证明球囊完好乳胶塞位置正确后，通过相应大小导引导管，在微导丝助推和导引导管内加压滴注生理盐水的条件下，缓慢将球囊送入所需位置。在行进过程中碰到阻力时，切忌推进和回拉用力过大，以免微导管和球囊折弯和球囊过早脱落。球囊到位满意后，充盈球囊（参照前述）。充盈之球囊与血管腔有一定张力固定，如轻轻持续牵拉微导管，即可自动脱落球囊。美国ITC公司生产的可脱性球囊（DSB）的牵拉脱落的力度分3种：ⓐ 低拉力、蓝色球囊瓣：拉力25 g，多用于动脉瘤。缺点为应用不当有过早脱落的危险；ⓑ 中拉力、红色球囊瓣：拉力35 g，用于低中流量动静脉瘘和血管闭塞；ⓒ 高拉力、白色球囊瓣：拉力55 g，用于高流量的动静脉瘘。

（二）微弹簧圈血管内栓塞治疗

弹簧圈栓塞颈动脉假性动脉瘤亦存在两种方法：① 栓塞载瘤动脉，隔绝假性动脉瘤；② 栓塞假性动脉瘤腔但保持载瘤动脉通畅。

1. 栓塞载瘤动脉

同可脱球囊栓塞载瘤动脉一样，弹簧圈栓塞载瘤动脉适用于能够耐受球囊闭塞试验的患者，特别是血管极度迂曲，可脱球囊难以到达的假性动脉瘤患者。具体操作为在相应动脉内置入相当大小的

导引导管。然后置微导管于载瘤动脉的近假性动脉瘤开口处。根据载瘤动脉直径选用合适大小的弹簧圈，在假性动脉瘤瘤口远侧、瘤口附近及瘤口近侧栓塞载瘤动脉，从而隔绝假性动脉瘤血供。弹簧圈释放见弹簧圈栓塞技术。在弹簧圈栓塞之前，同可脱球囊闭塞载瘤一样，必须进行严格的暂时性球囊闭塞试验（TBO）。闭塞试验阳性患者，则放弃栓塞载瘤动脉；阴性患者，闭塞试验可行弹簧圈闭塞载瘤动脉。在闭塞载瘤动脉的过程中，应注意控制血流速度，防止弹簧圈因血流速度太快而冲向末梢血管。控制血流速度的方法有两种：一是弹簧圈释放时压迫患侧颈动脉来减慢血流速度；二是使用不可脱球囊或血流控制导管控制血流速度。

2. 栓塞假性动脉瘤瘤腔

弹簧圈栓塞假性动脉瘤腔适用于不能耐受BOT试验的患者。由于假性动脉瘤的急性期和慢性期可能有附壁血栓形成，急性期附壁血栓易碎并重新形成，使用弹簧圈栓塞易于逐出的血栓造成动脉分支的栓塞，因此在假性动脉瘤的急性期和慢性期慎用弹簧圈栓塞假性动脉瘤腔，其栓塞时机最好选择在假性动脉瘤形成的亚急性期。理论上，微弹簧圈栓塞假性动脉瘤腔，其效果不如可脱球囊，低的血流通过没有完全闭塞的动脉瘤腔，可能存在潜在出血的危险，但因弹簧圈栓塞有暂时性降低致命性大出血的危险，因此，微弹簧圈血管内栓塞假性动脉瘤腔可为此类病人提供治愈机会。假性动脉瘤腔弹簧圈栓塞具体操作为将相应的导引导管于相应的颈动脉，然后在透视或示踪图监视下，采用微导管导丝技术，将微导管置入假性动脉瘤腔内，根据假性动脉瘤大小，选择合适大小的弹簧圈进行栓塞，尽可能致密填塞。弹簧圈释放见弹簧圈栓塞操作技术。栓塞结束后，行DSA复查和摄头颅平片。

3. 微弹簧圈栓塞技术

微弹簧圈根据其解脱方式可分为机械可脱式

弹簧圈、电解可脱式弹簧圈、水压解脱式弹簧圈。机械解脱式弹簧圈最常用的是可解脱式弹簧圈系统（Detachable coil system，DCS），系美国Cook公司研制的新一代机械解脱式弹簧圈，以螺旋方式在推送导丝上顺时针旋紧，当出微导管头时并不解脱，需逆时针旋转推送导丝25个半圈。解开锁定装置后方能解脱。电解可脱式弹簧圈包括：Boston公司的电解铂金微弹簧圈（Guglielmi detachable coils，GDC）和基质电解脱弹簧圈（MatrixTM detachable coil）、Dendron公司的多点电解脱弹簧圈（Electrolytically detachable coils，EDC），美国Micurs公司的MicrusACT微弹簧圈系统。水压解脱式弹簧圈包括由美国MicroVention公司MicroPlex弹簧圈系统和水凝胶弹簧圈栓塞系统（HydroCoil embolic system）、美国Cordis公司的TruFill可解脱弹簧圈系统。其中，电解可脱式弹簧圈和水压解脱式弹簧圈比较常用。

（1）电解可脱性弹簧栓塞技术

采用同轴导管操作法置微导管于假性动脉瘤腔内（GDC配套的微导管为Tracker10和Tracker18），如瘤口侧向开口于载瘤动脉，且其角度太大或太小，微导管头端需用蒸气塑形。有时可借助于微导丝导引使微导管正确置位于瘤腔内。Tracker微导管远端有两个不透光标记：一个位于导管头端；另一个位于近3 cm处。这一设计与GDC结构相吻合。在微导管进入动脉瘤腔过程中，应尽可能避免微导管头端与瘤顶壁接触，避免导管头顶破瘤顶壁。另外，微导丝不宜在瘤腔内伸出过长，一经微导管到位，微导丝立即退出。在同轴导管内持续高压灌注肝素盐水以减少摩擦，防止血凝。在微导管内绝对保持无回血，以避免电流分散。经血管造影证实微导管头位于瘤腔后方可置入GDC。

当GDC送入微导管时，呈直的形状向前行进，没有摩擦力。一旦铂弹簧出自微导管，即在瘤腔内呈中心性环状盘曲。铂物质密度极高,透视下极不透光而易于观察。弹簧进入瘤腔时,速度要慢,让其完全自然盘曲。置入弹簧的直径应小于动脉瘤腔直径,如弹簧进入困难或逸出自动脉瘤口时,提示弹簧过大或弹簧盘曲不自然,应慢慢抽回弹簧于微导管内重新置位,或据其动脉瘤大小调换更小型号的弹簧。在确定铂弹簧完全位于动脉瘤内(GDC近端白金标记与微导管近端金属标记重叠呈"T"形),并盘曲满意时,即可开始电解脱落。采用$0.5\sim0.7$ mA、$2.5\sim2.9$ V 直流电阻极连于 GDC 近端钢丝,阴极连于腹股沟皮下。在这种条件下,动脉瘤内铂弹簧处于阳极状态,吸引白血球、红血球、血小板和纤维蛋白原在铂弹簧周围形成电子化血栓。在铂弹簧周围电子化血栓形成过程的同时,电流也作用于铂弹簧和不锈钢丝的连接处的绝缘部,使其溶解、断裂,使铂弹簧在没有任何拉力作用下脱落在动脉瘤腔内。弹簧脱落发生在通电后的$2\sim12$分钟内。为检查弹簧脱落与否,整流器备有毫安计、伏特计和时间表,伏特计的突然跌落和升高均提示弹簧已脱落,GDC 不锈钢丝即可去除。如要放置多只弹簧,在每一只弹簧脱落后,须行血管造影,以估计阻塞的量并决定是否还需放置弹簧以及放置何种规格的弹簧。手术结束后,微导管从动脉瘤腔内缓缓退出,并作脑血管造影,以估计其最后栓塞效果。

(2)机械可脱性弹簧栓塞技术

机械可脱性弹簧(Mechanical detachment system,MDS)装置有两种系列:一种为 MDS-N,用于神经系统;另一种为 MDS-P,用于周围血管。它由法国神经介入治疗学家 Motet 设计,Balt公司生产,1993 年用于临床。MDS 装置有 5 部分组成:① Magic 3F/2F 微导管:在微导管远端和离远端 3 cm 处各嵌一金属环,分别称远端金属标记和近端金属标记,很容易在透视下观察到。② 弹簧输送导丝:80 cm 长的远端部分细而柔软,远端有一扣,为连接微弹簧的连接点,距远端 3 cm

处,有一不透光的含金属标记。近端部分为渐粗硬的钢丝部分,易于操作。③ 弹簧输送管。④ Y 接管。⑤ 微弹簧:微弹簧由钨丝制成,在导管内呈直的形状,一经脱离导管即呈盘曲状。微弹簧一端有一阀,为连接输送导丝连接点。弹簧丝的直径为 0.36 mm(0.014 英寸)。根据弹簧丝盘曲后的直径×弹簧丝长度,组成 13 种规格的弹簧:2×25;2×50;3×50;3×80;4×80;4×120;5×100;5×150;7×100;7×150;9×100;9×150;11×150。依据动脉瘤的大小选用不同规格的弹簧圈。

采用同轴导管操作法,通过同轴导管置 3F/2F微导管入颅内动脉,导管头正确置位于瘤腔内。如置位困难,可借助微导丝行进。如动脉瘤侧向开口于载瘤动脉,导管头蒸气塑形成相应弯度。经血管造影证实微导管头正确位于瘤腔后,微导管近端连接 Y 接管并加压灌注生理盐水。按下列步骤置入微弹簧圈:① 连接微弹簧和微弹簧输送导丝:一操作者在弹簧输送导管内慢慢伸出输送导丝的头端(扣部),约 3 mm。另一操作者一手握弹簧输送管头端,另一手握微弹簧的有阀端;以微弹簧的阀嵌入输送导丝的扣内,也可借助放大镜操作。一经微弹簧阀与输送导丝扣连接妥当,助手即拉输送导丝,使连接点和微弹簧全部进入输送导管内,并予以恒位。② 输送微弹簧进入微导管:经血管造影证实微导管正确位于动脉瘤腔后,微导管近端连接 Y 接管并高压灌注生理盐水。然后,仔细慢慢导入弹簧输送管,适当拧紧 Y 接管的阀门,既防止生理盐水由阀门流出,又保证输送导管导入或撤除自由。拧紧 Y 接管阀门后可见生理盐水从输送管的另一端溢出。此时,进一步导入输送导管,使其输送管头完全钉住微导管近端的开口,并保持不松动。然后,助手慢慢推送输送导丝约 80 cm,使微弹簧和输送导丝远端部完全位于微导管内,在保证输送导丝不位移的情况下,撤销输送导管,进一步拧紧 Y 接管阀门以保持输送导丝进出。输送导管置于一旁以备后用。③ 微弹簧置位和脱落:沿微导管缓慢推送输送导丝,在推送过程中,不能转动输送导丝,因为在转动输送导丝的同时,亦转动微弹簧,从而增加微弹簧在微导管内的摩擦力。在微弹簧行进过程中遇到任何阻力,切忌过度用力,应适当退出后再予行进。微弹簧在透视下显示清晰,逸出微导管后,在瘤腔内自然盘曲。当输送导丝远端的含金属标记(约距输送导丝远端 3 cm 左右)与微导管的近端金属标记相重合时,微弹簧即自行脱落。因此,只要输送导丝远端金属环未越过微导管上的近端金属环,如认为微弹簧不适合或微弹簧置位不满意,可撤退重新置位或更换更适合的微弹簧。如果解脱困难,可退出数厘米后重复上述操作。有时,在输送导丝金属标记和微导管金属标记重合后不脱落弹簧,适当转动输送导丝可有助于微弹簧脱落,极少数情况下,需彻底撤退微弹簧和输送导丝进入输送导管内,经肝素盐水冲洗干净后重复上述方法使微弹簧解脱。④ 撤退输送导丝:一经微弹簧脱落入瘤腔即可撤退输送导丝,在保留输送导丝在微导管内 80 cm 时,于输送导丝远端套入置旁的输送导管直至输送导管远端顶住微导管近端开口,然后彻底撤退输送导丝进入输送管内,并恒位于此。在撤退过程中,确保输送导丝不至弯折。特别是远端阀的部分。如需放置多只微弹簧时,参照上述步骤逐一放置微弹簧,直到瘤腔完全闭塞或大部闭塞。

(三)血管内支架植入术

1. 血管内支架辅助下弹簧圈栓塞

血管内支架辅助下弹簧圈栓塞适用于瘤口较宽、不宜施行颈动脉闭塞的假性动脉瘤。由于支架的阻挡作用,可以保持颈动脉通畅,防止弹簧圈的脱落移位,并尽可能致密填塞假性动脉瘤,促进假性动脉瘤内血栓的形成,达到治愈的目的。但是支架辅助下弹簧圈栓塞术中,支架并不能完全防止血栓脱落所导致的灾难性后果。此外,由于假性动脉瘤缺

乏真正的瘤壁,支撑弹簧圈的能力不足,因而有可能难以有效填塞,以致有可能栓塞后复发,而且弹簧圈填塞亦可能会有严重的占位效应。但支架辅助下弹簧圈栓塞降低了致命性大出血,避免了载瘤动脉闭塞和弹簧圈脱落移位的风险。因而,支架辅助下弹簧圈栓塞仍不失为颈动脉假性动脉瘤的备选治疗方案。

(1)术前特殊处理

患者术前口服肠溶阿司匹林 100 mg,1 次/d;噻氯匹啶 250 mg 或波立维 75 mg,1 次/d,连续服用 3 天。

(2)麻醉

首选气管内插管全身麻醉。

(3)手术操作方法

① 双侧股动脉穿刺,分别置入 6F 鞘。先施行全脑血管造影,明确病变部位、大小以及假性动脉瘤瘤口的大小、载瘤动脉的直径。② 全身肝素化(首次静脉推注肝素钠 4 000 IU,此后,每小时再经静脉追加肝素钠 1 000 IU),置入导引导管。选用合适大小的冠脉的管状网眼支架(长度要求两端超出假性动脉瘤瘤口至少 4 mm)和颅内专用 Neuroform 支架。经导引导管在患者颈动脉置入交换微导丝,并越过病变部位到达脑内动脉。随后,沿交换微导丝置入相应规格的支架;也可不用交换微导丝,直接微导丝引导下置入支架。路径图下推送支架跨越假性动脉瘤瘤口,多角度造影,精确定位,明确支架和假性动脉瘤瘤口关系,X线透视下释放支架。③ 采用微导管导丝技术,将微导管经支架网眼置入假性动脉瘤腔内。然后送入电解弹簧圈或机械性可脱弹簧圈行假性动脉瘤腔致密填塞。其假性动脉瘤填塞技术如前。④ 术后行 DSA 造影检查,以供术后即刻评价效果和随访比较。并行头颅 CT 扫描,排除颅内出血。

(4)术后特殊处理

术后心电监护、监测凝血功能,皮下注射低分子肝素 4 100 IU,12 小时 1 次,同时口服噻氯匹啶 250 mg 或波立维 75 mg,阿司匹林100 mg,1 次/d,

连续服用 3 天。之后,口服肠溶阿司匹林 100 mg、噻氯匹啶 250 mg 或波立维 75 mg,1 次/d,服用至少 3 个月。出院后定期复查血常规及凝血功能,定期随访并根据情况延长抗凝抗血小板治疗。

2. 覆膜血管内支架植入

覆膜支架能够直接隔绝假性动脉瘤,保持载瘤动脉的通畅,其操作仅发生在载瘤动脉内,减少了动脉瘤腔内操作行为,避免了术中动脉瘤因微导管和弹簧圈操作而破裂的危险,无弹簧圈栓塞所导致的占位效应和假性动脉瘤复发的可能。此外,支架大小选择仅考虑载瘤动脉的直径和假性动脉瘤瘤口的大小,而无需弹簧圈栓塞时需考虑假性动脉瘤本身大小及假性动脉瘤瘤壁的支撑能力。而且覆膜支架膜性材料的阻挡作用可以防止假性动脉瘤腔内血栓的脱落,可以在假性动脉瘤急性期进行。因此,覆膜支架是颈动脉假性动脉瘤最理想的治疗策略。但覆膜支架有可能发生急性或亚急性血栓形成导致颈动脉闭塞和远期血管内狭窄的危险。因此,覆膜支架植入前应充分评估颅内血供的代偿情况。术后,予以充分的抗凝抗血小板治疗,防止支架内急性或亚急性血栓形成和远期血管内狭窄。

(1)术前特殊处理

患者术前口服肠溶阿司匹林 100 mg,1 次/d;噻氯匹啶 250 mg 或波立维 75 mg,1 次/d,连续服用 3 天。

(2)麻醉

首选气管内插管全身麻醉。

(3)手术操作方法

① 双侧股动脉穿刺,分别置入 6F 鞘。先施行全脑血管造影,明确病变的部位、大小以及假性动脉瘤瘤口的大小、载瘤动脉的直径。② 然后,全身肝素化(首次静脉推注肝素钠 4 000 IU,此后,每小时再经静脉追加肝素钠 1 000 IU),置入导引导管,患侧颈内动脉行暂时性球囊闭塞试验(BOT),即在患侧颈内动脉用球囊闭塞(持续 30 分钟)的状态

下,分别施行对侧颈内动脉和一侧椎动脉造影,观察前交通动脉和患侧后交通动脉开放情况,同时观察和检查神经系统症状和体征。如果不出现神经系统症状和体征,对侧颈内动脉和椎动脉造影显示前后交通动脉开放,则视为耐受良好,BOT 阴性,可以进入覆膜支架置放过程;反之,则视为耐受不佳,BOT 阳性,不宜施行覆膜支架治疗。③ 可行覆膜支架置放的患者,全程予以全身麻醉和正规肝素化,在充分评价病变及其颈内动脉行程后,经导引导管在患者颈内动脉置入交换微导丝,并越过病变部位到达脑内动脉,然后沿交换微导丝置入相应规格的覆膜支架;也可不用交换微导丝,直接微导丝引导下置入覆膜支架。路径图下推送覆膜支架跨越假性动脉瘤瘤口,多角度造影,精确定位,明确支架和假性动脉瘤瘤口关系,X 线透视下使用压力泵缓慢充盈球囊,在覆膜支架额定释放压力3.80～4.59 mmHg(0.51～0.61 kPa)时维持球囊充盈状态 1 分钟,随后迅速回抽压力泵,X 线透视下确认球囊完全瘪陷后再行造影,若有内瘘,可调整球囊位置,以 4.59 mmHg(0.61 kPa)充盈压再次扩张覆膜支架近端,以期达到覆膜支架的最大展径,提高支架的贴壁性能,消除内漏。④ 术后行 DSA 造影检查,以供术后即刻效果评价和随访比较。并行头颅 CT 扫描,排除颅内出血。

(4)术后特殊处理

术后心电监护、监测凝血功能,皮下注射低分子肝素 4 100 IU,每 12 小时 1 次,同时口服噻氯匹啶 250 mg 或波立维 75 mg,阿司匹林 100 mg,1 次/d,连续服用 3 天。之后,口服肠溶阿司匹林100 mg,噻氯匹啶 250 mg 或波立维 75 mg,1 次/d,服用至少 3 个月。出院后定期复查血常规及凝血功能,定期随访并根据情况延长抗凝抗血小板治疗。

(四)Onyx 栓塞治疗

Onyx 液体栓塞剂是美国 Micro Therapeutic

公司推出的栓塞动脉瘤的专用液态胶,其主要成分为乙烯-乙烯醇共聚物(EVOH)、二甲基亚砜(DMSO)和钽粉的混合物。其中 EVOH 是主要成分,DMSO 为溶剂,而钽粉的作用是增加 X 线的显影。EVOH 为非水溶性,但可溶于 DMSO 中,当与水性溶液(如血液)接触时 DMSO 快速弥散到水性溶液中,EVOH 则沉淀为固体而起到栓塞作用。ONYX 是非黏附性栓塞剂,弥散性能好,渗透力强,可永久栓塞 80 μm 的微血管,注入病灶后变成海绵状膨胀并闭塞病灶,可避免微导管与血管的粘连;其次,ONYX 不会迅速凝固堵住导管,因此近年来,逐步应用于动脉瘤栓塞治疗。

1. 术前常规准备同前

2. 麻醉

首先需要行气管内插管全身麻醉。

3. 操作方法

① Onyx 的准备:在专用仪器上,将瓶装 Onyx 加热至 70℃,维持 5 分钟,后高速振动 20 分钟,再加热 5 分钟,使其充分均匀化;② 经造影确定动脉瘤的位置后,或选用单侧置 8F 导管鞘和导引导管,或在双侧置 5F 导管鞘和导引导管;③ 先经导引导管内将专用阻塞球囊在微导丝的辅助下,送到载瘤动脉的合适位置,然后再送专用微导管进入瘤腔内中央部位;④ 封堵试验:使用对比剂充盈球囊,经微导管内缓慢注射对比剂充盈假性动脉瘤腔,观察有无对比剂从假性动脉瘤内向载瘤动脉泄漏,判断闭塞球囊充盈度是否合适。若有对比剂泄漏,需调整球囊的位置和充盈剂量,保证无对比剂泄漏。试验结束后,泄掉球囊,恢复脑动脉内血供;⑤ 预冲微导管。用 0.2 ml DSMO 缓慢充盈微导管 90 s;⑥ 再次将阻塞球囊充盈;⑦ 开始注入 Onyx,以 0.07 ml/min 的速度,注入时间为 2～3 分钟,再等待其固化 3 分钟,将阻塞球囊的对比剂抽出,恢复脑血流 3 分钟。若需继续栓塞,可重复上述操作,但注意注射 Onyx 时要缓慢注射,防止张力性外溢,而且注射过程中必须在路图监视下进行,保证能完全监视 Onyx 分布和流向;⑧ 栓塞结束后,泄掉球囊,并等待其固化 10 分钟;⑨ 将球囊再次充盈 75%,先较快速度拔除栓塞微导管,再将阻塞球囊内的对比剂抽出,后将其撤出。

4. 术后行 DSA 造影检查,以供术后即刻效果评价和随访比较。并行头颅 CT 扫描,排除颅内出血与脑梗塞。

四、血管内介入治疗术后常规处理

① 术后常规心电监护,监测凝血功能,予皮下注射低分子肝素 4 100 IU,每 12 小时/1 次,连用 3 天,常规抗生素治疗 3 天。② 术后抗凝、抗血小板治疗 2 周,口服噻氯匹啶 250 mg 或波立维 75 mg,阿司匹林 100 mg,1 次/d。③ 对于行载瘤动脉闭塞的患者,可适当扩容,升高血压,提高血压 10～20 mmHg(1.33～2.66 kPa)。④ 出院后定期门诊随访,3 个月后脑血管造影复查。

五、介入治疗疗效评价

目前,对于能够耐受球囊闭塞试验的颈动脉假性动脉瘤患者,可脱球囊或弹簧圈栓塞载瘤动脉被认为是一种安全有效的方法。余泽等采用可脱球囊和弹簧圈栓塞 24 例假性动脉瘤,均行假性动脉瘤开口处颈动脉闭塞,即刻成功率为 100%,随访无假性动脉瘤复发,认为载瘤动脉栓塞是治疗创伤性颈动脉假性动脉瘤有效的方法。对于不能耐受 BOT 试验的患者,弹簧圈栓塞或者支架辅助下弹簧圈栓塞假性动脉瘤腔,亦能够取得较为满意的疗效。黄郁林采用弹簧圈栓塞假性动脉瘤腔 1 例,随访 1 年无复发。汪璟采用弹簧圈栓塞假性动脉瘤腔 2 例,随访 3 个月,亦未见复发。李生采用弹簧圈栓塞 5 例假性动脉瘤,2 例半年后复查复发,但再次栓塞后治愈。液体栓塞剂栓塞假性动脉瘤,仅有少数文献报道,其效果有待于进一步观察。覆膜支架植入治疗假性动脉瘤,近期疗效确切,但远期疗效有待于进一步研究。Layton 等采用覆膜支架植入治疗 3 例假性动脉瘤,假性动脉瘤即刻闭塞,随访 8~42 个月,支架腔内保持通畅。

疗效评价指标:① 血管造影假性动脉瘤消失,随访无复发;② 临床上鼻衄停止,血管杂音消失,搏动性肿块消失;③ 超声检查假性动脉瘤内无残存血流信号。

六、并发症及处理

(一)一般并发症

1. 脑血管痉挛

血管内操作时间过长或者导丝、导管刺激血管壁均可引起血管痉挛。处理原则:① 使用钙离子拮抗剂、必要时 3H 治疗(高血容量、高血压、高稀释);② 颈动脉轻度痉挛者无需处理,影响插管者,可在动脉内注射罂粟碱,但可引起一过性失明、高颅压、抽搐等不良反应、应慎用;③ 脑动脉严重痉挛可进行血管成形术。

2. 血栓形成或血栓脱落

主要与下列因素有关:① 术中灌注线不健全,导致同轴导管内血栓形成进入脑动脉;② 动脉斑块脱落;③ 假性动脉瘤内血栓的脱落;④ 术前或术中抗凝不足,弹簧圈或支架表面血栓形成脱落。预防措施为:手术时机尽可能选在亚急性期、术前充分抗凝、术中全身肝素化。处理原则为:术中产生血栓者,应予以超选择性插管动脉内溶栓;全身肝素化;术后至少维持 24 小时,扩容、扩血管。

3. 假性动脉瘤复发与下列因素有关

① 载瘤动脉闭塞时未完全隔绝动脉瘤或假性动脉瘤腔未完全栓塞;② 假性动脉瘤腔内附壁血栓,瘤腔内弹簧圈压缩形成动脉瘤残腔以致复发;③ 假性动脉瘤存在多支载瘤动脉。处理原则为:尽可能隔绝假性动脉瘤,对瘤腔致密填塞、完全闭塞;定期随访、发现动脉瘤腔复发、再次填塞或手术治疗。

(二)特殊并发症

1. 载瘤动脉闭塞相关并发症

(1)球囊或弹簧圈早脱

主要是球囊或弹簧圈操作选择或不当;血流速度过快;球囊早泄所致。一旦球囊或弹簧圈脱落,则随血流漂入脑内动脉,造成相应脑组织缺血,轻者偏瘫,重者危及生命。其预防措施主要有:① 根据载瘤动脉直径选择合适大小的球囊或者弹簧圈;② 安装球囊时严格检查球囊颈和微导管的连结点,保证可正常解脱下,尽可能牢固;③ 术中尽可能避免反复牵拉球囊,防止球囊阀松弛;④ 弹簧圈操作过程中避免反复进退以及张力过大,尽可能使用可控电解或水压解脱式弹簧圈;⑤ 对于血流速度过快的患者,可使用血流控制技术,如可脱球囊或血流控制导管控制血流后,释放球囊或弹簧圈。

(2)迟发性脑梗塞

大约在 5%~22% 患者球囊闭塞试验阴性患者中发生。其主要原因为其他代偿血管发生病变或脑灌注压不足、贫血等。预防措施为注意贫血的防治以及术后适当提高脑灌注压。

2. 假性动脉瘤弹簧圈栓塞相关并发症

(1)弹簧圈脱落移位、微导丝、微导管断裂

这些情况极少发生,一旦发生,原则上采用取异物导管或外科手术,尽可能从血管内将异物取出,如不能取出,则应保证重要血管血流通畅。

(2)假性动脉瘤破裂出血

其原因分为:① 操作相关性:包括导管导丝

及位弹簧圈顶破瘤壁或弹簧圈过度填塞撑破瘤壁;②自发性破裂:已破裂的假性动脉瘤再次发生破裂。处理原则:中和肝素;导管到位者,继续填塞瘤腔直至完全闭塞;导管未到位者,终止手术;有条件者,急诊外科手术。

(3) 载瘤动脉压迫或闭塞

主要与弹簧圈过度填塞,导致载瘤动脉机械性压迫有关。预防措施为术前进行 TBO 试验。一旦发生,即升高血压、增加血容量、稀释血液、抗凝处理。

3. Onyx 栓塞相关并发症

(1) 载瘤动脉闭塞

封闭试验时,球囊扩张造成载瘤动脉的损伤,导致载瘤动脉血栓形成而闭塞。其次,Onyx 泄漏到载瘤动脉并沉积亦可引起自载瘤动脉闭塞。因此,预防的关键是术中防止 Onyx 泄漏到载瘤动脉,全身肝素化,选择大小合适的球囊,避免球囊过度扩张损伤载瘤动脉。

(2) Onyx 泄漏

Onyx 从假性动脉瘤中漏出可导致严重的神经功能缺失:漏入眼动脉致视力障碍、视网膜梗死和失明;漏入载瘤动脉致载瘤动脉狭窄、闭塞,甚至偏

瘫。其主要原因为球囊未能完全封闭假性动脉瘤口。预防措施:尽可能使用较长的球囊完全封闭瘤口,注射 Onyx 时要缓慢注射,密切监视,注意防止其外溢。一旦发现,即刻停止,积极进行抗凝和抗血小板治疗。

(3) 假性动脉瘤破裂

与 Onyx 过度栓塞有关。其预防的关键是路图监视下,缓慢注射,密切注视 Onyx 分布和流向。

4. 血管内支架植入相关并发症

(1) 支架内急性亚急性血栓形成

与支架导致载瘤动脉损伤、术中或围手术期抗凝不充分有关。预防措施为围手术期充分抗凝,选择大小合适的支架,避免过度球囊扩张支架。

(2) 支架内再狭窄

覆膜支架或金属裸支架损伤内膜,引起炎症反应,刺激平滑肌和内皮细胞过度增生所致。预防关键:术中抗凝,术后长期抗凝抗血小板治疗。

典型病例:

病例 1 患者,男性,车祸外伤后 8 个月,左侧颈部搏动性包块,采用覆膜支架行血管内治疗,覆膜支架植入后 18 个月随访,支架段颈内动脉通畅,未见明显狭窄与内膜增生,详见(图 8-11)。

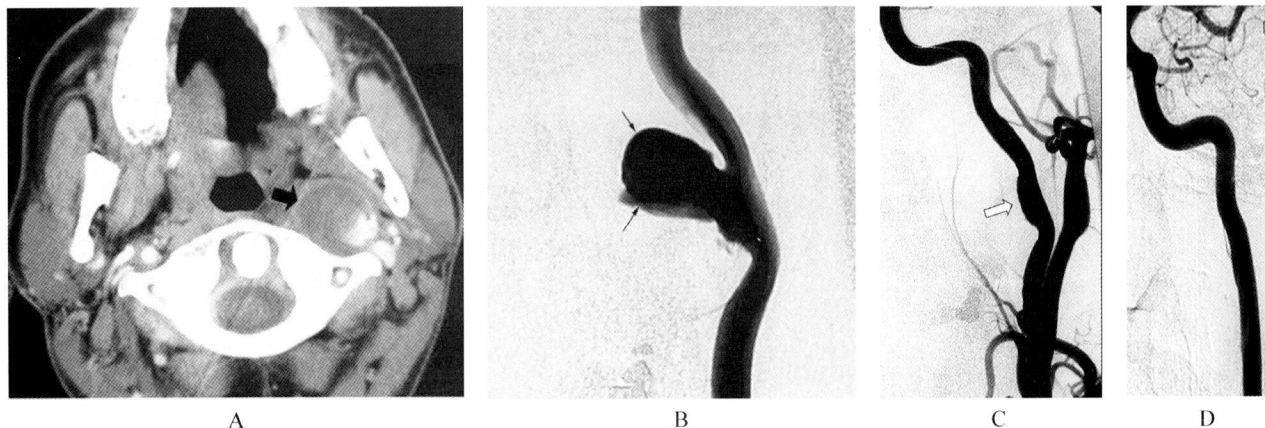

图 8-11　颈内动脉近颅底假性动脉瘤的覆膜支架血管内治疗

A. 轴状面增强 CT 显示左侧颈内动脉近颅底假性动脉瘤(箭头)　B. 颈总动脉血管造影的侧位像显示创伤性假性动脉瘤(箭头)
C. 覆膜支架植入后,假性动脉瘤腔消失,颈内动脉通畅　D. 覆膜支架植入后 18 个月随访,支架段颈内动脉通畅,未见明显狭窄与内膜增生

病例2　患者,男性,39岁,左侧颈部刀刺伤后2个月,反复发作性中风,覆膜支架血管内治疗,过程详见(图8-12)。

病例3　患者,女性,30岁,左侧颈内动脉颈段假性动脉瘤,弹簧圈栓塞结合支架植入,过程详见(图8-13)。

病例4　患者,男性,24岁,左颈部刀刺伤后、左颈部搏动性膨隆。CT和CTA显示左颈总动脉假性动脉瘤形成,带膜支架血管内治疗,过程详见(图8-14)。

病例5　患者,女性,右颞下颌关节整复术中伤及颈内动脉颅底处,引起凶猛出血并形成假性动脉瘤。TBO显示大脑前后交通良好,球囊阻断右颈内动脉、假性动脉瘤近心端后,对侧颈内动脉、椎动脉造影显示大脑前、后交通良好,同时未见假性动脉瘤显示,故在假性动脉瘤的近心端结扎颈内动脉,假性动脉瘤消失,过程详见(图8-15)。

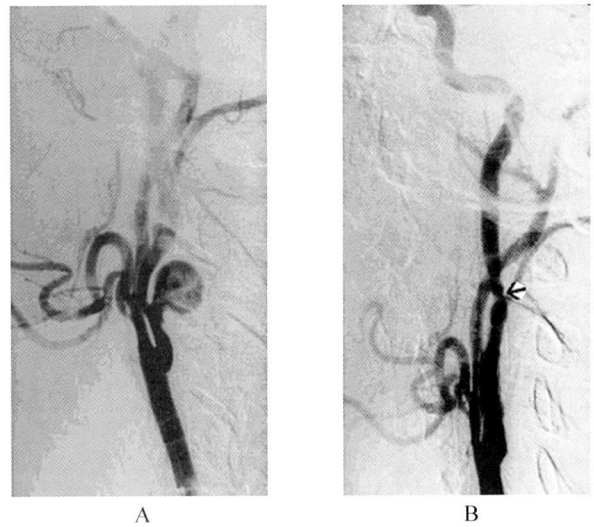

图8-12　颈内动脉近颅底假性动脉瘤的覆膜支架血管内治疗

A. 血管造影显示左侧颈内动脉假性动脉瘤　B. 覆膜支架植入后血管造影显示假性动脉瘤消失,支架段血管痉挛

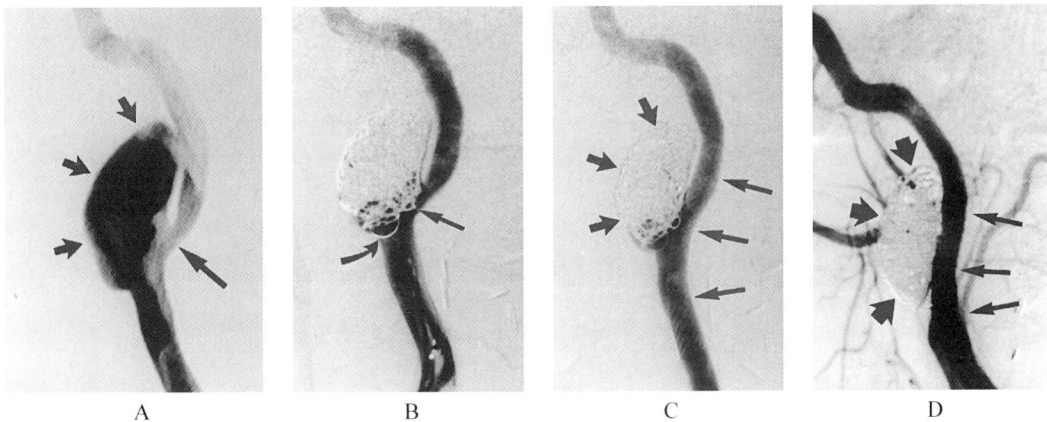

图8-13　颈内动脉颈段假性动脉瘤,弹簧圈栓塞结合支架植入

A. 左侧颈内动脉造影侧位显示假性动脉瘤,颈内动脉变窄　B. 弹簧圈栓塞后左侧颈内动脉造影显示弹簧圈突入载瘤动脉　C. 栓塞和支架植入后显示假性动脉瘤闭塞,支架段颈内动脉重塑　D. 6个月随访,显示假性动脉瘤完全闭塞,支架段颈内动脉通畅

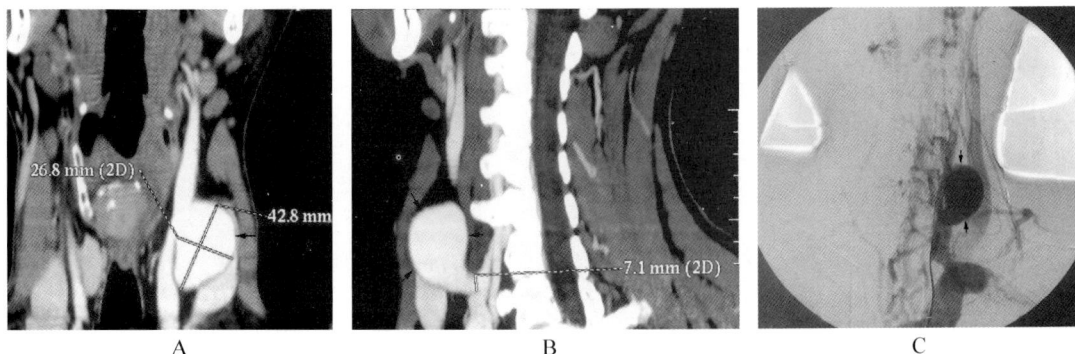

— 181 —

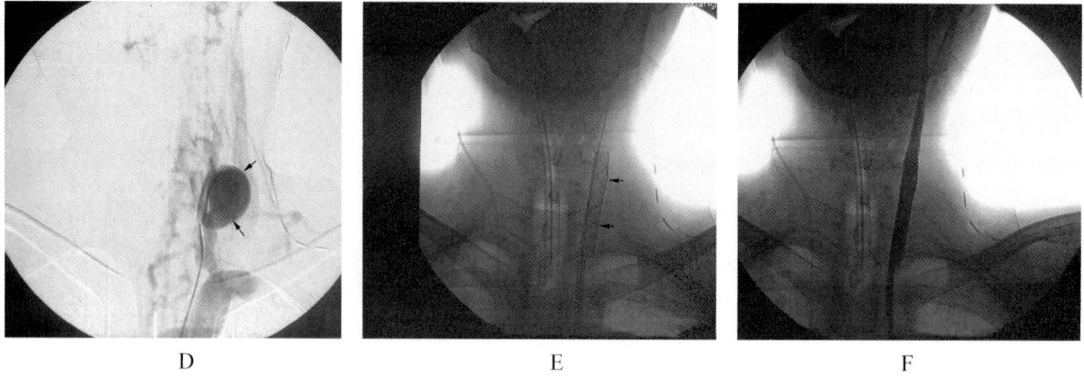

D   E   F

图 8-14　颈总动脉假性动脉瘤的血管内支架治疗

A. 增强 CT 的冠状面显示左颈总动脉假性动脉瘤(箭头)　B. 增强 CT 的矢状面显示左颈总动脉假性动脉瘤(箭头)　C. 左颈总动脉造影显示假性动脉瘤(箭头)　D. 左颈总动脉造影的静脉期显示假性动脉瘤(箭头)内的造影剂滞留　E. 覆膜支架位于颈动脉内以封堵假性动脉瘤　F. 覆膜支架封堵假性动脉瘤后的血管造影显示颈动脉通畅,假性动脉瘤不再显示

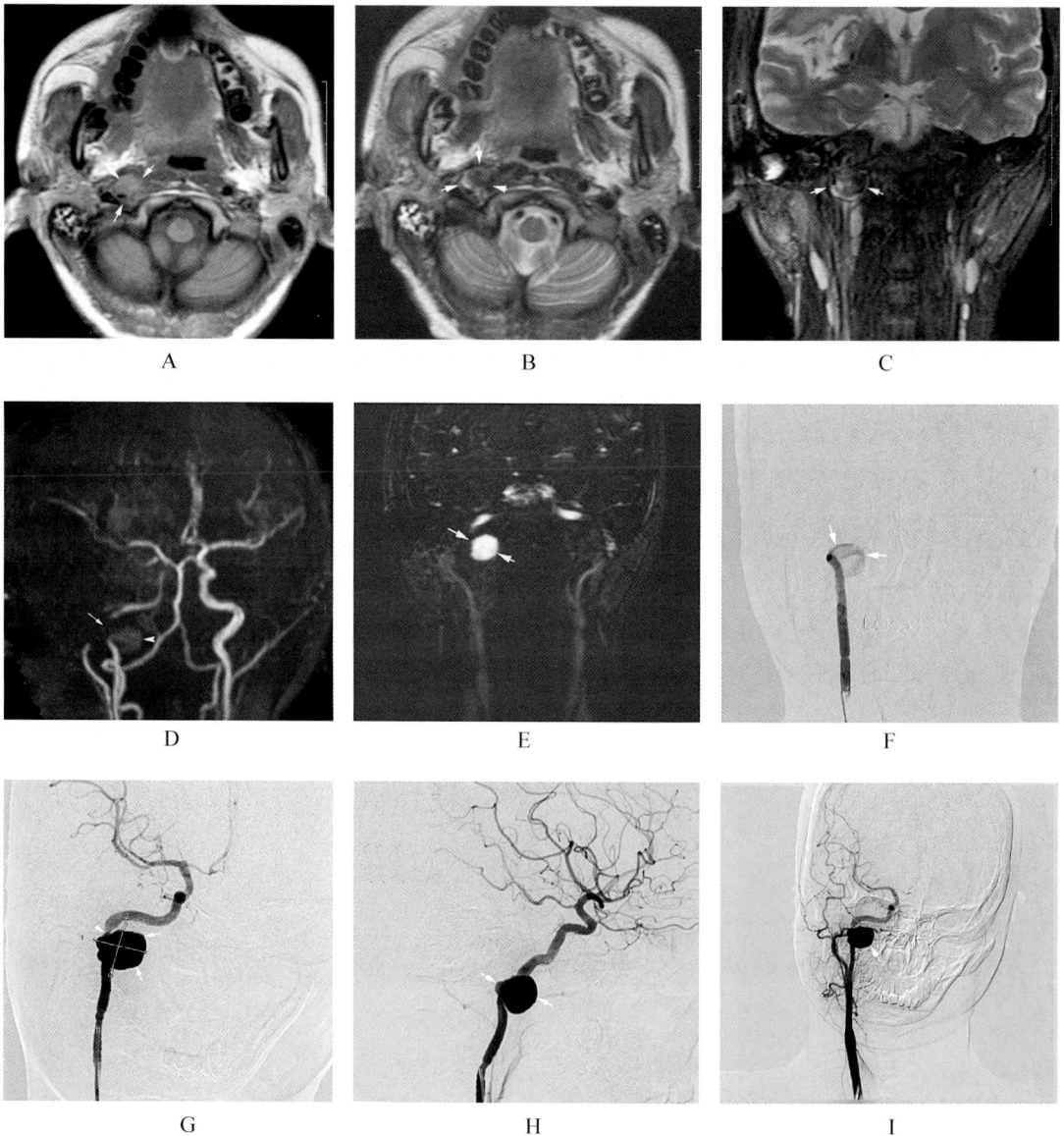

A   B   C

D   E   F

G   H   I

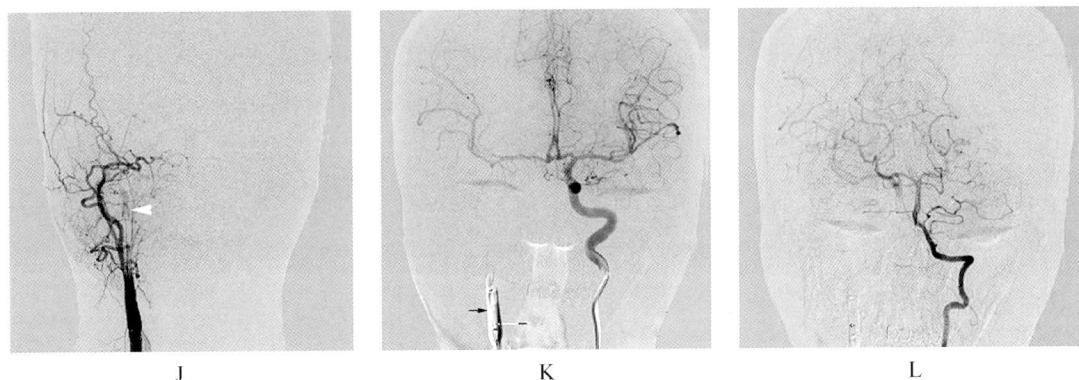

图 8−15 颈内动脉假性动脉瘤结扎颈总动脉治疗

A. 颅底 MRI 的 T1WI 轴状面显示右颅底区、颈内动脉假性动脉瘤（箭头）为等信号，其内不伴流空形成 B. 颅底 MRI 的 T2WI 轴状面显示右颅底区、颈内动脉假性动脉瘤（箭头）表现为略高信号 C. 颅底 MRI 的 T2 压脂冠状面显示右颅底区、颈内动脉假性动脉瘤（箭头）为不均匀信号的异常软组织占位 D. 颅底 MRI 的梯度回波冠状面显示不伴动静脉瘘形成的右颅底区假性动脉瘤（箭头）为均匀高信号的异常软组织占位 E. MRA 显示右颈内动脉颅底段的假性动脉瘤形成（短箭头），远心输出端明显变窄（箭头） F. 右颈总动脉造影早期的侧位像显示造影剂自破口喷入假性动脉瘤的瘤腔（箭头） G. 右颈内动脉造影的正位像显示假性动脉瘤（箭头）内的造影剂滞留，其远心端变窄（短箭头） H. 右颈总动脉造影的侧位像显示假性动脉瘤（箭头） I. 右颈总动脉造影的正位像显示假性动脉瘤（箭头） J. 右颈总动脉造影的正位像显示假性动脉瘤近心端的颈内动脉已为球囊（箭头）阻断，此时假性动脉瘤未见显示 K. 右侧颈内动脉球囊（箭头）阻断后，对侧颈内动脉造影显示大脑前交通良好，同时假性动脉瘤未见显示 L. 右侧颈内动脉球囊（箭头）阻断后，对侧椎动脉造影显示大脑后交通良好，同时假性动脉瘤未见显示

第三节 颈外动脉主干假性动脉瘤

颈外动脉一般在第 4 颈椎水平面从颈总动脉发出，发出后很快进入下颌支内侧，先后分出甲状腺上动脉、舌动脉、面动脉、咽升动脉、枕动脉、耳后动脉、颞浅动脉和上颌动脉。颈外动脉主干是指从颈动脉分叉到颞浅动脉和上颌动脉发出处的颈外动脉主干段。该段血管沿途受到下颌支的良好保护，血管壁破裂引起假性动脉瘤的几率不高。

颈外动脉主干假性动脉瘤主要源自下颌支后缘的刀刺伤、面中下部的火器伤以及一些医源性损伤，如面深间隙肿物的切除术、CT 引导下的穿刺活检以及颞下颌关节成形术等。

颈外动脉主干假性动脉瘤有明确的损伤史，多数并发动静脉瘘，患者常有搏动性耳鸣的主诉。临床上可以表现为腮腺区的搏动性膨隆，听诊有吹风样杂音；也可无任何占位样膨隆或仅在探查性手术时急性出血而发现。并发动静脉瘘的假性动脉瘤，临床处于相对稳定期，流入假性动脉瘤的高压动脉血经动静脉瘘顺势入心，减少了对动脉瘤壁的张力。

由于颈外动脉主干假性动脉瘤的位置深在，超声检查常难有很好的显示。影像学检查可选择 CT、MRI 和 DSA。其中，以 CT 为最初检查手段。平扫 CT 上可见下颌支内侧异常软组织密度占位影，静脉注射增强剂后，该异常软组织密度影明显强化，表现为类圆形的高密度瘤样物。通过 CT 的连续扫描及重建图像可以明确假性动脉瘤的诊断以及其起源血管，即该假性动脉瘤是来自颈内动脉还是颈外动脉。在 MRI 的 T1 和 T2 加权像上，合并动静脉瘘的颈外动脉主干假性动脉瘤表现为低信号的异常软组织占位影,注射增强剂后仍为低信号的流空信号影。CTA 和 MRA 可以立体显示病变结构。

DSA 可了解颈动脉假性动脉瘤的发生部位,以及大小、范围、血管壁情况、动脉分支是否累及、有无侧支循环以及假性动脉瘤与临近组织和器官的关系,是假性动脉瘤诊断的金标准,也是血管内治疗前必不可少的检查步骤。目前,由于 CT 和 MRI 诊断水平的提高,DSA 一般不作为单独的诊断手段,通常与血管内介入治疗结合应用。颈外动脉主干假性动脉瘤在 DSA 上表现为颈外动脉主干上的类圆形异常血管团,主要发生在面动脉以上、颞浅动脉和上颌动脉以下段。该异常血管团在造影的动脉早期便可显示,一直可持续至静脉晚期,并发动静脉瘘时颈静脉提前显示。DSA 可显示颈外动脉主干管壁的破裂,造影剂外溢,管腔外形成一圆形、椭圆形或葫芦形囊腔。该异常血管团远中段的颞浅动脉和上颌动脉由于假性动脉瘤合并动静脉瘘的"盗血"常显示不清或根本不显示。

颈外动脉主干假性动脉瘤可引起严重出血,一旦确诊应争取尽早处理,血管内治疗为首选的治疗方式。血管内介入治疗的原则为栓塞颈外动脉破口的近、远心端,而不处理假性动脉瘤本身。假性动脉瘤是血管破裂后形成的血肿,无包膜形成,一旦所有供血动脉栓塞后,可自行吸收。

颈外动脉主干假性动脉瘤的介入栓塞材料以弹簧圈为主。介入栓塞的关键是将导管穿过假性动脉瘤,首先到达其远心端进行栓塞,然后将导管退至颈外动脉破口的近心端再行栓塞。颈外动脉主干假性动脉瘤合并动静脉瘘时,栓塞导管顺着血流更易进入假性动脉瘤内的静脉端,而颈外动脉主干破口的远心端由于显示不清,常常难以进入。此时,术者需保持极大的信心和耐心,反复、轻柔地寻找远心端。经验提示,这时最好选用头端较硬的造

影导管指向远心端,然后用导丝进行选择。如果选用微导管,由于头端较软,强大的血流会将其冲向静脉端,难以进入颈外动脉破口的远心端。如果反复尝试,仍不能将导管引入到颈外动脉破口远心端时,可以采取颞浅动脉切开、暴露方法,逆行引入导管到达假性动脉瘤远端的颈外动脉主干进行栓塞。

颈外动脉主干假性动脉瘤近、远心端栓塞后需行同侧颈内动脉和颈外动脉以及对侧颈外动脉造影,在动脉造影的静脉期仍然无异常血管团显示时,方可结束手术。增强 CT 扫描也可作为疗效评估和随访的手段。颈外动脉主干假性动脉瘤的成功栓塞表现为增强 CT 扫描上,明显强化异常软组织密度影完全消失;在随访的增强 CT 上,也未见强化的异常高密度影。

颈外动脉主干假性动脉瘤成功栓塞后可以达到影像和临床上的完全治愈,表现为搏动性肿块完全消失,未再有耳鸣和杂音。最长的随访病例已超过 7 年,未见复发。

典型病例:

病例 1　患者男性,29 岁。右耳垂下、下颌支后缘被他人用刀刺伤,即刻在外院行清创缝合。4 天后局部出现搏动性膨隆,8 天后创口拆线时,创口呲开。自创口见搏动性软组织膨隆,伴少许渗血。即刻行颈动脉造影,确诊为颈外动脉假性动脉瘤合并动静脉瘘。首先行颈外动脉破口的可脱球囊栓塞;第二天,球囊泄漏,症状复发,改行假性动脉瘤的近、远心端弹簧圈栓塞,取得成功,详见(图8-16)。

病例 2　患者男性,31 岁。行右面颊部肿物切除术时,自下颌部突发凶猛出血,迅速纱布填塞并行气管切开送至我院。行 CT 和 MRI 检查后,确诊为颈外动脉假性动脉瘤破裂出血。全麻下行假性动脉瘤的近、远端栓塞,栓塞后行局部清创缝合,详见(图8-17)。

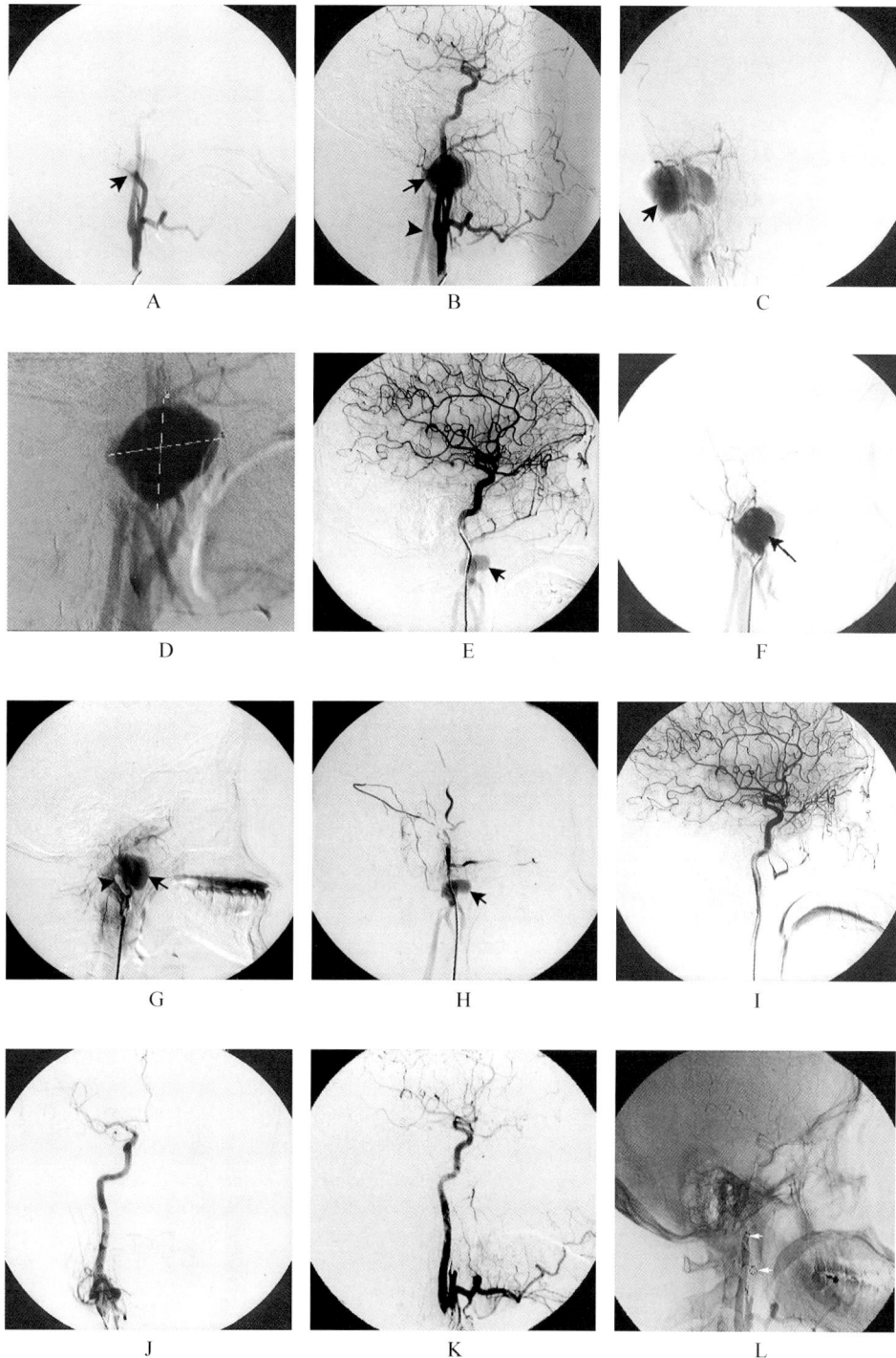

图 8 - 16　颈外动脉主干假性动脉瘤的介入治疗

A. 右颈总动脉造影早期的侧位像显示颈外动脉主干破口,造影剂自破口喷入假性动脉瘤的瘤腔(箭头)　B. 右颈总动脉造影的侧位像显示颈外动脉主干假性动脉瘤形成(箭头),回流静脉同期显示(短箭头)　C. 右颈总动脉造影的正位像显示假性动脉瘤形成(箭头)　D. 右颈动脉造影静脉期的侧位像显示假性动脉瘤(箭头)的大小以及其内造影剂的滞留　E. 右颈内动脉造影的侧位像显示通过与上颌动脉的异常交通,颈内动脉也参与假性动脉瘤(箭头)的供血;以及其内的造影剂滞留,其远心端变窄(短箭头)　F. 造影导管位于瘤腔内的造影显示造影剂内瘤腔滞留以及回流静脉出现　G. 释放可脱球囊(短箭头)进行治疗,效果不显著,可见泄漏后的球囊冲入瘤腔内以及周围滞留的造影剂　H. 将造影导管穿过假性动脉瘤(箭头),并引至其远端的颞浅动脉同时释放弹簧圈进行栓塞　I. 假性动脉瘤远心端栓塞后,颈内动脉造影显示不再供应病变　J. 右颈总动脉造影的正位像显示假性动脉瘤及其颈外动脉部分主干消失　K. 右颈总动脉造影的侧位像显示假性动脉瘤及其颈外动脉面动脉以上主干消失　L. 头颅侧位像显示栓塞弹簧圈(箭头)分别位于颈外动脉破口的近、远心端

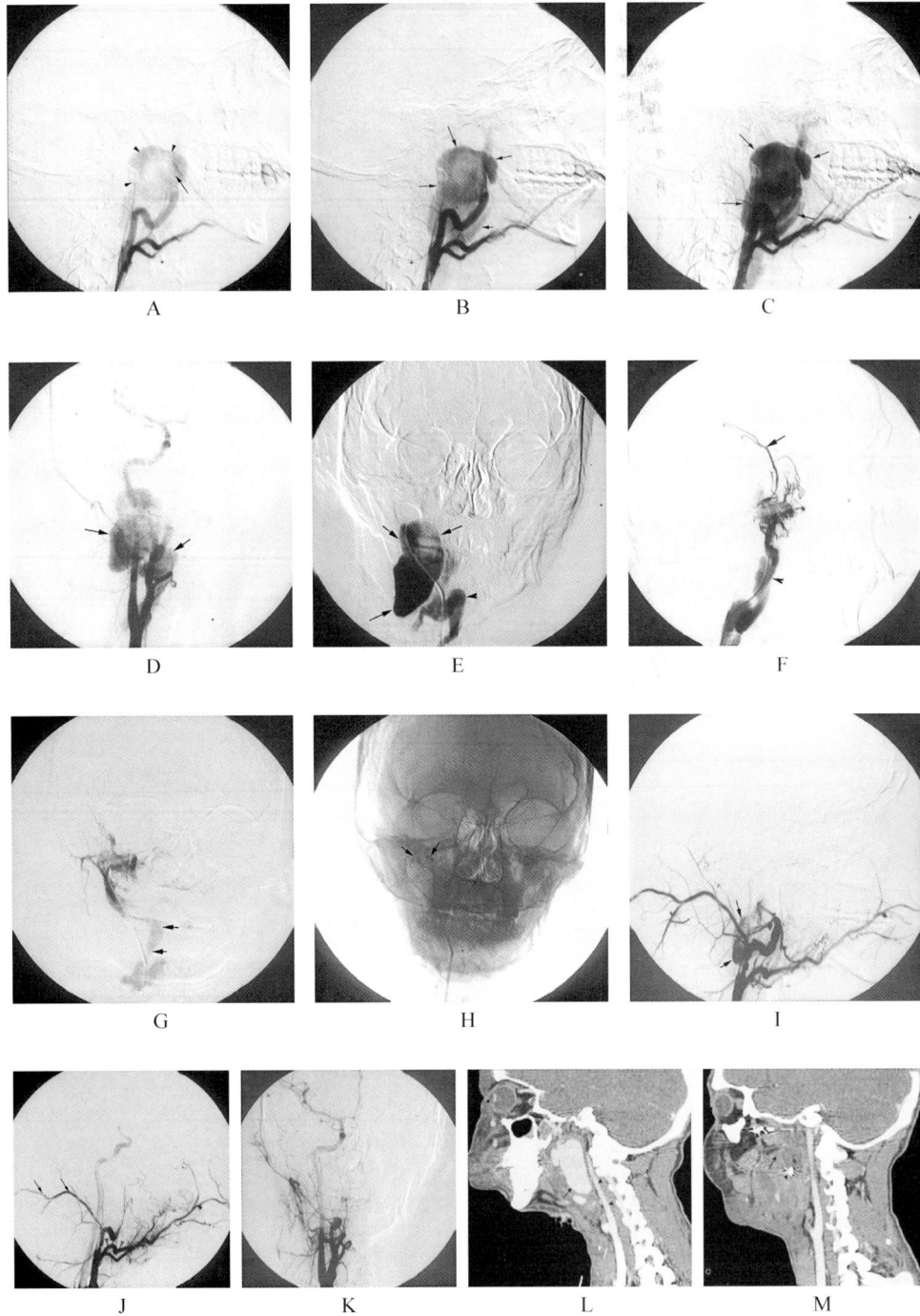

图 8－17　颈外动脉主干假性动脉瘤的介入治疗

A. 右颈总动脉造影早期的侧位像显示颈外动脉主干破口（箭头），造影剂自破口喷入假性动脉瘤的瘤腔（短箭头）　B. 右颈总动脉造影中期的侧位像显示颈外动脉主干的假性动脉瘤（箭头）　C. 右颈总动脉造影晚期的侧位像显示颈外动脉主干假性动脉瘤（箭头）　D. 右颈总动脉造影的正位像显示假性动脉瘤形成（箭头），远心端由于"盗血"显示不清　E. 造影导管位于瘤腔内的造影显示造影剂内瘤腔滞留（箭头）以及回流静脉出现（短箭头）　F. 侧位像显示造影导管穿过假性动脉瘤，并引至其远端的颞浅动脉（箭头）同时释放弹簧圈进行栓塞，此时可见回流静脉（短箭头）显示　G. 正位像显示造影导管穿过假性动脉瘤，并引至其远端的颞浅动脉同时释放弹簧圈进行栓塞，此时可见与假性动脉瘤相连的回流静脉（箭头）显示　H. 头颅正位像显示栓塞弹簧圈（箭头）位于颈外动脉破口的远心端　I. 栓塞过程中的右颈外动脉造影侧位像显示假性动脉瘤还有少许残留（箭头）以及颈外动脉面动脉以上主干消失　J. 栓塞后的右颈外动脉造影侧位像显示假性动脉瘤及其面动脉和枕动脉以上的颈外动脉主干消失　K. 栓塞后的右颈总动脉造影的正位像显示假性动脉瘤及其颈外动脉部分主干消失　L. 治疗前的 CT 矢状面重建图像显示颈外动脉主干假性动脉瘤（箭头），颈内动脉连续（短箭头）　M. 治疗后的 CT 矢状面重建图像显示假性动脉瘤消失（箭头），其近、远心端可见高密度的栓塞弹簧圈

第四节　颈外动脉分支的假性动脉瘤

颈外动脉共有 8 个动脉分支，其中甲状腺上动脉、舌动脉和面动脉三支向前；咽升动脉、枕动脉和耳后动脉 3 支向后，以及 2 支终末动脉，颞浅动脉和上颌动脉。除咽升动脉外，其余 7 支均有发生假性动脉瘤的报道。其中，颞浅动脉假性动脉瘤的发生率最高，其次为面动脉和上颌动脉。通常这些血管分支受到被覆软组织的覆盖，不易受到损伤，但是当他们达到软组织浅面并跨越骨结构时，则易受到损伤。发生的原因有来自接触性运动，如足球、拳击、棒球等，也可源自火器伤、刀伤以及钝挫伤等，还有一部分是来自口腔颌面外科的操作和手术，如 CT 引导下的穿刺活检、颏成形术、下颌骨的环状结扎、颞下颌关节成形术、头发移植术、上、下颌骨的截骨术、颞下颌关节镜检查以及口内径路颧弓骨折复位术等。尽管颈外动脉分支纤细，但源自这些分支的假性动脉瘤也可造成致命的出血。

一、颞浅动脉分支的假性动脉瘤

（一）临床病理

颞浅动脉是颈外动脉浅部的终末支，大多数起自腮腺内。主干在耳廓前垂直上升，越过颧弓后根，穿过颞肌筋膜浅层到达头皮下。在颞浅动脉穿出腮腺并跨越颧弓处，缺少了颞部坚韧的覆盖，呈相对暴露状，该处易受损伤并发生假性动脉瘤。另外，颞浅动脉在该处紧邻颞下颌关节，颞下颌关节的一些手术也很容易造成该血管的损伤。

颞浅动脉的假性动脉瘤常有明确的外伤史，表现为受伤侧颞部的搏动性膨隆，触诊有震颤和搏动感，听诊有吹风样杂音。患者常有搏动性耳鸣的主诉。

颞浅动脉的假性动脉瘤位置表浅，超声检查常可明确诊断。增强 CT 上可见颞部呈明显强化的瘤样扩张。DSA 上表现为颞部的颞浅动脉破口形成，周围形成瘤样的异常血管团，可呈圆形、卵圆形以及纺锤形，颞浅静脉继发性扩张。

（二）介入栓塞技术

1. 颞浅动脉破口的近、远心端栓塞

将造影导管引入颞浅动脉内，然后采用同轴技术将微导管引至颞浅动脉破口远端。根据破口远端颞浅动脉管径的大小，选用合适直径的弹簧圈进行栓塞；然后再将微导管撤至颞浅动脉破口近心端，再释放弹簧圈进行栓塞。该技术的关键是将微导管引至颞浅动脉破口的远心端。由于颞浅动脉迂曲走行，特别是在穿过颞肌筋膜时，常有一较锐的迂曲，常难以将微导管正确置位。

2. 局部穿刺的介入栓塞

对于不能将微导管引至颞浅动脉破口远心端的病例，可直接穿刺颞部扩张的假性动脉瘤，见飚血后，通过穿刺针注射造影剂。如果直接造影显示回流静脉以及瘤样扩张，则可根据回流静脉的粗细，选择合适的弹簧圈透视下释放。在释放弹簧圈的过程中，通过穿刺针反复造影以显示病变是否得以充分栓塞。仅行弹簧圈的栓塞，可能不可使回流静脉完全闭塞，这时需补充液体的组织胶栓塞。

（三）疗效评价

颞部的假性动脉瘤成功的介入栓塞后，局部搏动和耳鸣完全消失，颞部的膨隆可得以改善。我们最长的随访病例已超过5年，未有局部的复发。

颞部假性动脉瘤的栓塞失败主要见于经血管内径路仅栓塞颞浅动脉破口的近心端，破口远心端与假性动脉瘤以及回流静脉的通道依然存在。这时，颞部的搏动性膨隆和患者的耳鸣主诉依然存在。颞部假性动脉瘤的栓塞不全则见于瘤内直接穿刺栓塞时，瘤腔未能完全闭塞、残腔存留。主要成因为单纯的弹簧圈栓塞时，弹簧圈之间容易存留死角或间隙，需补充液体组织胶加以封塞。

典型病例：

病例1　患者，男性，56岁。右颞部为钝性哑铃击伤，颞骨线形骨折并在局部形成搏动性膨隆。增强CT显示右颞部局限性高密度软组织占位。右颞浅动脉血管造影的侧位像显示该支血管不完全性破损，与颞浅静脉相通。将微导管通过破孔引入到其远端，微钢圈释放行栓塞；然后再将微导管撤到颞浅动脉破孔近心端，再次释放微钢圈行栓塞。栓塞后的颞浅动脉造影显示其远端闭锁，动静脉交通消失，详见（图8-18）。

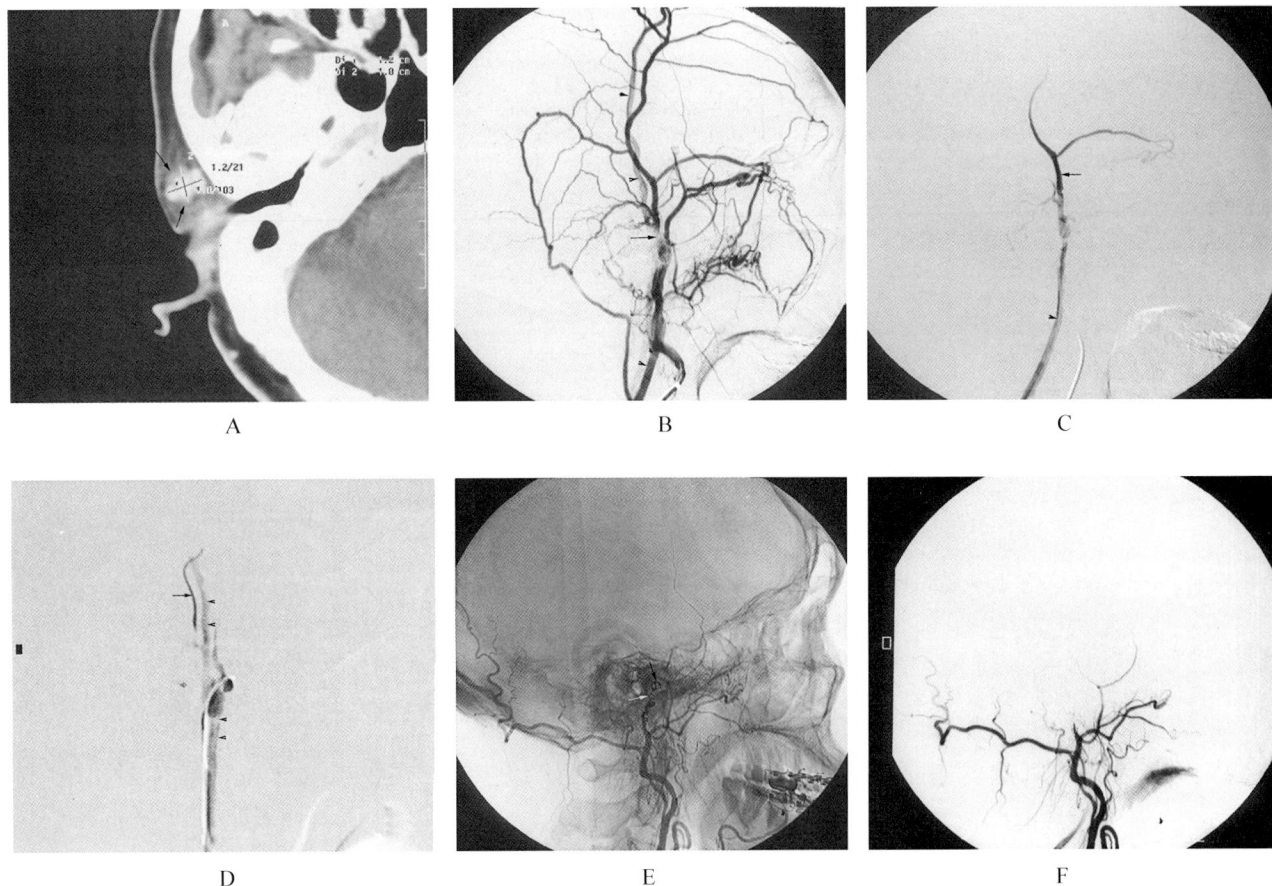

图8-18　颞浅动脉假性动脉瘤的血管内栓塞

A. 轴状面增强CT显示右侧颞骨外侧类圆形高密度软组织占位影（箭头）　B. 右颞浅动脉造影的侧位像显示颞浅动脉主干破口（箭头）以及回流静脉显示（短箭头）　C. 颞浅动脉造影的侧位像显示造影导管穿过假性动脉瘤，并引至其远端的颞浅动脉分支（箭头）同时释放弹簧圈进行栓塞，此时可见回流静脉（短箭头）显示　D. 造影导管位于瘤腔内的造影显示颞浅动脉远端分支（箭头）以及回流静脉出现（短箭头）　E. 头颅侧位像显示分别在颞浅动脉破口的近心端（白色箭头）和远心端（黑色箭头）释放弹簧圈　F. 栓塞后的颈外动脉造影侧位像显示假性动脉瘤、回流静脉以及颞浅动脉远端分支不再显示病例 2 患者，男性，48 岁。左颞部跌伤后血肿形成，2 个月后逐渐形成搏动性膨隆并伴耳鸣。血管造影显示左颞浅动脉不完全破损，形成瘤样扩张并与颞浅静脉相通。局部穿刺病变，直接造影证明位于病变内时经穿刺针释放附凝血纤毛弹簧圈。栓塞后造影显示假性动脉瘤大部消失，搏动性耳鸣不再发生，治疗过程见（图8-19）。

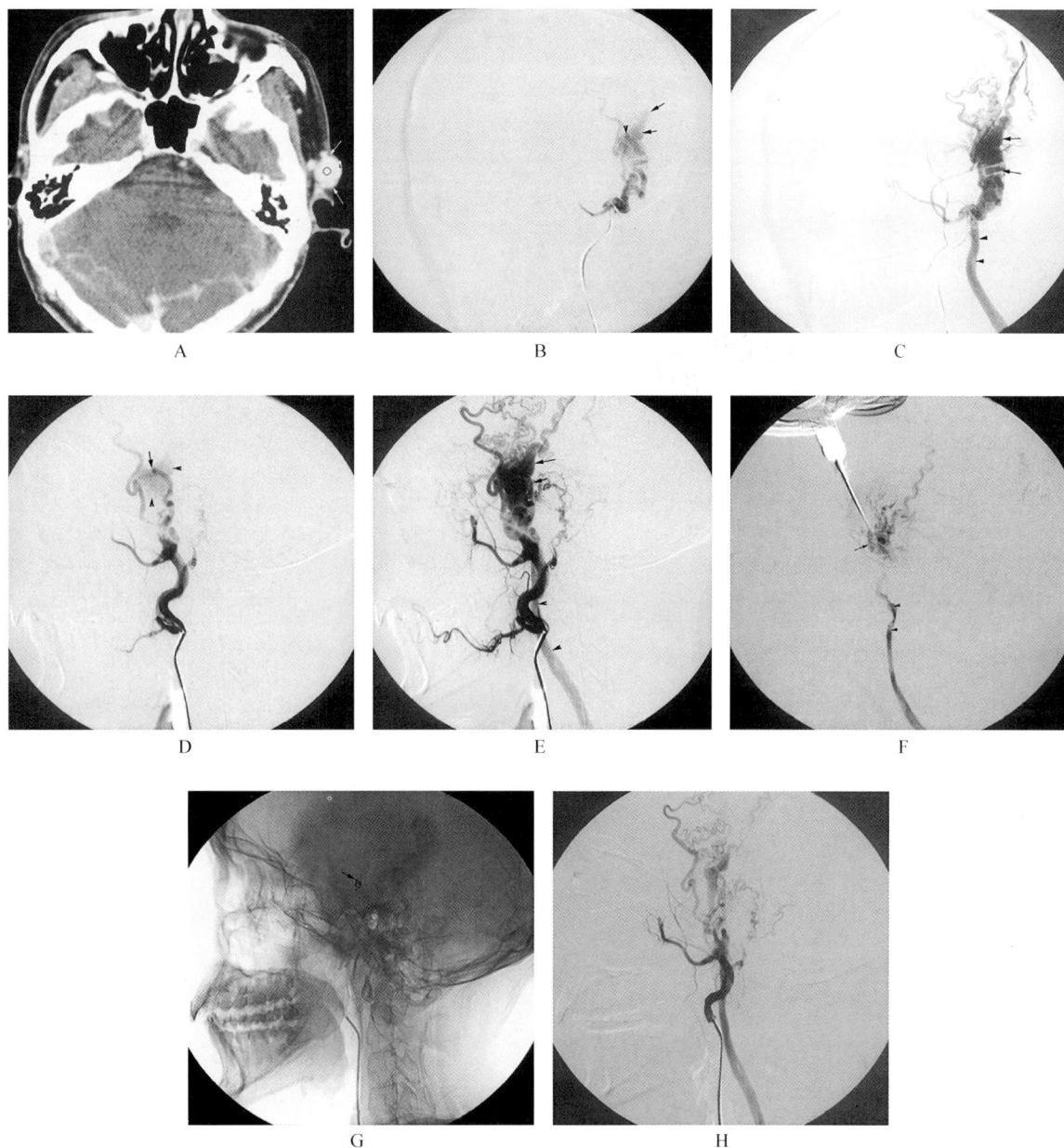

图 8-19 颞浅动脉假性动脉瘤局部穿刺栓塞

A. 轴状面增强 CT 显示左侧颞骨外侧类圆形高密度软组织占位影（箭头） B. 左颈外动脉远端造影早期的正位像显示颞浅动脉主干破口（短箭头）以及假性动脉瘤形成（箭头） C. 左颈外动脉远端造影中期的正位像显示颞浅动脉的假性动脉瘤形成（箭头）及同期显示的回流静脉（短箭头） D. 左颈外动脉远端造影早期的侧位像显示颞浅动脉主干破口（箭头）以及假性动脉瘤形成（短箭头） E. 左颈外动脉远端造影中期的侧位像显示颞浅动脉的假性动脉瘤形成（箭头）以及同期显示的回流静脉（短箭头） F. 局部穿刺瘤体造影，可见假性动脉瘤（箭头）以及回流静脉（短箭头）显示，此时释放弹簧圈 G. 头颅侧位像显示栓塞弹簧圈（箭头）位于颞部 H. 栓塞后的颈外动脉造影侧位像显示假性动脉瘤变小，回流静脉依稀可见

病例 3　患者,男性,23 岁。左颞部外伤后搏动性膨隆伴耳鸣。血管造影显示左颞浅动脉不完全破损,形成瘤样扩张并与颞浅静脉相通。将微导管颞浅动脉破口引入到瘤样扩张的静脉端,释放.018S 附凝血棉毛微钢圈 2 枚以堵塞回流静脉远端;病变流速得以减低后,局部穿刺病变再次释放栓塞钢圈。栓塞后造影见颞部假性动脉瘤和回流静脉消失。临床检查搏动性膨隆和耳鸣消失,治疗过程见(图 8 - 20)。

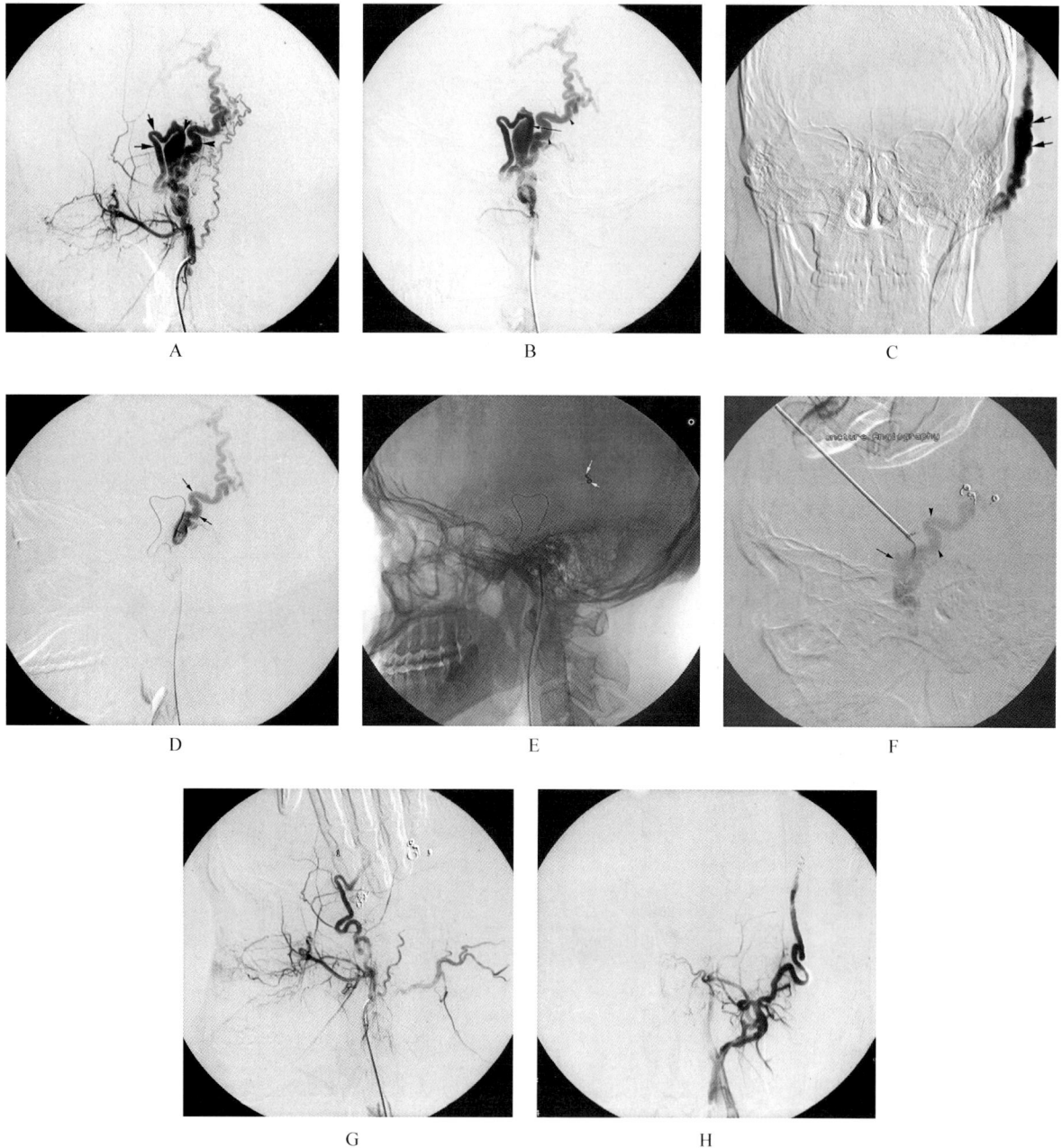

图 8 - 20　颞浅动脉假性动脉瘤局部穿刺结合血管内栓塞

A. 左颈外动脉远端造影的侧位像显示源自颞浅动脉(箭头)的假性动脉瘤形成以及回流静脉同期显示(短箭头)　B. 左颞浅动脉造影的侧位像显示假性动脉瘤形成(箭头)以及回流静脉同期显示(短箭头)　C. 左颞浅动脉造影的正位像显示假性动脉瘤形成(箭头)　D. 微导管通过假性动脉瘤超选择引入回流静脉,此时释放弹簧圈　E. 头颅侧位像显示栓塞弹簧圈(箭头)位于颞部　F. 局部穿刺瘤体造影,可见假性动脉瘤(箭头)以及回流静脉(短箭头)显示,此时再释放弹簧圈　G. 栓塞后的颈外动脉造影侧位像显示假性动脉瘤消失,回流静脉不再显示　H. 栓塞后的颈外动脉造影正位像显示假性动脉瘤消失,回流静脉不再显示

二、上颌动脉分支的假性动脉瘤

上颌动脉是颈外动脉的深终末支,起自下颌骨的髁突颈部,止于翼腭窝顶。它有 14 个分支和 1 支终末动脉。根据其走行和供应范围可分为 6 组:① 颅内上升动脉组:前鼓室动脉、脑膜中动脉和脑膜副动脉;② 颅外上升动脉组:颞中深动脉和颞前深动脉;③ 返回动脉组:翼管动脉、翼腭动脉和圆孔动脉;④ 下降动脉组:下齿槽动脉、咬肌动脉和颊动脉;⑤ 前动脉组:上齿槽动脉、眶下动脉和腭降动脉;⑥ 终末动脉:蝶腭动脉。根据其走行和位置关系,以前动脉组的上齿槽动脉和腭降动脉以及终末动脉受伤形成假性动脉瘤的几率最高。

上颌动脉位置深在,导致其假性动脉瘤形成的原因多见于枪弹伤和刀刺伤,其次为颌面部的骨折及上、下颌骨的截骨术。利用摆动锯对下颌骨升支行纵型或斜型劈开时,在乙状切迹区需注意保护内侧的软组织,避免截骨时伤及内侧的上颌动脉。上颌骨的截骨术也有可能伤及上颌动脉,特别是在用骨凿分离上颌结节与翼板时。上颌动脉的假性动脉瘤还可见于口内径路行颧弓骨折复位术以及生活中不慎刺破腭部或切牙乳头等。

上颌动脉的假性动脉瘤多表现为持续、反复的鼻腔出血,经常规的前、后鼻孔填塞法往往不能奏效。这种鼻腔出血常发生在外伤或手术 2 周以后。由手术导致的上颌动脉损伤,术中也常伴明显的出血发生。上颌动脉损伤所致的假性动脉瘤除了鼻出血之外,还可伴有耳周部的搏动性膨隆。增强 CT 可见面深间隙明显强化的类圆形软组织占位影,界限清晰(图 8 - 21)。MRI 上根据是否伴有动静脉瘘,信号表现略有差异,可以在 T1WI 和 T2WI 均表现为低信号流空血管影(图 8 - 22),也可在 T1WI 上表现为等信号,T2WI 上呈高信号,但在增强的 T1WI 上均表现为强化的软组织占位信号影(图 8 - 23)。

正颌手术或颌面部刺入伤后 2 周发生严重鼻出血的患者,均应考虑行血管造影以探查是否发生血管损伤并形成假性动脉瘤。如果在造影中发现假性动脉瘤,血管内的介入栓塞治疗为首选的治疗模式。

介入栓塞治疗的原则为堵塞损伤血管的近、远心端。上颌动脉损伤所致的假性动脉瘤,位处面深间隙深部,受下颌支和上颌结节的限制,往往不能过度增长。对该类较小的假性动脉瘤,可针对瘤体直接行栓塞。但是,禁行假性动脉瘤供血动脉近端的弹簧圈栓塞或手术结扎,这样的处置会使远心端的血液返流,导致假性动脉瘤的依然存在。

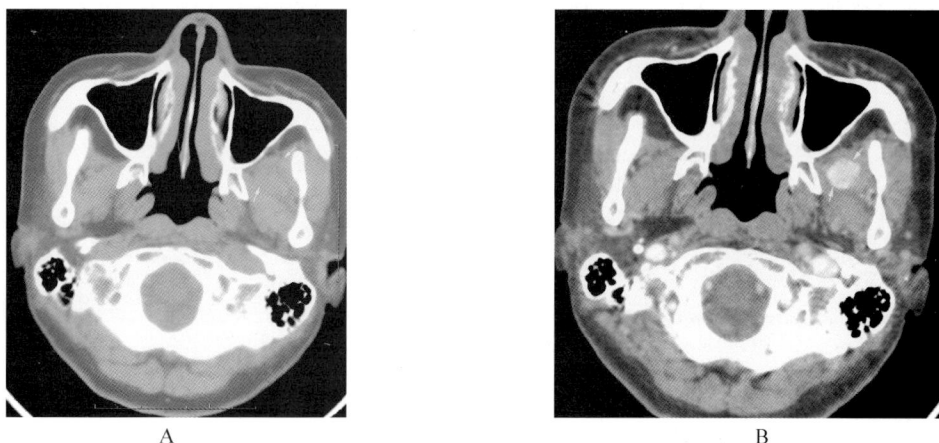

A   B

图 8 - 21　上颌动脉的假性动脉瘤

A. 平扫CT 的轴状面显示左面深间隙的假性动脉瘤为等密度软组织占位影(箭头)　B. 注射增强剂后该软组织占位明显强化、类似血管密度(箭头)

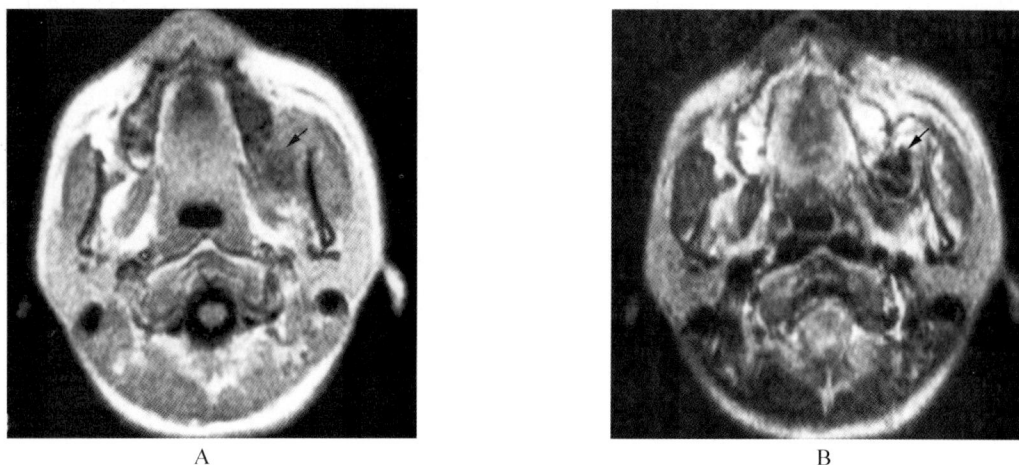

图 8－22　上颌动脉的假性动脉瘤

A. MRI 的 T1WI 轴状面显示左侧上颌结节区低信号的异常软组织占位(箭头),内伴流空形成　B. MRI 的 T2WI 轴状面显示左侧上颌结节区仍为低信号的异常软组织占位(箭头)

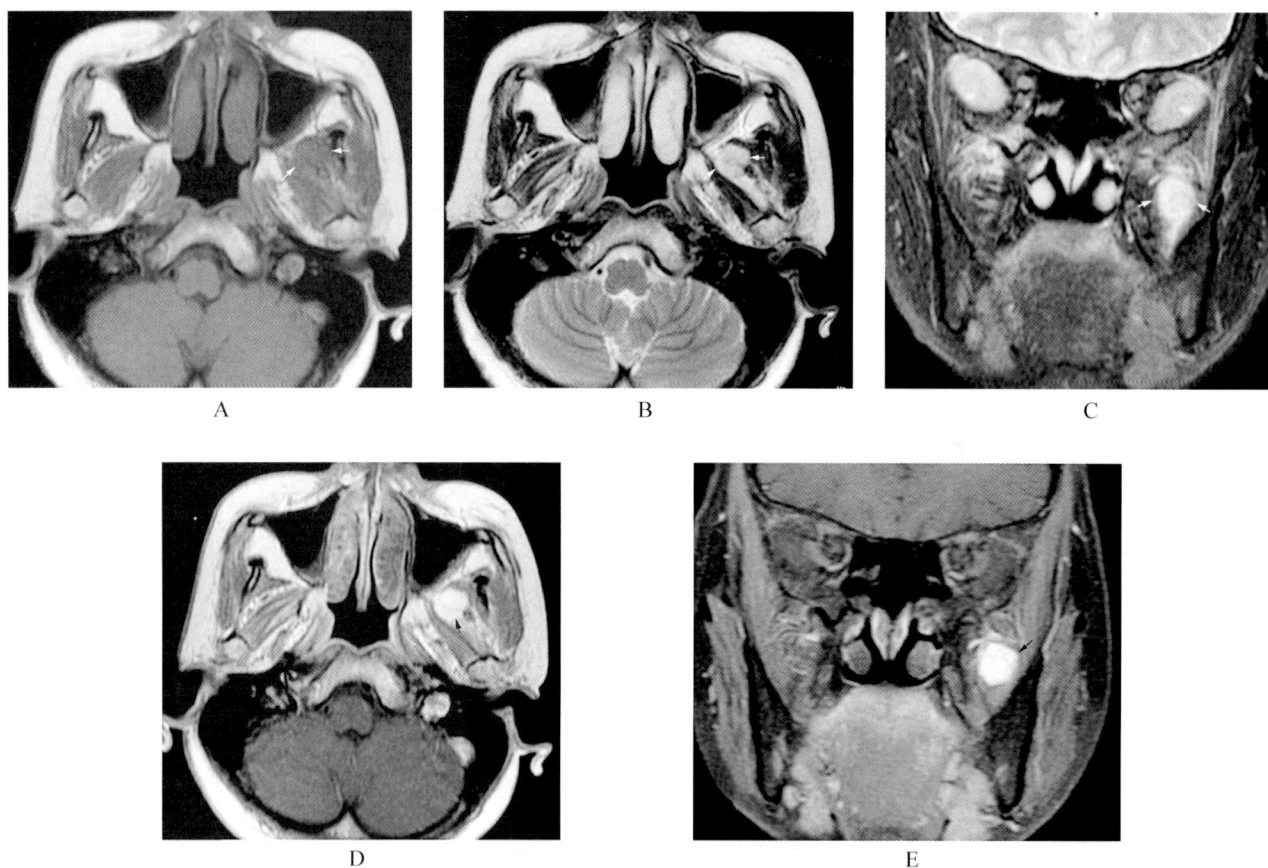

图 8－23　上颌动脉的假性动脉瘤

A. 副鼻窦平面 MRI 的 T1WI 轴状面显示左上颌窦后方的面深间隙内等信号的异常软组织占位(箭头),其内不伴流空形成 B. 该异常软组织占位(箭头)在副鼻窦平面 MRI 的 T2WI 轴状面为高信号,其内不伴流空形成　C. 副鼻窦平面 MRI 的 T2 压脂冠状面显示左面间隙内高信号的异常软组织占位(箭头)　D. 注射增强剂后,假性动脉瘤在副鼻窦平面 MRI 的 T1WI 轴状面呈明显强化(箭头),其内不伴流空形成　E. 注射增强剂后,MRI 的 T1 压脂冠状面显示左面深间隙内的假性动脉瘤明显强化(箭头)

上颌动脉的假性动脉瘤位置深在,应以血管内介入栓塞治疗为主。如果采用手术处理,往往难以达到术区,且会引起严重的并发症。

典型病例:

病例1　患者,男性,52岁,局麻下行鼻甲整复术时发生鼻出血,常规止血方法不能奏效。颈外动脉造影末期可见蝶腭动脉远端类圆形异常血管团着色,一直持续到静脉期,无明显回流静脉显示,故蝶腭动脉源性外伤性动脉瘤的诊断得以确立。将3F微导管引入到异常血管团内,.018S微弹簧圈行栓塞,然后后退少许微导管,堵塞蝶腭动脉和上颌动脉进一步巩固栓塞效果。栓塞后分别行双侧上颌动脉造影未见异常

血管团显示。栓塞术后撤除鼻腔内填塞的纱条,未见出血发生。现已随访8个月,未见再出血发生,详见(图8-24)。

病例2　患者,男性,42岁,切牙乳头区暗红色膨隆,欲取病检时发生喷射状出血,局部纱布压迫可暂时止血。颈外动脉造影末期可见腭降动脉远端、鼻腭乳头区类圆形异常血管团着色,一直持续到静脉期,无明显回流静脉显示,故外伤性动脉瘤的诊断得以确立,可追溯到吃鱼被刺伤史。将3F微导管引入到腭降动脉远端的异常血管团内,25% NBCA 2 ml行栓塞。栓塞后造影异常血管团消失,局部出血控制,详见(图8-25)。

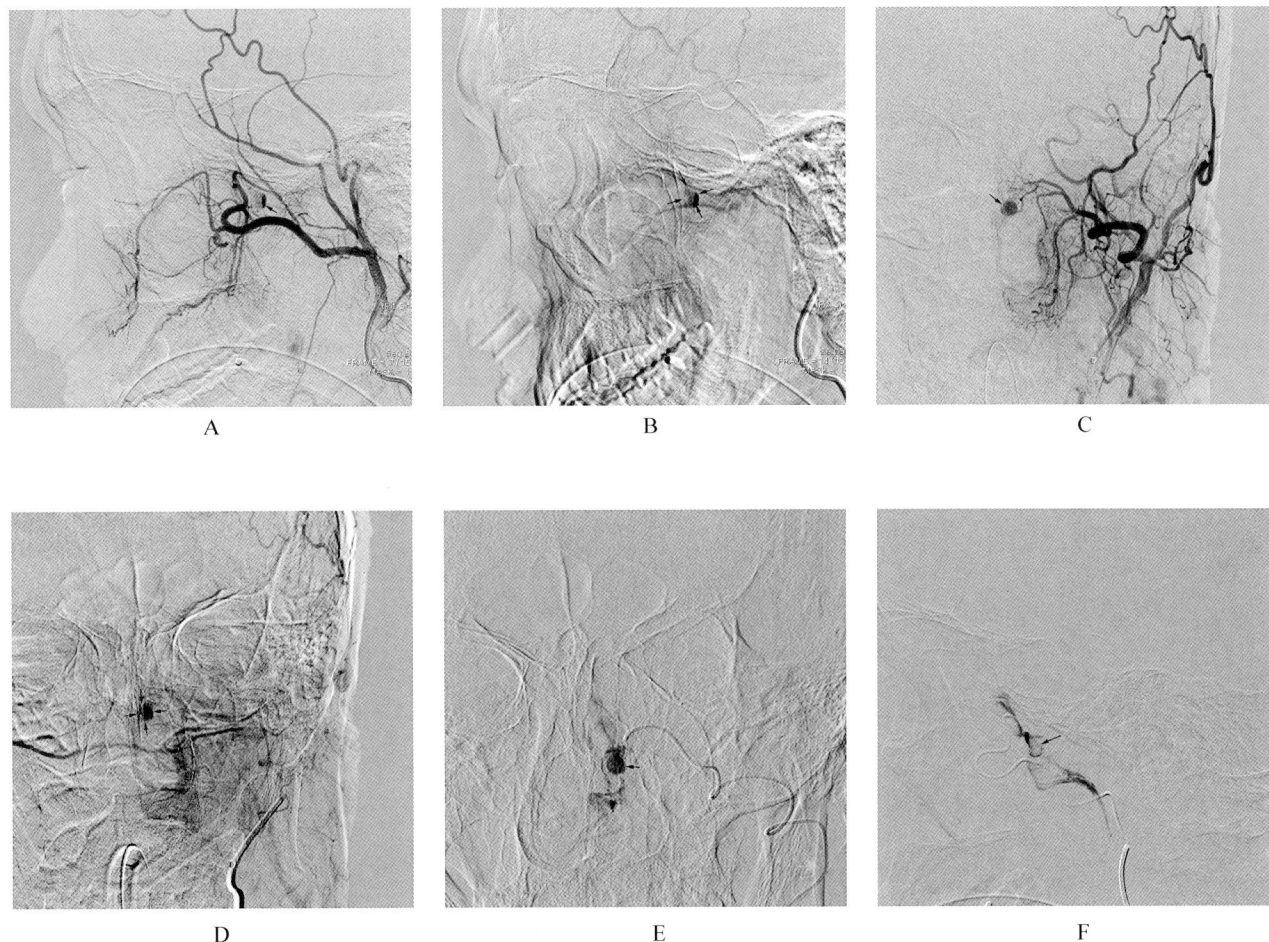

A

B

C

D

E

F

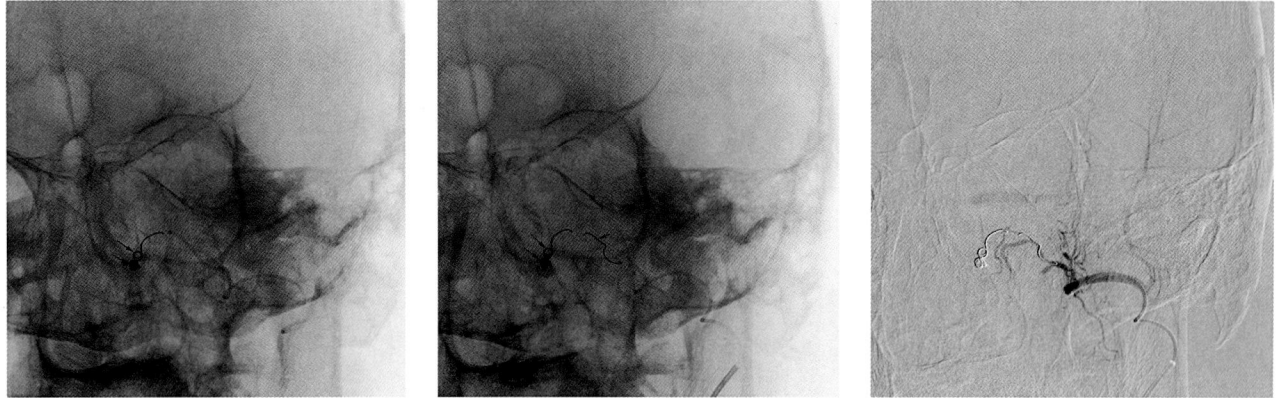

G   H   I

图 8 - 24 上颌动脉分支假性动脉瘤的介入弹簧圈治疗

A. 左颈外动脉远端造影的侧位像显示上颌动脉末端的造影剂滞留(箭头) B. 左颈外动脉远端造影静脉期的侧位像显示上颌动脉末端的造影剂滞留以及假性动脉瘤形成(箭头) C. 左颈外动脉造影的正位像显示源自蝶腭动脉的假性动脉瘤形成(箭头) D. 左颈外动脉造影静脉期的正位像显示假性动脉瘤内造影剂滞留(箭头) E. 正位像显示微导管通过血管内途径超选择引入假性动脉瘤(箭头),此时释放弹簧圈 F. 侧位像显示微导管通过血管内途径超选择引入假性动脉瘤(箭头) G. 头颅正位像显示栓塞弹簧圈(箭头)位于病变区 H. 头颅正位像显示栓塞弹簧圈(箭头)位于病变区和上颌动脉内 I. 栓塞后的左上颌动脉造影正位像显示假性动脉瘤及上颌动脉远端消失

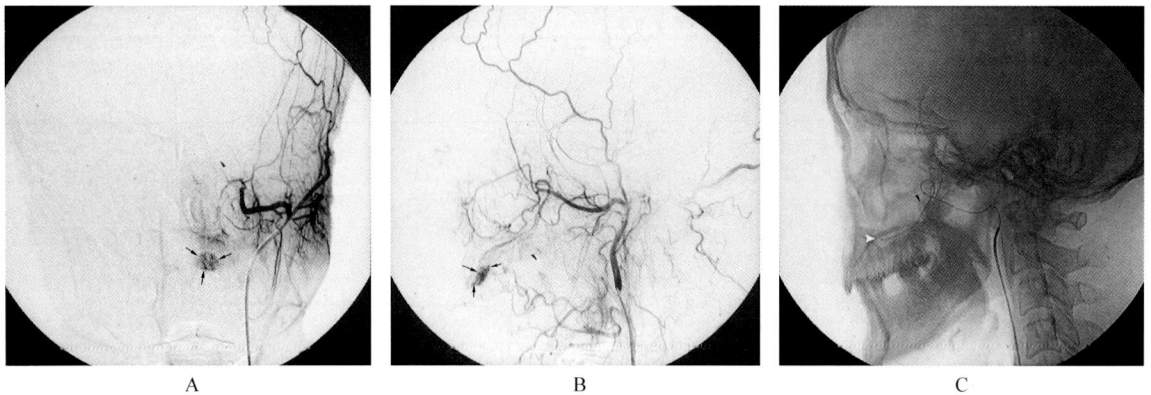

A   B   C

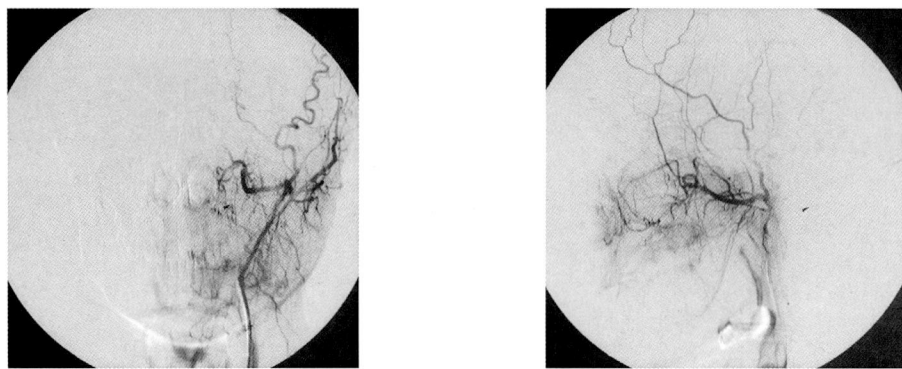

D   E

图 8 - 25 上颌动脉分支假性动脉瘤的组织胶栓塞治疗

A. 左颈外动脉远端造影的正位像显示上颌动脉末端造影剂的类圆形滞留(箭头) B. 左颈外动脉远端造影的侧位像显示上颌动脉分支末端、切牙乳头附近的造影剂滞留以及假性动脉瘤形成(箭头) C. 头颅侧位像显示微导管已超选择引入切牙乳头附近的病变内(箭头) D. 栓塞后的左颈外动脉造影正位像显示假性动脉瘤消失及上颌动脉主要分支保留 E. 栓塞后的左颈外动脉造影侧位像显示假性动脉瘤消失及上颌动脉主要分支保留

脉分颏下水平段及表面上升段。在下颌骨表面的表面上升段，位置表浅，易受损伤并形成假性动脉瘤（图8-26）。另外，颌面部的软组织动静脉畸形也可伴发面动脉弥散性、多发性动脉瘤（图8-27）。

三、面动脉分支的假性动脉瘤

面动脉系颈外动脉的第三分支。主要供应面部皮肤、咬肌、唾液腺及大部分口腔黏膜。面动

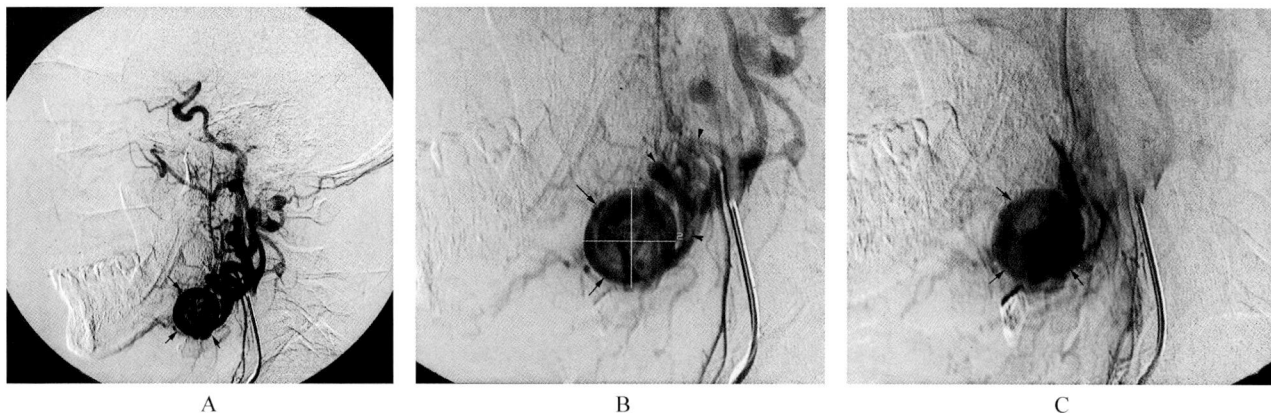

图8-26　面动脉的假性动脉瘤

A. 左颈总动脉造影的侧位像显示面动脉末端造影剂的类圆形滞留、假性动脉瘤形成（箭头）　B. 左面动脉（短箭头）造影的侧位像显示造影剂"喷射状"溢出、假性动脉瘤形成（箭头）　C. 左面动脉造影静脉期的侧位像显示造影剂滞留（箭头）

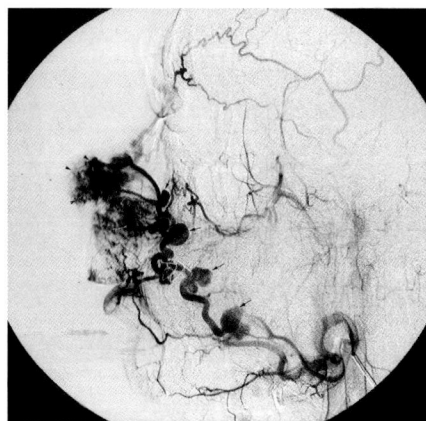

图8-27　鼻部动静脉畸形伴发面动脉弥散性、多发性动脉瘤

面动脉造影的侧位像显示鼻部弥散状异常血管团（短箭头）及沿途多个动脉瘤形成（箭头）

下颌骨表面的钝挫伤是导致面动脉假性动脉瘤的最主要原因，另外面部软组织占位的局部切除术也可导致面动脉的损伤并形成假性动脉瘤。

面动脉的假性动脉瘤表现为面部软组织的搏

动性膨隆，表面皮肤正常颜色或稍呈暗红色。该搏动性膨隆的形成过程多呈渐进性，距外伤或手术相当长的间隔。可以单独存在、也可伴发动静脉瘘。增强CT上表现为面部表浅软组织明显强化的占位。伴发动静脉瘘的面动脉假性动脉瘤内部呈明显的流空，T1WI和T2WI上均呈低信号影像。

面动脉假性动脉瘤的介入栓塞原则同上颌动脉假性动脉瘤。面动脉的假性动脉瘤由于缺少骨组织遮挡，往往体积较上颌动脉假性动脉瘤为大。行瘤内弹簧圈栓塞时，应选择直径足以大于回流静脉内径，以免回流至肺部造成肺栓塞。

典型病例：

患者男性，36岁，左颌下区搏动性膨隆，曾有局部手术切除史。增强CT显示左颌下区血管密度软组织占位，MRI显示左颌下区流空血管影。颈外动脉造影可见面动脉远端异常血管团、涡流形成，其远端弥散状软组织动静脉畸

形。将 5F 造影导管引至左颌下异常血管团内，释放附凝血棉毛的弹簧圈，待病变内血流降低后，25% NBCA 6 ml 行补充栓塞直至异常血管团消失，详见（图 8-28）。

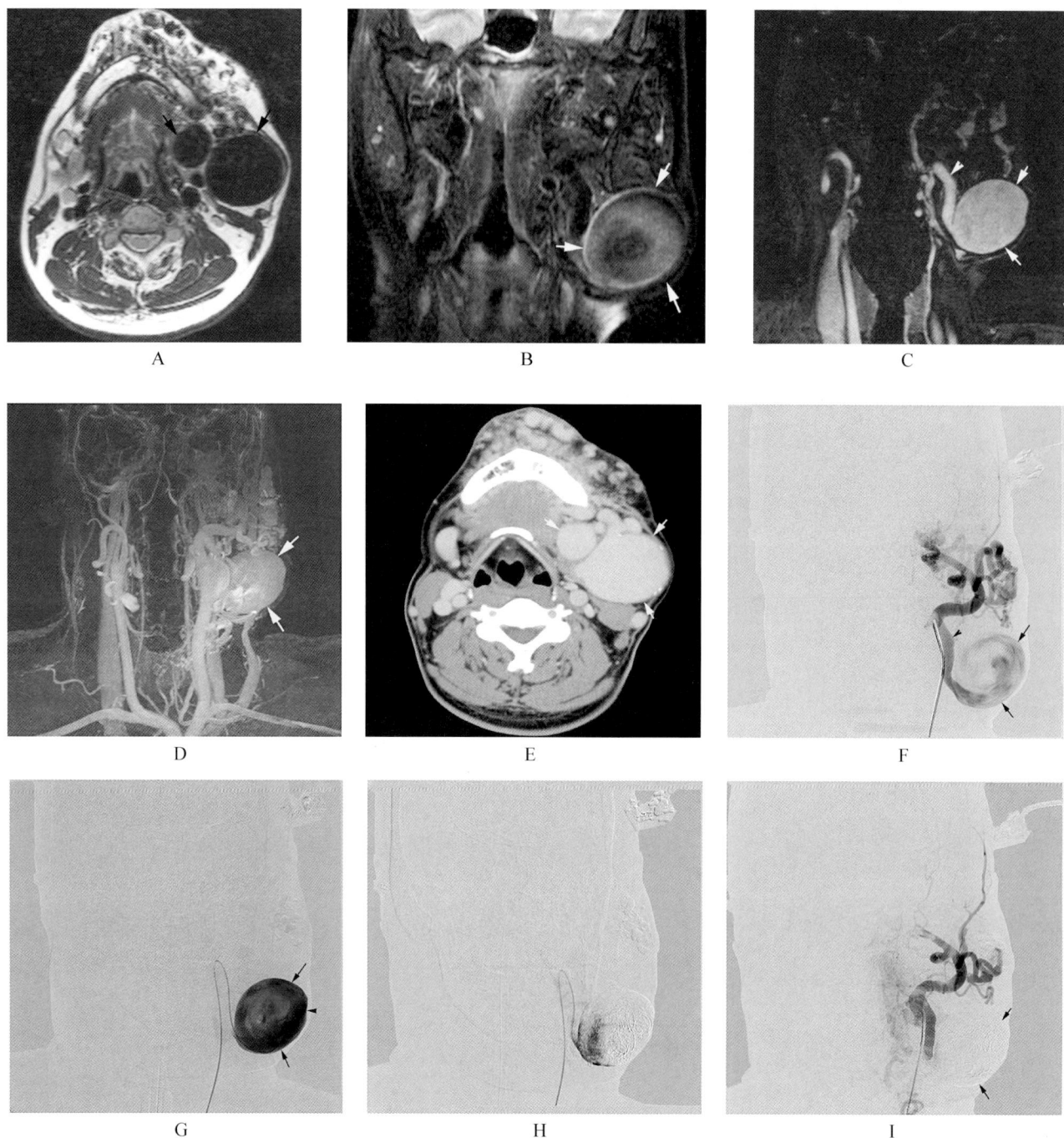

图 8-28 面动脉假性动脉瘤的介入治疗

A. MRI 的 T2WI 轴状面显示左侧颌下区低信号的异常软组织占位（箭头），其内流空形成 B. MRI 的 T2 压脂冠状面显示左侧颌下区低信号的异常软组织占位（箭头），其内流空形成 C. 梯度回波的 MRA 原始图像冠状面显示左侧颌下区低信号的异常软组织占位（箭头），其内呈流入性增强，源自面动脉（短箭头） D. MRA 显示左侧颌下区的异常血管团（箭头），回流静脉增粗 E. 轴状面增强 CT 显示左颌下区高密度的血管团状软组织占位影（箭头） F. 左颈外动脉造影的正位像显示面动脉（短箭头）末端涡流状的异常血管团状影（箭头） G. 5F 造影导管引入到异常血管团内，此时释放弹簧圈和注入组织胶 H. 释放弹簧圈和注入组织胶后的血管团造影显示造影剂不再滞留 I. 栓塞后的左颈外动脉造影正位像显示异常血管团消失

四、颈外动脉其他分支的假性动脉瘤

颈外动脉其他分支发生假性动脉瘤的几率较颞浅动脉、上颌动脉以及面动脉明显降低。根据报道及临床实践,甲状腺上动脉、舌动脉以及颊动脉还可发生血管损伤并形成假性动脉瘤。

甲状腺上动脉是颈外动脉第一个向下的分支,位置表浅。颈部的锐器伤可损伤该动脉并导致假性动脉瘤的形成,增强 CT 可清晰显示(图 8-29)。由于假性动脉瘤的位置表浅,诊断和治疗相对容易,既可以选择手术切除,也可选择介入栓塞。

舌动脉的假性动脉瘤罕见,DiStefano 等曾报道 2 例舌动脉的假性动脉瘤,它们发生在 Le Fort Ⅱ骨折复位固定术后感染,依靠颈外动脉结扎和局部压迫完成了治疗。Gomori 等报道了另外一例舌动脉假性动脉瘤,该病例无明显的外伤和感染史。G. Schroth 报道了一例舌癌深部侵犯导致的舌动脉假性动脉瘤,通过动脉内的微弹簧圈栓塞得以成功治疗。

面颊部软组织动静脉畸形局部切除整复术后可并发颊动脉的假性动脉瘤,表现为面颊部和耳周明显搏动性膨隆、耳鸣伴颈部颈外静脉扩张。由于流速过快,病变显示不清,颈外动脉内的球囊阻断后造影可见面颊部动静脉畸形与假性动脉瘤混合存在;而且,颈外动脉内扩张球囊辅助性阻断后,病变的流速得以明显降低,此时便于进行假性动脉瘤的栓塞。

(范新东　方　淳　谭家骄)

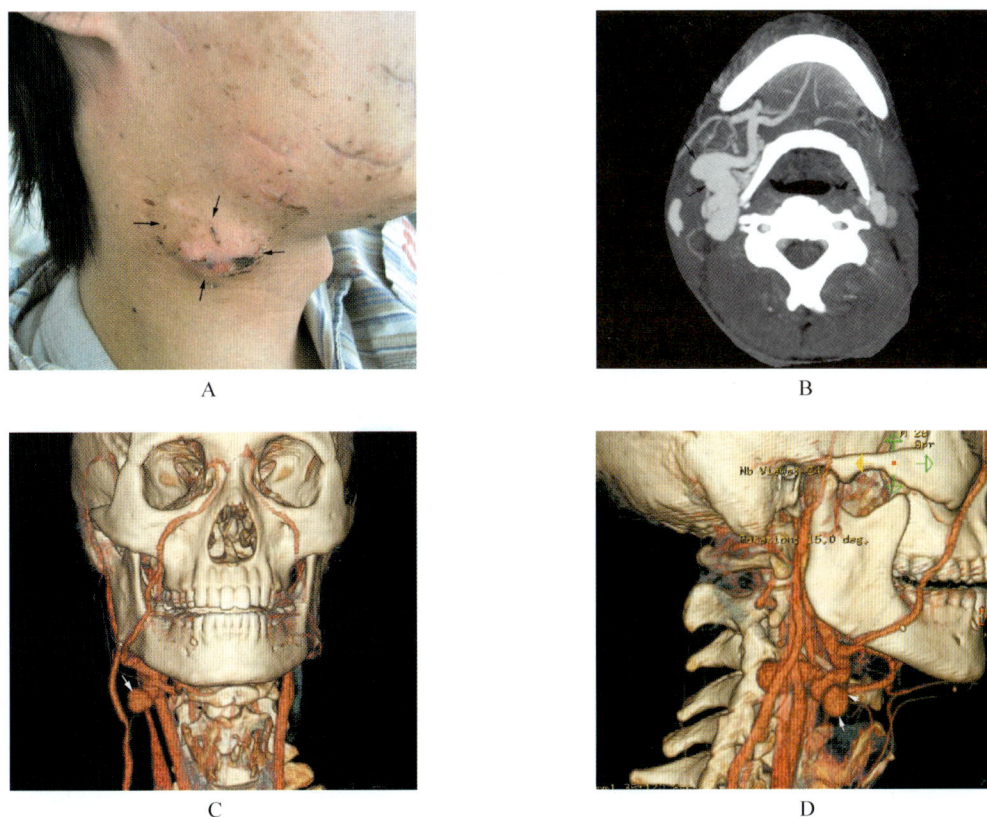

图 8-29　甲状腺上动脉的假性动脉瘤

A. 患者的侧面像显示外伤后,右颈上部出现搏动性膨隆(箭头)　B. 轴状面增强 CT 显示右颈上部高密度的血管团状软组织占位影(箭头)　C. CTA 的正面像显示右颈上部异常血管团(箭头)与回流静脉相连　D. CTA 的正面像显示右颈上部异常血管团(箭头)与回流静脉相连

参 考 文 献

1 Xindong Fan，Qing Mao. Life-threatening oral haemorrhage of pseudoaneurysm after elevation of a fractured zygoma. British J of Oral & Maxillofac Surg. 2002；12：508 - 550

2 Standard SC，Lee AA，Guterman R，et al. Balloon Test Occlusion of the Internal Carotid Artery with Hypotensive Challenge. AJNR Am J Neuroradiol 1995；16：1453 - 1458

3 Conner WC 3rd，Rohrich RJ，Pollock. Traunmatic aneurysm of the face and temple：a patient report and literature review，1644 to 1998. Ann Plast Surg. 1998；41：321 - 326

4 Rhee CS，Jinn TH，Jung HW，et al. Traumatic pseudoaneurysms of the external carotid artery with parotid mass and delayed facial nerve palsy. Otolaryngol Head Neck Surg 1999；121：158 - 160

5 Baroti JM，Triglia，JM，Farnarier P，et al. Embolization of an intraparotid false aneurysm of the external carotid artery：case report. Cardiovasc Intervent Radiol 1991；14：173 - 174

6 Kou B，Davidson J，Gilbert R，Cheung G. Coil embolization of seudoaneurysms of the external carotid artery：case series. J Otol 2000；29：315 - 318

7 Uğuz MZ，Önal K，Öncel S，Topaloğlu İ，et al. Giant external carotid artery pseudoaneurysm presenting as a parotid mass. Otolaryngol Head Neck Surg 2000；122：307 - 309

8 Batten T，Heeneman H. Traumatic pseudoaneurysms of the floor of mouth treated with selective embolization：a case report. J Otol 1994；23：423 - 424

9 Rich NM，Hobson RW，Collins GJ，et al. Traumatic arteriovenous fistulas and false aneurysms：A review of 558 lesions. Surgery，1975；78：817 - 828

10 叶建荣，童一砂，符伟国. 创伤性假性动脉瘤外科治疗探讨(附 57 例报告). 中华创伤杂志，1992；08(04)：209 - 211

11 Bole PV，Munda R，Purdy RT，et al. Traumatic pseudoaneurysms：A review of 32 cases. J Trauma，1976；16：63 - 70

12 Chang JB，Edgar B. Peripheral pseudoaneurysms：An eleven year experience. Vasc Surg，1986；20(3)：166 - 178

13 Chang JB，Borrero E. Peripheral pseudoaneurysms：An eleven-year experience. Vase Surg，1986；20：166 - 173

14 刘昌伟，管珩，朱预. 医源性假性动脉瘤临床分析. 中华外科杂志，1995；32(2)：112 - 114

15 刘云松，马廉亭，吴佐泉. 兔颈总动脉创伤性假性动脉瘤模型的建立. 中国临床神经外科杂志，2000；5(3)：174 - 175

16 郑玉明，徐永年，陈庄洪等. 外伤性假性动脉瘤动物模型的研究. 中华实验外科杂志，1996；13(3)：190 - 191

17 郑玉明，徐永年，孙鸿涛等. 外伤性假性动脉瘤动物模型的建立及实验研究. 中华外科杂志，1998；36(2)：113 - 115

18 Zheng YM，Xu YN，Sun YT，et al. Studies on the animal model of traumatic pseudoaneurysm. Microsurgery，1998；18：349 - 353

19 郑玉明，陈庄洪，蔡贤华等. 假性动脉瘤成因分期学说的实验研究与临床实践. 中华医学全科杂志，2003；2(2)：27 - 29

20 刘云松，马廉亭，吴佐泉等. 兔颈总动脉创伤性假性动脉瘤的病理研究. 广东医学，2001；22(3)：203 - 204

21 郑玉明，徐永年，赵汉平等. 创伤性假性动脉瘤血流动力学的实验研究. 华南国防医学杂志，2001；15(4)：16 - 18

22 冉鹤，赵汉平等. 假性动脉瘤模型的影像学研究. 实用医药杂志，2005；22(8)：713 - 714

23 郑玉明，徐永年，孙鸿涛等. 假性动脉瘤形成机理及破裂出血的实验研究. 中华急救医学，1997；17(4)：5 - 7

24 赵汉平，齐秀永，郑玉明等. 实验性假性动脉瘤血液动力学研究. 实用医药杂志，2002；19(12)：922 - 923

25 刘云松，马廉亭，吴佐泉. 兔颈总动脉创伤性假性动脉瘤微弹簧圈栓塞治疗研究. 解放军医学杂志，2003；28(1)：86 - 87

26 刘云松，秦伟毅，苏磊等. 微弹簧圈瘤腔栓塞治疗假性动脉瘤的实验研究. 第一军医大学学报，2001；21(6)：424 - 425，428

27 Sun HT，Liao SZ，Chen H，et al. Production of aneurysm model of traumatic pseudoaneurysm. Microsurgery，1998；18：103 - 109

28 孙鸿涛，杨军林，陈立龙等. 兔股动脉创伤性假性动脉瘤制作方法研究. 中华创伤杂志，2000；16(9)：559 - 600

29 王启弘，马廉亭，吴佐泉. 真性动脉瘤破裂出血后假性动脉瘤的形成及血流动力学研究. 中华医学杂志，2005；85(32)：2259 - 2263

30 马廉亭，余泽，杨铭. 颅内动脉瘤破裂出血后假性动脉瘤形成的实验和临床研究. 中华神经外科杂志，2004；20(2)：118 - 121

31 王启弘，马廉亭，张新元等. 真性动脉瘤合并假性动脉瘤动物模型的建立. 中华实验外科杂志，2004；21(8)：904

32 姜卫剑，任安，张雪哲. 假性腹主动脉瘤网格内支架植入的实验研究. 中华放射学杂志，1997；31(5)：331 - 333

33 许尚栋，张兆光，杜嘉会等. BAI 型国产覆膜支架治疗犬主动脉假性动脉瘤. 中华实验外科杂志，2004；21(1)：41 - 42

34 Peter H. Lin，Chris K. Johnson，Jennifer K. Pullium，et al. Transluminal stent graft repair with Wallgraft endoprosthesis in a porcine arteriovenous graft pseudoaneurysm model. Journal of Vascular Surgery，2002；37(1)：175 - 181

35 Moresco，Kenneth，Bonn，Joseph，Dimuzio，Paul，et al. Endovascular repair of arterial pseudoaneurysms with use of a perfusion balloon catheter. Journal of Vascular and Interventional Radiology，1998；9(2)：187 - 198

36　Geremia GK，Hoile RD，Haklin MF，Charletta DA. Balloon embolization of experimentally created aneurysms：an animal training model. AJNR，1990;11：659 - 662

37　Graves VB，Strother CM，Rappe AH. Treatment of experimental canine carotid aneurysms with platinum coils. AJNR，1993;14：787 - 793

38　Kerber CW，Buschman RW. Experimental caritid aneurysms：I. simple surgical production and radiographic evaluation. Invest Radio，1976;12：154 - 157

39　Crass JR，Cohen AM，Motta AO，et al. A proposed new mechanism of traumatic aortic rupture：the osseous pinch. Cardiovascular Radiology，1990;176：645 - 649

第九章　颅面部高血循肿瘤的
辅助性介入栓塞

颅面部常见的高血循肿瘤包括青少年鼻咽纤维血管瘤、副神经节瘤、脑膜瘤及一些口腔颌面部恶性肿瘤等。这类肿瘤需手术切除治疗，但由于本身含有丰富的血供，会导致手术中严重出血，常需要手术前的辅助性介入栓塞，以期控制肿瘤摘除术中的凶猛出血，并同时保证肿瘤的完整摘除。

第一节　青少年鼻咽纤维血管瘤

一、临床病理

青少年鼻咽纤维血管瘤（Juvenile nasopharyngeal angiofibroma，JNA）是一种良性、多血管性肿瘤，局部具有侵蚀性。该肿瘤起源于后鼻孔的侧壁、邻近蝶腭孔的部位，主要累及鼻咽部，约占鼻咽部肿瘤的9%，其发生原因可能与青春期性激素不平衡有关。该病最常见于青春期男性，其临床表现主要为反复发生的鼻出血、鼻腔分泌物和鼻阻。肿瘤可自蝶腭孔向眶部、鼻部和颅底部延伸，因此还可出现突眼、面部肿胀等相应症状。肿瘤包膜完整，其内富含血管腔隙和血管窦，是血供十分丰富的肿瘤。肿瘤的血供相当复杂，主要来自颌内动脉和咽升动脉，当肿瘤进一步扩展时，面动脉、眼动脉的筛支以及颈内动脉岩段的分支和海绵窦支也参与供血。对肿瘤进行活检常可引起严重、致命的鼻出血，应予以注意。一般根据病史和影像学表现，大多可作出明确诊断，而不必再做活检。

横断面和冠状面CT扫描可见鼻咽部和鼻后部肿块，增强扫描可见肿块有明显的强化。肿瘤可侵入上颌窦后壁和翼腭窝，进一步可侵及颅底和颅内。可出现鼻中隔偏斜、眶部扩张及副鼻窦密度增高，CT可以很好显示颅底颞骨的破坏（图9-1）。在MR的T1WI上，JNA呈低信号或等信号，T2WI上信号增高，注射Gd-DTPA后T1加权增强扫描，可见肿瘤有明显的信号增强，其内可见流空效应形成的"椒盐征"（图9-2），采用脂肪抑制

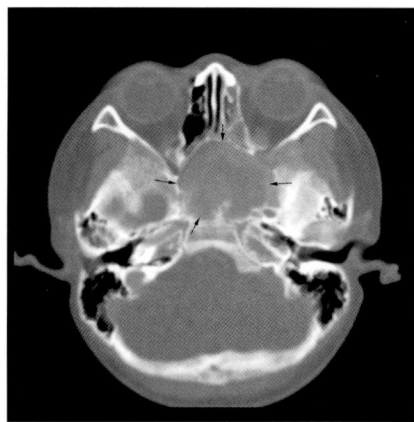

图9-1　青少年鼻咽纤维血管瘤
轴状面颅底平扫CT显示颅底颞骨的破坏（箭头）

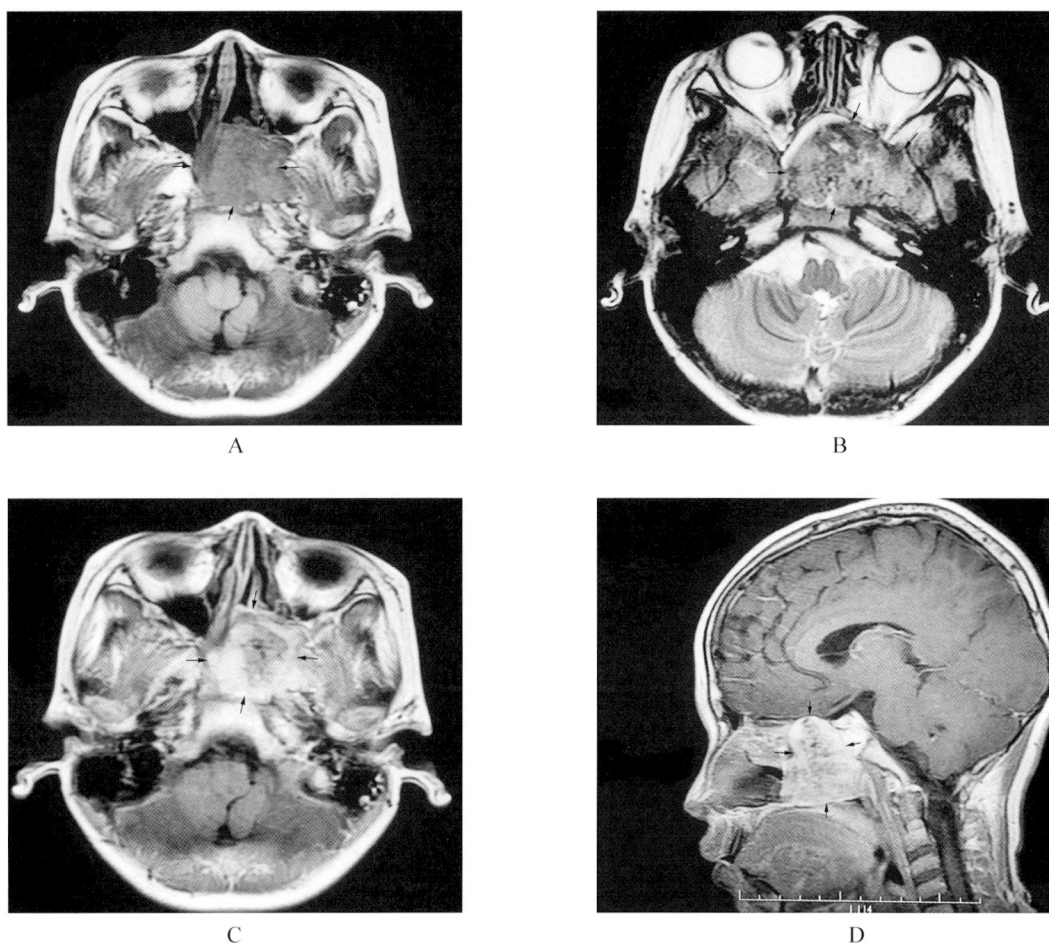

图 9-2 青少年鼻咽纤维血管瘤的 MRI

A. MR 的 T1WI 轴状面上显示左鼻咽部等信号异常软组织占位(箭头),界限清晰　B. MR 的 T2WI 轴状面上该鼻咽部异常软组织占位呈高信号(箭头),界限清晰　C. 注射 Gd-DTPA 后 T1 加权的轴状面扫描,可见肿瘤(箭头)有明显的信号增强,其内可见流空效应形成的"椒盐征"　D. 注射 Gd-DTPA 后 T1 加权的矢状面扫描,可见肿瘤(箭头)有明显的信号增强,界限清晰

的 MR 技术对鉴别副鼻窦阻塞性疾病常有很大的帮助。根据临床表现和影像学检查,可将青少年鼻咽纤维血管瘤分成四期:① Ⅰ期:肿瘤仅局限在鼻腔内(图 9-3);② Ⅱ期:肿瘤除鼻腔外波及翼腭窝(图 9-4);③ Ⅲ期:肿瘤侵入颞下窝(图 9-5),Ⅲa 肿瘤未破坏颅底颞骨,Ⅲb 肿瘤破坏颞骨侵入颅内;④ Ⅳ期(图 9-6):肿瘤侵入颅内波及海绵窦,Ⅳa 未破坏颅骨,Ⅳb 破坏颅骨。

血管造影可见肿瘤的供血动脉主要来自颈外动脉分支,如颌内动脉的蝶腭动脉和腭升动脉以及面动脉和咽升动脉等。在肿瘤侵及颅内时,颈内动脉的翼管动脉、圆孔动脉等岩段的分支以及海绵窦

支参与供血。如果肿瘤侵入眶内或前颅底时,眼动脉的筛支将参与供血。在动脉造影早期可显示肿瘤供血动脉及血管团显影,血管迂曲;在动脉造影晚期肿瘤有明显均一的染色,部分形成血窦,并持续至静脉期(图 9-7)。

二、辅助栓塞技术

手术切除是治疗青少年鼻咽纤维血管瘤的根本方法。但由于该肿瘤部位深在、血供丰富以及富含血窦和血管腔隙,单纯手术很难完全切除,术后复发率高,需配以手术前栓塞。手术前的栓塞必须

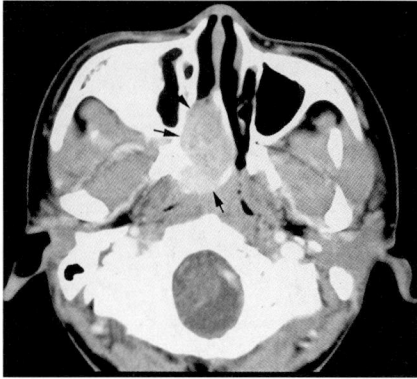

图9-3 青少年鼻咽纤维血管瘤

Ⅰ期：肿瘤仅局限在鼻腔内

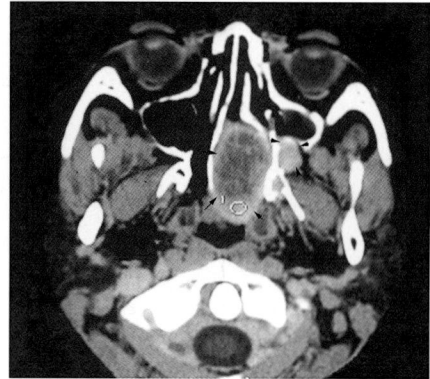

图9-4 青少年鼻咽纤维血管瘤

Ⅱ期：肿瘤除鼻腔外波及翼腭窝

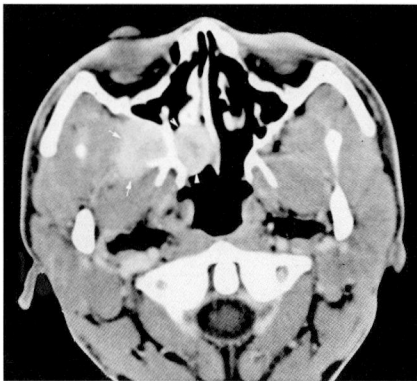

图9-5 青少年鼻咽纤维血管瘤

Ⅲ期：肿瘤侵入颞下窝

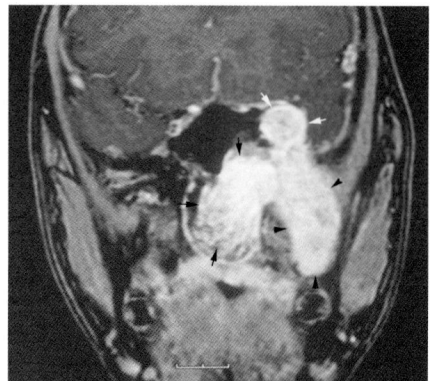

图9-6 青少年鼻咽纤维血管瘤

Ⅲb肿瘤破坏颅骨侵入颅内海绵窦

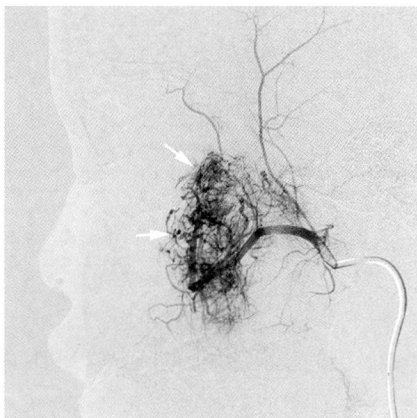

A

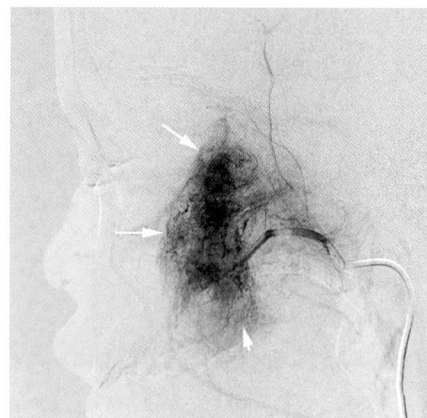

B

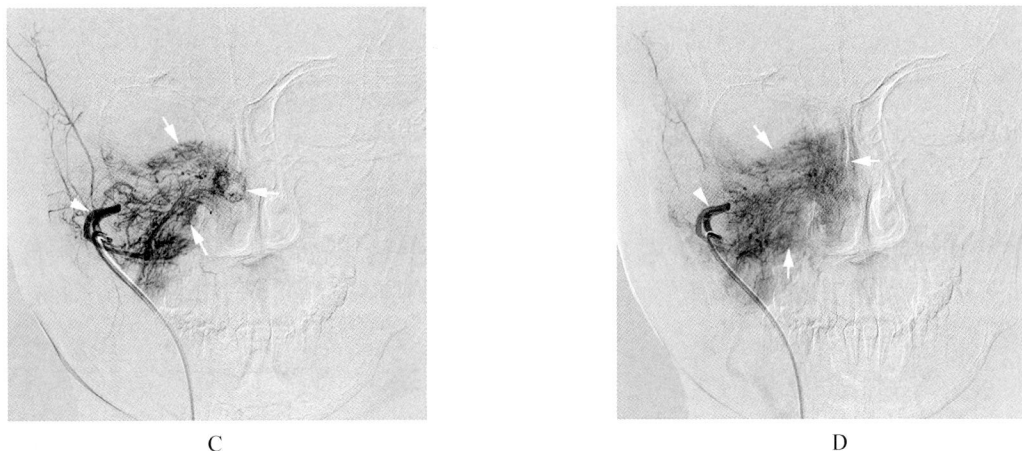

图 9-7 青少年鼻咽纤维血管瘤的血管造影特征

A. 上颌动脉造影早期的侧位像显示青少年鼻咽纤维血管瘤呈异常血管着色（箭头） B. 上颌动脉造影晚期的侧位像显示青少年鼻咽纤维血管瘤呈均一的染色，部分形成血窦，并持续至静脉期（箭头） C. 上颌动脉造影早期的正位像显示青少年鼻咽纤维血管瘤呈异常血管着色（箭头） D. 上颌动脉造影晚期的正位像显示青少年鼻咽纤维血管瘤呈均一的染色，部分形成血窦，并持续至静脉期（箭头）

是肿瘤内的彻底栓塞，远离肿瘤的供应动脉栓塞，会快速诱导侧支循环的建立。这便要求将导管超选择引至肿瘤近端，用较小直径（80～120 μm）的聚乙烯醇颗粒进行栓塞，其目的就是尽量达到肿瘤内的栓塞。青少年鼻咽纤维血管瘤的血管内栓塞主要是通过上颌动脉的栓塞完成。在辅助性栓塞介入治疗前应对双侧颈内、外动脉行选择性血管造影，以了解肿瘤的整个血供情况，然后再根据肿瘤的血供情况，分别对各支供血动脉进行栓塞。一般先对远端分支进行栓塞，以避免血管痉挛或近端阻塞而丧失这些分支的栓塞机会。另外，如有近端血管先被栓塞，则仍有丰富的侧支血供抵达肿瘤，会阻碍随后栓塞的进行。

仅局限在鼻腔内的 I 期肿瘤和部分侵犯翼腭窝的 II 期肿瘤，仅通过血管内途径的供应动脉栓塞，常可以达到摘除术中充分止血的目的；对于 III 期、IV 期和部分侵犯翼腭窝的 II 期肿瘤，常伴颈内动脉分支供血，单纯栓塞颈外动脉分支不能达到术中有效止血的目的，这时需采用直接穿刺肿瘤注入组织胶（二氰基丙烯酸正丁酯，N-butyl-2-cyanoacrylate，NBCA），以达到肿瘤毛细血管床的

栓塞。其方法是采用直视下经鼻腔和颊部直接穿刺肿瘤的鼻腔部和颞下窝部，见回血后自穿刺针注射造影剂，采用正、侧位造影的方式明确穿刺针位于肿瘤内，并观察造影剂在肿瘤内的弥散情况以及无造影剂溢流至颅内和眶内，固定穿刺针的位置，用 20%～25% 的组织胶缓慢注入肿瘤内进行栓塞，直至鼻咽纤维血管瘤的异常毛细血管床完全为组织胶充盈。局部穿刺栓塞后需再行血管内造影，明确病灶异常血管团完全消失，并同时栓塞上颌动脉。一般认为在栓塞 24 小时后肿瘤内会有大量的血栓形成，外科手术宜在栓塞后一周内进行。

三、栓塞治疗术的疗效评估

青少年鼻咽纤维血管瘤手术治疗的难点是术中发生难以控制的出血，以致影响肿瘤的暴露及手术的进行。其出血的原因源自两方面，一为肿瘤本身富血循、供血动脉丰富；二为肿瘤摘除术中，需对肿瘤分块方可取出，肿瘤分块时常会发生难以控制的凶猛出血，使手术不得不中止，同时造成肿瘤的

残留和随后再出血的发生。术前对青少年鼻咽纤维血管瘤进行栓塞治疗,可有效地减少术中出血。在减少肿瘤出血的同时,又可使肿瘤得以充分显露,从而可明显地缩短手术时间并有效地降低手术复发率。供血动脉的栓塞可有效地减低肿瘤的血供,但不能降低肿瘤分块时的凶猛出血。肿瘤内局部穿刺 NBCA 栓塞可达到肿瘤内的完全固化,实现肿瘤分块的无出血操作。总之,肿瘤内局部穿刺 NBCA 注入配合上颌动脉血管内 PVA 栓塞,可有效地减低青少年鼻咽纤维血管瘤术中的出血,在部分病例,完全可以在不输血的情况下完整摘除肿瘤,这极大降低了术后复发率。在这里,有两方面问题需要注意,一方面不能夸大介入栓塞的作用,那种认为肿瘤有自限性质、手术难度较高,幻想仅通过栓塞观察而不行手术治疗来达到临床止血是不现实的;另一方面,也不能无视术前辅助性介入栓塞在青少年鼻咽纤维血管瘤摘除术中的关键作用,特别是Ⅲ期、Ⅳ期的肿瘤,不进行辅助性介入栓塞,完整摘除肿瘤是不可能的。同时,还要注意栓塞方法,对Ⅲ期、Ⅳ期的肿瘤,如果仅通过单纯动脉栓塞方法,无论是选择组织胶或 PVA 作为栓塞材料,或供血动脉栓塞有多么充分,都不能达到肿瘤摘除术中有效止血的目的。

四、栓塞治疗术后并发症及其处理

栓塞术后的并发症主要包括局部疼痛、麻木。也有局部穿刺栓塞时,由于穿刺针位置过深,注入的组织胶误入眼动脉和大脑中动脉致盲和致死的报道。避免严重并发症的最重要方法是在注射组织胶前分别采用正位和侧位造影的方法明确穿刺针的位置,并保证穿刺针位于肿瘤内时方可进行栓塞。

栓塞术后的局部疼痛可通过全身的激素注入和消炎、止痛加以缓解。如果误栓致脑梗塞而引起神经系统的严重并发症,则需转入神经专科病房进行治疗。

典型病例:

病例 1 患者,男性,14 岁,因右鼻腔内急性出血而入院,入院诊断为右青少年鼻咽纤维血管瘤,增强 CT 显示肿瘤位于鼻腔内,临床分期为Ⅰ期。局麻下行 DSA 血管造影,造影显示肿瘤呈异常血管着色,上颌动脉为主要供血动脉。3F 微导管超选择至肿瘤,PVA(80～120 μm)行栓塞。栓塞后造影右鼻腔内异常血管团消失(图 9-8)。

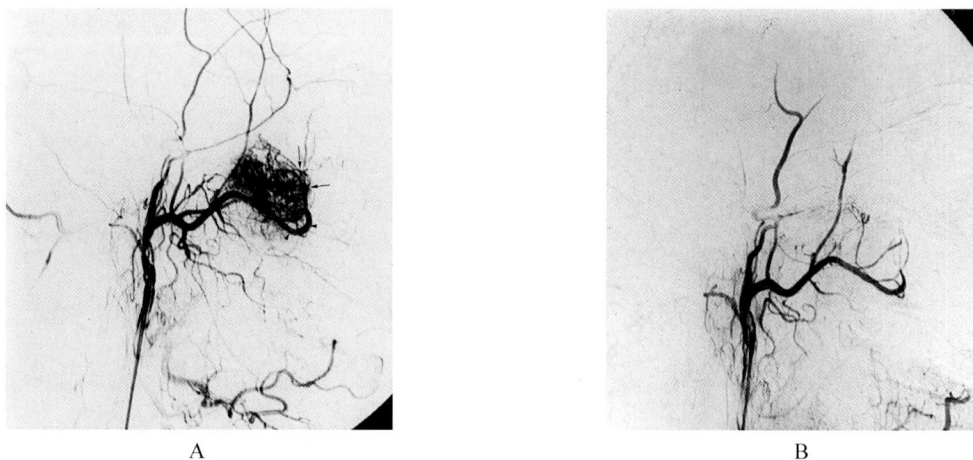

A

B

图 9-8 Ⅰ期青少年鼻咽纤维血管瘤的 PVA 血管内栓塞

A. 右颈外动脉侧位 DSA 显示鼻腔内异常血管团(箭头),上颌动脉(短箭头)为主要供血动脉 B. 栓塞后的右颈外动脉侧位 DSA 显示鼻腔内异常血管团完全消失病例2 患者,男性,15岁,因左鼻腔内急性出血而入院。入院诊断为左鼻咽部青少年鼻咽纤维血管瘤。增强 CT 显示肿瘤位于鼻腔和翼腭窝,临床分期为Ⅱ期。局麻下行 DSA 血管造影,造影显示肿瘤呈异常血管着色,颈外动脉的上颌动脉为主要供血动脉,颈内动脉无分支参与供血。经鼻腔穿刺,穿刺针造影证明其位于肿瘤内时,25%NBCA 透视下缓慢注入直至肿瘤内的异常毛细血管床完全充盈。注入 NBCA 的晚期,可见组织胶流入上颌动脉,立即停止注射。局部穿刺后左颈外动脉造影见异常血管团着色完全消失,其内为组织胶充盈。栓塞后手术,完整摘除肿瘤,未行输血。摘除肿瘤行离体 X 光检查,其内充有阻射的高密度组织胶。栓塞后 CT 扫描显示肿瘤完整摘除,上颌动脉内充以组织胶(图 9 - 9)。

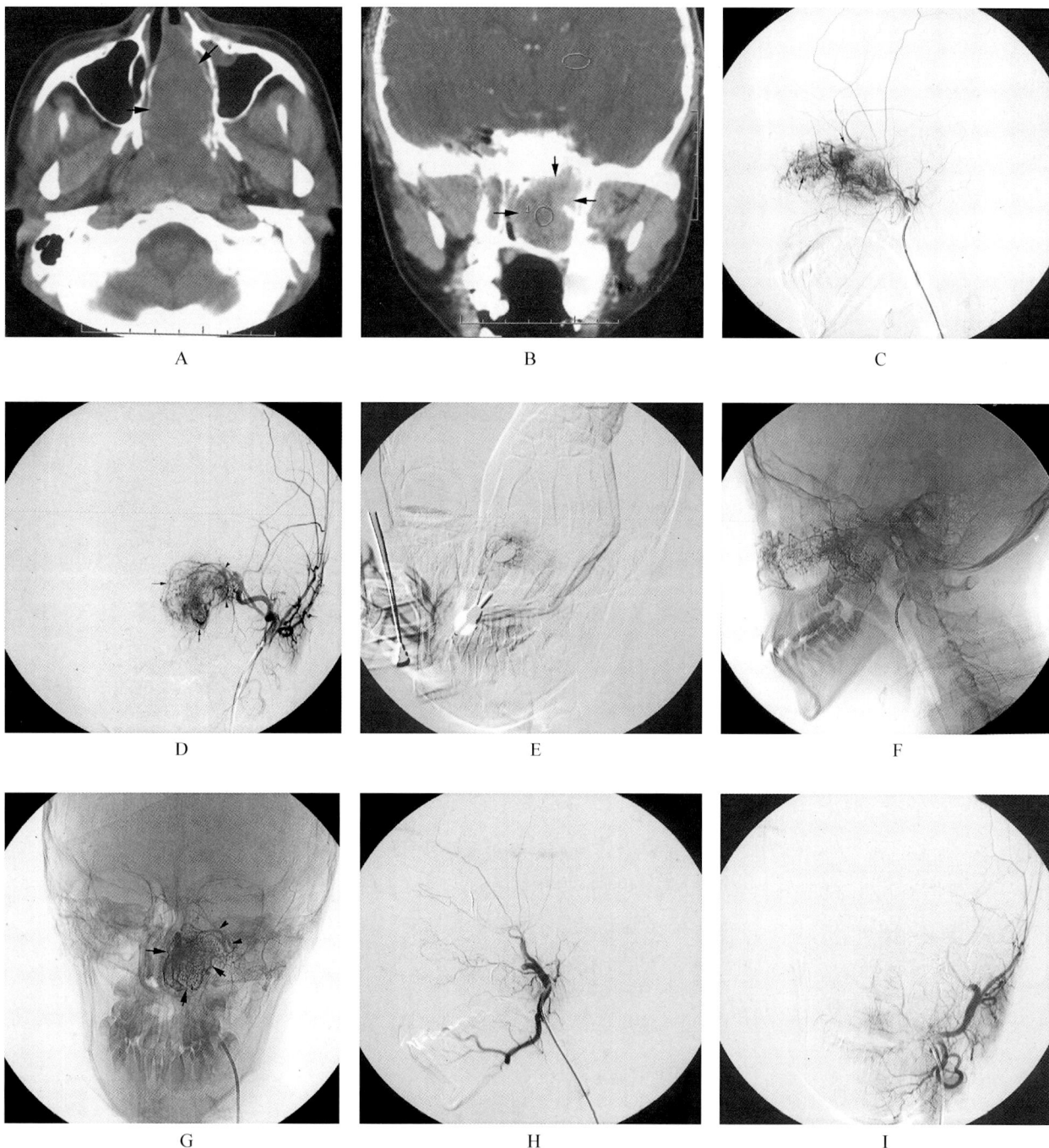

A

B

C

D

E

F

G

H

I

J

K

L

M

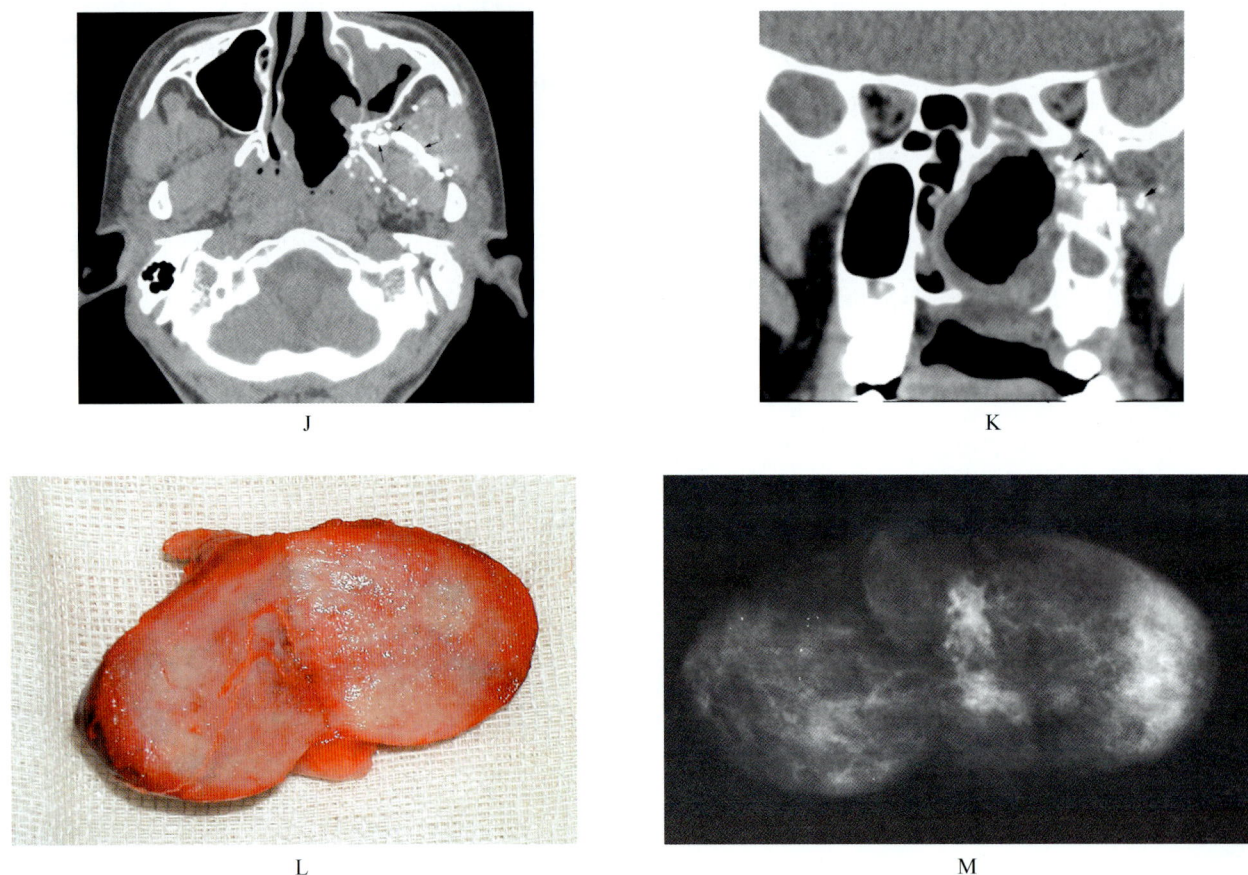

图 9-9　Ⅱ期青少年鼻咽纤维血管瘤的局部穿刺组织胶栓塞

A. 轴状面平扫 CT 显示左鼻咽部异常软组织占位(箭头)　B. 冠状面增强 CT 显示左鼻咽部异常软组织占位(箭头),注射增强剂后强化　C. 左颈外动脉侧位 DSA 显示鼻腔和翼腭窝内异常血管团(箭头),上颌动脉为主要供血动脉　D. 左颈外动脉正位 DSA 显示鼻腔(箭头)和翼腭窝(短箭头)内异常血管团,上颌动脉为主要供血动脉　E. 经鼻腔内行肿瘤穿刺,直接造影证明穿刺针位于肿瘤内　F. 头颅侧位像显示栓塞组织胶位于肿瘤内,组织胶分布术前造影肿瘤形态吻合　G. 头颅正位像显示栓塞组织胶位于肿瘤内(箭头)以及相连的上颌动脉远端(短箭头)　H. 栓塞后的左颈外动脉的侧位 DSA 显示鼻腔内异常血管团完全消失　I. 栓塞后的左颈外动脉的正位 DSA 显示鼻腔内异常血管团完全消失　J. 栓塞后的轴状面平扫 CT 显示原左鼻咽部异常软组织占位消失,上颌动脉内充以高密度组织胶(箭头)　K. 栓塞后的冠状面平扫 CT 显示原左鼻咽部异常软组织占位消失,翼腭窝和上颌动脉内充以高密度组织胶(箭头)　L. 青少年鼻咽纤维血管瘤术后切除标本的剖面显示肿瘤包膜完整、内充以乳白色组织胶　M. 青少年鼻咽纤维血管瘤术后标本的 X 光透视像显示其内充以高密度的组织胶

病例 3　患者,男性,16 岁,因右鼻腔内急性出血而入院,入院诊断为右鼻咽部青少年鼻咽纤维血管瘤。增强 CT 和 MRI 显示肿瘤位于鼻腔翼腭窝和海绵窦,临床分期为Ⅳb 期。局麻下行 DSA 血管造影,造影显示肿瘤呈异常血管着色,颈外动脉的上颌动脉为主要供血动脉,颈内动脉的岩段分支参与供血。经鼻腔、面颊部和异状切迹分别穿刺,经穿刺针造影证明其位于肿瘤内时,25%NBCA 透视下缓慢注入,直至肿瘤内的异常毛细血管床完全充盈。局部穿刺后造影见异常血管团着色消失,其内为组织胶充盈,原供应病变的颈内动脉分支不再供血。将导管超选择行上颌动脉血管内,PVA 栓塞供血动脉,栓塞后 CT 扫描显示肿瘤内组织胶充盈较好。栓塞后手术,完整摘除肿瘤,未行输血。摘除肿瘤行离体 X 光检查,其内充有阻射的高密度组织胶(图 9-10)。

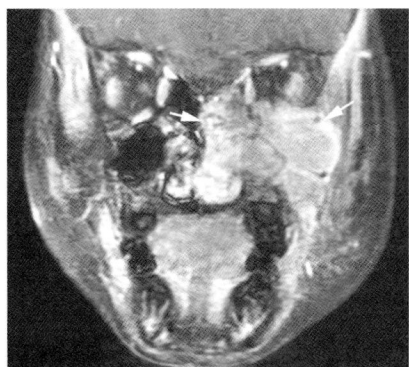
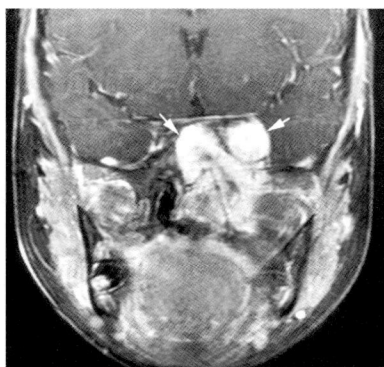
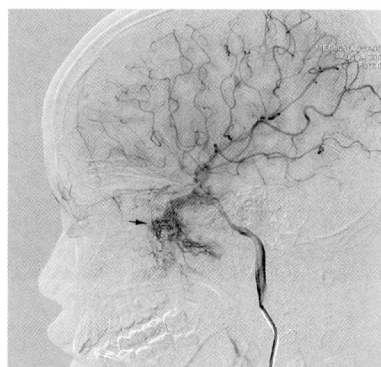

A　　　　　　　　　　　　　B　　　　　　　　　　　　　C

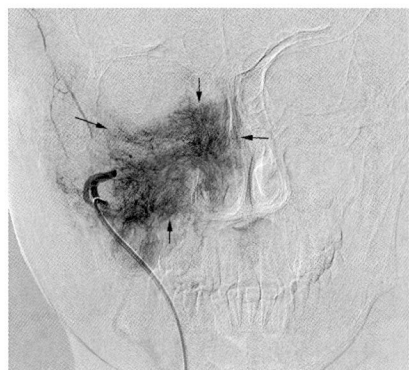
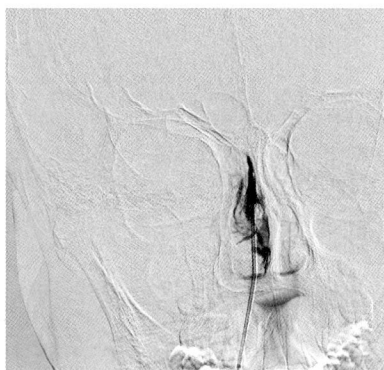
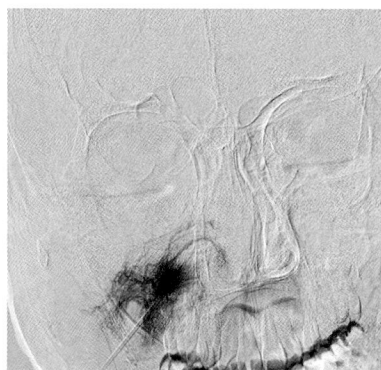

D　　　　　　　　　　　　　E　　　　　　　　　　　　　F

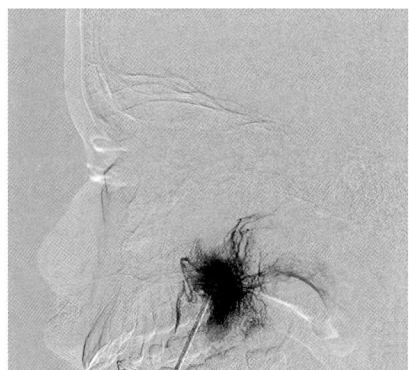
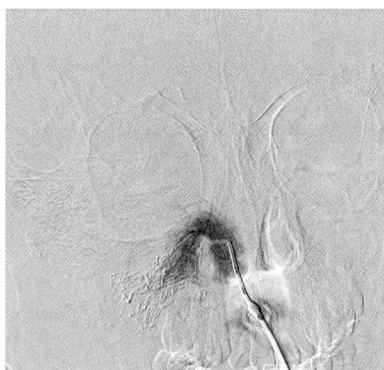
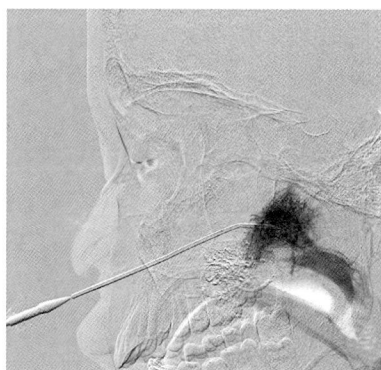

G　　　　　　　　　　　　　H　　　　　　　　　　　　　I

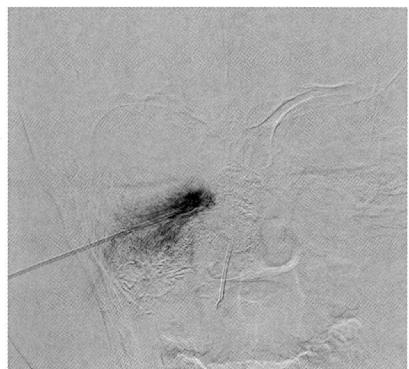
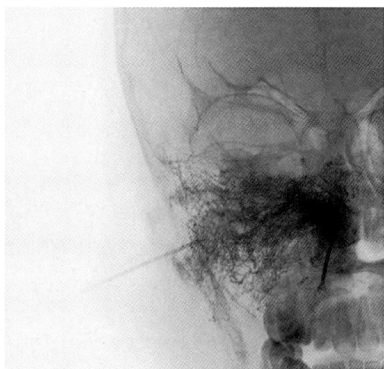
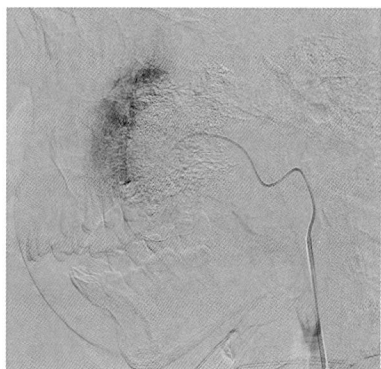

J　　　　　　　　　　　　　K　　　　　　　　　　　　　L

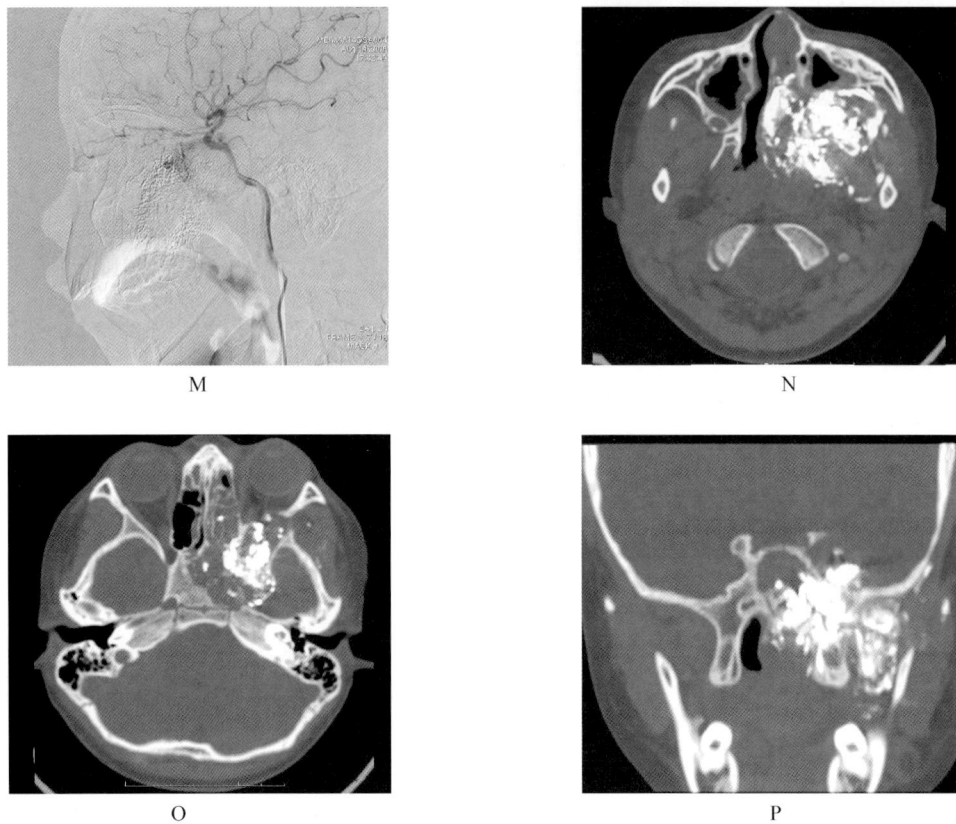

图9-10　Ⅳb期青少年鼻咽纤维血管瘤局部穿刺组织胶注射结合血管内 PVA 栓塞

A. 增强的 MRI 冠状面显示左鼻腔、翼腭窝和颞下窝内异常软组织占位　B. 增强的 MRI 冠状面显示该软组织占位已侵犯颅内海绵窦　C. 右颈内动脉造影的侧位像显示岩段分支参与供血；右颈外动脉正位 DSA 显示右鼻腔、翼腭窝、颞下窝和海绵窦内异常血管团，上颌动脉为主要供血动脉　D. 右颈外动脉的正位 DSA 显示鼻咽部和海绵窦内异常血管团（箭头），上颌动脉为主要供血动脉　E. 鼻腔内穿刺造影见造影剂外渗，此时不能注入组织胶　F. 经右颊部穿刺到病变，直接造影的正位像显示穿刺针位于病变内　G. 经右颊部穿刺到病变，直接造影的侧位像显示穿刺针位于病变内　H. 鼻腔内穿刺造影的正位像见造影剂经鼻腔流向翼腭窝和颞下窝，证明穿刺针位于病变内　I. 鼻腔内穿刺造影的侧位像证明穿刺针位于病变内　J. 经颊部和鼻腔穿刺注入组织胶后，病变上部仍有病变未被组织胶充盈，再行穿刺；直接造影显示穿刺针位于病变内　K. X线头颅正位显示组织胶位于肿瘤内　L. 经上颌动脉引入微导管行 PVA 栓塞　M. 栓塞后的颈内动脉造影侧位 DSA 显示岩段已不再供血病变　N. 栓塞后的 CT 轴状面显示高密度的栓塞组织胶位于鼻腔和颞下窝内　O. 栓塞后的 CT 轴状面显示高密度的栓塞组织胶位于海绵窦旁的肿瘤内　P. 栓塞后的 CT 冠状面显示高密度的栓塞组织胶位于鼻腔、翼腭窝和颞下窝内

第二节　副神经节瘤

一、临床病理

副神经节瘤是来源于神经嵴组织的良性神经分泌肿瘤，亦称化学感受器瘤，极富血循。最常见于鼓室、颈静脉窝和颈动脉分叉部，并可见于迷走神经行走的路径上。根据其发生部位的差异又分别可称为鼓室球瘤、颈静脉球瘤、颈动脉体瘤和迷

走神经节瘤,其中临床上以颈动脉体瘤较为常见。约有5%的肿瘤可分泌血管活性物质,可分泌儿茶酚胺和5-羟色胺,产生持续性高血压、心悸、头痛及多汗等症状。肿瘤富含血管性肉芽组织,大多有包膜,易出血。不同部位的肿瘤可产生不同的临床症状,如鼓室球瘤可出现搏动性耳鸣、眩晕、听力消失;颈动脉体瘤在临床上常可在颈部扪及搏动性肿块,较为固定,可出现晕厥、Horner氏综合征;颈静脉球瘤出现低位颅神经瘫痪症状。约有10%的副神经节瘤患者有多发症状,如有家族史则多发者可达30%。

副神经节瘤在CT上表现为形态规则、边界清楚的肿块,平扫时呈等密度或略高密度。增强后可见肿块有明显的强化(图9-11),肿瘤常沿颅底至颈总动脉之间的路径生长。颈静脉球瘤常伴有颈静脉孔扩大及岩骨骨质破坏,并可侵及颅内(图9-12)。较大的颈动脉体瘤和迷走神经节瘤也可向上生长,侵及颅底引起骨质破坏。MRI可作矢状面和冠状面成像,可使肿瘤的解剖形态更为清楚。肿瘤在MRI上表现为边界清楚的肿瘤,在T1加权图像上呈中等信号,在T2加权图像上呈高信号。由于肿瘤内血供丰富,可见小的不规则条状低信号影(图9-13)。少数肿瘤可见点状出血灶,在T1和T2加权图像上均表现为点状高信号。

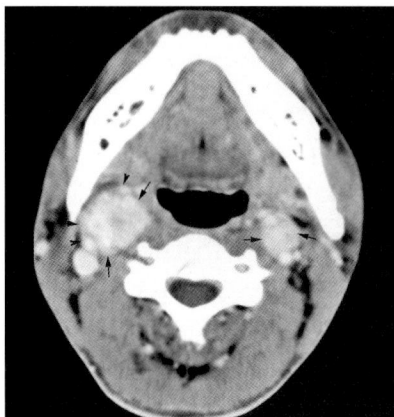

图9-11　双侧颈动脉体瘤

增强CT显示双侧颈动脉间隙内明显强化的软组织占位(箭头),将颈内动脉(短箭头)和颈外动脉(短箭头)拉开

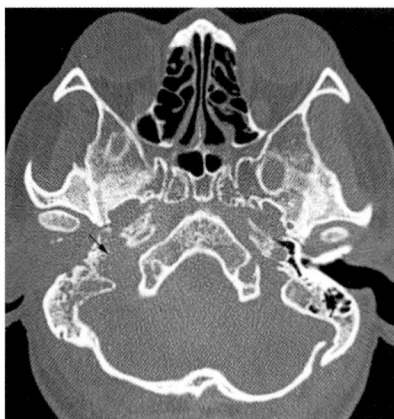

图9-12　颈静脉球瘤

CT的骨窗显示右颈静脉孔扩大及岩骨骨质破坏(箭头)

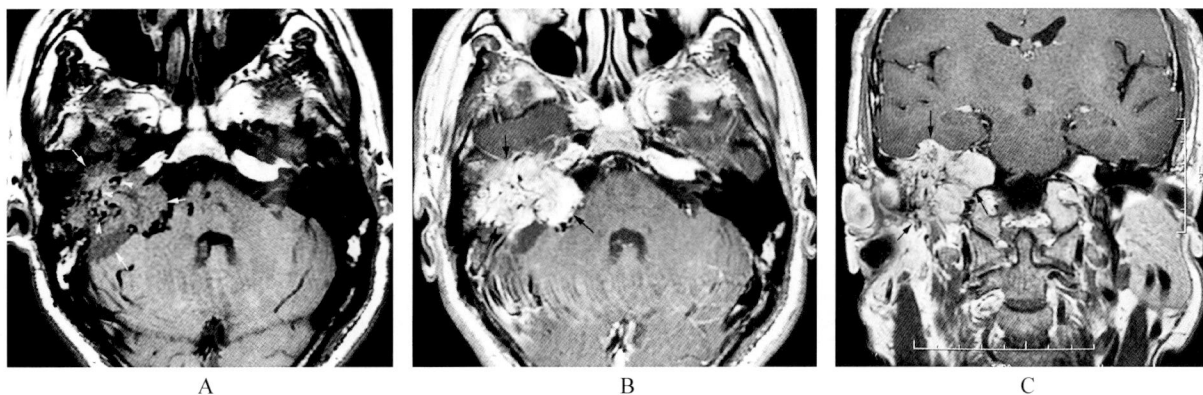

| A | B | C |

图9-13　颈静脉球瘤

A. MRI的T2WI轴状面显示右颈静脉孔区异常软组织占位(箭头),界限不清,其内可见"流空效应"形成的"椒盐征"(短箭头)　B. 增强的MRI轴状面显示该软组织占位(箭头)呈强化状　C. 增强的MRI冠状面显示强化的颈静脉孔软组织占位(箭头)并突出于颅外

副神经节瘤的特点是多中心性生长或多分叶生长,可以在体内多部位的神经节旁同时生长,如颈静脉球、颈动脉体或腹膜后同时发生肿瘤。血管造影上副神经结瘤呈异常血管团样着色,通过血管造影可显示肿瘤的供血动脉及扭曲的肿瘤血管。颈动脉体瘤呈颈动脉分叉部异常血管团,颈内、外动脉分叉增大,颈外动脉常为主要供血动脉(图9-14);颈静脉球瘤的异常血管团位于颅底颈静脉孔处,多呈分叶生长,各叶供血动脉的来源各异,某支供血动脉特定供应肿瘤的某一叶,互不沟通,这种生长方式占85%。颈内动脉、颈外动脉的分支、椎动脉和甲状颈干分别均供应肿瘤并分别供应肿瘤的不同部位(图9-15)。因此,凡怀疑有颈静脉球瘤的患者,必须从双侧颈总动脉分叉部开始造影检查,每侧的选择性造影还应包括颈内动脉、椎动脉、颌内动脉、咽升动脉、枕动脉以及耳后动脉。鼓室

球瘤的异常血管团位于鼓室处,颈内动脉、颈外动脉分别供血(图9-16);迷走神经节瘤的异常血管团位于迷走神经行走的路径上(图9-17)。

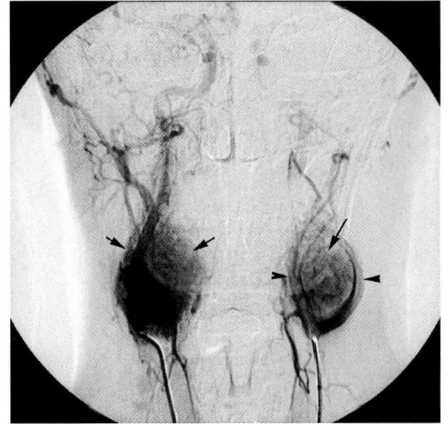

图9-14 双侧颈动脉体瘤

动脉造影显示双侧颈动脉体瘤表现为双侧颈动脉分叉部的异常血管团,颈内、外动脉分叉增大

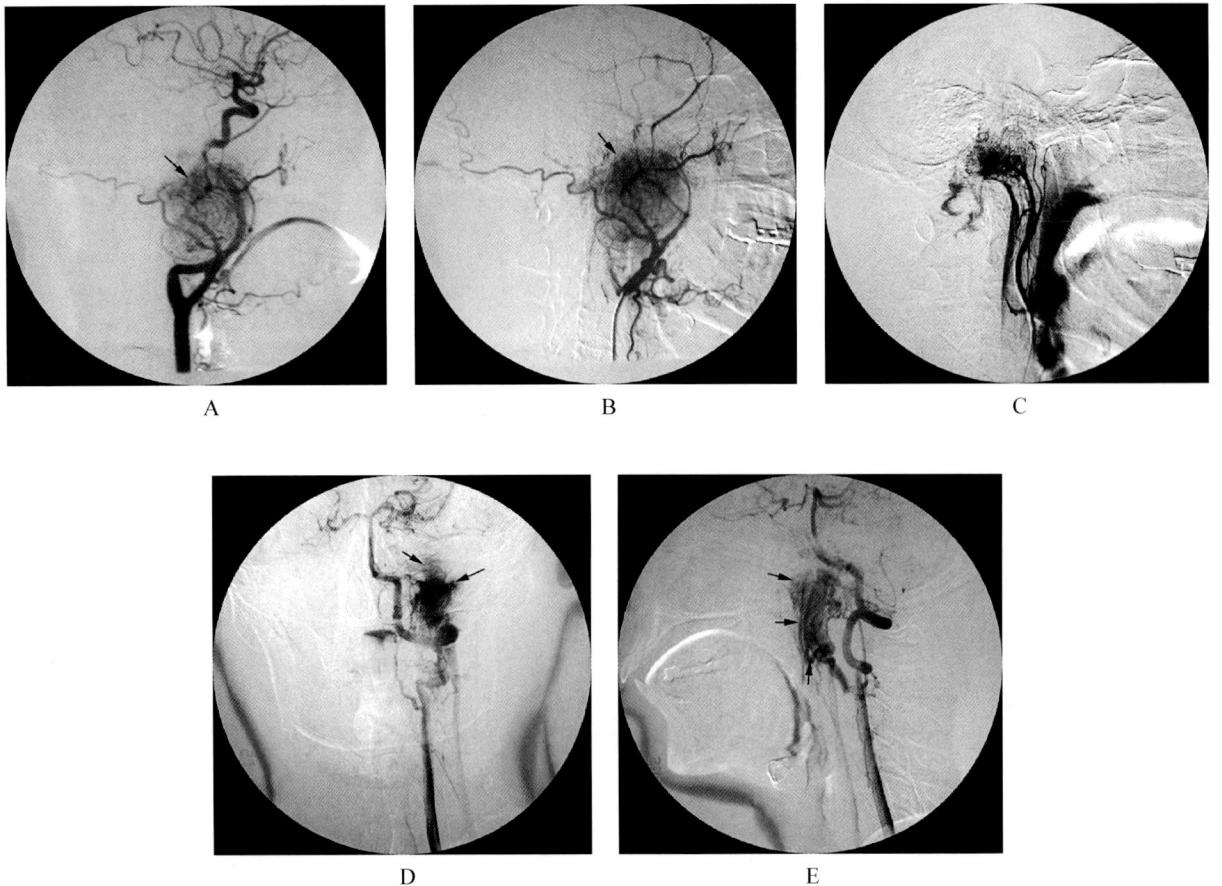

A

B

C

D

E

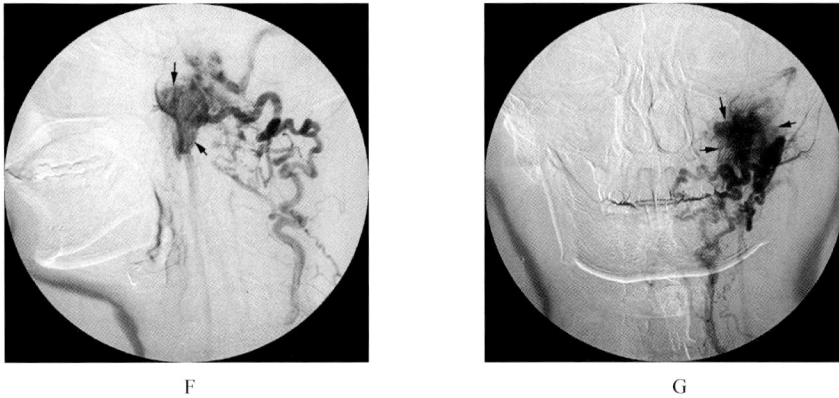

图 9－15　颈静脉球瘤

A. 左颈总动脉造影的侧位像显示颅底区异常血管着色(箭头)　B. 左颈外动脉造影的侧位像显示颅底区异常血管着色(箭头),颈外动脉参与供血　C. 咽升动脉造影的侧位像显示颅底区异常血管着色(箭头),该支动脉参与供血　D. 椎动脉造影的正位像显示坐颅底区异常血管着色(箭头),椎动脉参与供血　E. 椎动脉造影的侧位像显示坐颅底区异常血管着色(箭头),椎动脉参与供血　F. 甲状颈干造影的侧位像显示坐颅底区异常血管着色(箭头),椎动脉参与供血　G. 甲状颈干造影的侧位像显示坐颅底区异常血管着色(箭头),椎动脉参与供血

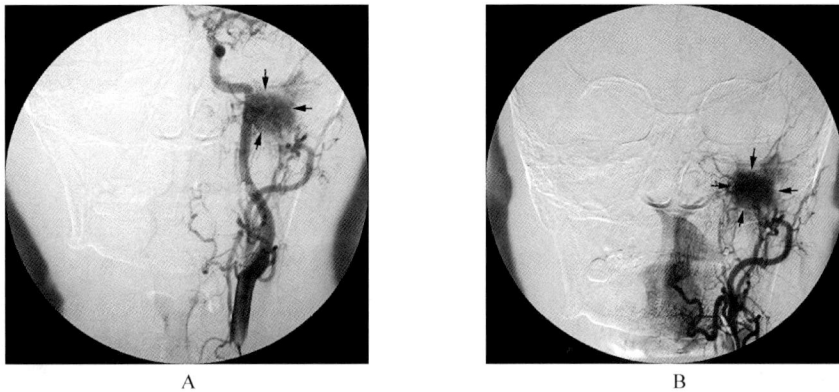

图 9－16　鼓室球瘤

A. 左颈总动脉造影的正位像显示鼓室区异常血管着色(箭头)　B. 左颈外动脉造影的侧位像显示鼓室区异常血管着色(箭头),颈外动脉参与供血

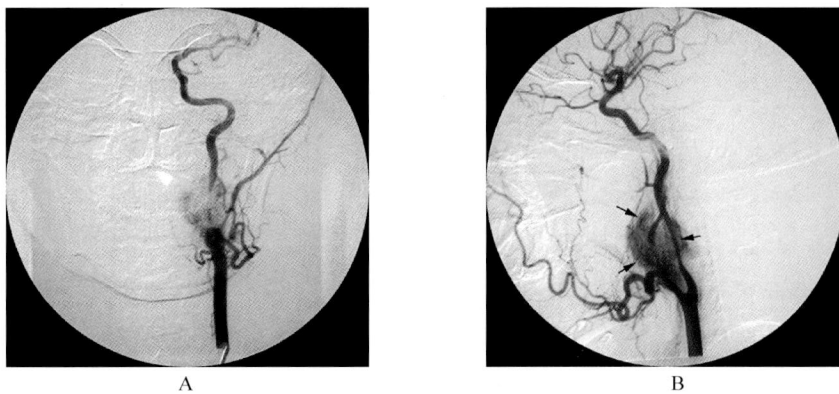

图 9－17　迷走神经节瘤

A. 左颈总动脉造影的正位像显示颈动脉分叉上方的异常血管着色(箭头)　B. 左颈总动脉造影的侧位像显示颈动脉分叉上方的异常血管着色(箭头),颈外动脉参与供血

二、介入栓塞技术

将栓塞导管引入异常血管团近端,缓慢释放栓塞材料。栓塞材料主要有明胶海绵和聚乙烯醇颗粒,聚乙烯醇颗粒直径应大于 300 μm,栓塞也应从远端分支开始,对于多支供血的肿瘤应一支一支进行供血动脉造影和栓塞,以免遗漏。

限于颈部、无明显颅底受侵的副神经结瘤,还可以采用颈部经皮直接穿刺肿瘤注入组织胶的方法进行栓塞;对于侵犯颅底,特别是侵犯颅后窝的副神经节瘤,通常采用岩骨后径路,经扩大的颈静脉孔进行直接穿刺栓塞。

典型病例:

病例 1　患者,男性,24 岁,左耳部搏动性膨隆半年余,MRI 显示左颈静脉孔区占位,强化明显;血管造影显示左颈静脉孔区异常血管团,颈外动脉的咽升动脉和颞浅动脉参与供血。将造影导管引至上述供血动脉远端,用明胶海绵条进行栓塞,栓塞后异常血管团消失。手术中见肿瘤致密,呈缺血样改变,在保留颈动脉完整的基础上摘除肿瘤,诊治过程见图 9-18。

病例 2　患者,男性,44 岁,左侧颈中部搏动性占位半年余,临床诊断为左颈部占位,血管造影诊断为左侧颈动脉体瘤,颈外动脉分支为主要供血动脉。将造影导管引至供血动脉远端,用 PVA(250~355 μm)进行栓塞,栓塞后异常血管团消失。手术中见肿瘤致密,呈缺血样改变,在保留颈动脉完整的基础上摘除肿瘤,诊治过程见图 9-19。

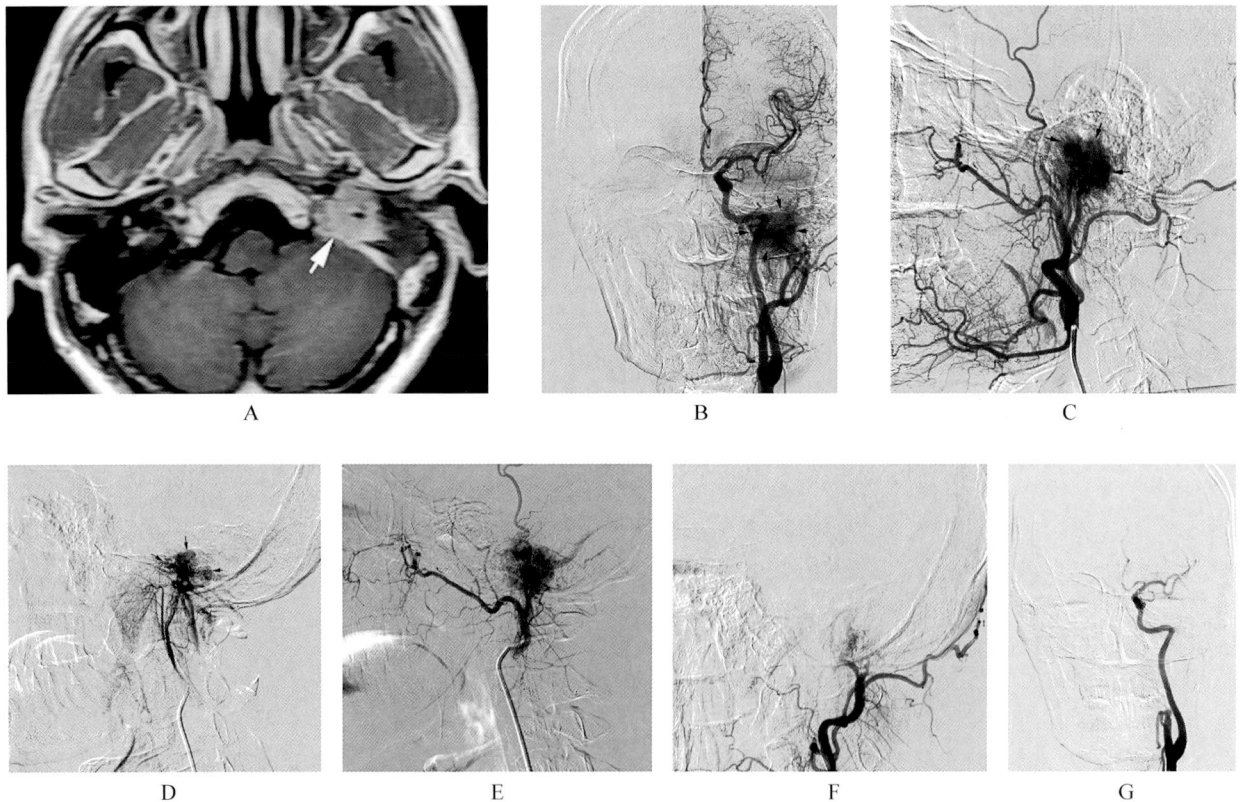

图 9-18　颈静脉球瘤的辅助性介入栓塞

A. MRI 的 T1WI 轴状面显示左颈静脉孔区异常软组织占位(箭头),界限清晰,其内可见"流空效应"形成的"椒盐征"　B. 左颈总动脉造影的侧位像显示颈静脉孔区的异常血管着色(箭头),颈外动脉参与供血　C. 左颈外动脉造影的侧位像显示颅底、静脉孔区的异常血管着色(箭头),颈外动脉参与供血　D. 咽升动脉造影的侧位像显示颅底区异常血管着色(箭头),该支动脉参与供血同时行明胶海绵条栓塞　E. 将造影导管引至颈外动脉远端并行明胶海绵条栓塞　F. 栓塞后的颈外动脉造影侧位像显示颈静脉孔区异常血管团不再显示　G. 栓塞后的颈总动脉造影正位像显示颈静脉孔区异常血管团以及供血动脉不再显示

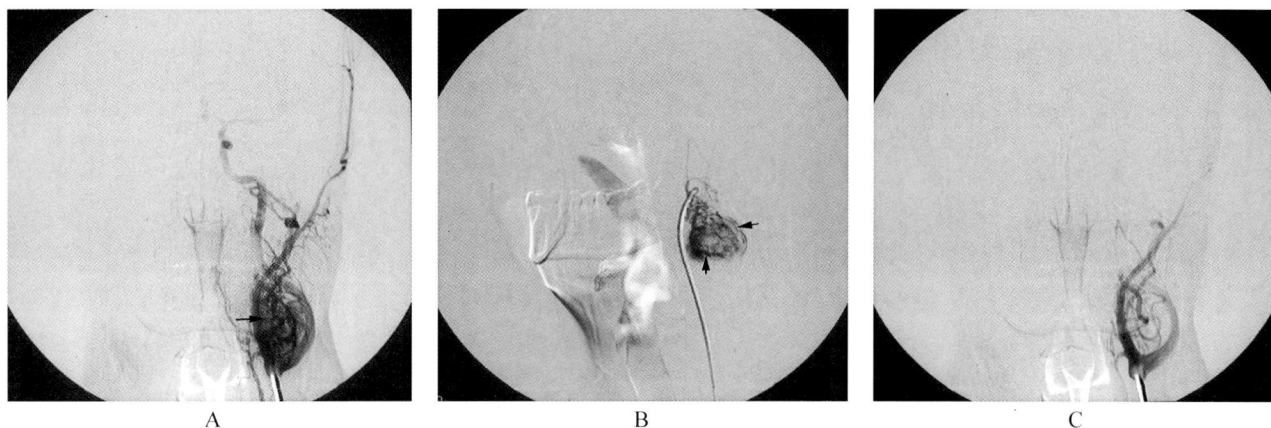

图 9 - 19　左侧颈动脉体瘤的辅助性介入栓塞

A. 左颈总动脉造影的正位像显示颈动脉分叉部的异常血管团(箭头)，颈内、外动脉分叉增大　B. 将造影导管通过颈外动脉引至肿瘤近端，PVA(250～355 μm)进行栓塞　C. 栓塞后的颈总动脉造影正位像显示颈动脉分叉部异常血管团基本消失

三、栓塞治疗术的疗效评估及栓塞治疗术并发症及其处理

副神经节瘤的血管内栓塞治疗对减少手术中出血和抑制肿瘤生长有一定的作用，对较大的肿瘤可作分次栓塞。不少文献报道，手术前栓塞治疗对于副神经节瘤的处置有相当帮助，可使手术失血明显减少和使肿瘤得到完全切除。

直接穿刺副神经结瘤的组织胶栓塞可以造成肿瘤的缺血改变，有病例报道肿瘤的体积在栓塞后可以降低 50%，长期的随访观察，这种组织胶所致的坏死是不可复的。

血管内栓塞治疗并发症及处理类似于脑膜瘤。颅底的副神经节瘤的直接穿刺栓塞也有引起 Horner's 综合征和舌下神经麻痹的报道。

第三节　脑　膜　瘤

脑膜瘤是发生在硬脑膜蛛网膜颗粒上的良性肿瘤，约占颅内肿瘤的 9%。大多数脑膜瘤血供丰富，为高血循肿瘤。

一、临　床　病　理

肿瘤常位于硬膜窦附近，可引起硬膜窦的狭窄和阻塞。脑膜瘤起病慢、病程长，其初期的症状和体征常不明显，可出现头痛、视力障碍、癫痫发作等。脑膜瘤内常有钙化，也可有出血、坏死，其组织病理学上一般可为分为合体型、过渡型、纤维型、血管母细胞型和恶性型 5 种。脑膜瘤在 CT 平扫时表现为均一、略高密度或等密度肿块，其内可有点状和不规则钙化影，或肿瘤边缘的弧线钙化。病灶大多呈类圆形或分叶状，边界清楚、光整，位于脑膜瘤好发部位，以广基与颅骨内板或硬膜相连。肿瘤较大时可出现明显的占位表现，脑水肿一般较轻，当肿瘤压迫脑静脉和静脉窦时可出现脑积水。在增强后扫描见肿瘤有明显均质的强化，可使肿瘤边界构画得更为清楚。少数肿瘤可出现大小不等的低密度区,多数为肿瘤的囊变和坏死所致。脑膜瘤在 MRI 也有较强的特异性,特别是可清楚地显示肿瘤和邻近硬膜窦的关系。在各种序列的 T1 加权图像上,脑膜瘤大多表现为等信号,在 T2 加权像上可表现为高信号或等信号,但以等、高信号为多。注射 Gd-DTPA 后,多数肿瘤出现信号增高,并可持续较长时间。

二、辅助性栓塞技术

脑膜瘤的血液供应大致分为 4 型,即单纯颈外动脉供血;颈内、外动脉供血,以颈外动脉为主;颈、内外动脉供血,以颈内动脉为主;单纯颈内动脉供血。由于多数脑膜瘤血供丰富,因此脑血管造影显示肿瘤血管有相当高的比例。在血管造影时可见比较有特征性的表现。① 中心型肿瘤血管,在动脉期,肿瘤部位出现异常血管,形成粗细较为一致、比较均匀的小动脉网。瘤体的中心呈轮状或网状,其血供常为脑膜动脉或颅外动脉分支,以颈外动脉造影显示最为清晰,瘤体的外层常形成环状或半环状的网状血管带,这些血管由脑动脉分支供养,以颈内动脉造影显示为好。在毛细血管至静脉期,肿瘤区出现明显的肿瘤染色,在瘤区出现浓密的造影剂阴影,其周缘可见粗大、迂曲的引流静脉;② 脑内、脑外双重血供,脑内动脉常供应肿瘤的外周,脑外动脉常供应肿瘤的中心。因此脑膜瘤的血管造影检查宜分别作颈外和颈内动脉造影,以详细了解其血供情况。脑膜瘤的供血动脉无论来自颈外动脉或颈内动脉的脑膜支均比较粗大,行程较长而比较迂曲,其末端肿瘤处,常呈现脑血管弧形推移。脑膜瘤大多位置浅表,造成脑动脉局限性的推移。

由于脑膜血供丰富,供养动脉较粗,宜进行术

前的辅助性栓塞。栓塞材料一般选用明胶海绵,栓子大小可自行决定,容易掌握,并具有可吸收性,但栓塞还有再通的可能;也可用聚乙烯醇乙醇颗粒,但颗粒直径应在 300~500 μm 之间,以防通过"危险吻合"而引起颅神经受损。栓塞前应做双侧颈内、外动脉造影,以充分了解肿瘤的血供情况及血管的解剖变异。导管头端应尽可能靠近肿瘤的供养血管,栓塞应在电视透视的监控下进行,并行反复造影,动态观察肿瘤的栓塞情况和是否出现返流。当肿瘤染色消失、肿瘤供血动脉血流明显减慢并开始出现逆流时,即应停止注入栓塞剂。为防止头皮发生栓塞后坏死和严重的头皮疼痛,如栓塞颞浅动脉或枕动脉,在造影显示肿瘤血供路径和正常血管走行后,导管头端尽可能接近肿瘤的供血动脉。

三、栓塞治疗术疗效评估与栓塞治疗术并发症及其处理

脑膜瘤的术前栓塞可明显减少肿瘤的血供,有利于手术时肿瘤的完全切除。栓塞还可使脑膜瘤体积缩小,减轻部分临床症状。对那些无手术指征的患者也不失为一种较好的姑息治疗方法。栓塞治疗的并发症一般相当少,Lasjaunias 等报道,其发生率永久性的占 1.6%(其中 0.5% 为脑部并发症,1.08% 为眼部并发症),短暂性的占 2.7%,无因栓塞治疗而死亡的病例。Halbach 等报道数百例脑膜瘤栓塞治疗,出现并发症的不足 0.5%。多数文献报道认为手术前对脑膜瘤进行栓塞,可有效地减少肿瘤的血供,有利于切除,且相当安全。

(范新东　俞巨明)

参 考 文 献

1 凌峰,李铁林,主编. 介入神经放射影像学. 北京:人民卫生出版社,1999

2 李明华,主编. 神经介入影像学. 上海:上海科学技术文献出版社,1999

3 李麟荪,贺能树,邹英华,主编. 介入放射学——基础与方法. 北京:人民卫生出版社,2005

4　单鸿,罗鹏飞,李彦豪,主编. 临床介入诊疗学. 广州：广东科技出版社,1997

5　范新东,张陈平,王佩华,等. 局部穿刺栓塞治疗头颈部高血流病变. 中华放射学杂志 2003：38：207－209

6　范新东,石润杰,王德辉,等. 青少年鼻咽纤维血管瘤的辅助性介入栓塞. 中华放射学杂志 2006：39：1158－1160

7　Wachloo A, Juengling F, Velthoven V, et al. Extended preoperative polyvinyl alcohol microembolization of intracranial meningiomas：assessment of two emboliation techniques. AJNR 1993；14：571－574

8　Deschler DC, Kaplan MJ, Boles R. Treatment of large juvenile nasopharyngeal angiofibroma. Otolaryngol Head Neck Surg 1992：106：2763. Casason A, Herbreteau D, Houdart E, et al. Devascularization of craniofacial yumor by percutaneou tumor puncture. AJNR 1994；9：1233－1239

9　Tran Ba Huy P, Borsik M, Herman P, et al. Direct intratumoral embolization of juvenile angiofibroma. Am J Otolaryngol 1994；9：429－433

10　Wax MK, Briant DR. Carotid body tumors：A review, J Otolaryngol 1992；21：277－285

11　Lack EF, Cubilla AL, Woodeuff JM, Farr HW. Paragangliomas of the head and neck region：A clinical study of 69 patients. Cancer 1977；39：397－406

12　Herdamn RCD, Gillespie JE, Ramsden RT. Facial palsy after glomus tumor embolization. J Laryngol Otol 1993；107：963－970

第十章　颅面部动静脉瘘

动静脉瘘主要指先天性或外伤性颅面颈部动、静脉相通，其间没有异常毛细血管网相隔。先天性颈外动脉-颈静脉瘘主要发生在腮腺咬肌区；外伤性动静脉瘘主要发生在直接受伤部位，如颈动脉-颈静脉瘘、面颊部动静脉瘘。

一、临床表现

1. 腮腺咬肌区轻度膨隆，触之震颤（图10-1）。

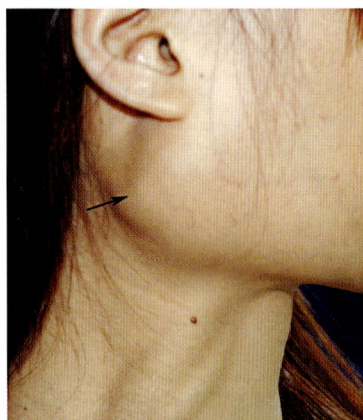

图 10-1　右腮腺咬肌区先天性颈外动脉-颈静脉瘘

患者侧位像显示右腮腺咬肌区轻度膨隆（箭头），周围毛细血管扩张

2. 患者多可感觉患侧有搏动性杂音并可闻及耳鸣。

3. 颈静脉怒张并触及震颤（图10-2）。

4. 神经系统障碍。颈动脉发生动静脉短路时，其远隔的供血范围发生"盗血"，病人可表现一过性晕厥等缺血症状；血管损伤同时，还可伤及邻近的颅神经从而出现相应的症状，如面瘫、舌运动障碍和舌肌萎缩等。

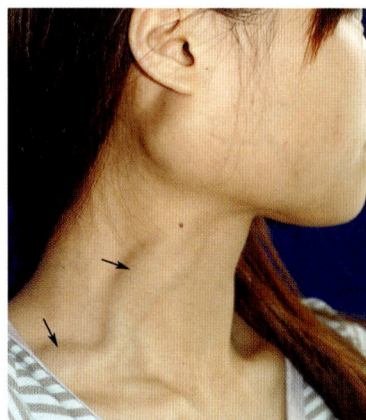

图 10-2　右腮腺咬肌区先天性颈外动脉-颈静脉瘘

患者侧位像显示右颈外静脉怒张（箭头）

5. 可出现心悸，运动时该症状加重。

二、影像学检查

1. Doppler 超声是对颈部血管的无创伤检查，常能准确探到动静脉血流，并可准确地探到瘘口的位置，大小和通过瘘口的血液流速。

2. CT 和（或）MRI 增强的 CT 可以显示扩张的回流颈静脉，重建的 CTA 可以立体、直观显示异常的血管构筑（图 10-3）；MRI 上可见明显的流空形成，重建的 MRA 也可直观显示异常的血管构筑（图 10-4）。

3. 血管造影可以显示及颈外动脉与颈静脉直接相通，通过不同的投照角度，可以准确地显示瘘口的位置（图 10-5）。

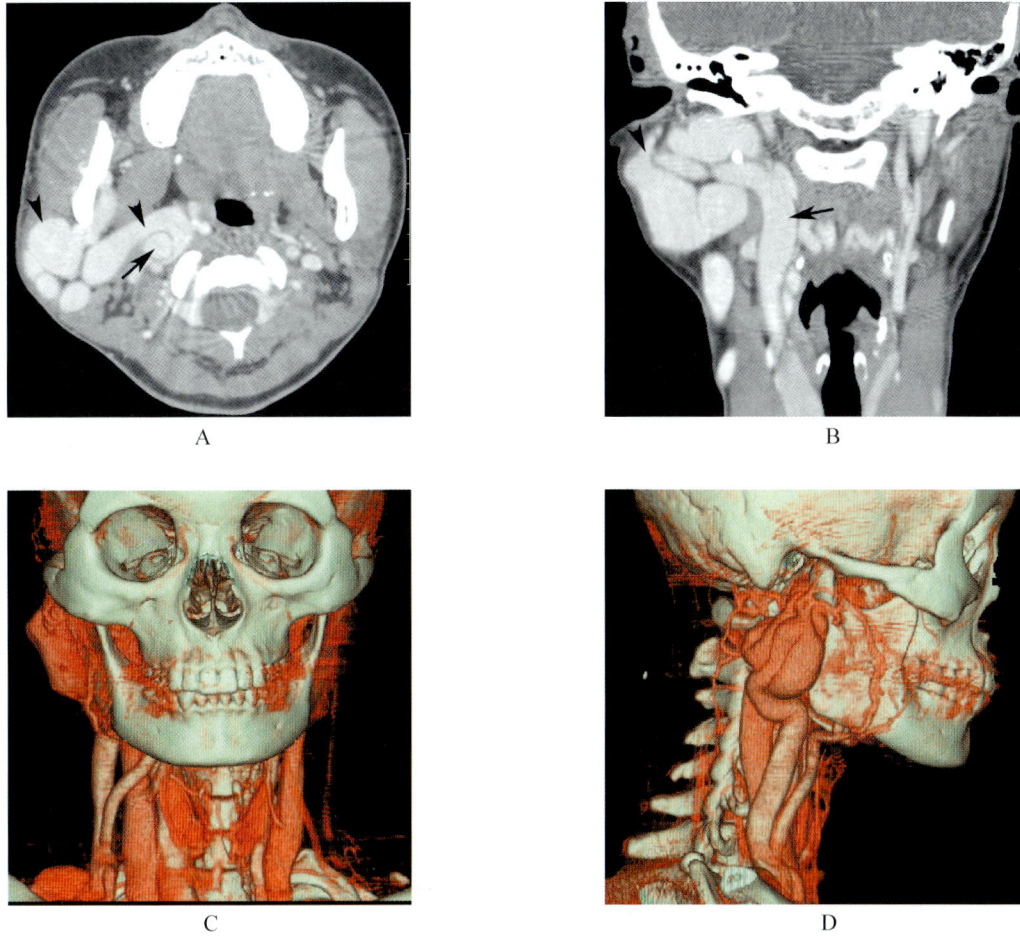

图 10-3 右腮腺咬肌区先天性颈外动脉-颈静脉瘘

A. 下颌支水平的轴状面 CT 显示扩张的颈外动脉(箭头)和颈外静脉(短箭头)及连接两者的动静脉瘘(短箭头) B. 平行外耳道的冠状面 CT 显示扩张的颈外动脉(箭头)以及颈外静脉(短箭头) C. CTA 正面显示扩张的颈外静脉及腮腺咬肌区的异常血管团 D. CTA 侧面显示扩张的颈外静脉以及腮腺咬肌区的异常血管团

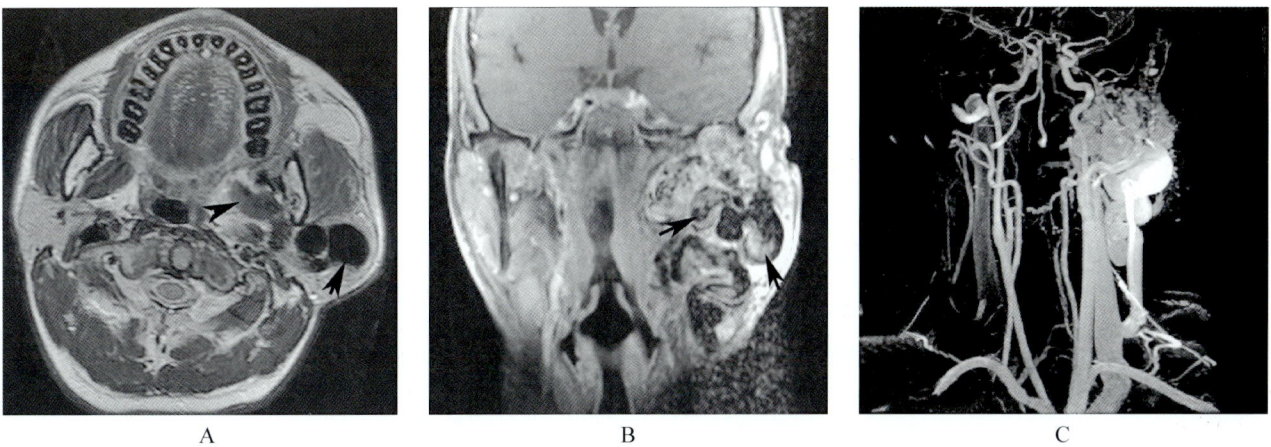

图 10-4 左腮腺咬肌区先天性颈外动脉-颈静脉瘘

A. MRI 下颌支平面的轴状面 T2WI 显示腮腺区及其深面扩张的流空血管影(箭头) B. 冠状面增强的 T1WI 显示腮腺区及其深面扩张的流空血管影(箭头) C. MRA 正面显示腮腺咬肌区的异常血管团及其扩张的颈外静脉

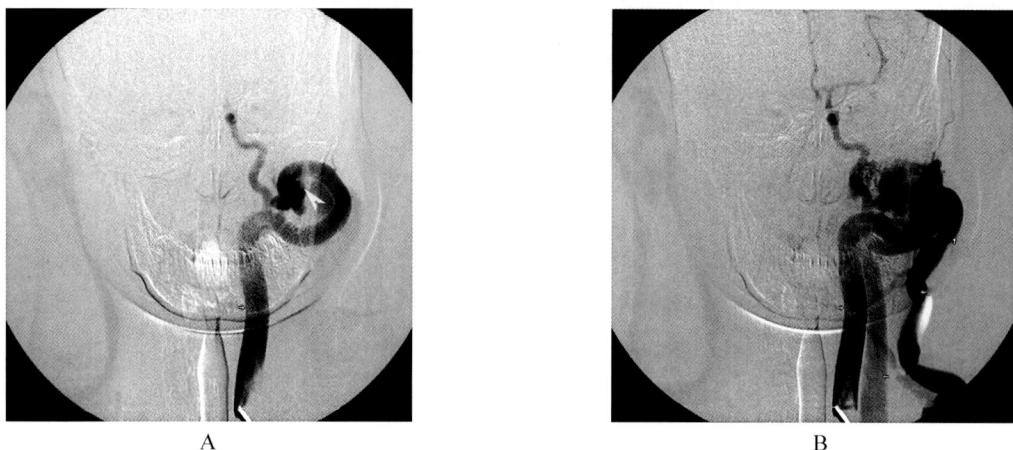

图 10-5 左腮腺咬肌区先天性颈外动脉-颈静脉瘘

A. 颈外动脉造影的动脉早期正位像显示颈外动脉通过瘘口（箭头）与颈静脉直接相通　B. 颈外动脉造影的动脉中期正位像显示颈外动脉与颈外静脉和颈内静脉相通

三、治　疗

发生在颈总动脉的外伤性动静脉瘘可选择带膜支架封堵或可脱性球囊栓塞瘘口（图 10-6）；发生在腮腺咬肌区的先天性颈外动脉-颈静脉瘘，可选用大直径的弹簧圈或可脱性球囊进行栓塞（图 10-7）。利用可脱性球囊技术或大直径的弹簧圈直接封堵瘘口时，为防止在血液流速较快的瘘口附近球囊提前脱落或弹簧圈溢出瘘孔到肺部，必要时可适当压迫颈部血管以减慢流速。

典型病例：

病例 1　患者，男性，47 岁，3 个月前曾因车祸造成右颌面部软、硬组织损伤、右面神经和舌下神经麻痹，1 个月后出现右侧耳鸣，近日加重。增强 CT 扫描，未见明显阳性显示。局麻下行动脉造影，右颈外动脉造影显示颈外动脉主干、面动脉远端与颈外静脉直接相通。将微导管同轴自 5F 造影导管引自瘘口远端，释放 .018S 弹簧圈 4 枚，然后撤出微导管，自 5F 造影导管紧邻远端弹簧圈释放 .035 弹簧圈 5 枚，造影见仍有回流静脉显示。再同轴引入微导管，穿越 .035 弹簧圈到达

瘘口释放 .018S 弹簧圈 2 枚。颈外动脉造影见其主干与颈外静脉间瘘孔消失，但咽升动脉与耳前静脉间瘘孔显示，再将微导管引入咽升动脉分支远端，.018S 弹簧圈 3 枚进行栓塞。栓塞后，颈外动脉造影见回流静脉正常显示，患者耳鸣主述消失（图 10-8）。

病例 2　患者，女性，24 岁，12 岁左右自觉右腮腺区轻度膨隆，颈部静脉扩张。以后上述表现逐渐加重并出现耳鸣。就诊时见右腮腺区膨隆，周围毛细血管扩张，自颌下至锁骨上窝颈外静脉扩张。触诊可及震颤，听诊可闻及吹风样杂音。全麻下行颈动脉造影和血管内治疗。右侧颈外动脉造影未见颈外动脉分支显示，颈内及颈外静脉迂曲增粗且早显明显，颈外动脉经粗大瘘口与静脉相通。压迫颈外及颈内静脉后，颈外动脉主干造影见右侧乙状窦显影。经 5F 导管选择至右侧颈外动脉与静脉瘘口旁的颞深动脉入口，压迫右侧颈外动脉及颈外和颈内静脉后，释放 MWCE-38-8-15 大号弹簧圈并使其一端进入颞深动脉血管内以免冲入回流静脉。成功释放第一枚弹簧圈后瘘口血流速度减缓，依次紧邻第一枚弹簧圈再释放不同规格试弹簧圈。弹簧圈栓塞后造影仍可见动静脉

瘘口残存于弹簧圈之间的缝隙内,遂再以33%组织胶3 ml封闭瘘孔。栓塞术后造影未见瘘口及早显的回流静脉。一个月后复查颈部扩张静脉完全

消失,腮腺膨隆缓解(图10-9)。

（范新东）

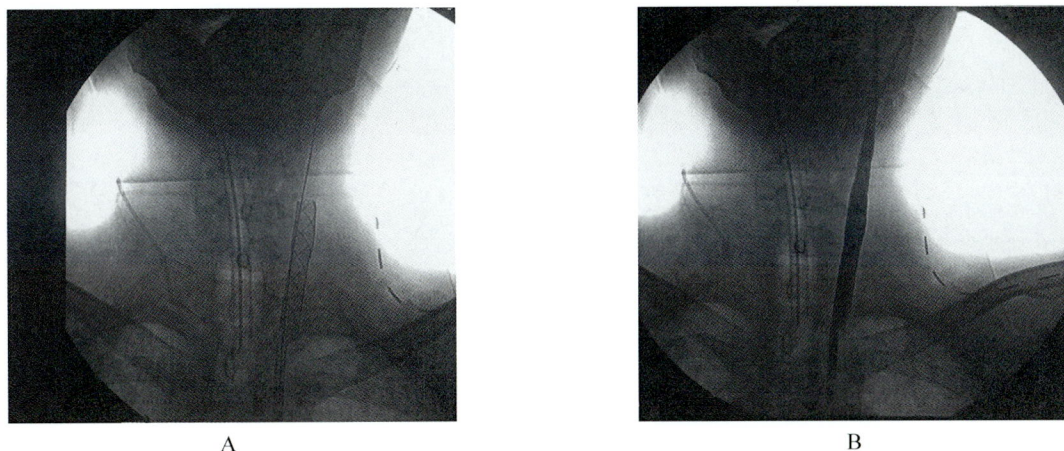

图 10-6 左颈总动脉的外伤性动静脉瘘

A. 带膜支架通过导丝封堵左颈总动脉瘘口 B. 左颈总动脉造影显示动脉连续,瘘口消失

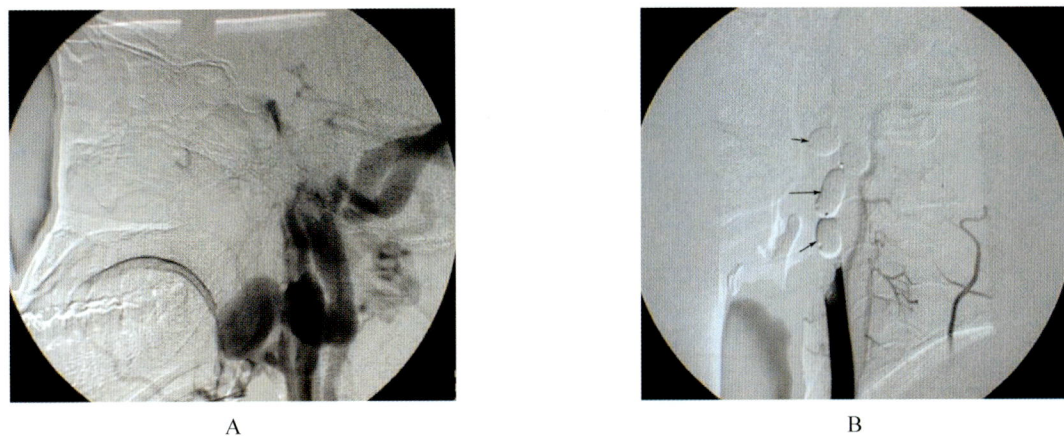

图 10-7 左颈总动脉的外伤性动静脉瘘

A. 颈总动脉造影侧位像显示颈总动脉与颈静脉交通形成动静脉瘘 B. 颈总动脉造影侧位像显示可脱性球囊(箭头)栓塞瘘口

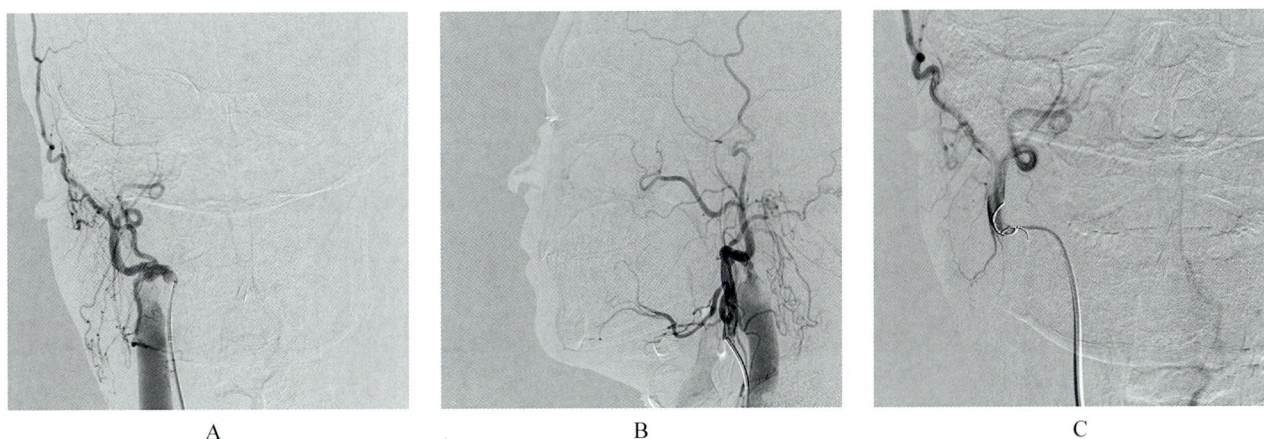

A   B   C

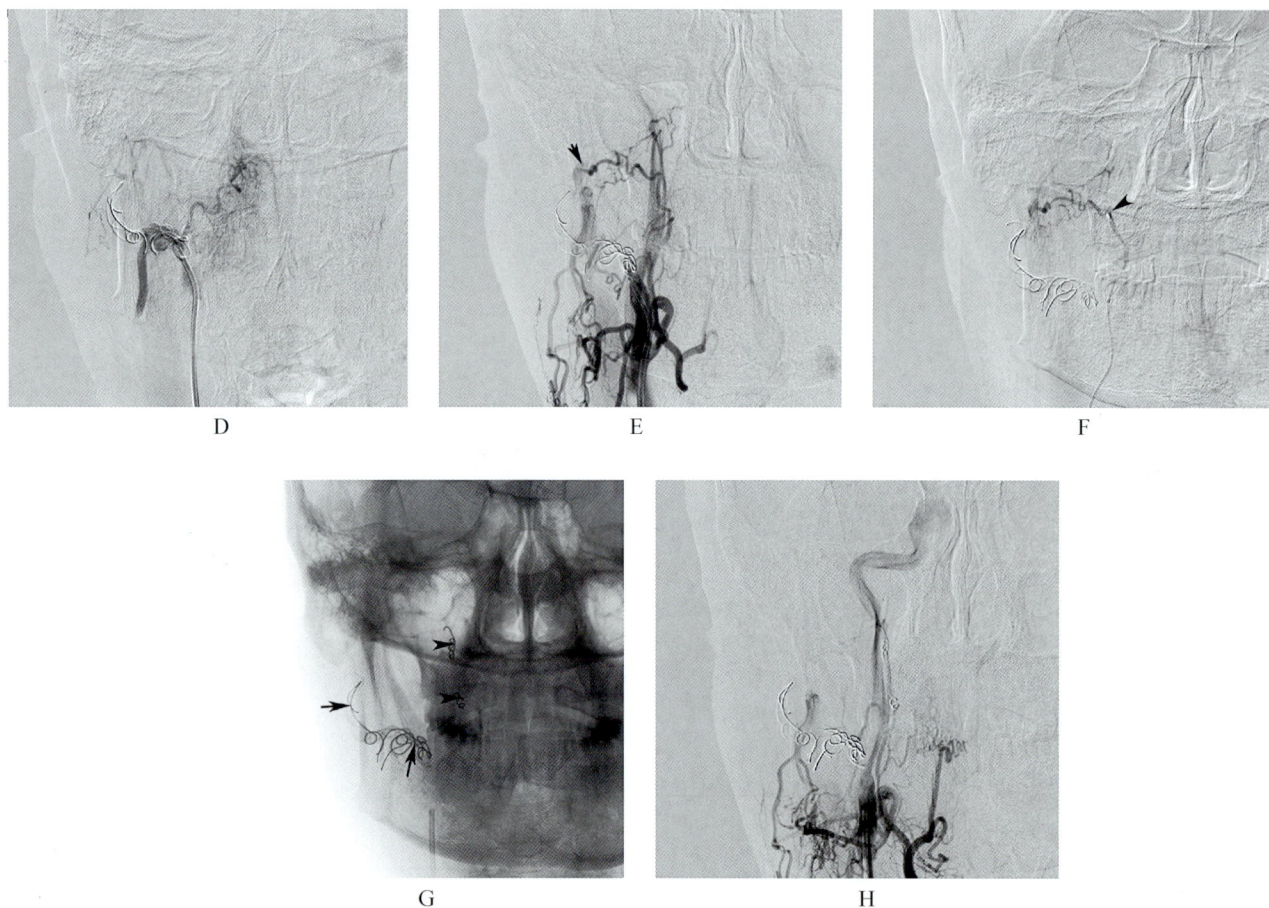

D　　　　　　　　E　　　　　　　　F

G　　　　　　　　H

图 10-8　右颌面部外伤性动静脉瘘的介入治疗

　　A. 右颈外动脉造影的正位像显示颈外动脉与颈静脉直接相通　　B. 右颈外动脉造影的侧位像显示颈外动脉与颈静脉在面动脉远端直接相通　　C. 微导管同轴引入瘘口远端的颈外动脉,释放.018S弹簧圈　　D. 颈外动脉造影见其主干与颈外静脉间瘘孔消失　　E. 颈外动脉近心端造影显示咽升动脉与耳前静脉间瘘孔及颈外静脉显示　　F. 将微导管(箭头)引入咽升动脉分支远端　　G. 栓塞后的头颅正位像显示栓塞弹簧圈的位置　　H. 栓塞后的颈外动脉造影显示颈外动脉远端闭锁,颈外静脉未见提前显示

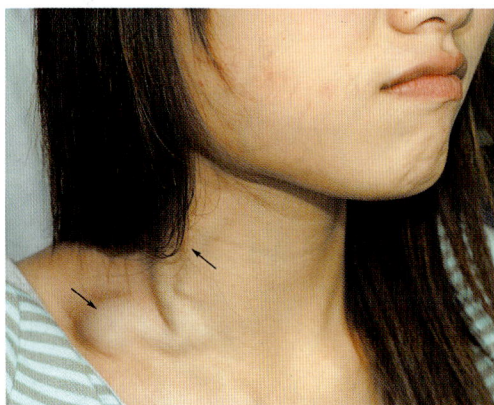

A

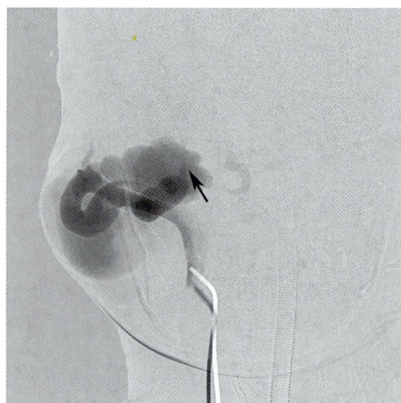

B

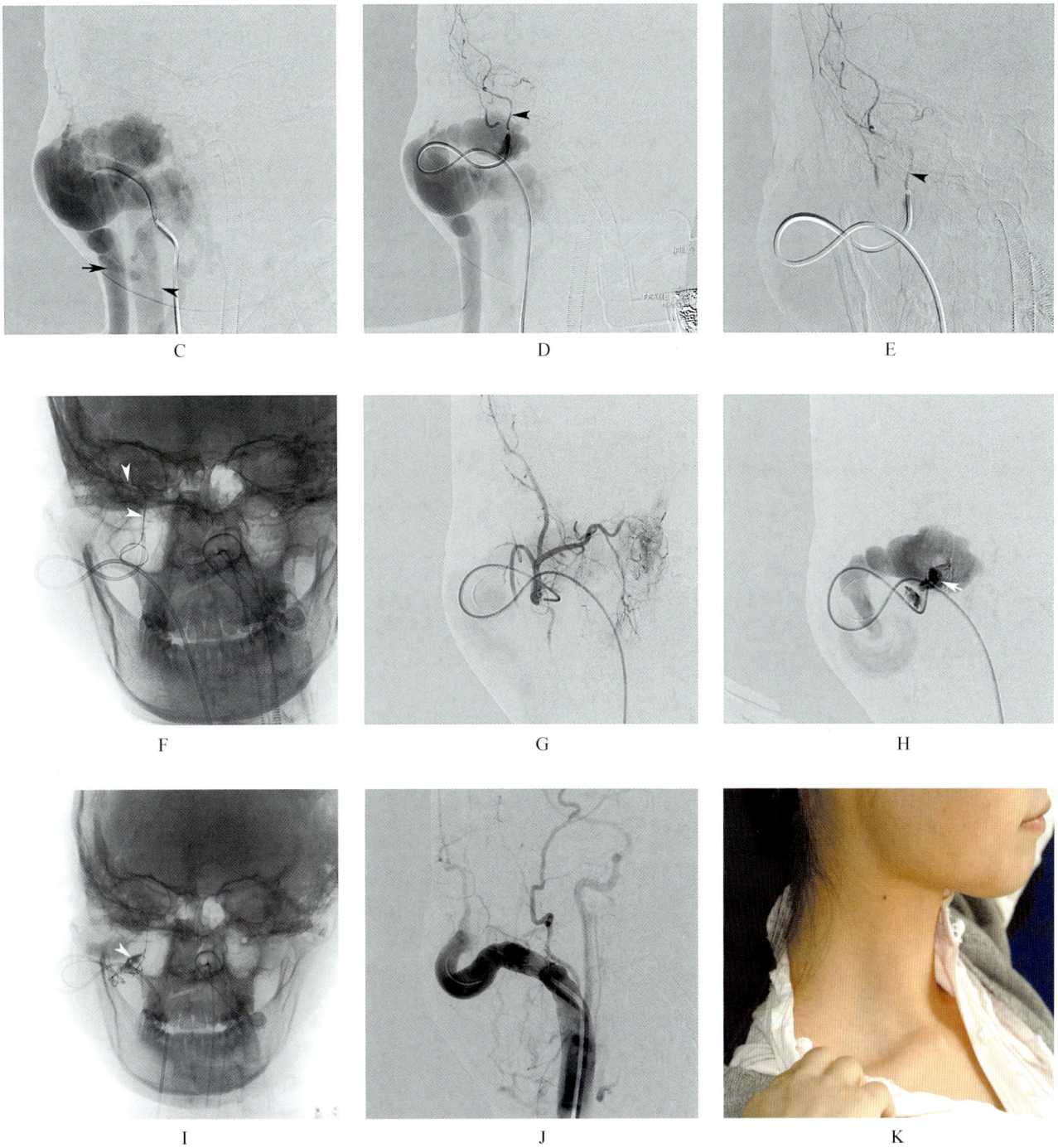

图 10-9　右腮腺咬肌区先天性动静脉瘘的介入治疗

A. 患者斜侧位像显示颈外静脉明显扩张　B. 右颈外动脉造影的动脉早期正位像显示颈外动脉与颈静脉直接相通　C. 右颈外动脉造影的动脉中期正位像显示颈外动脉与颈静脉直接相通,颈外静脉(箭头)和颈内静脉(短箭头)扩张并提前显示　D. 紧邻瘘口的颈外动脉造影正位像显示颞深动脉(箭头)位于瘘口处　E. 5F导管选择至右侧颈外动脉与静脉瘘口旁的颞深动脉内　F. 头颅正位像显示弹簧圈的一部分位于颞深动脉内,另一部分位于瘘口　G. 释放第一枚弹簧圈后瘘口血流速度减缓,颈外动脉正常分支得以显示　H. 弹簧圈栓塞后的颈外动脉造影显示动静脉瘘口(箭头)残存于弹簧圈之间的缝隙内,颈外静脉显示　I. 头颅正位像显示弹簧圈之间的栓塞组织胶(箭头)　J. 栓塞后的颈外动脉造影显示颈外动脉远端闭锁,颈外静脉未见提前显示　K. 栓塞后一月的患者斜侧位头像显示原扩张的颈外静脉闭锁

参 考 文 献

1　凌峰，李铁林，主编. 介入神经放射影像学. 北京：人民卫生出版社，1999

2　李明华，主编. 神经介入影像学. 上海：上海科学技术文献出版社，1999

3　范新东. 颅面部介入的诊治现状. 介入放射学杂志 2006；15：321

4　范新东. 颅面部高流速病变的诊断和介入治疗. 口腔颌面外科杂志 2006；16：97 - 99

5　Sasaki M，Tadokoro S，Kimura S，et al. Two cases of renal arteriovenous fistula treated by transcatheter embolization with absolute ethanol［J］. Hinyokika Kiyo，1984，30(3)：295 - 298

6　Conner WC 3rd，Rohrich RJ，Pollock. Traunmatic aneurysm of the face and temple：a patient report and literature review，1644 to 1998. Ann Plast Surg. 1998；41：321 - 326

7　Rhee CS，Jinn TH，Jung HW，et al. Traumatic pseudoaneurysms of the external carotid artery with parotid mass and delayed facial nerve palsy. Otolaryngol Head Neck Surg 1999；121：158 - 160

8　James CY，David JG. Endovascular treatment of a pseudoaneurysm of a recipint external carotid artery following radiation and free tissue transfer. Ann Plast Surg. 2000；44：656 - 659

9　Baroti JM，Triglia，JM，Farnarier P，et al. Embolization of an intraparotid false aneurysm of the external carotid artery：case report. Cardiovasc Intervent Radiol 1991；14：173 - 174

10　Kou B，Davidson J，Gilbert R，Cheung G. Coil embolization of seudoaneurysms of the external carotid artery：case series. J Otol 2000；29：315 - 318

11　James A. D'ORTA，Clayton H，et al. Post-traumatic pseudoaneurysm of the internal maxillary artery. J Trauma 1982；22：161 - 163

12　Ahn JY；Chung YS；Chung SS，et al. Traumatic dissection of the internal maxillary artery associated with isolated glossopharyngeal nervealsy：case report Neurosurgery 2004；55：710 - 712

13　Uğuz MZ，Önal K，Öncel S，Topaloğlu İ，et al. Giant external carotid artery pseudoaneurysm presenting as a parotid mass. Otolaryngol Head Neck Surg 2000；122：307 - 309

14　Batten T，Heeneman H. Traumatic pseudoaneurysms of the floor of mouth treated with selective embolization：a case report. J Otol 1994；23：423 - 442

第十一章　头颈部恶性肿瘤的动脉灌注化疗

头颈部的恶性肿瘤多为鳞状细胞癌，长期以来其生存率一直徘徊在 $15\%\sim40\%$。尽管手术治疗为其主要治疗手段，但是由于手术不仅需要切除邻近的语言与吞咽器官，还会破坏患者的容貌，这就不可避免地严重降低了患者的生活质量。

直接药物灌注化疗(direct infusion chemotherapy)是指经导管在肿瘤供养动脉内注入化疗药，使肿瘤局部化疗药物浓度较静脉给药时增高，外周血浆最大药物浓度降低，从而达到提高疗效、降低全身不良反应的目的。头颈部恶性肿瘤常用的动脉内化疗(intra arterial infusion chemotherapy)径路主要有两种：股动脉径路以及颞浅动脉逆行径路。直接动脉灌注化疗治疗头颈部恶性肿瘤曾在 20 世纪 70 年代为众多学者尝试，最终因为过多的并发症和不甚理想的结果而销声匿迹。然而，最近的研究表明在肿瘤供血动脉内灌注高浓度化疗药物的同时，静脉使用解毒药物，这样既可保证动脉化疗时肿瘤局部区域血药浓度增高，又能使一些敏感器官，如骨髓、内脏和肾得到保护，减轻化疗药物的全身不良反应。目前，常使用供血动脉内灌注大剂量的顺铂(CDDP)，同时静脉内快速滴注硫代硫酸钠、静脉注射解毒治疗头颈部鳞状细胞癌。硫代硫酸钠是 CDDP 的解毒药物，当循环系统中的硫代硫酸钠遇到流过肿瘤 CDDP 的时候就会发生螯合，以无活性的形式经肾代谢。

顺铂是剂量依赖型药物，剂量越大，临床效果越佳，但是同时毒性也越大。为确定患者可耐受 CDDP 的最大值，曾有临床实验显示给实验组患者以 $120\ mg/m^2$ 的剂量每周一次，给 4 周，患者无明显全身中度反应。当 CDDP 的剂量逐渐增加到 $200\ mg/m^2$，每周一次时，全身出现明显的中毒反应。通过比较，得到了一个近似的每周治疗剂量 $150\sim180\ mg/m^2$，每次灌注的时间约为 3 分钟，较为恰当。已经有证据表明 CDDP 是有效的放疗辅助药，动脉灌注化疗的同时，还可同期行放疗。

直接动脉灌注的作用可以用以下的公式表示：$r=1+$药物的血浆清除率/肿瘤血浆流速，r 表示直接动脉灌注的作用，尽量控制其在 20 左右，以减低直接动脉灌注所引起的危害。增加 CDDP 的血浆清除率可以提高疗效，这可通过提高抗癌药物的浓度来实现。同时，从公式中可发现降低肿瘤的血浆流速，即通过堵塞肿瘤的供血动脉血管也可提高疗效，但临床实践表明这种操作的代价和风险过大，不适于临床应用。

血流是连贯的，不能相互交叉。当用较慢的灌注速度时，血流更多的选择血管而不是肿瘤。在大剂量的 CDDP 灌注前，需首先进行动脉承受试验，这样才能使 CDDP 在到达肿瘤之前不失去活力而更多地进入肿瘤。将导管引入到肿瘤的供血动脉中，与压力注射器连接行造影。通过反复造影找到在心脏收缩顶点时可以引起轻微返流的速率。以这种动脉所能承受的最大速率进行灌注，可使肿瘤的供血动脉及其每一个分支完全充满，并使血液完全被排除在供血动脉之外，避免了 CDDP 的分流；同时使灌注的 CDDP 在最短的时间内准确地到达肿瘤并达到最高浓度，防止了 CDDP 和硫代硫酸盐的过早螯合。CDDP 的灌注速率是通过比较动脉承受试验的造影情况而获得的,即心脏收缩末期有少量的造影剂返流到最近的血管中的速率。一般的颈外动脉的流速是 $2\sim4$ ml/s,首先在压力注射器上行 3 ml/s,总时间为 $2\frac{1}{2}$ s 的造影(图 11 - 1)。如果看不到返流,就每次增加 0.5 ml/s,直到出现返流为止,从而得到这个动脉的最大承受率;如果出现颈内动脉返流,就降低 0.5 ml/s(图 11 - 2)。微导管可以通过 1.5 ml/s 的流量,这是注射器最小速率的两倍。对于包括咽、颅底和舌范围较大的肿瘤,应在颈外动脉主干行动脉承受试验,灌注所有的颈外动脉分支。有时,肿瘤是通过一条小血管滋养的,特别是喉与口底肿瘤的患者,甲状腺上动脉或舌动脉应分别插管造影,用微导管作动脉承受试验。

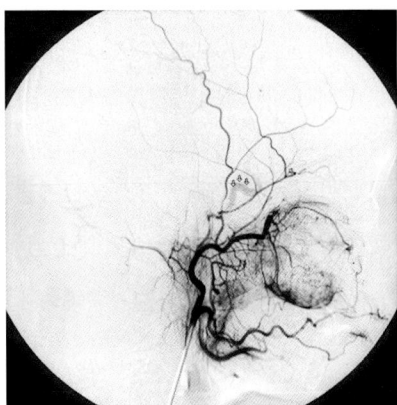

图 11 - 1 动脉承受试验

在压力注射器上行 3 ml/s,总时间为 $2\frac{1}{2}$ s 的造影,造影显示颈内动脉出现返流(箭头)

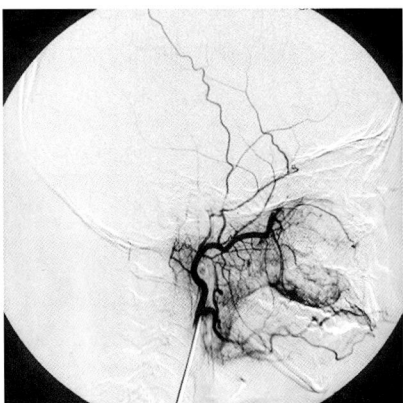

图 11 - 2 动脉承受试验

行 2.5 ml/s,直到出现返流为止

在动脉内灌注大剂量的 CDDP 时,循环的脉管系统内需充满解毒的硫代硫酸盐,当 CDDP 通过肿瘤血管床之后能够很快与硫代硫酸盐螯合。静脉输入硫代硫酸盐时需行加压,以便快速使其快速注入。通过手上输入的时候,大约 100 ml 的硫代硫酸盐在流经中心部位及与肺循环混合之前存留于手臂静脉之中。如果循环较差或手臂有较大的血管池,需在对侧股静脉置管来灌注硫代硫酸盐。

大多鳞状细胞癌没有明确的血管染色,通过血管造影通常很难确定肿瘤的供血;另一方面,实性肿瘤有很多血管,现存的血管有可能都给肿瘤供血。除首先进行颈总动脉分支完整确切地血管造影明确颅外循环情况,同时还要结合 CT 和 MRI 的断层影像。了解每条动脉的供血区域非常重要,只有这样才能制定合理的治疗计划。通常,甲状腺上动脉供应喉部肿瘤,舌动脉供应舌腹损害,鼻咽大多数的肿瘤全部由颈外系统供应,动脉解剖可决定治疗策略。

当肿瘤超越中线,就需要双侧引入导管。首先以造影了解肿瘤的确切体积,通过动脉承受试验选择合适的速率。用一个 Y 形阀连接两个导管,然后接到三通,排气和连接的程序与一条导管时相同。首先计算较小侧肿瘤灌注所需的剂量并优先予以灌注,然后关闭接受较少药量导管侧的血流开关,开始灌注剩余肿瘤较大侧剂量,注射过程重新开始,这一步骤要在 30 s 内完成。

由于大多数患者年事较高,基本上都伴有广泛的动脉硬化。引入导管时需尽量减少对血管壁的刺激,防止颈外动脉痉挛以保证每周可重复治疗。首先将 5 - Fr 弯头导管引入头臂动脉,然后交换直头的 5 - Fr 导管。在 0.038 亲水导丝的导引下进入颈外动脉,这时导管和导丝都不要超过枕、舌、面动脉的起始点。这种分级引入导管的方法可以有效地避免血管痉挛的发生。导丝不能超过 3 分支的末端(如舌、枕、面动脉)。一些患者老年性的动脉硬化症伴血管极端迂曲,直头导管更适合引入。在颈总动脉中放置交换导丝以迅速更换最终放置的直头导管到颈外动脉中的做法可有效地避免血管痉挛的发生。如果需要将导管放置得更远，就必须通过同轴引入微导管来实现。

　　导管头的置位非常重要，要尽可能在灌注动脉中深入一些。如果在颈外动脉中的深度不够的话，动脉灌注过程中患者的吞咽动作会使导管弹回到颈内动脉。要尝试让患者通过反复吞咽来驱除 5-Fr 导管，如果不能稳定固位，就把导管撤回到颈总动脉的末端，用微导管进入到合适的血管中。对喉部肿瘤灌注 CDDP 时，不可避免地引起吞咽。应该预料到会有吞咽和咳嗽。动脉承受试验之前，嘱患者进行吞咽与咳嗽看是否能够使导管移位。

　　动脉承受实验时，约有 1%～2% 的造影剂、同时也是 CDDP 的剂量会超出肿瘤供血动脉的范围。这时需要关注不是太多的返流进入临近血管，而是灌注率不足，使循环中的硫代硫酸盐进入肿瘤床中和 CDDP。研究显示灌注速率宁大勿小，利于治疗效果，没有必要栓塞不直接进入肿瘤的临近和远处的血管。动脉承受试验是可重复的，逐渐增加流量直到临近的血管出现返流。大多数的颈外动脉系统可以接受通过直头 5-Fr 导管 3、4 ml/s 的流速。通过微导管的流速为 1.0～1.8 ml/s。最初一次的动脉灌注会造成灌注动脉的狭窄，因为通过治疗肿瘤开始变小，动脉承受率也发生了变化。一条动脉在上次治疗时能够承受 4 ml/s 的流量并不意味着在接下来的治疗中能够承受相同的流量，因此每次都应进行动脉承受试验。

　　动脉承受试验确定灌注速率后，撤换掉压力注射器上的造影剂，更换上预先装好 CDDP 的注射器。在注射开始前一小时 CDDP 就应和药液混合好。用肝素盐水反复冲洗导管。把含 10 ml 造影剂的注射器连接到三通活塞上，清除系统里的气泡并以造影剂充满导管（图 11-3）。压力注射器接到三通活塞的另一接口。撤换掉装造影剂的注射器代之以 20 ml 的空注射器，再次排气（图 11-4）。撤掉注射器并将三通活塞的臂转到允许 CDDP 灌注的位置，

开始灌注。在这几分钟内，团队之间要交流信息很重要。在灌注前的几分钟要开始滴注利尿剂，30 秒前开始灌注硫代硫酸盐。由于导管内充满造影剂，就可以看见第一秒左右的造影情况，显示导管头是否移动。在整个过程中导管头的位置要不断反复的显现，以确定是否被 CDDP 的喷射和病人的吞咽改变位置，通常每 10 秒钟进行 1 秒钟的荧光评估。灌注完成时，继之以通过同一导管的血管造影以确定导管的位置是否变化，动脉是否发生改变。填写一份记录，详细描述了在治疗过程中的每一个技术环节和动作。实际而详细地对患者的动脉情况进行细致的描述，有层次的记录每次导管尖端的位置。这些数据是接下来治疗的参考标志。

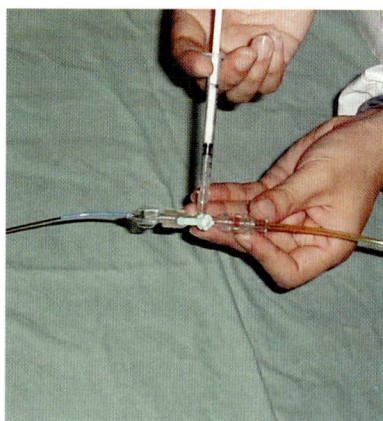

图 11-3　把含造影剂的注射器连接到三通活塞上，清除系统里的气泡并以造影剂充满导管

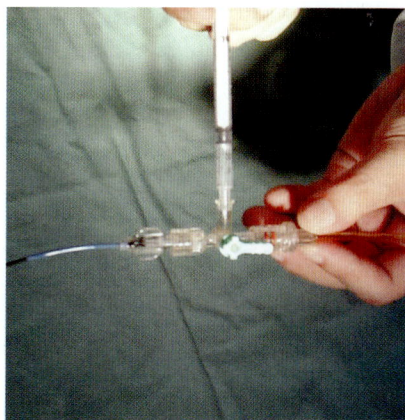

图 11-4　撤换掉装造影剂的注射器代之以空注射器，再次排气

治疗效果需结合临床检查，以及 CT 或 MRI 的断层进行评价。国外有一组临床研究包含 42 名患者，该组患者仅予以大剂量的 CDDP 动脉灌注。研究结果显示 50%～99% 的肿瘤体积出现了减小，没有结果显示肿瘤减小的比例在 50% 以下或者体积增大。其中 4 名不能评估，一名患者在第一次治疗后拒绝再行后续治疗；一名血管痉挛加重；两名由于先前的手术导致血管缺失或变异，剩余 38 名患者接受了评估。22 名患者先前未接受任何治疗，9 名完全消失，10 名部分好转；10 名患者先前接受过手术或放疗，4 名完全有效，6 名部分好转。大部分患者在剂量到达 200 mg 之前都能够忍受。17 名接受 200 mg 最高剂量的患者中有 9 例出现严重的毒性反应。当剂量减至每周 150 mg 的时候，9 例患者接受了 32 次灌注，没有再出现严重的毒性反应，轻微的反应也很少出现。该组 42 例患者接受了 140 次股动脉导管插管。2 例灌注失败，一例因为毒性反应，一例因为动脉粥样硬化斑块堵塞了肿瘤的营养动脉；2 例患者出现短暂的心律失常，不需任何治疗；1 例患者出现短暂的视网膜炎和视力模糊，主要源于将 CDDP 错误灌注到颈内动脉，即刻便出现了进行性视网膜炎；1 例患者出现了 8×8 cm 的腹股沟血肿；1 例出现了 5×5 mm 的皮肤坏死。

另一组由 85 名 Ⅲ～Ⅳ 期鳞状细胞癌、不能手术的患者组成，62% 伴淋巴结转移，先前无人接受过治疗，该组患者实施 CDDP 动脉灌注加局部放疗。本组患者中有 7 名不能评估，1 名患者在治疗期间死于肺栓塞，2 名在接受治疗后未接受第二次评估时死于心肌梗死，2 名患者未能完成治疗，2 名失去随访。在接受评估的 78 名患者中，72 例完全好转，5 例部分好转，1 例无变化。84 名患者接受了 323 次动脉治疗，17 次出现严重的毒性反应。其中有 9 例胃肠道反应，7 例血液反应，6 例出现神经症状，1 例死于第二天的肺栓塞。在 323 次灌注中有 3 次不能进行，两次由于动脉硬化不能进行超选择性插管，一次血压过低。6 名患者灌注后出现神经衰弱，其中 3 名是暂时性的，另外 3 名是永久性的。

经过一周的休息，腹股沟穿刺部位可以再次插管。我们有在一侧腹股沟隔周完成 8 次治疗的记录。当患者有广泛的动脉硬化的时候，应选择股动脉搏动最强的点穿刺。穿刺部位的大面积血肿会严重影响治疗进程，导管撤除之后要小心护理腹股沟。

头颈部鳞状细胞癌的患者通常年龄较大，大多伴有广泛的动脉硬化、血管迂曲以及其他的系统疾病。对该类患者进行动脉灌注治疗，具有极大的挑战性。患者常伴有疼痛和张口受限，通常在接受治疗 1 周内就可停止麻醉剂的需求，两周后便可伴有张口度的改善，3 次治疗后，通常能明显地看到肿瘤体积发生巨大的变化。当然，这种治疗并不是对所有的患者都有效；一些肿瘤对 CDDP 有抵抗力，同时也不能替代手术治疗的首选地位。

有些手术后的患者伴有颈外动脉结扎，股动脉径路不能将灌注导管引入到肿瘤的供血动脉，这时需自颞浅动脉逆行埋入动脉泵或深静脉管以行颈外动脉的灌注化疗（图 11-5）。

典型病例：

病例 1　患者，女性，12 岁，腭部膨隆 2 个月就诊，病理诊断为"腺样囊性癌"。CT 扫描显示腭部、翼腭窝以及颅底部异常软组织占位。注射增强剂后，病变内部多囊性强化。考虑手术破坏较大以及难以彻底，决定采用动脉化疗结合放疗的治疗计划。化疗采用 CDDP 150 mg/m²，每周 1 次，持续 6 周，期间结合放射治疗，200 Gy/d×30 天。动脉化疗后一次，坚硬腭部肿瘤变软；4 次后腭部肿瘤缩小一半；半年后肿瘤完全消失。现已随访 7 年，未见复发（图 11-6）。

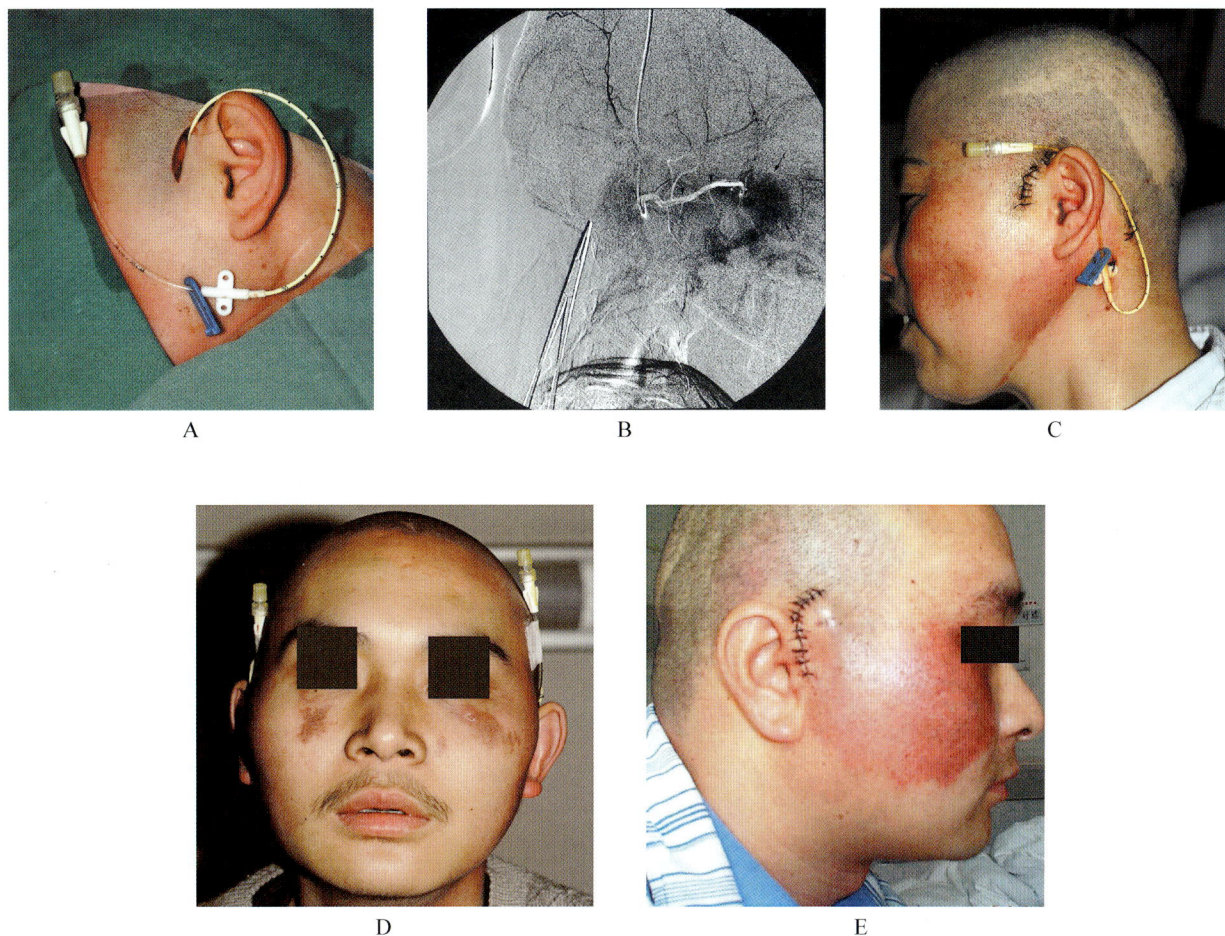

图 11-5 颞浅动脉逆行埋管(泵)行动脉化疗

A. 颞部切开暴露颞浅动脉并引入深静脉管　B. 经埋入的导管造影,可见造影剂流入上颌动脉(短箭头)以及远端的病变(箭头)　C. 缝合颞部创口并固定深静脉管　D. 双侧颞浅动脉埋管治疗位于中线区的病变　E. 颞浅动脉埋泵上颌窦癌局部化疗,可见上颌部皮肤被药物刺激,颜色变暗红

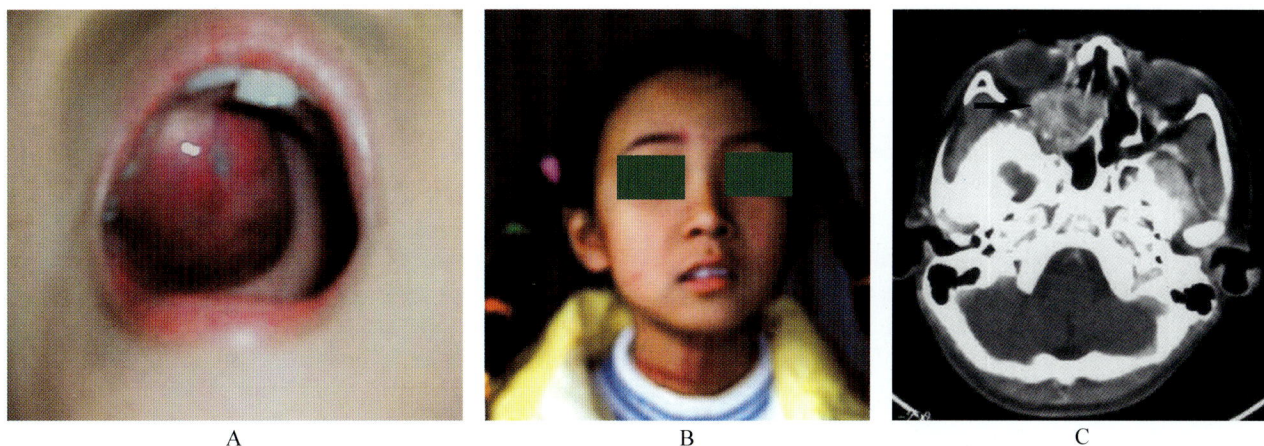

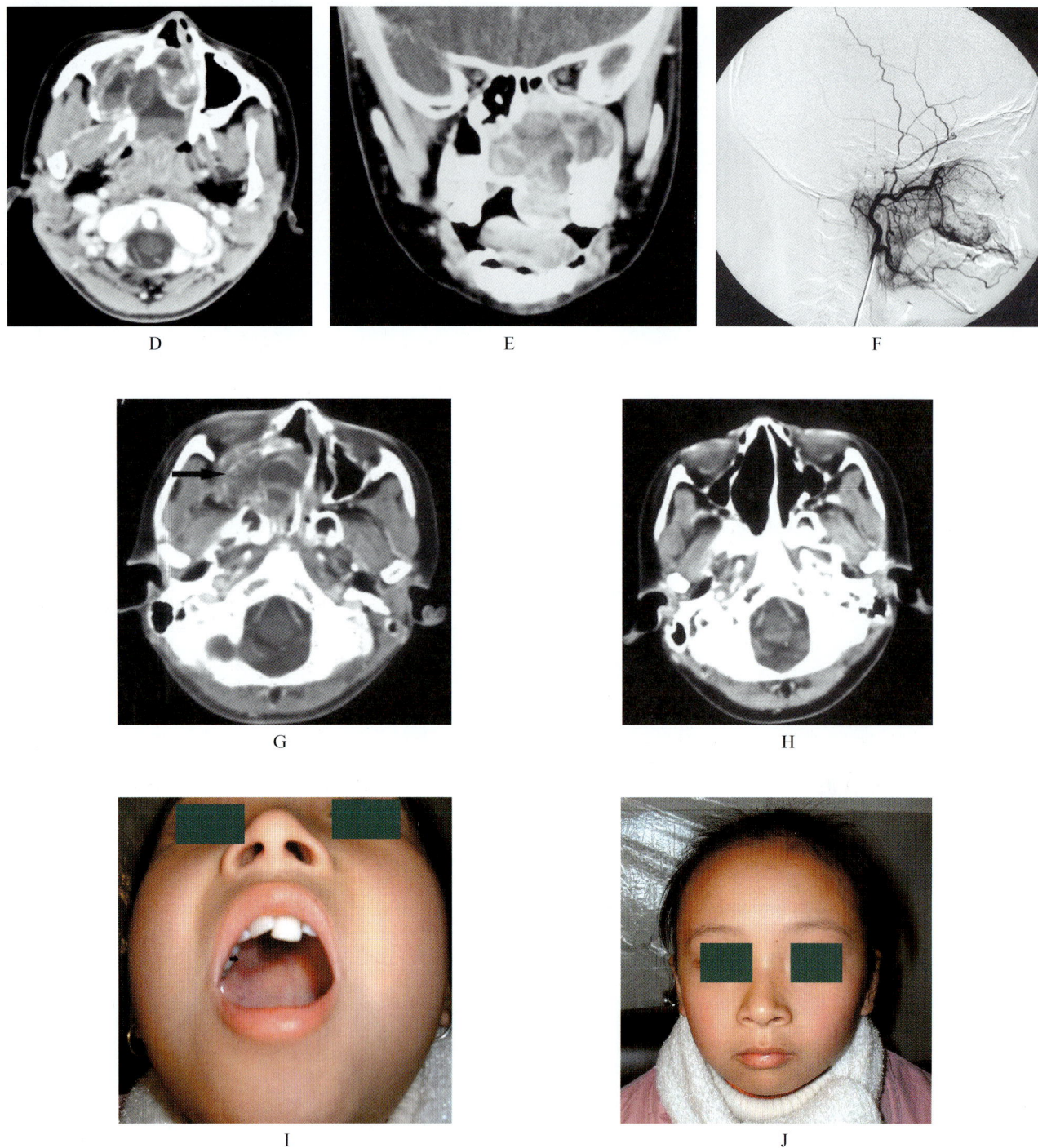

图 11 - 6　颅底、腭部腺样囊性癌的动脉灌注化疗

　　A. 患儿口内像显示腭部暗红色膨隆，生长快速　B. 患儿治疗前正面像　C、D、E. 增强 CT 的不同层面显示肿瘤的侵及范围　F. 直头灌注导管灌注前的动脉承受试验　G. 动脉化疗前的增强轴状面 CT 显示肿瘤已侵犯球后和颅底（箭头）　H. 动脉化疗后一年的增强轴状面 CT 显示肿瘤消失　I. 化疗结束后 3 年口内像显示腭部膨隆消失　J. 化疗结束后 3 年的患儿正面像

病例2　患者，男性，52岁，曾行颊癌根治术以及放射治疗，现张口受限两个月。CT检查显示翼肌、颅底部受侵，肿瘤已破坏颞骨、侵入颅内，失去手术机会，决定单纯行动脉灌注化疗，采用CDDP 150 mg/m²，每周1次，持续6周；休息2个月后，再行CDDP 150 mg/m²，每周1次，持续4周。一年后随访，患者张口度恢复正常，随访CT未见肿瘤残留（图11-7）。

（李吉辰　王　巍　范新东）

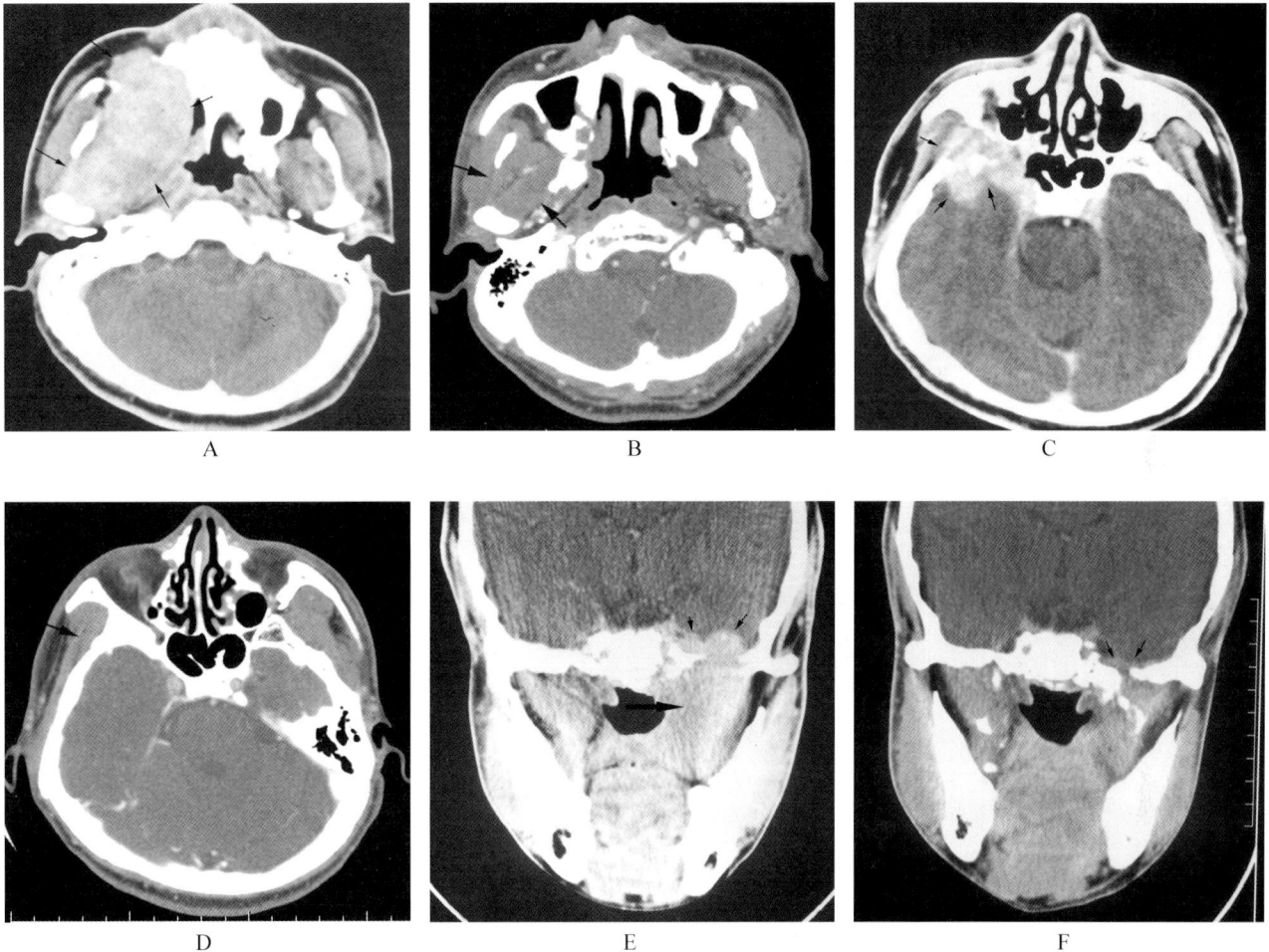

图11-7　颅底、腭部鳞癌的动脉灌注化疗

A. 髁突水平的轴状面增强CT显示颅底区的占位（箭头）　B. 动脉灌注化疗后1年的髁突水平的轴状面增强CT显示颅底区的占位消失（箭头）　C. 轴状面增强CT显示颅底区占位已侵入颅内、颞骨破坏（箭头）　D. 动脉灌注化疗后1年，与C相当水平的轴状面增强CT显示侵入颅内的占位消失（箭头）　E. 增强CT的冠状面显示已侵入颅内的颅底肿瘤（箭头）　F. 动脉灌注化疗后1年，与E相当层面的冠状面增强CT显示侵入颅内的占位消失（箭头）；直头灌注导管灌注前的动脉承受试验

参 考 文 献

1　Lee YY，Wallace S，Goepfert H，et al. Intra-arterial chemotherapy of head and neck tumors. AJNR 1986；7：343-348

2　Lee YY，Dimery IW，Van Tassel P，et al. Superselective intra-arterial chemotherapy of advanced paranasal sinus tumors. Arch Otolaryngol Head Neck Surg 1989；115：503-511

3.　Silbergleit R，Steffey DJ，DeFilipp R，et al. Cerebral distribution of contrast medium during slow intracarotid infusion. AJNR 1989；10：1061-1064

4　Blacklock JB，Wright DC，Dedrick RL，et al. Drug streaming during intra-arterial chemotherapy. *J Neurosurg* 1986;64: 284 - 291

5 Lutz RJ, Dedvick RL, Boretos JW, et al. Mixing studies during intracrotid artery infusion in an in vitro model. *J Neurosurg* 1986;64: 277 - 283

6 Robbins KT, Storniolo AM, Kerber CW, et al. Rapid superselective high dose cisplatin infusion for advanced head and neck malignancies. *Head Neck* 1992;14: 364 - 371

7 Robbins KT, Storniolo AM, Kerber CW, et al. Phase I study of highly selective supradose cisplatin infusion for advanced head and neck cancer. *J Clin Oncol* 1994;12: 2113 - 2120

8 Robbins KT, Vicario D, Seagren S, et al. A targeted supradose cisplatin chemoradiation protocol for advanced head and neck cancer. *Am J Surg* 1994;168: 419 - 422

9 J. J. Connors, Joan C. Wojak. Interventional Neuroradiology. 1999;30: 358 - 368

10 Spring PM, Valentino J, Arnold SM, et al. Long-term results of hyperfractionated radiation and high-dose intraarterial cisplatin for unresectable oropharyngeal carcinoma. Cancer. 2005: 15;104: 1765 - 1771

11 Rohde S, Kovacs AF, Turowski B, et al. Intra-arterial high-dose chemotherapy with cisplatin as part of a palliative treatment concept in oral cancer. AJNR Am J Neuroradiol. 2005 Aug;26: 1804 - 1809

12 Robbins KT, Kumar P, Harris J, et al. Supradose intra-arterial cisplatin and concurrent radiation therapy for the treatment of stage IV head and neck squamous cell carcinoma is feasible and efficacious in a multi-institutional setting: results of Radiation Therapy Oncology Group Trial 9615. J Clin Oncol. 2005;23: 1447 - 1454

13 范新东,朱凌,苏立新等. 双路化疗治疗头颈部鳞状细胞癌. 介入放射学杂志,2006;15: 332 - 334

第十二章　颅面部静脉畸形的介入硬化治疗

一、概　　述

1863 年，Virchow 从形态学上首先将血管瘤分为单纯型血管瘤、海绵状血管瘤和蔓状血管瘤三类。1969 年，世界卫生组织对软组织肿瘤进行分类，将血管瘤分成良性血管瘤与恶性血管瘤两大类。1982 年，Mulliken 和 Glowachi 根据病变内皮细胞增殖活性的差异，提出的细胞生物学分类方法，即将血管性病变（vascular lesion）分为血管瘤和脉管畸形两大类，其中血管瘤早期具有明显的增殖活性，同时随着年龄的增长，大多数可以自动退化；而脉管畸形的内皮细胞无增殖活性，随着身体的增长同比例长大。1993 年 Jackson 根据脉管畸形血流动力学的差异，又将脉管畸形进一步分为高流量脉管畸形和低流量脉管畸形，其中高流量脉管畸形包括动脉畸形和动静脉畸形，低流量脉管畸形包括静脉畸形、淋巴管畸形和毛细血管畸形。1995 年，Waner 和 Suen 又将脉管畸形细分为微静脉畸形、静脉畸形、动静脉畸形、淋巴管畸形和混合畸形 5 类。

静脉畸形（Virchow 分类的海绵状血管瘤）是人体最常见的先天性血管畸形之一，可发生在身体任何部位，以面颈部、四肢为好发部位，多见于皮肤和皮下组织。病变由大小不等的扩张静脉构成，随着年龄的增长，原扩张的静脉进一步扩张，潜在的畸形静脉开始逐步扩张。尽管为一种良性病变，但因其能破坏组织形态或影响功能，可出现诸多并发症，有的因疼痛影响四肢功能甚至致残。位于颅面部的病变除了一些特殊部位的静脉畸形，如舌根、咽旁等，容易导致出血、肿胀、窒息，危及生命，大多数静脉畸形都以影响外观为主要问题。大部分病例均有不同程度的外观缺陷并影响容貌美观，给患者带来极大的精神和心理负担，因此对于此类疾病的诊治越来越受到人们的重视。

二、病　　理

静脉畸形是静脉异常发育产生的静脉血管结构畸形，由大量充满血液的血窦和薄壁静脉所构成，血窦内衬有无数由单层内皮细胞组成的间隔，血窦间是菲薄的结缔组织隔，窦内充满静脉血，窦腔彼此交通，呈海绵状结构，血流较缓慢，有时局部血管内可形成血栓并反复机化形成静脉石。研究表明，静脉畸形发生和发展的原因可能是其血窦壁中内皮细胞和平滑肌细胞发育不均衡，平滑肌细胞表型异常，导致血窦壁薄弱而在血窦内血液的压力下不断扩张，引起血管塑形障碍。

三、临床表现

临床上，典型的静脉畸形表现为质软、可压缩的肿块，在出生时即存在，少部分在幼年或青春期才被发现。其病灶形状及大小多不规则，发病部位不一,主要累及皮肤和皮下组织,也可侵犯机体各种组织,如黏膜、肌肉、关节、神经、脑、内脏器官等。颅部静脉畸形病变表浅,浸润皮肤,可见微隆起的暗红色、蓝色、紫色结节样外观(图 12 - 1,图 12 - 2,图 12 - 3)。病变位于深部者如翼腭窝、颞下窝等往往仅出现软组织肿块(图 12 - 4),表面肤色正常,它早期不易发现,当头低位时,相应面部皮肤可膨隆。其生长速度与身体生长发育基本同步,不会自行退化,无性别差异。但某些病灶在外伤、感染或激素水平变化后会突然增大。部分女性病例在青春期和妊娠期前后会出现生长加快。口腔颌面部软组织静脉畸形常引起相邻近颌骨畸形,在临床中可见到颌骨局部增生畸形和压迫性吸收病例(图 12 - 5)。因舌体、口底巨大静脉畸形导致的上、下颌骨继发畸形亦常见。颅面部软组织静脉畸形大多数主诉无不适症状,极少数患者出现相应神经受压的疼痛症状。部分深部软组织静脉畸形在受外伤后局部易血管破裂(图 12 - 6),血肿形成时可表现为局部的肿胀、疼痛、开口受限等症状。病灶大小可以随体位改变或静脉回流快慢而变化,平卧、头低位或阻断静脉回流时多会出现肿块不同程度充盈,患部体位抬高后肿块可明显缩小,部分患者会触及静脉石。静脉石为大小不一的钙化物,质硬。少数病例在兴奋、恼怒时因静脉回流阻力增

加,病灶会明显增大。据文献报道,巨大的静脉畸形可并发血小板减少症和出现弥散性血管内凝血(DIC)等危及生命的并发症者。

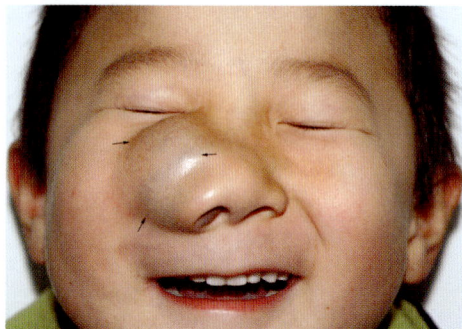

图 12 - 1 右上颌部静脉畸形

患者正面像显示右上颌部软组织膨隆,表面呈淡蓝色(箭头)

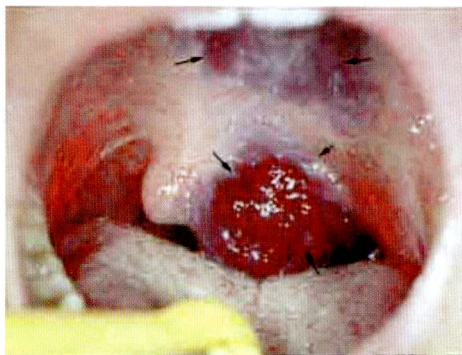

图 12 - 2 软腭、咽部静脉畸形

患者口内像显示左侧软腭、咽部淡蓝色膨隆(箭头)

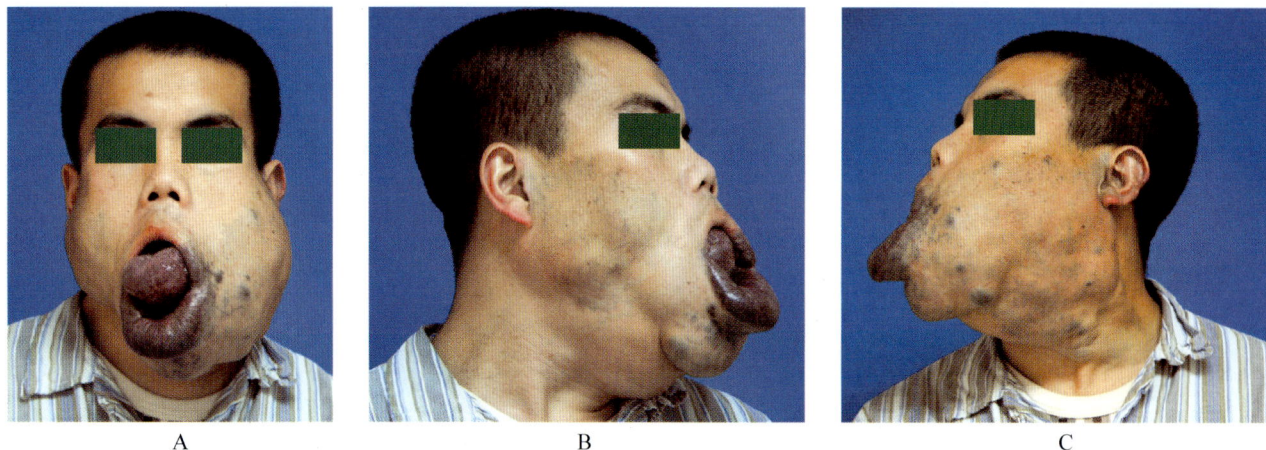

图 12 - 3 口腔颌面部巨型静脉畸形

A、B、C. 分别为巨型口腔颌面部静脉畸形患者的正位像、右侧位和左侧位显示病变范围

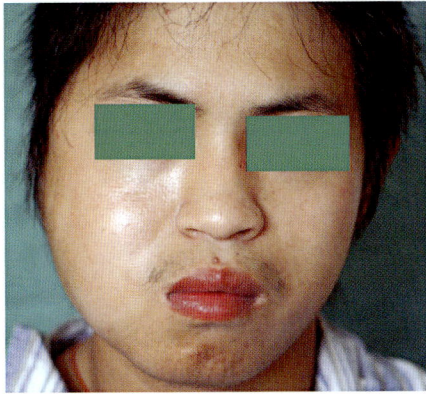

图 12 - 4　颌面深部静脉畸形

病变位于右侧颌面深部者表现为右侧面部膨隆,表面肤色正常

四、影像学表现和诊断

脉管性病变影像学检查的意义在于明确是否是脉管性病变、脉管性病变的性质、病变的范围、相邻骨组织和深部组织的侵犯以及是否与其他组织合并综合征。影像学检查的手段包括超声、X 线平片、瘤腔造影、CT、MRI 和血管造影。超声检查无创,对静脉畸形诊断敏感,特别是对颈根部较表浅部位更有效;另外,静脉畸形硬化治疗的后期,病变变小,穿刺困难,此时可在超声的辅助下进行硬化剂的注射治疗,但是超声检查欠直观,对面深间隙的病变显示欠佳,难以作为一种独立的影像学方式。X 线平片可以显示静脉畸形的静脉石以及病变是否侵犯骨以及

侵犯方式(图 12 - 7)。瘤腔造影可以显示单囊、表浅的静脉畸形,可部分反映回流静脉的情况,同时操作简单,费用低廉(图 12 - 8)。CT 可进一步明确 X 线平片的可疑发现,可以更清楚地显示静脉畸形的静脉石(图 12 - 9)。增强 CT 扫描时,体位实验明显、局限的静脉畸形可有良好显示,大多数的静脉畸形未见强化。MRI 无创,可任意层面成像,是静脉畸形的首选影像方式。静脉畸形在 T1WI 为低或等信号,T2WI 为高信号,在 T2 压脂像显示最佳(图 12 - 10);注射增强剂后,病变局部多数无明显强化(图 12 - 11,图 12 - 12),少数可有部分强化。但在静脉石的显示方面,CT 明显优于 MRI(图 12 - 13)。MRI 可以帮助鉴别血管瘤和静脉畸形以及静脉畸形和淋巴管畸形。先天性血管瘤与静脉畸形一样,也呈 T1WI 为低或等信号、T2WI 为高的信号特征,但是注射增强剂后,先天性血管瘤呈明显强化,而静脉畸形大多数不强化或部分强化(图 12 - 14)。同样,淋巴管畸形也与静脉畸形一样,也呈 T1WI 为低或等信号、T2WI 为高的信号特征,但是淋巴管畸形多呈囊状分隔,注射增强剂后,病变呈液性改变(图 12 - 15)。动脉血管造影禁用于静脉畸形的诊断,即使范围较大、回流较快的静脉畸形,动脉造影也无明显的阳性发现,少数病例在静脉期可见点、片状造影剂沉积。动脉造影应在微创和无创的影像检查之后进行,特别是在 MRI 上发现流空效应后方可进行。

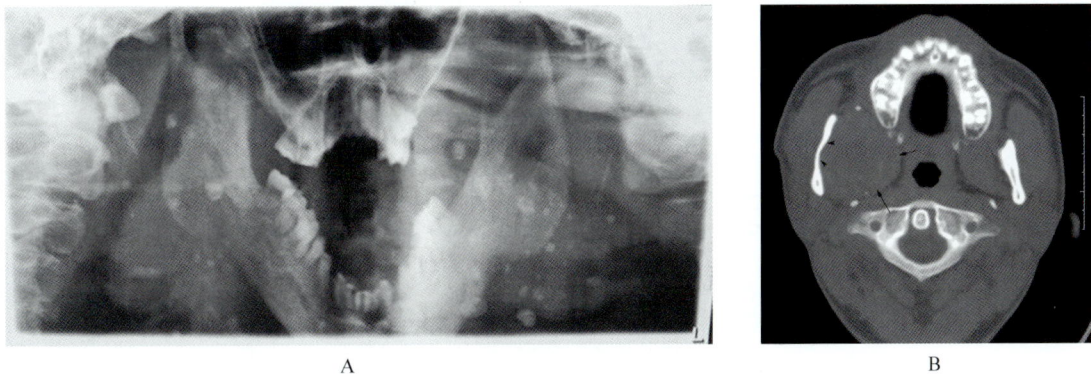

A

B

图 12 - 5　软组织静脉畸形致邻近颌骨畸形

A. 曲面断层片显示软组织静脉畸形导致下颌骨畸变,其中散在高密度钙化影为静脉畸形中的静脉石　B. 轴状面 CT 的骨窗显示咀嚼肌间隙内的静脉畸形(黑色箭头)导致下颌支呈吸收样改变(黑色短箭头),白色短箭头所指为静脉石

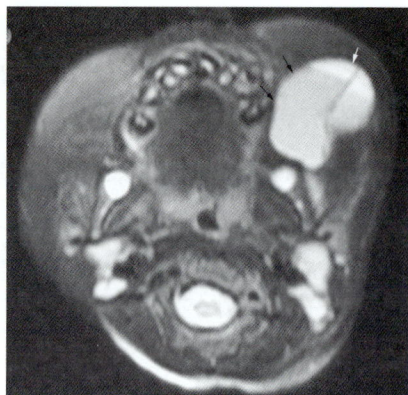

图 12 - 6 静脉畸形伴内出血

MRI 的 T2WI 轴状面显示左侧面颊部异常软组织占位信号,内部不均匀,外侧为更高信号的病变(白色箭头),中央为出血(黑色箭头)

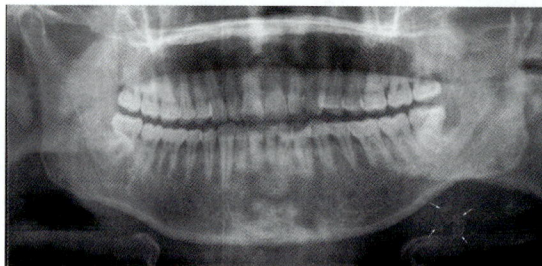

图 12 - 7 左下颌区静脉畸形

曲面体层 X 线平片显示左下颌区高密度的点状静脉石以及左下颌骨未见明显侵及

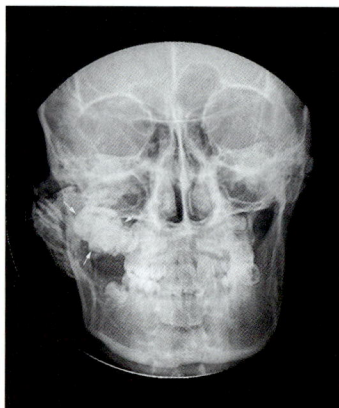

图 12 - 8 静脉畸形的瘤腔造影

右面深间隙静脉畸形的瘤腔造影显示病变呈单囊,造影剂可积聚,无明显回流静脉显示

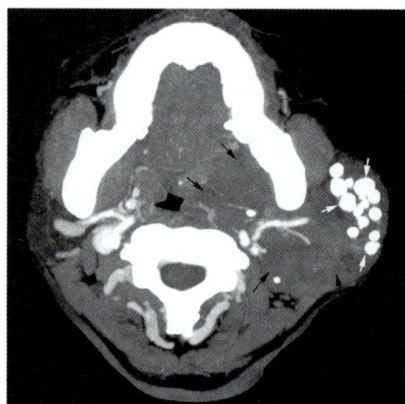

A

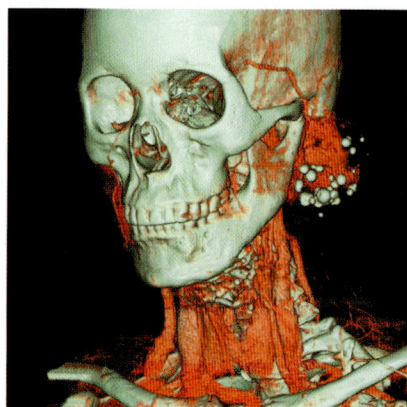

B

图 12 - 9 左咽侧、腮腺咬肌区静脉畸形

A. 轴状面的颌面部增强 CT 显示左咽侧、腮腺咬肌区静脉畸形呈异常软组织密度影(黑色箭头),浅份高密度的点状高密度影为静脉石(白色箭头) B. 头颈部 CTA 直观显示左面颊部病变的异常血管团和其内的静脉石

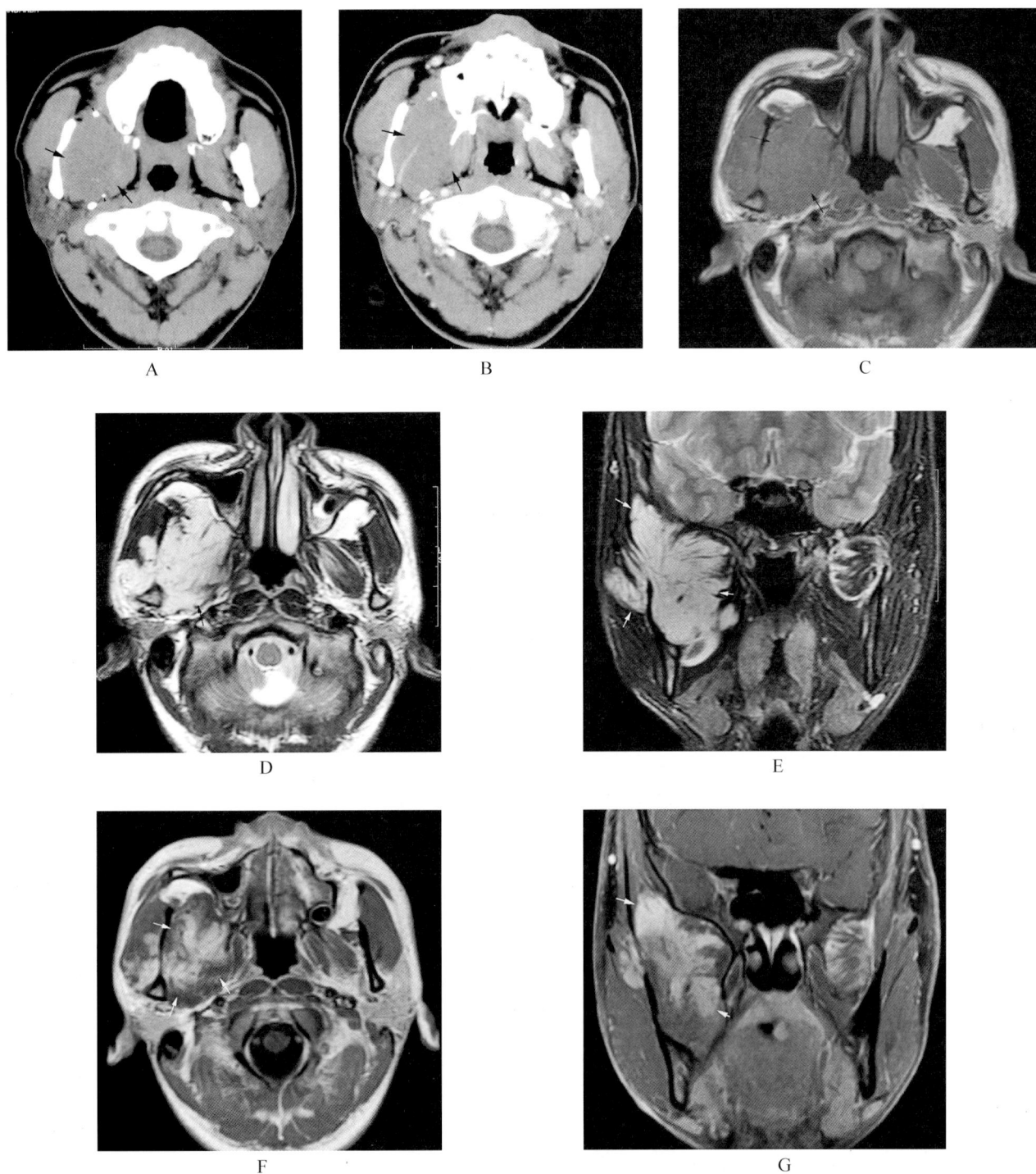

图 12 - 10   右面深间隙静脉畸形的 CT、MRI 特征

A. 平扫轴状面 CT 显示右下颌支内侧的面深间隙内异常软组织占位（箭头），其内可见静脉石（短箭头） B. 增强的轴状面 CT 显示注射增强剂后，上述软组织占位未见明显强化 C. MRI 的 T1WI 轴状面显示右下颌支内侧的面深间隙内等信号的异常软组织占位（箭头），其内可见静脉石（短箭头） D. MRI 的 T2WI 显示右下颌支内侧的面深间隙内高信号异常软组织占位（箭头） E. 冠状面的 T2 压脂像显示右下颌支内侧的面深间隙内高信号异常软组织占位（箭头） F. 注射增强剂后，MRI 的 T1WI 轴状面显示右面深间隙内的异常软组织占位（箭头）呈不均匀强化 G. 注射增强剂后，MRI 的 T1WI 冠状面显示右面深间隙内的异常软组织占位（箭头）呈不均匀强化

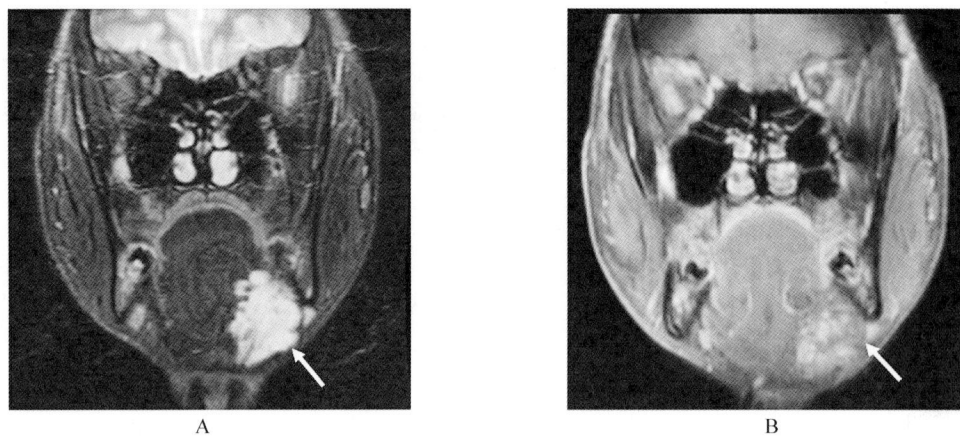

图 12‑11 左颌下区静脉畸形

A. 冠状面的 T2 压脂像显示左颌下区静脉畸形呈高信号的异常软组织占位（箭头） B. 注射增强剂后，MRI 的 T1WI 冠状面显示该异常软组织占位未见强化

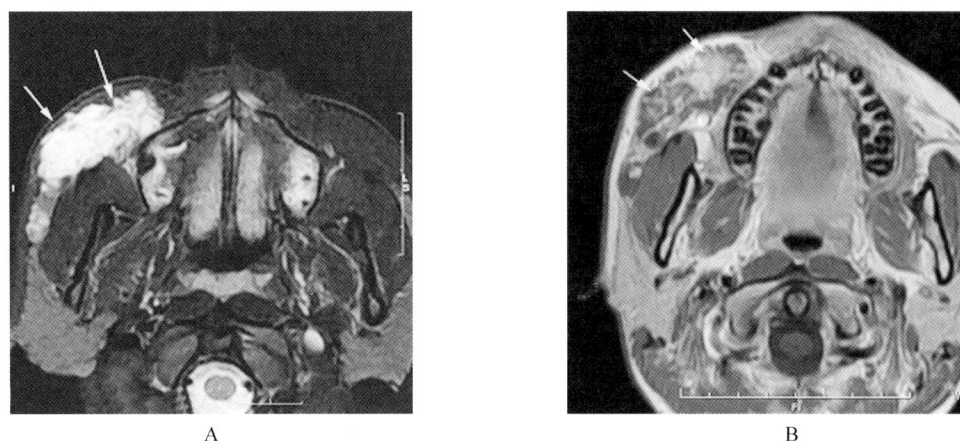

图 12‑12 右面颊部静脉畸形

A. 轴状面的 T2 压脂像显示右面颊部静脉畸形呈高信号的异常软组织占位（箭头） B. 注射增强剂后，MRI 的 T1WI 轴状面显示该异常软组织占位未见强化

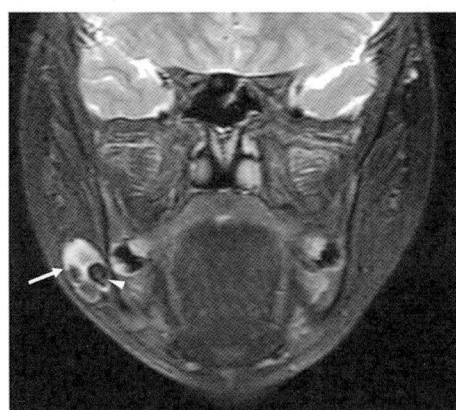

图 12‑13 静脉石的 MRI 特征

冠状面的 T2 压脂像显示左面颊部静脉畸形呈高信号
的异常软组织占位（箭头），其内含有静脉石（短箭头）

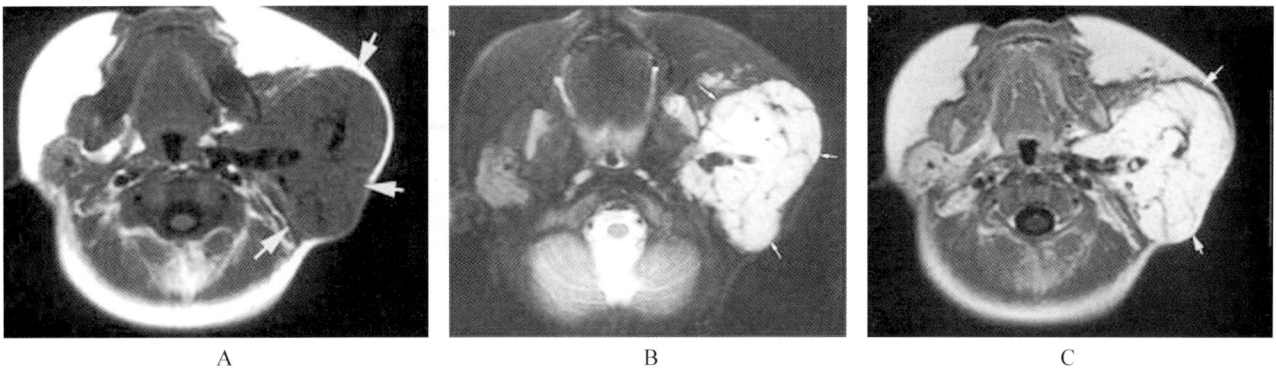

图 12 - 14　先天性血管瘤的 MRI 特征

A. MRI 的 T1WI 轴状面显示左腮腺区等信号的异常软组织占位(箭头)　B. 轴状面的 T2 压脂像显示该异常软组织占位呈高信号(箭头)　C. 注射增强剂后,左腮腺区血管瘤明显强化

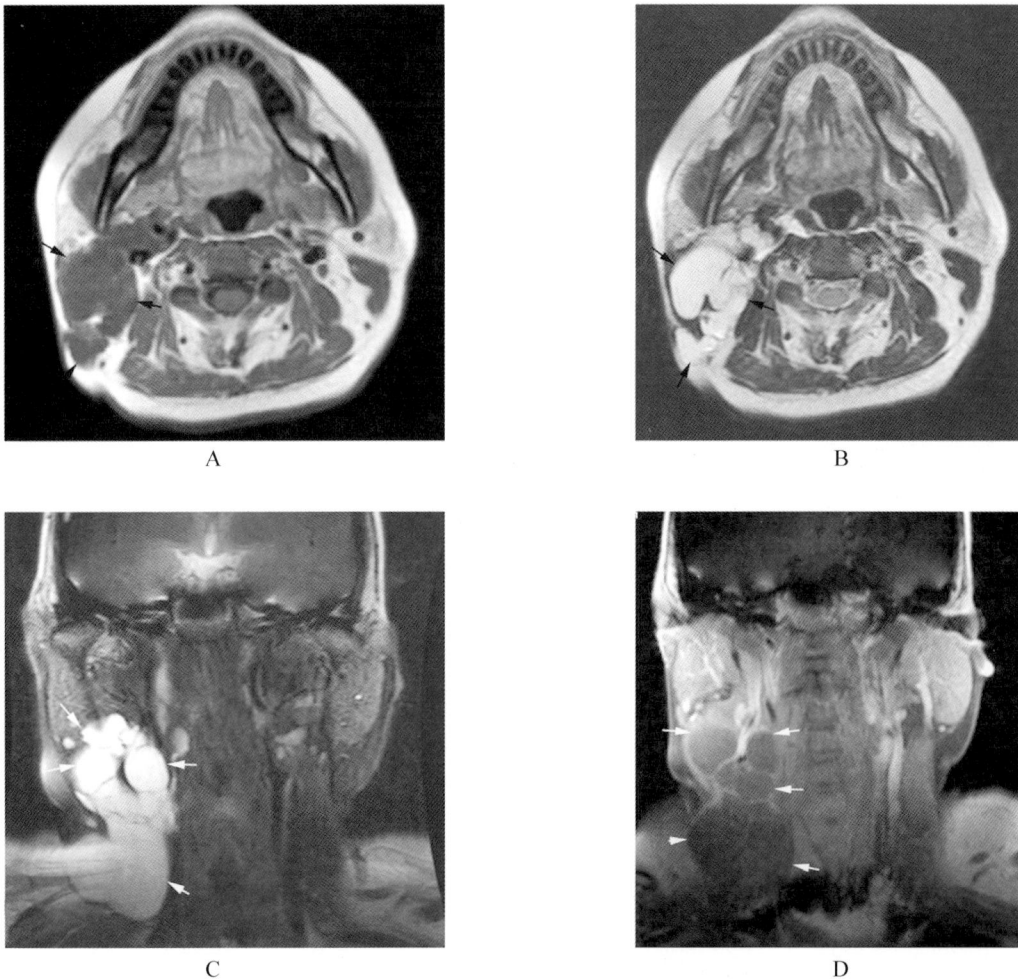

图 12 - 15　淋巴管畸形的 MRI 特征

A. MRI 的 T1WI 轴状面显示右颈部多囊状的等信号异常软组织占位(箭头)　B. MRI 的 T2WI 轴状面显示右颈部多囊状的高信号异常软组织占位(箭头)　C. 冠状面的 T2 压脂像显示右颈部多囊状的高信号异常软组织占位(箭头)　D. 注射增强剂后,MRI 的 T1WI 冠状面显示右颈部多囊状、无强化的低信号异常软组织占位(箭头)

静脉畸形的初步诊断依据临床表现、体征、结合穿刺、影像学检查不难明确。其典型临床特征是表浅病例表现为微隆起的蓝色、青紫色包块,浸润深部皮下组织者表现为囊性或压缩性包块。大部分病例出生后即已发现。体位移动试验阳性体征:即令患者将"病变部位"置低于心脏的特定体位,数分钟后会出现病变增大,体位恢复正常后肿胀缓解的现象(图12-16)。触诊检查,有时可触及钙化的静脉石。直接穿刺可以抽出暗红色可凝静脉血(图12-17)。瘤体位于深部时需与淋巴管瘤及神经纤维瘤相鉴别。在穿刺活检时,淋巴管畸形穿吸可得淡黄色、清亮淋巴液(图12-18),神经纤维瘤则为不凝固血性液体。另外也需要与动、静脉畸形相鉴别。该类病的显著特点是可扪及搏动,听诊时可有吹风样杂音,体位移动试验阴性体征。

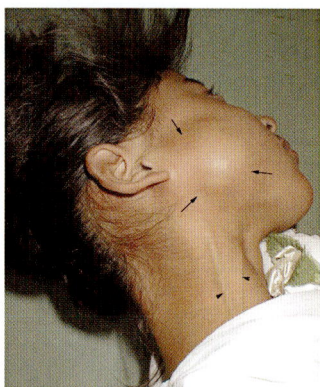

图12-16 体位移动试验

体位移动试验即令患者将"病变部位"置于低于心脏的特定体位,数分钟后会出现病变增大,回流静脉扩张,体位恢复正常后肿胀缓解的现象

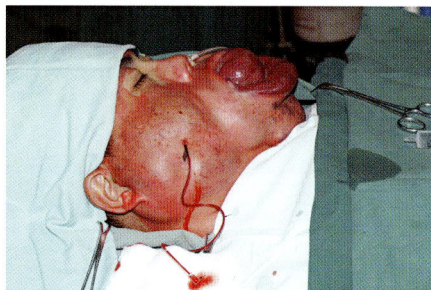

图12-17 静脉畸形的穿吸检查

直接穿刺可以抽出暗红色可凝静脉血

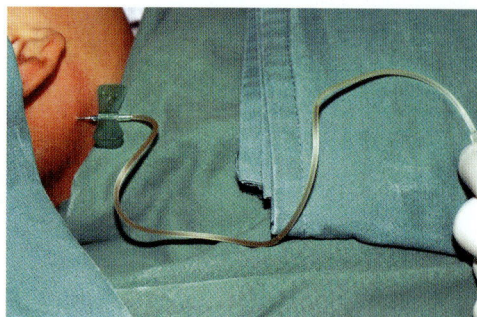

图12-18 淋巴管畸形的穿吸检查

淋巴管畸形穿吸可得淡黄色、清亮淋巴液

五、静脉畸形的治疗

口腔颌面部静脉畸形的治疗方法多种多样,但因颌面部解剖结构复杂、血运丰富、涉及重要解剖结构较多,在治疗时不仅要考虑到对病人呼吸、吞咽、发音等功能的影响,还要考虑到对容貌的影响。所以在针对一些深部、大范围静脉畸形宜采用多种治疗方法联合应用、分阶段治疗和综合序列治疗。以下对一些以往临床中采用的治疗方法和目前我们临床治疗中的体会加以总结:

1. 手术治疗

是采用外科手术方法将病损组织切除,以达到治疗目的。目前我们认为单纯手术治疗尚不能完全解决根治、复发和美观等问题。对于独立、较局限且不考虑美观的病灶手术切除可以达到病灶清除的彻底性。但一般情况下,静脉畸形形态不规则、边界不清。病变区域血管丰富,血量大,手术时出血多,手术难度大,危险程度高。术后术区出血、肿胀导致感染、窒息风险大。同时,病变往往不能全部切除,故术后复发率很高。手术切除部分病变后遗瘤局部畸形、缺失及功能障碍。故手术治疗应严格掌握适应证,权衡手术价值,然后方可确定是否选择手术治疗。但静脉畸形治疗后仍遗留面部畸形,需手术纠正。我们认为,手术治疗的价值仅

限于介入硬化治疗后外观的整复。

2. 冷冻治疗

此种方法用于血管瘤治疗始于 20 世纪 60 年代,主要应用于小范围表浅病变,主要原理是利用液氮将血管瘤及血管瘤周围组织冷凝,使其细胞内形成冰晶,并导致细胞破裂、解体、死亡,再经过机体修复过程使血管瘤消失。但此法会留下局部疤痕,在眼、口角、鼻尖、耳部治疗后常留下严重缺损性畸形及功能障碍。由于冷冻操作难控制强度和深度,同时组织对低温的抵御能力不同,出现治疗不彻底,复发较高。目前已经不作为常规治疗方法。

3. 激光治疗

利用专业激光治疗设备对血管瘤组织进行凝固,并达到治疗血管瘤目的。但激光治疗深度一般控制在表层皮肤 0.2～0.4 mm 以内,超过 0.4 mm 即产生明显疤痕。激光治疗表浅静脉畸形疗效显著已成共识,但对于深部病变,尤其是腮腺、咬肌区的静脉畸形如采用激光直接照射,激光会被皮肤吸收而穿透力不足;如增加功率,会严重损伤覆于病变表面的皮肤,产生大量瘢痕。竺涵光等 1996 年首先报道了手术翻瓣结合 Nd：YAG 激光治疗静脉畸形,获得了良好的效果。另外,目前针对病变进行局部穿刺,扩张静脉内部应用光导纤维进行激光照射促使血管腔缩小或闭塞,已经在血管外科应用于下肢静脉曲张和静脉畸形的治疗。口腔颌面部静脉畸形相关治疗方法应用尚未见报道。

4. 硬化剂注射治疗

硬化剂注射治疗(sclerotherapy)可作为单一的治疗方法,亦可与手术、激光等联合应用。硬化剂治疗是目前最简单、有效的治疗方法。但是由于它的注射部位及药物分散的不确定性、疗程较长、远期疗效不便于观察、随访时间偏短等原因,被一

些学者误认为疗效不佳。目前随着影像学介入辅助技术在治疗中的广泛运用,使硬化剂治疗变得更有效、更安全。因此,硬化剂治疗静脉畸形的地位已经越来越得到重新重视。常用硬化剂有无水乙醇、平阳霉素、鱼肝油酸钠、争光霉素(bleomycin)、环磷酸胺(cyclophosphamids)/强力霉素(doxycycline)、OK - 432 等。

近年来上海交通大学附属第九人民医院在 DSA 监视下采用无水乙醇栓塞硬化回流静脉的方法治疗口腔颌面部静脉畸形取得良好疗效。无水乙醇和血液接触后可以立即形成血凝块,血管强烈挛缩,并损伤管腔内膜,使血管内皮细胞迅速脱水、固定,蛋白变性、凝固,继而纤维化,形成血栓而达到治疗目的。无水乙醇不仅对静脉畸形产生治疗作用,而且在治疗静脉畸形的同时,能使病变萎缩改善患者的外观。无水乙醇的使用剂量由病变范围、血液流速、造影剂弥散程度来决定,但常规使用剂量不超过 1 mg/kg,治疗静脉畸形的总有效率可达 95％以上。

静脉畸形无水乙醇硬化治疗数分钟后即会出现明显的注射区域软组织急性肿胀。这是因为无水乙醇与血管内皮细胞接触后直接导致血管内皮细胞的水肿、变性和坏死,同时,一部分无水乙醇透过血管壁渗透到组织间隙引起类似的反应。一般 48～72 小时肿胀会达到最高峰,而后逐渐消退。在肿胀缓解或消退后注射区域一般可触及明显的硬结,这是注射区域因无水乙醇引起的无菌性组织变性坏死,炎症组织开始形成瘢痕纤维化的过程。肿胀可能延长了治疗的间隔时间,但这实际上也是一种治疗效果的体现。在不出现组织坏死、肿胀不影响呼吸的前提下肿胀的程度越重、持续时间越长,治疗的效果越好。充分认识该治疗过程的临床表现特点有利于医生对患者术后反应的正常判断,也有利于医患双方对疗效的正确评价。在急性肿胀期可应用地塞米松、强的松等激素缓解肿胀并全身应用抗生素预防感染。

虽然乙醇用于静脉畸形的栓塞硬化治疗已初步取得满意的临床效果,但作为最具挑战性的硬化剂,其带来的并发症必须引起足够的重视。局部并发症的发生,常因乙醇的非靶部位注射,而使受累部位的毛细血管床遭到彻底破坏,导致邻近组织坏死。我们强调,穿刺回血以及动态静脉造影证明穿刺针位于病变内时方可注入无水乙醇。除急性肿胀之外,因无水乙醇作用比较强烈,组织损伤大。不恰当地注射,尤其是重要的神经周围注射剂量过大或硬化剂注射到瘤腔外的组织间隙内,可以直接导致受累神经的水肿、变性、脱髓鞘,严重者可以直接导致神经的坏死。透视下,21 号双翼穿刺针直接经皮穿刺。见回血后,平板 DSA 上进行实时的静脉造影(图12-19),造影可以显示畸形血管团

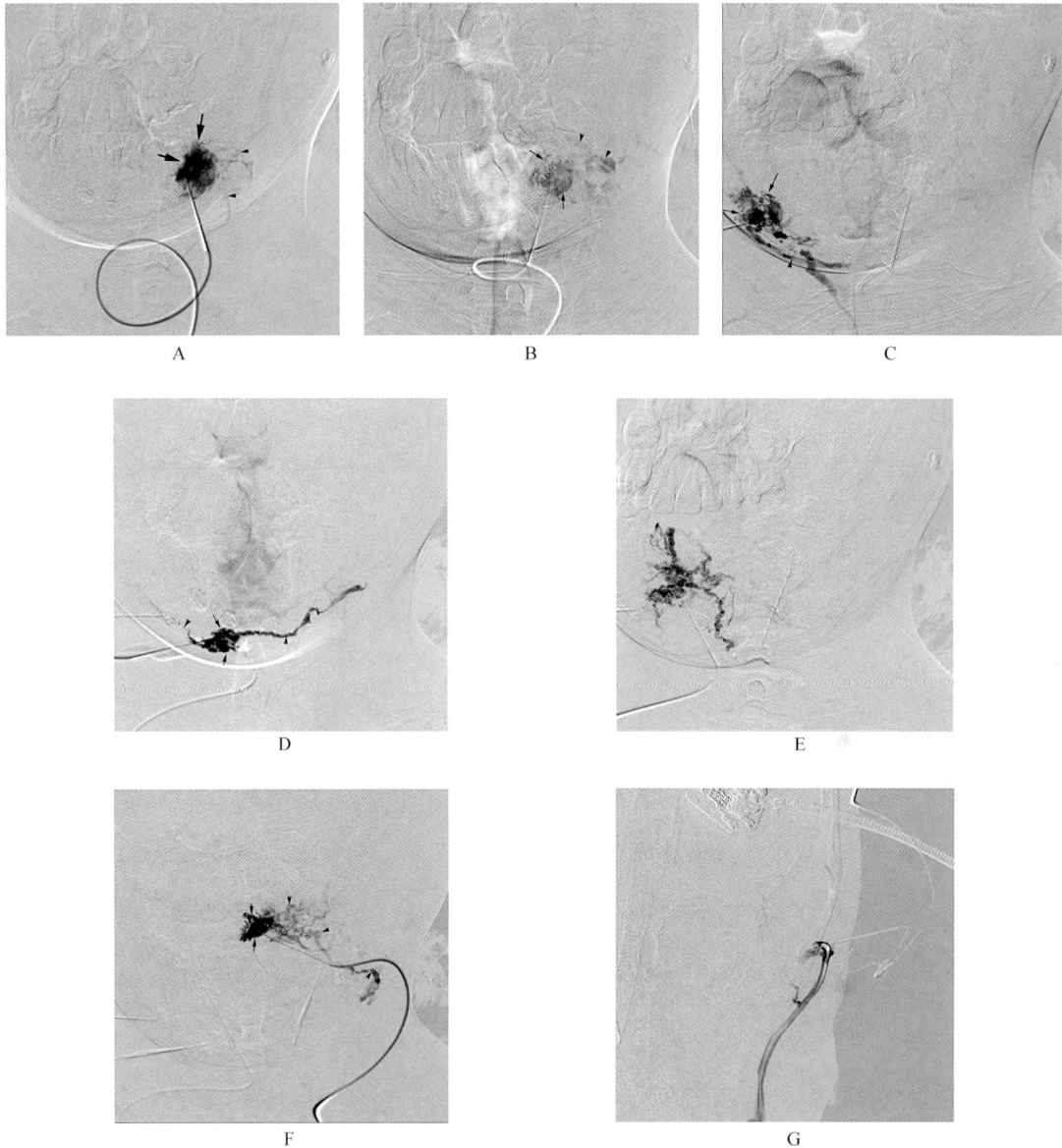

图 12 - 19　静脉畸形的平板 DSA 静脉造影

A. 左面颊部穿刺造影可以显示畸形血管团的形态、范围(箭头)、弥散状的引流静脉以及病变的流速,同时可以确定针尖的位置　B. 明确病变的位置后,注射乙醇,动态造影可见乙醇充盈异常血管团和回流静脉　C. 右侧面颊部再次穿刺造影,见病变血管团(箭头)及回流静脉(短箭头)显示　D. 颏部病变的穿刺造影见异常血管团(箭头)和回流静脉(短箭头)显示,病变回流较快　E,F. 下唇和左颊部病变的穿刺造影见异常血管团和回流静脉显示　G. 穿刺到静脉的造影证明穿刺针不在病变内,禁止注入无水乙醇

的形态、范围、引流静脉以及病变的流速，同时可以确定针尖的位置。然后根据病变范围以及注射造影剂的弥散情况，注射相应剂量的无水乙醇。该方法可以很好地避免无水乙醇误入正常动、静脉和周围组织间隙。相当一部分静脉畸形为多病灶、分叶状，在 DSA 监视下多点穿刺注射造影剂可以对分叶状的病灶进行多点治疗，对无水乙醇在各病灶之间的流动性和互补性有一个非常直观的了解，以进一步提高疗效。

颅面部血运丰富，各血管之间交通吻合并不十分恒定。无水乙醇流动性又很好，如果无水乙醇误流入重要的器官可能造成严重并发症。因此，注射无水乙醇前注射造影剂明确病变部位，血液引流方向十分有必要。另外，针对部分局麻病例，我们采用注射无水乙醇前再次推注小剂量 1% 利多卡因进行诱发实验，观察数分钟。确认无误后方可注射无水乙醇。多点穿刺病例在每次注射无水乙醇前均应造影检查，任何其他穿刺点硬化治疗后都可能对静脉畸形整体的血液动力学产生改变。除此之外，在应用无水乙醇硬化治疗口腔颌面部静脉畸形注射时不主张机械性压迫病变回流静脉，瘤腔内压力过大极易导致一些血管之间交通吻合异常开放。这在"危险三角"和眶周位置的静脉畸形病例治疗中尤为重要。另外，颅面部神经分布复杂，包括面神经、三叉神经为主的感觉、运动神经以及视神经等。在注射前应对神经的分布走行有充分地了解。同样可以采用注射无水乙醇前再次推注小剂量利多卡因进行诱发实验的方法加以避免。危险部位可改用平阳霉素等相对温和的硬化剂。我们采用此项技术治疗口腔颌面部静脉畸形病例只有两例出现不同程度的面神经麻痹，均在半年内恢复。

暂时性血红蛋白尿主要出现在大范围静脉畸形病例中。因缩短治疗周期而一次注射大剂量无水乙醇，无水乙醇进入血液循环系统后直接破坏红细胞、血小板等。导致大量血红蛋白入血，并通过肾脏排泄。临床中观察到尿液成深红色或酱油色。

我们在临床中也经常遇到这种情况，特别是在治疗一些高流速静脉畸形或动静脉畸形病例时，大部分无水乙醇进入到血液循环中易出现此类情况。文献报道，在无水乙醇注射剂量超过 0.8 mg/kg 时，血红蛋白尿出现的概率几乎达到 100%。一般注射较大剂量的无水乙醇后应该注意加大补液量并碱化尿液。目前文献报道和我们临床中均未观察到肾脏损害病例。

肺动脉高压是无水乙醇硬化治疗中严重的全身并发症，主要机理是无水乙醇通过血液循环致肺动脉痉挛，产生肺动脉高压。局麻病例中表现为剧烈咳嗽和呼吸困难，全麻病例中表现为气道阻力突然增加，可伴不同程度的血氧饱和度下降。症状轻者可通过暂停注射、吸氧等治疗自动缓解；症状重者需静脉注射硝酸甘油，硝酸甘油是平滑肌强有力的扩张药，对静脉作用明显，肺血管床扩张，肺动脉压下降。用法为舌下含化 0.3 mg/次或 5 mg 加入 5% 葡萄糖 250 ml 静脉滴注。为避免该并发症的发生，可采用 Swan-Ganz 导管监测肺动脉压力。有经验显示肺动脉高压往往是一次性大剂量无水乙醇流过肺动脉所致，因此应采取分次、少量推注无水乙醇的方法。特别是对静脉回流快，造影时回流静脉在早期即显影的病例更应该严格控制注射剂量和注射速度。必要时可以延长注射间隔；病人出现明显呛咳，吸氧后无缓解时应进行药物治疗缓解肺血管痉挛。

还有少数病例出现无水乙醇过敏，表现为推注少许无水乙醇后即出现全身皮肤大范围红斑，伴明显搔痒，静脉推注地塞米松可明显改善过敏症状。过敏反应临床表现轻重不一，出现时间长短各异，临床中应予充分重视。治疗前应仔细询问乙醇过敏史，术中应严密观测病人局部及全身情况变化。出现过敏后应立即中止无水乙醇注射并视病情轻重予相应脱敏、镇静、吸氧、抗休克治疗。

总之，静脉畸形是血管畸形中最常见的一种，它由大小不等的扩张静脉构成，随着年龄的增长，原扩张的静脉进一步扩张,潜在的畸形静脉开始逐步扩张。肿块质地柔软,有时可触及静脉石,无明显边界,体位移动试验阳性,穿刺可抽出静脉血。影像学检查(B 超、MRI 等)可辅助诊断。MRI 加查对于颅面部静脉畸形的诊断具有特殊的作用,它可以清晰显示病变范围与重要解剖结构的关系,以及与其他病变相鉴别。同时,MRI 还可以作为随访手段进行疗效评估。无水乙醇的回流静脉栓塞硬化治疗对口腔颌面部静脉畸形疗效肯定,需结合具体病情多次、分阶段治疗,需结合动态的静脉造影、在 DSA 监视下进行,特殊解剖部位尚需结合平阳霉素硬化治疗。平阳霉素是一种较无水乙醇更温和、组织反应更轻微的硬化剂。对于硬化治疗后病变得到完全控制后外观仍遗留有明显畸形的患者,可作适当的整形手术治疗,以提高患者的生活质量。单纯的手术治疗不能解决根治,复发和美观等问题,甚至可能因为打破了异常血液动力学的平衡,加快病灶的发展进程。

典型病例:

患者,女性,38 岁,右腮腺区静脉畸形,术前检查临床表现符合静脉畸形,MRI 显示病变位于右腮腺区,约 5 cm × 6 cm,术前行血常规、PT ＋ APTT、心电图、胸部正位片检查排除治疗禁忌后 DSA 监视下局部穿刺,注射造影剂明确病变部位、范围,注射无水乙醇 15 ml。术后全身应用抗生素预防感染,应用激素减轻局部肿胀。术后一个月复诊,病人面形改善明显。未见面神经损伤。MRI 显示病变消失(图 12 - 20)。

(苏立新　范新东)

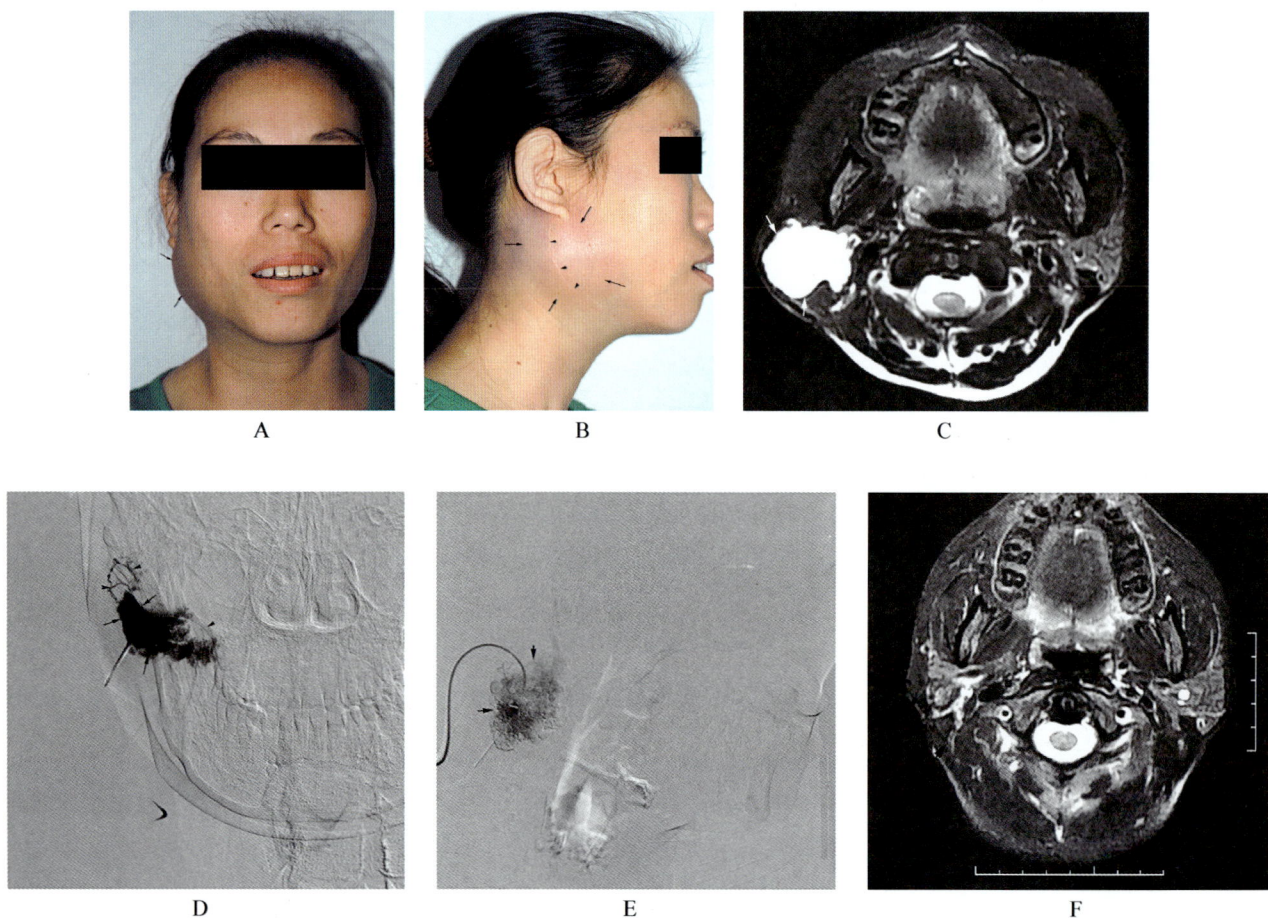

A

B

C

D

E

F

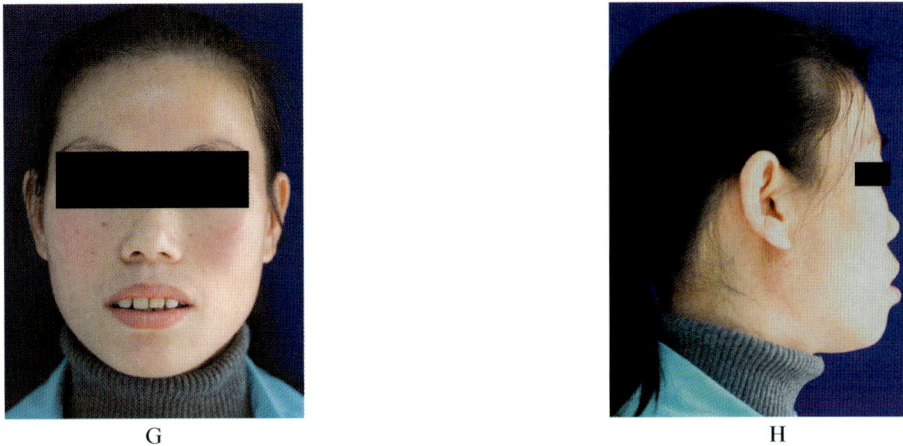

图 12－20　右腮腺区、咬肌区静脉畸形的无水乙醇介入硬化治疗

A. 患者的正面像显示右腮腺、咬肌区膨隆（箭头）　B. 患者的侧面像显示右腮腺、咬肌区膨隆（箭头），曾行手术治疗并留有手术瘢痕（短箭头）　C. 术前磁共振的轴状面 T2 压脂像显示右腮腺、咬肌区长 T2 信号占位，约 5 cm×6 cm　D. 局部穿刺造影见右腮腺、咬肌区异常血管团（箭头）以及回流静脉（短箭头）显示　E. 局部穿刺造影后，异常血管团内（箭头）注入无水乙醇 15 ml　F. 治疗后一个半月复查的磁共振轴状面 T2 压脂像显示左腮腺、咬肌区的长 T2 信号影基本消失　G. 治疗后一个半月患者的正面像显示右腮腺、咬肌区膨隆消失　H. 治疗后一个半月患者的侧面像显示右腮腺、咬肌区膨隆消失

参 考 文 献

1　Zheng JW，Yang XJ，Wang YA，et al. Intralesional injection of Pingyangmycin for vascular malformations in oral and maxillofacial regions：An evaluation of 297 consecutive patients. Oral Oncol. 2009 Jul 21. ［Epub ahead of print］

2　Liu Y，Liu D，Wang Y，Zhang W，Zhao F Clinical study of sclerotherapy of maxillofacial venous malformation using absolute ethanol and pingyangmycin. J Oral Maxillofac Surg. 2009 Jan；67（1）：98－104

第十三章 颈动脉阻断耐受性评估

头颈部恶性肿瘤的转移淋巴结以及晚期的头颈部肿瘤常常发生颈动脉侵及，累及斜坡、蝶骨翼及其他颈部或颅底深部结构的良性肿瘤也常常累及颈内动脉（ICA），要完整切除这些病灶，难免要涉及到 ICA 的处理。然而 ICA 血供突然中断的后果难以预料，早在 1879 年，Wyth 就曾因为结扎颈动脉的手术易产生较高的致死率和致残率而称之为"原则性错误"，未经筛选的病例中，完全阻断 ICA 导致缺血性卒中的几率可达 17%～30%，死亡率约 12%，而经过筛选后不良结果的发生率就可大大降低，有作者在查阅英文文献后发现一组 262 例经过筛选被认为能够耐受颈动脉阻断的患者中，ICA 完全阻断的致残和致死率分别降为 13% 和 3%。

早在 1911 年 Matas 就提出了通过指压颈总动脉（CCA）将其临时阻断，同时观察患者的神经系统症状和体征的变化，以估计患者对颈动脉永久闭塞的耐受力的方法，Matas 压颈试验虽被临床普遍采用，但这种用手指压迫颈动脉的方法只能压迫颈总动脉，不能压迫颈内动脉，同时缺乏一个统一的标准，有时也并不能保证完全阻断颈动脉，因此容易产生"假阴性"的结果，使其可信度常受到质疑。特别是对头颈部肿瘤侵及颈动脉的患者，压迫的部位常是肿瘤侵犯颈动脉的位置；另一方面，放疗后的头颈部肿瘤患者，颈部常呈木板样坚硬，这时压颈操作常无法实施。Serbinenko 1974 年提出了通过在血管内放置可充气球囊来临时阻断颈动脉的方法，这种方法即球囊阻断试验（Temporary balloon occlusion，TBO），由于对颈动脉的阻断更为精准，

更加接近临床颈动脉阻断的实际情况，因此，自提出后已被广泛应用，迄今仍是所有颈动脉临时阻断试验的基石。

最基本 TBO 是在 ICA 内置入一种双腔球囊导管（图 13-1），一个管腔可用来临时扩张和释放球囊，另一个管腔则可用来注射造影剂，也可用于有创动脉压监测，在先行完成常规全脑血管造影后，将球囊放置在 C1、C2 水平，向球囊内注入空气使其适当扩张至完全阻断一侧的 ICA（图 13-2），一些作者认为当球囊从球形变成椭圆形时就意味着 ICA 已经完全阻断，但这时球囊对动脉内膜的压力可能过大，容易损伤血管，因此最好是通过有创动脉压监测发现动脉压波形变平，或者通过造影来证实 ICA 的完全阻断（图 13-3），尽可能避免球囊内压力过高。TBO 开始之前应行标准的神经系统检查作为其基准，ICA 阻断持续 45 分钟，其间连续严密观察患者的神经系统症状和体征，一旦出现头痛、呕吐、定向障碍、偏瘫、失语甚至癫痫发作等任何一项，或者任何 TBO 前没有的症状，则立即释放球囊，恢复 ICA 血供，同时可认定这些患者不能耐受颈动脉永久阻断，有作者指出在未通过 TBO 的患者中，如果未行血管重建即阻断颈动脉者几乎 100% 会出现永久性的神经功能缺失，如果患者在 45 分钟内未出现任何神经系统症状和体征，则认为患者能够耐受永久性的颈动脉阻断。

TBO 的出现大大地减少了颈动脉永久性阻断的致死和致残率，但是有作者发现，在通过了 TBO 的患者中，仍有 3% 在颈动脉被阻断后发生了永久性的神经功能缺失，这一方面是因为患者在颈动脉

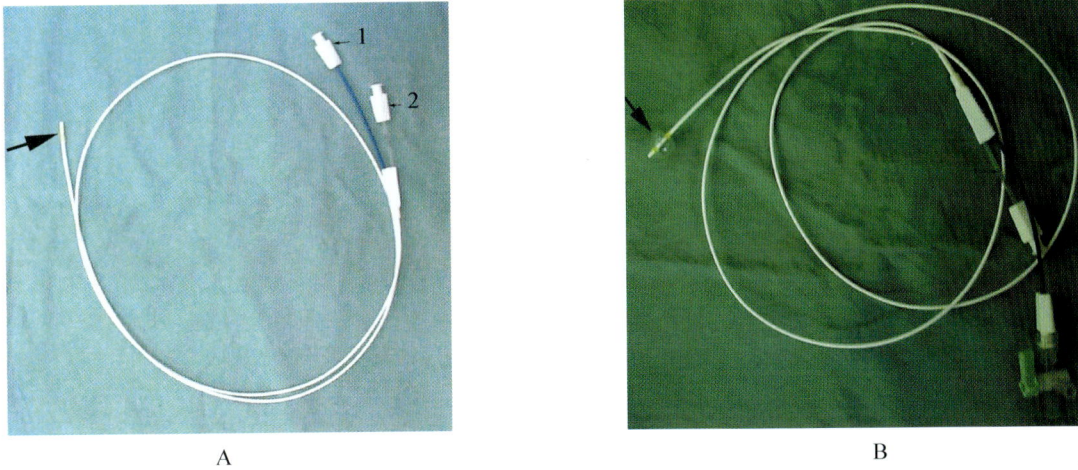

图 13 - 1　双腔球囊导管

A. 双腔球囊导管未充盈前,箭头所指为球囊所在,1 与球囊相通,2 与导管相通　B. 球囊充盈后,箭头所指为充盈球囊

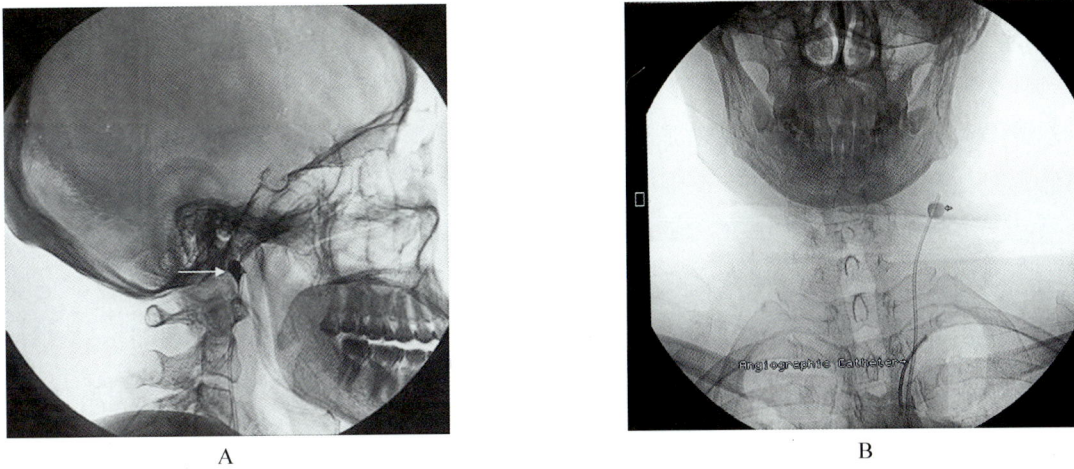

图 13 - 2　阻断球囊扩张

A. 头颈侧位 X 线平片显示阻断球囊已为造影剂充盈(箭头)　B. 头颈正位 X 线平片显示阻断球囊已为造影剂充盈(箭头)

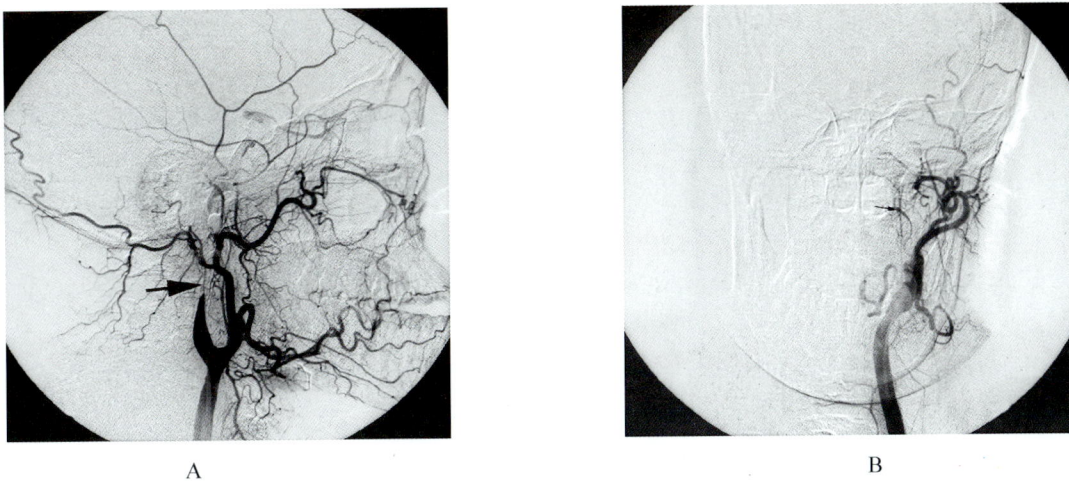

图 13 - 3　颈内动脉为扩张的球囊阻断

A. 颈总动脉造影的侧位像显示颈内动脉已为扩张球囊(箭头)堵塞不再显影,仅余颈外动脉及其分支显示
B. 颈总动脉造影的正位像显示颈内动脉已为扩张球囊(箭头)堵塞不再显影,仅余颈外动脉及其分支显示

临时阻断时,虽然未在一定时间内表现出神经系统受损的症状,但其脑组织的实际灌注水平是下降的,Lorberboym就在一项研究中发现39例TBO过程中未表现出临床异常的患者中有22例经单光子发射计算机扫描(SPECT)证实存在灌注不足的情况,如果这些患者在接受颈动脉永久阻断手术时出现了意外的诱发因素,例如麻醉反应,手术创伤较严重或手术时间较长等,就可能加剧其脑灌注不足的情况,达到一定程度时就可能诱发严重的脑缺血,甚至脑梗死,因此单凭TBO时患者的临床表现尚不能准确反映出患者对颈动脉阻断的真实耐受能力,此外也因为TBO尚不能完全模拟临床阻断过程和阻断手术中的各种突发事件,例如栓子脱落,手术失血或其他创伤引起的灌注压降低等,加之TBO过程中对患者症状和体征的评估是检查者主观作出的,容易产生一定的误差,对本身已存在一定的神经系统症状或体征者或患者必须接受全麻时更是无法准确判断。正是基于这些原因,多年来许多作者根据各自对脑血液动力学、脑氧代谢规律的理解,利用新出现的各种诊断技术,在TBO的基础上结合了诸如脑血管造影、经颅多普勒(TCD)、SPECT、正电子发射断层扫描(PET)、稳态氙CT(Stable Xenon - CT)、动脉残端压(SP)监测、脑电图(EEG)连续监测以及诱发性低血压等技术,试图提高TBO的敏感性和特异性。但是由于各单位在病例选择、ICA阻断技术以及阻断后处理等方面都存有较大差异,加之该类报道的病例数量往往较小,所以目前还很难对各种方法进行互相比较其优劣程度,本文在这里将目前常用的TBO辅助技术作一简要介绍。

一、脑血管造影

TBO过程中,首先应在放置球囊之前先行全脑血管造影,评估双侧的颈动脉系统和椎基底动脉系统的结构状况,了解颅内原发病与血管的关系,肿瘤的血供,是否存在大血管硬化及有无继发性的血管受损情况等(图13-4,图13-5),球囊临时扩张后通过在对侧颈动脉系统和椎动脉内置入造影导管可进行选择性脑血管造影(图13-6),从而可以直观了解颅底动脉环的沟通情况。正常情况下,一侧ICA被完全阻断后,该侧ICA供应区可在15 min内通过前、后交通动脉分别从对侧前循环系统和同侧的后循环系统获取代偿性的血供(图13-7)。因此,在ICA临时阻断15 min后即可行对侧ICA和椎动脉造影,观察阻断侧大脑前动脉和中动

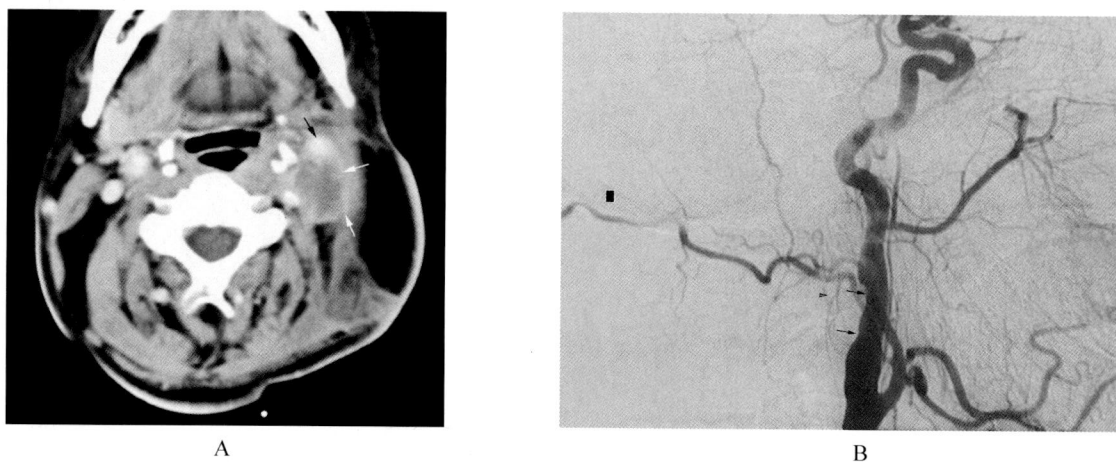

A

B

图13-4 颈内动脉为肿瘤侵犯

A. 轴状面增强CT显示左颈部转移淋巴结(白色箭头)侵及左颈内动脉(黑色箭头) B. 颈总动脉造影的侧位像显示颈内动脉内腔凹凸不平(箭头),相应外部为肿瘤侵犯可能

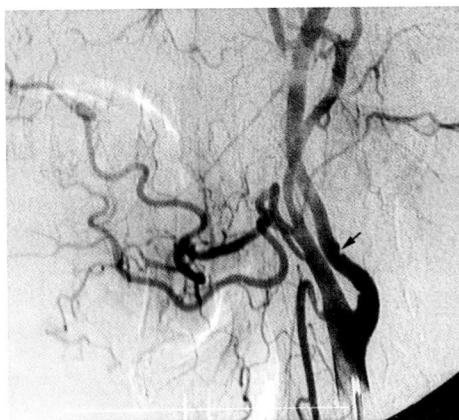

图 13-5 颈内动脉壁斑块形成

颈总动脉造影的侧位像显示颈内动脉内腔造影剂缺损（箭头），局部斑块附着可能，通过球囊导管时需高度注意。相应外部为肿瘤侵犯可能

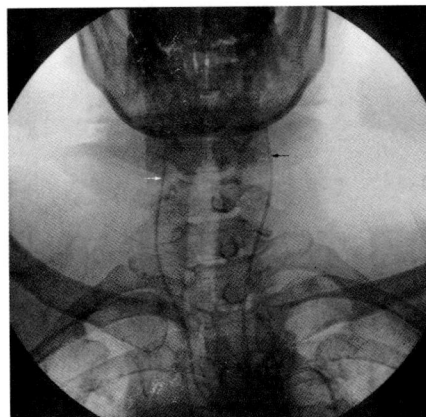

图 13-6 造影导管自对侧引入进行造影

球囊临时扩张后通过在对侧颈动脉系统和椎动脉内置入造影导管进行选择性脑血管造影，白色箭头所指为造影导管，黑色箭头所指为球囊导管

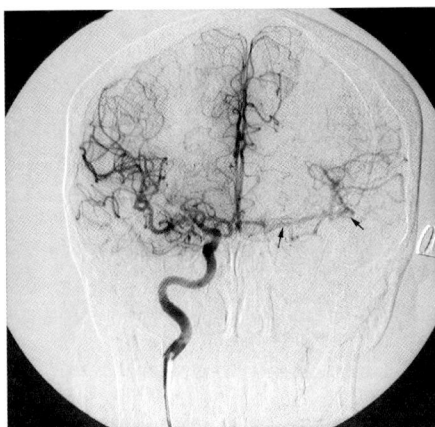

A

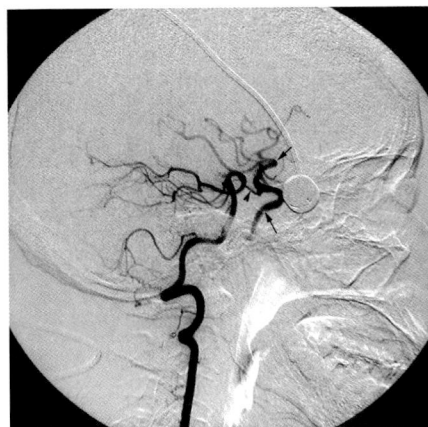

B

图 13-7 患侧颈内动脉阻断后的前、后交通观察颈内动脉为肿瘤侵犯

A. 患侧颈内动脉阻断后，健侧的颈内动脉造影显示大脑前交通存在（箭头） B. 患侧颈内动脉阻断后，健侧的椎动脉造影显示大脑后交通存在（短箭头），患侧颈内动脉显影（箭头）

脉的充盈情况，Riggs 和 Rupp 曾报道在 647 个 Willis 环标本中有将近 6% 前交通动脉过于细小，以致于无法起到沟通双侧颈动脉的作用，造影中如果发现前或后交通动脉缺如，或者阻断侧大脑中脉充盈不充分，即可认为受试者 TBO 阳性，应避免永久性阻断颈动脉。上海交通大学附属第九人民医院自 1999 年以来开展的 200 余例 TBO 结合脑血管造影的研究中，尚未发现前交通动脉或后交通动脉完全厥如的病例。

Rooij 等认为，虽然 TBO 能检出一些 ICA 阻断后立即发生的缺血病例，但对迟发性缺血病例的甄别却没有太好的办法，他们主张通过比较脑血管造影时阻断侧和对侧皮层静脉的充盈同步性来评估侧支循环的代偿能力，并提出阻断侧皮层静脉充盈较对侧延迟小于 0.5 s 时可认为患者具有足够的侧支代偿能力，若大于 0.5 s 时则不能施行颈动脉的永久性阻断。具体的方法是，行对侧颈动脉造影时在正位片上比较双侧对应部位皮层的静脉充盈情况,以评估来自前交通动脉的代偿能力,行椎动脉造影时则在侧位片上比较阻断侧大脑半球与小脑与颞、枕叶皮层的静脉充盈情况,以评估来自后交通动脉的代偿能力。当出现静脉充盈不同步时间大于 0.5 s 时,可在几分钟后重复造影,如果 30 min 后仍不能达到静脉同步充盈的则认为患者无法通过 TBO。有很多患者同时具有来自前、后交通动脉的侧支供应,这种情况下,行颈动脉造影时通过前交通动脉流向阻断侧皮层的造影剂可能会被来自后交通动脉的代偿血流稀释,影响了充盈程度,使其表现出与对侧不对称,反之,在椎动脉造影时也有类似情况出现,但只要其静脉充盈的同步性好,仍判定患者能耐受颈动脉阻断。他们在一项研究中连续对 74 例需要永久阻断颈动脉的患者做了 76 个 TBO 结合脑血管造影的试验,结果按上述标准 73% 的患者通过了 TBO,其中只有一例在颈动脉阻断后发生了一过性的轻偏瘫,T2 加权的核磁共振检查显示在分水岭区出现了一个新鲜的缺血灶。尽管无法对那些被认为不宜阻断颈动脉的患者验证其颈动脉阻断的后果,但本项研究对适宜阻断颈动脉的患者的甄别还是很准确的,其阳性预测值达 98%。

二、血液动力学研究

虽然脑血管造影能直观反映 Willis 环的沟通情况,但仅有良好的脉管系统并不代表一定能提供足够的血流,Mathis 发现通过了 TBO 的患者中仍有将近 10% 经稳态氙 CT 证实存在脑血流(CBF)下降,其中又有超过 50% 的患者会在 ICA 永久性阻断后发生卒中,因此许多学者在 TBO 加脑血管造影的基础上又结合了一些定性的或定量的 CBF 检测方法,比如 TCD、SPECT、PET、稳态氙 CT、SP 监测等技术,期望通过这些检测来揭示颈动脉阻断后更确切的脑循环状况,从而对颈动脉阻断的后果作出更精确的判断。

TCD 颅内大血管内的血流速度能够反映出大脑的血液动力学状况,大脑中动脉的血流速度和搏动指数等指标常被用来评判大脑的血供水平,当一侧颈动脉被完全阻断时,该侧大脑中动脉(MCA)的血流速度必然会发生明显改变,寻找其变化规律将有助于评判脑组织对颈动脉阻断造成血供不足的代偿能力。TCD 是一种以多普勒超声技术探测脑血流速度的技术,能无创、实时、连续地监测颅内主要血管的血流速度的变化,从而提供包括血管弹性、血管阻力以及供血状况等重要的血液动力学指标,TBO 过程中采用 TCD 技术连续监测阻断侧大脑中动脉(MCA)等的血流速度和方向变化,有助于判断 Willis 环的沟通情况及脑血管自动调节功能,而且该项技术操作简便,在床边即可实施,且又廉价易得,非常适合临床推广应用于 TBO。

ICA 阻断后同侧 MCA 的血流速度(VMCA)立刻急剧下降,然后再逐渐回升到稳定水平,大多数学者都以 VMCA 的下降程度作为评价患者耐受缺血能力的一个关键指标。一般认为,颈动脉阻断后 VMCA 下降至原始水平的 60% 可作为患者耐受颈动脉阻断的阈值,即颈动脉阻断后 VMCA 虽然迅速下降,但仍大于阻断前的 60% 时,可认为患者能够耐受颈动脉阻断,反之若 VMCA 下降至阻断前的 60% 以下,则判定患者无法耐受颈动脉阻断,这是因为颈动脉阻断时并不会显著改变 MCA 的直径,因此 VMCA 的变化大致与 CBF 的变化相当,VMCA 下降至原始水平的 60% 也就相当于局部脑血流(rCBF)降至 30 ml/100 g/min(即相当于正常水平的 60%),此时发生脑梗塞的危险大增。

Sorteberg 在一项研究中根据患者在颈动脉临时阻断后 90~120 s 内的 VMCA 的下降水平,将受试者分成 VMCA 阻断前≥60%(可耐受组)和 VMCA 阻断前<60%(非耐受组)两组,同时还分析了两组患者 MCA 的搏动指数(PIMCA)和血液

动力学张力（Uhem MCA）在阻断前后的变化规律，结果发现，颈动脉临时阻断后两组的 VMCA 均立即下降，然后逐步回升，在可耐受组的患者中，颈动脉阻断后 PIMCA 的下降幅度小，但持续于整个阻断过程中，Uhem MCA 则保持不变，而非耐受组患者的 PIMCA 大幅度下降后即稳定于该水平，Uhem MCA 则略有上升，由此可见根据该标准划分出的两组患者在 TBO 过程中的血液动力学变化有着不同的特点。Sorteberg 认为可耐受组患者的 PIMCA 的持续下降意味着血管阻力降低，这种良好的血管自动调节功能保证了血液动力学的稳定状态，所以 Uhem MCA 也保持不变。在该项研究中，可耐受组患者中最后有 5 例接受了 ICA 永久阻断的手术，无一例发生卒中，在非耐受组患者中有 2 例接受了 ICA 永久阻断手术，结果均出现了卒中的情况。

上海交通大学医学院附属第九人民医院在一组 34 例患者的 TBO 研究中，以 MCA 平均血流速度（mV）的下降百分比（ΔmV）作为评判患者脑缺血耐受力的标准，ΔmV ＝〔1－（阻断后 MCA 的 mV/阻断前 MCA 的 mV）〕× 100％，认为当 ΔmV＜30％时，颈动脉永久阻断是安全的，在该项研究中，颈动脉永久阻断后出现并发症的病例中 ΔmV 均＞55％，而这些患者 TBO 时 ΔmV 均在 25 cm/s 以下，认为 ΔmV 也在很大程度上反映了脑灌注的状况，因此建议在以 ΔmV 作为评价患者对颈动脉阻断的耐受能力时也应当同时参考 TBO 时的 ΔmV 值。

SPECT：SPECT 是一项通过监测放射性核素进入体内后在脑组织中的分布情况，继而推算出 rCBF 的技术，被认为能反映出毛细血管水平的血流变化状况，目前被广泛用于脑血流量的定量检测，尤其对许多脑血管病患者有很大的诊断和评估预后的价值。对脑缺血患者，SPECT 能提供非常客观的诊断依据，特别是能在那些尚未出现临床症状的患者身上探测到脑血流动力学的早期改变。

在 TBO 过程中，静脉注射用锝标记的六甲基丙烯胺（99mTc－HMPAO）后，它可迅速透过血脑屏障进入脑组织，并能保持相当长的时间而不随以后血液动力学变化而变化，TBO 后行 SPECT 扫描成像，并对图像中感兴趣区进行取样对比，计算阻断侧和未阻断侧的不对称性，即可为判断患者对颈动脉阻断的耐受能力提供依据，许多研究中均以双侧血供不对称的定性诊断来预测颈动脉阻断的后果，但要作出 CBF 减少的诊断还是需要进行定量检测，对于评估临时或永久阻断颈动脉的后果也是非常必要的，一般认为双侧半球 CBF 差异＞10％时，血流量下降的那侧为异常，Yamamoto 等在一项研究中分别检测了基础条件下（Rbase）和 TBO 时（RTBO）双侧局部 CBF 的比值，认为 TBO 时局部 CBF 的下降超过基础水平的 10％时，即 1－RTBO / Rbase＞10％，患者即被诊断为不能耐受永久性的颈动脉阻断。该学者还认为用锝标记的 L,L－乙基半胱氨酸（99mTc－ECD）代替 99mTc－HMPAO 行 SPECT 检测效果更佳，因为前者放射化学性质更加稳定，半衰期也更长，异常区与正常区的对比更加明显。但 SPECT 也存在着特异性不够高的缺点，而且 TBO 期间需要转运患者，操作稍显复杂，一些基层单位缺少必要的装备，使其开展有一定的局限性。

稳态氙 CT：稳态氙 CT 也是一种定量检测 rCBF 的方法，这种方法的优点是在 CBF 水平较低时可对其进行准确的定量检测，而且每隔 20 min 就能重复一次，20 世纪 90 年代初有学者开始将该项技术应用于颈动脉阻断前适宜患者的筛选，试图提高 TBO 的准确率。一般认为 TBO 结合稳态氙 CT 检测到 rCBF≤30 ml/100 g/min 时患者存在脑缺血的危险。因为正常情况下脑组织的 rCBF 大致在 56±12 ml/100 g/min 的范围内，Mathis 在一项研究中发现那些通过了临床 TBO 但稳态氙 CT 提示 rCBF≤30 ml/100 g/min 的患者中，56％出现了神经系统缺损的情况。TBO 结合稳态氙 CT 检测时需要在 TBO 时先行 15 min 的临床评估以及脑血管造影检查,然后临时释放球囊,导管仍保留在原位,将患者带到氙 CT 室的检查床上后再将球囊充气阻断颈动脉,随之边进行氙 CT 扫描,边继续进行临床评估持续 5～7 min。由此可见,该方法较为复杂,而且在氙 CT 室重新给球囊充气时没用影像学监控,存在较大的盲目性,所以使其应用受到了一定程度的限制。

PET:PET 与 SPECT,稳态氙 CT 一样,也是一种定量的 CBF 检测方法,分别在颈动脉阻断时和球囊释放后进行检测(图 13－8),这种方法可以检测出整个大脑的 CBF,从而评估颈动脉阻断后该侧脑组织是否能获得足够的侧支循环,但 PET 同样存在检测过程复杂的问题,且价格昂贵,国内外大多数单位都不采用这个方法做 TBO。

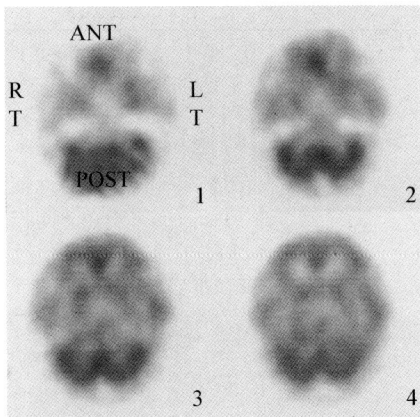

图 13－8　PET 定量分析脑灌注水平

通过检测球囊阻断前后大脑不同位置的同位素浓聚水平,定量分析脑灌注情况

三、SP 监测

TBO 过程中球囊充气后可通过同轴导管对颈动脉阻断远端的动脉压力进行连续监测,许多研究表明 SP 与 CBF 的变化呈线性相关,因此了解了颈动脉阻断后 SP 的变化规律也就能估计出患者颈

动脉阻断后的 CBF 变化趋势,从而可以预判其对颈动脉阻断的耐受能力。Holmes 等报道了颈总动脉(CCA)阻断后连续监测 SP 的经验,他们发现刚阻断时,SP 可降至基础水平的 60% 以下,但是 30 min 后在 TBO 结束时,SP 可回升到基础水平的 60% 以上,与之相对应的 CBF 也是在阻断后立即下降,但回升速度较快,30 min 后几乎恢复到基础水平。早在 20 世纪 70 年代初,Heys 等就提出 SP>50 mmHg(6.65 kPa)时,就有足够的血流经 Willis 环流至患侧,很多作者因此将 SP>50 mmHg 作为判定患者能够耐受颈动脉阻断的标准,但是 Kelly 等报道了一组 240 个病例的经验中显示,SP>50 mmHg 的患者中有 17 例(6%)在 ICA 阻断时经 EEG 证实存在脑缺血的迹象。因此有作者认为 SP 相较于平均动脉压的比值较其绝对值更有意义,Kurata 在一项联合应用 SP 监测和 SPECT 脑血流量监测的 TBO 中发现,当 SP 能达到平均动脉压的 60% 以上时,经 SPECT 证实阻断侧大脑能获得足够的 CBF 来维持基本的脑灌注,因此建议以 SP 达到平均动脉压的 60% 以上作为通过 TBO 的诊断标准。而 Kato 等在另一项类似的研究中则发现能耐受球囊临时阻断的患者的 CBF 比率(指阻断侧全脑 CBF 与对侧全脑 CBF 之比)在 76.2%～100% 之间,而压力比率(指 SP 与平均动脉压之比)则在 30.6%～75.3% 之间,那些压力比在 30%～50% 之间的患者,CBF 比率随压力比升高而上升,而压力比在 50% 以上的患者,CBF 比率都在 85% 以上,推测压力比低的原因可能是 Willis 环不够健全,也可能因为血管痉挛或血管炎使血管扩张反应受损,他们认为那些压力比在 50% 以上的患者行颈动脉永久阻断是安全的,但那些压力比在 30%～50% 的患者血管的储备受到损害,ICA 永久阻断后有可能发生迟发性的神经功能损害。

上海交通大学医学院附属第九人民医院一项 TBO 研究发现,有 2 例患者虽然未符合上述标准,但手术中结扎颈动脉后并未表现出神经系统症状,认为 SP 的变化趋势比某个绝对值更重要,如果 SP 在一开始经历了下降后能够稳定回升,即使曾经降至 50 mmHg(6.65 kPa)或者平均动脉压的 60% 以下,也不代表患者一定不能耐受颈动脉阻断,因此单凭 SP 一项指标来判断患者对颈动脉阻断的耐受能力是不够的,若能同时结合其他检测手段应更能准确地评估患者对颈动脉阻断的耐受能力。

四、低血压刺激试验

上述的各种 CBF 定量检测如 SPECT,稳态氙 CT 以及 PET 等尽管能提供精确的脑血供信息,但他们提供的只是 TBO 当时的 CBF 状况,一些血管储备不够充足的患者虽然在正常情况下不会表现出脑缺血的情况,但当遇到手术创伤较大,手术时间较长,血容量相对不足时,则有可能出现神经系统缺损症状,有时甚至发展成永久性的神经功能缺失。Standard 在一项 TBO 研究中先行常规的神经系统监测 20 min,然后给患者滴注降压药使平均动脉压降至基础水平的 2/3,并继续观察患者神经系统症状与体征,如出现新的神经系统症状或体征则立即终止试验,并判定患者无法耐受颈动脉阻断,如患者始终未表现出神经系统受损的症状和体征则判定患者可耐受永久性的颈动脉阻断。认为低血压刺激试验可提高 TBO 的敏感度,但同时也会降低其特异性。该法操作简单,也不需要昂贵的设备,但操作时应注意避免损伤动脉内膜。

五、其他检测方法

EEG TBO 的临床评估主要是检查者对患者神经系统症状体征的主观评判,而 EEG 可以收集 TBO 过程中脑功能改变的客观信息,可以捕捉到一些细微的和亚临床的变化,这些变化的出现往往早于临床表现,脑电压缩谱阵(CSAs)技术能将 EEG 转为图形输出,使脑活动的变化一目了然,在 TBO 过程中即便没有专业人员的帮助也能判断出颈动脉阻断后的脑活动异常,因此被许多学者用于 TBO。

MRI 弥散加权成像(DWI)是早期诊断急性脑缺血性卒中的最敏感的影像学检查手段,和灌注加权成像(PWI)技术联合应用时还能区分可逆或非可逆性的病灶,目前已被广泛应用于缺血性卒中的早期诊断,Michel 发现 TBO 有阳性症状出现的患者,其 T1 像上可显示出软膜或蛛网膜下腔的增强,而且这些增强的区域与 PWI 上所显示的异常灌注区相吻合,认为这是脑缺血发生时软膜血管的内皮细胞受损,使造影剂漏到了脑脊液中,这种影像学检测技术值得应用于 TBO 中,以提供 TBO 的敏感度。

TBO 时球囊究竟放在 ICA 还是 CCA,也是一个需要重视的问题,CCA 阻断后 ICA 内的血流可能会出现三种情况:① 吸纳来自颈外动脉(ECA)的侧支循环;② 血流由 ICA 逆向流入 ECA;③ 无血流。而且压迫 CCA 可导致压迫点以远的颈动脉窦感受到压力下降,继而反射性地引起血压升高。因此在 TBO 中除非确实要阻断 CCA,否则球囊都应该置于 ICA 内,一般将球囊置于 C1~C2 水平。在永久性阻断颈动脉时,即便一定要牺牲 CCA 也应当同时阻断 ICA 以避免 ICA 逆流引起的脑缺血。

六、TBO 的安全性

总体而言,TBO 的安全性是非常高的,Mathis 报道的一组 500 例 TBO 中,一过性和持续性神经系统并发症的发生率分别为 1.2% 和 0.4%,TBO 的并发症主要包括动脉内膜剥脱(有症状或无症状)(图 13-9)、脑主干血管闭锁(图 13-10)、脑梗塞(图 13 - 11)、一过性的或持续性的神经功能缺失及穿刺部位的血肿等,值得注意的是,也有学者指出对于难治性动脉瘤的患者 TBO 可能会增加动脉瘤破裂的风险。一般来说,如果操作者仔细的

话,并发症的发生率应该与单做脑血管造影的情况差不多。

(毛 青 范新东)

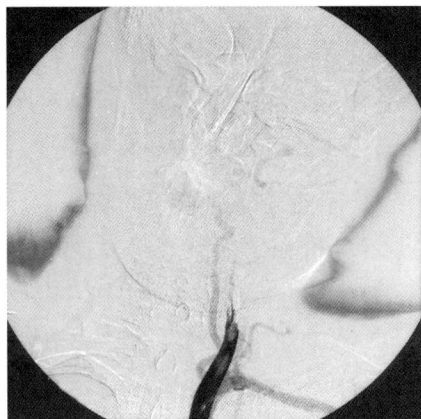

图 13 - 9 颈内动脉内膜剥脱

颈总动脉造影的正位像显示颈内动脉不再显影,为内膜剥脱所致

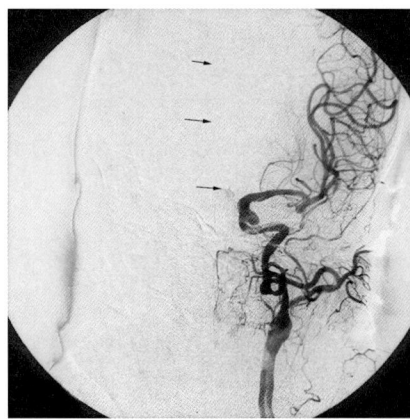

图 13 - 10 脑主干血管闭锁

球囊阻断后的颈内动脉造影,显示大脑前动脉闭塞(箭头)

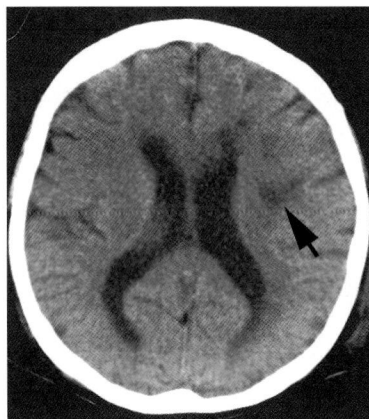

图 13 - 11 脑梗塞

大脑的轴状面 CT,显示左侧基底节区低密度梗塞灶(箭头)

参 考 文 献

1 Linskey ME, Jungreis CA, Yonas H, et al. Stroke risk after abrupt internal carotid artery sacrifice: accuracy of preoperative assessment with balloon test occlusion and stable xenon-enhanced CT. AJNR Am J Neuroradiol 1994 15: 829 - 843

2 Carotid Artery Balloon Test Occlusion. AJNR Am. J. Neuroradiol., 2001; 22: S8 - 9

3 Van Rooij WJ, Sluzewski M, Slob MJ, et al. Predictive value of angiographic testing for tolerance to therapeutic occlusion of the carotid artery. AJNR Am. J. Neuroradiol., 2005; 26: 175 - 178

4 Matas R. Testing the efficiency of collateral circulation as preliminary to the occlusion of the great surgical arteries. Ann Surg. 1911; 53: 1 - 43

5 Serbinenko FA. Balloon catheterization and occlusion of major cerebral

vessels. J Neurosurg. 1974;41: 125 - 145

6 Michel E, Liu H, Remley KB, et al. Perfusion MR Neuroimaging in Patients Undergoing Balloon Test Occlusion of the Internal Carotid Artery. AJNR Am J Neuroradiol. 2001 22: 1590 - 1596

7 Lorberboym M, Pandit N, Machac J, et al. Brain perfusion imaging during preoperative temporary balloon occlusion of the internal carotid artery. J Nucl Med. 1996; 37: 415

8 Mathis JM, Barr JD, Jungreis CA, et al. Temporary balloon test occlusion of the internal carotid artery: experience in 500 cases. AJNR Am. J. Neuroradiol. , 1995;16: 749 - 754

9 Sorteberg A, Sorteberg W, Bakke SJ, et al. Varying impact of common carotid artery digital compression and internal carotid artery balloon test occlusion on cerebral hemodynamics. Head & Neck 1998; 20: 687 - 694

10 Enjolras O, Mulliken JB. Vascular tumors and vascular malformations (new issues). Adv Dermatol, 1997,13: 375 - 423

11 Yamamoto Y, Nishiyama Y, Toyama Y, et al. Preliminary results of Tc-99m ECD SPECT to evaluate cerebral collateral circulation during balloon test occlusion. Clin Nucl Med. 2002; 27: 633 - 637

12 Sorteberg A, Sorteberg W, Bakke SJ, et al. Cerebral haemodynamics in internal carotid artery trial occlusion. Acta Neurochir (Wien). 1997; 139: 1066 - 1073

13 Erba SM, Horton JA, Latchaw RE, et al. Balloon test occlusion of the internal carotid artery with stable xenon/CT cerebral blood flow imaging AJNR Am J Neuroradiol 1988 9: 533 - 538

14 Brunberg JA, Frey KA, Horton JA, et al. [150]H20 positron emission tomography determination of cerebral blood flow during balloon test occlusion of the internal carotid artery. AJNR Am J Neuroradiol 1994 15: 725 - 732

15 Holmes AE, James IM, Wise CC. Observations on distal intravascular pressure changes and cerebral blood flow after common carotid artery ligation in man. J Neurol Neurosurg Psychiatry. 1971; 34: 78 - 81

16 Heys RJ, Levinson SA, Wylie EJ. Intra-operative measurement of carotid back pressure as a guide to operative management for carotid endarterectomy. Surgery 1972; 72: 953 - 960

17 Kelly JJ, Callow AD, O'Donnels TF, et al. Failure of carotid stump pressure. Its incidence as a predictor for a temporary shunt during carotid endarterectomy. Arch Surg. 1979; 114: 1361 - 1366

18 Kurata A, Miyasaka Y, Tanaka Ch, et al. Stump pressure as a guide to the safety of permanent occlusion of the internal carotid artery. Acta Neurochir (Wien). 1996; 138: 549 - 554

19 Kato K, Tomura N, Takahashi S, et al. Balloon occlusion test of the internal carotid artery: Correlation with stump pressure and 99mTc - HMPAO SPECT. Acta Radiol. 2006;10: 1073 - 1078

20 Standard SC, Lee AA, Guterman R, et al. Balloon Test Occlusion of the Internal Carotid Artery with Hypotensive Challenge. AJNR Am J Neuroradiol 1995;16: 1453 - 1458

21 Eerola I, Boon LM, Mulliken JB, et al. Capillary malformation-arteriovenous malformation, a new clinical and genetic disorder caused by RASA1 mutations. Am J Hum Genet, 2003, 73(6): 1240 - 1249

22 范新东,邱蔚六,张志愿,等. 暂时性球囊阻断结合 SPECT 术前评价头颈部肿瘤患者对颈动脉切除后的耐受. 临床口腔医学杂志 2002;18: 114 - 117